全国中医经典能力等级考试辅导丛书

中医经典能力等级考试指南

主编 魏凯峰 赵岩松 毕蕾 蒋跃文 耿义红

中国健康传媒集团·
中国医药科技出版社·北京

内 容 提 要

本书由多所高等中医药院校的专家依据全国中医经典能力等级考试大纲编写而成。书中覆盖《黄帝内经》《伤寒论》《金匮要略》和温病学四篇内容，按考试大纲中关于一、二、三级的内容及难度分级标准，收录经典原文上千条，逐条进行关键词注释、提要归纳和精解分析，方便考生巧妙记诵、透彻理解和辨析运用这些经典条文，提升其对中医经典的学习和运用能力，满足能力等级考试各级别考生的备考需求。本书适合参加中医经典能力等级考试的考生复习使用，也可作为中医经典学习的有益参考。

图书在版编目（CIP）数据

中医经典能力等级考试指南／魏凯峰等主编.
2 版． -- 北京：中国医药科技出版社，2025. 8（2025. 10 重印）.
（中医经典能力等级考试辅导丛书）. -- ISBN 978-7
-5214-5500-7

Ⅰ. R2

中国国家版本馆 CIP 数据核字第 2025KE7886 号

美术编辑 陈君杞
责任编辑 高延芳
版式设计 友全图文

出版 **中国健康传媒集团** ｜ 中国医药科技出版社
地址 北京市海淀区文慧园北路甲 22 号
邮编 100082
电话 发行：010 - 62227427 邮购：010 - 62236938
网址 www.cmstp.com
规格 787×1092mm ¹/₁₆
印张 28
字数 578 千字
初版 2021 年 11 月第 1 版
版次 2025 年 8 月第 2 版
印次 2025 年 10 月第 3 次印刷
印刷 北京印刷集团有限责任公司
经销 全国各地新华书店
书号 ISBN 978-7-5214-5500-7
定价 **69.00 元**

获取新书信息、投稿、为图书纠错，请扫码联系我们。

编 委 会

编写说明

为深入贯彻落实全国中医药大会及《中共中央 国务院关于促进中医药传承创新发展的意见》要求，教育部高等学校中医学类专业教学指导委员会于2020年开始组织开展全国中医经典能力等级考试，以推动中医学类专业学生提升中医经典的学习与运用能力，全面提高中医学类专业人才培养质量。

该考试覆盖中医四大经典内容，涉及《黄帝内经》《伤寒论》《金匮要略》和温病学四篇。能力等级由低至高分为一级、二级、三级。三个级别的考试内容要求在原文的数量上逐级增加，且在医理、法理等方面呈现阶梯性递进。一级条文要求熟练诵记经典中的基本概念、基本理论、基本方证原文，并掌握其文义、医理。二级条文要求在一级基础上进一步掌握经典理论的系统性和主要方证间的联系，并增加诵记相应原文。三级条文要求在二级基础上进一步理解经典理论的学术原理和临床应用思路，并增加诵记相应原文。

为帮助广大中医学类专业医学生及临床医生有的放矢地复习相关考试内容，顺利通过中医经典能力等级的各级别考试，我们特组织多所高等中医药院校的专家组成编写团队，严格按照全国中医经典能力等级考试大纲要求，精心编写了本套《中医经典能力等级考试辅导丛书》。该丛书品种特点如下。

《中医经典能力等级考试指南》：具有分级条文理解记诵功能，书中按考纲要求的内容及难度分级标准，收录《黄帝内经》《伤寒论》《金匮要略》和温病学典籍中的上千条经典原文，按照一、二、三级归类整理，并逐条进行关键词注释、提要归纳和精解分析，旨在帮助读者巧妙记诵、透彻理解和辨析运用这些经典条文，满足能力等级考试各级别考生的备考需求。

《中医经典能力等级考试题集》：具有分级同步刷题练习功能，书中按科目、分级别编创整理试题，覆盖各级别考点，题型丰富，包括词语解释、单选题、多选题、填空题、判断题、能力题等，题目难度与考试分级匹配，对该考试各级别均有较强的针对性和适用性。

本丛书为分级复习和同步练习相结合的考前必备套装，旨在为参加中医经典能力等级考试的考生提供全级别的考前综合辅导，力求帮助考生做到学习与应试相结合，在顺利通过考试的同时，不断提升对中医经典的实践运用能力。

目录 ❀

伤寒论篇

金匮要略篇

温病学篇

一级条文 ······ 334

二级条文 ······ 371

黄帝内经篇

一级条文

上古天真论篇第一

【原文】上古之人，其知道者，法于阴阳^[1]，和于术数^[2]，食饮有节，起居有常，不妄作劳，故能形与神俱^[3]，而尽终其天年^[4]，度百岁乃去。

【注释】

[1] 法于阴阳：遵循天地自然的阴阳变化规律。法，效法之意，引申为遵循、顺应。

[2] 和于术数：适当运用各种修身养性之法。张志聪注："术数者，调养精气之法也。"

[3] 形与神俱：形神健全、和谐。姚止庵注："形者神所依，神者形所根，神形相离，行尸而已。故惟知道者，为能形与神俱。"

[4] 天年：指自然赋予人的寿命。《尚书》云："一曰寿，百二十岁也。"古人认为，人的自然寿命是一百岁或一百二十岁。

【提要】本条提出了养生的原则与方法，强调了养生的重要意义。

【精解】本条论述养生的原则与方法。本文借助上古之人的生活方式，指出养生方法有五个方面：一是法于阴阳，即顺应四时，调养身心；二是和于术数，即适当运用与身体和谐的养生法术，如导引、吐纳、按跷等，以保精养神；三是食饮有节，注重饮食之饥饱、寒温与五味的调和，以滋养形体；四是起居有常，强调生活作息有规律，蓄养精气与神气；五是不妄作劳，注重劳逸结合，保持气血充足与通畅。如此则能"形与神俱，而尽终其天年"。《内经》的养生原则与方法对后世中医防病保健产生了深远影响。

【原文】夫上古圣人之教下也，皆谓之^[1]虚邪贼风^[2]，避之有时，恬惔虚无^[3]，真气从之，精神内守^[4]，病安从来。

【注释】

[1] 上古圣人之教下也，皆谓之：《新校正》云："按全元起注本云：'上古圣人之教也，下皆为之。'《太素》《千金》同。"

[2] 虚邪贼风：泛指一切不正常的气候及自然界的致病因素。《灵枢·九宫八风》云："从其冲后来为虚风，伤人者也，主杀主害者。"高世栻注："凡四时不正之气，皆

谓之虚邪贼风。"

[3] 恬惔虚无：指思想安闲清静，心无杂念。张介宾注："恬，安静也。惔，朴素也。虚，湛然无物也。无，窅然莫测也。恬惔者，泊然不愿乎其外；虚无者，漠然无所动于中也。"

[4] 精神内守：指精神守持于内而不妄耗。

【提要】本条说明避免外邪侵袭和防止精神刺激的重要性，并且强调了《内经》重视先天真气的医学思想。

【精解】本条论述养生的重要法则，主要围绕内、外因两个方面，教导人们对外在的"虚邪贼风"必须及时回避；对内在的精神调养，要做到"恬惔虚无"，使真气内守，健康无病。理解条文的时候，同时要了解虽然有内、外因两个方面，但中国古代养生文化认为，内因决定外因，因为真气可以防止外因病邪的侵袭和内因病变的产生。

【原文】帝曰：人年老而无子[1]者，材力[2]尽耶？将天数[3]然也？岐伯曰：女子七岁肾气盛，齿更发长。二七而天癸至[4]，任脉通，太冲脉盛，月事以时下，故有子。三七肾气平均，故真牙[5]生而长极。四七筋骨坚，发长极，身体盛壮。五七阳明脉衰，面始焦，发始堕。六七三阳脉衰于上，面皆焦，发始白。七七任脉虚，太冲脉衰少，天癸竭，地道不通[6]，故形坏而无子也。丈夫八岁肾气实，发长齿更。二八肾气盛，天癸至，精气溢泻[7]，阴阳和[8]，故能有子。三八肾气平均，筋骨劲强，故真牙生而长极。四八筋骨隆盛，肌肉满壮。五八肾气衰，发堕齿槁。六八阳气衰竭于上，面焦，发鬓颁白。七八肝气衰，筋不能动，天癸竭，精少，肾脏衰，形体皆极。八八则齿发去。肾者主水[9]，受五脏六腑之精而藏之，故五脏盛，乃能泻。今五脏皆衰，筋骨解堕，天癸尽矣，故发鬓白，身体重，行步不正，而无子耳。

【注释】

[1] 无子：指丧失生育能力。与下文"有子"相对而言。

[2] 材力：张介宾注："材力，精力也。"

[3] 天数：自然赋予的寿数，即天年。张介宾注："天数，天赋之限数也。"

[4] 天癸至：天癸，肾精中具有促进生殖功能成熟的一种先天而生的物质。天，先天；癸，癸水；至，成熟。

[5] 真牙：即智齿。

[6] 地道不通：指女子绝经。王冰注："经水绝止，是为地道不通。"

[7] 精气溢泻：指精气盈满而外泻。溢，满溢。

[8] 阴阳和：指男女两性媾和。王冰注："男女有阴阳之质不同，天癸则精血之形亦异，阴静海满而去血，阳动应合而泄精，二者通和，故能有子。《系辞》曰："男女构精，万物化生。""一说指男女阴阳气血调和。

［9］肾者主水：指肾藏精的功能。张介宾注："肾为水脏，精即水也。"

【提要】论男女生长壮老和生殖功能变化的规律，明确肾主藏精的功能。

【精解】该条首先描述了男女生长发育、生殖、衰老过程的规律性变化，所述女子以每七岁为一阶段，男子以每八岁为一阶段出现的生理变化，大致是正确的。经文指出，生殖功能的产生和维持，取决于肾气的充实和旺盛。老年期脏腑功能减退，肾的精气衰竭，自然就失去了生殖能力。这是中医"肾主生殖"理论的渊源。理解时还可与《素问·六节藏象论》"肾者……精之处也"、《灵枢·本神》"肾藏精"等经文相联系。

关于"肾者主水，受五脏六腑之精而藏之，故五脏盛，乃能泻"这句话，说明肾的精气源自先天，同时又依赖后天脏腑精气的充养，先后天精气相互为用，维持了人体的生殖功能。

四气调神大论篇第二

【原文】夫四时阴阳者，万物之根本也，所以圣人春夏养阳，秋冬养阴[1]，以从其根，故与万物沉浮于生长之门[2]。逆其根，则伐其本，坏其真矣。

【注释】

［1］春夏养阳，秋冬养阴：春夏宜顺应生长之气蓄养阳气，秋冬宜顺应收藏之气蓄养阴气。春夏养阳，即养生、养长；秋冬养阴，即养收、养藏。

［2］与万物沉浮于生长之门：圣人遵循四时阴阳规律，同自然万物一样，生存于天地阴阳变化之中。张介宾注："能顺阴阳之性，则能沉浮于生长之门矣。万物有所生而独知守其根，百事有所出而独知守其门，则圣人之能事也。"沉浮，犹言升降，意为运动、变化。

【提要】论"春夏养阳、秋冬养阴"的重要意义。

【精解】原文指出四时阴阳的变化是万物生长收藏的根本，人生活在自然中，必须服从四时的变化，春夏顺应阴阳之气的生发旺盛，以保养阳气为重，秋冬顺应阴阳之气的收敛伏藏，以保养阴气为要。

后世医家对"春夏养阳，秋冬养阴"作了进一步阐发，有助于这一养生原则的具体运用。如马莳、高世栻等认为顺从春夏生长之气就是养阳，顺从秋冬收藏之气就是养阴，较符经旨。王冰从饮食养生角度发挥，认为春夏宜食寒凉之品以制阳气之盛，从而保养阳气；秋冬宜食温热之品以制阴气之盛，从而保养阴气。张介宾从阴阳互根关系出发解释，认为阳为阴之根，阴为阳之基，养春夏之阳是为了养秋冬之阴，养秋冬之阴是为了养春夏之阳。张志聪认为人体在春夏时阳盛于外而虚于内，故应养其内虚之阳；秋冬时人体阴盛于外而虚于内，故当养其内虚之阴。总的来说，应从四时阴阳变化、饮食起居、形体活动、精神调节等方面理解和运用"春夏养阳，秋冬养阴"的养生原则。

【原文】圣人不治已病，治未病，不治已乱，治未乱，此之谓也。夫病已成而后药之，乱已成而后治之，譬犹渴而穿井，斗而铸锥[1]，不亦晚乎？

【注释】

[1]锥：《太素》作"兵"。

【提要】提出"治未病"的预防医学思想。

【精解】古人为了强调预防的重要性，引用了"渴而穿井，斗而铸锥"这两个比喻来警示大家。也就是说，有了病才去治疗，就好像渴了才去凿井，发生了战斗才开始铸兵器，那就已经晚了。充分体现了"治未病"的意义和重要性。

生气通天论篇第三

【原文】阳气者，若天与日，失其所，则折寿而不彰[1]，故天运[2]当以日光明。是故阳因而上[3]，卫外者也。

【注释】

[1]失其所，则折寿而不彰：谓阳气的运行及功能失常，则寿命夭折而失去生命。张志聪注："言人之阳气，又当如天与日焉，若失其所居之位，所运之机，则短折其寿而不能彰著矣。"所，处所，指阳气的功能部位。不彰，不显著，这里指生命征象消失。

[2]天运：天体的运行。

[3]阳因而上：阳气凭借其上升向外的运行和分布，发挥卫外作用。因，凭借、依顺。

【提要】本条以天体中的太阳作比拟，来突出阳气的重要性。

【精解】人体的阳气，就好像天上的太阳，一旦失常就必然使生命活力不能彰显，不能长寿。张介宾在注释《内经》的时候进一步说："天之大宝，只此一丸红日；人之大宝，只此一息真阳""天之阳气，惟日为本，天无此日，则昼夜无分，四时失序，万物不彰矣。其在于人，则自表自里，自上自下，亦惟此阳气而已。人而无阳，犹天之无日，欲保天年，其可得乎！"意思就是说，阳气类似于天上的太阳，天无二日，人也就一息阳气，如果天地之间没有太阳，也就没有昼夜晨昏、四时寒暑，万物都不能生存，人如果没有阳气，就跟天上没有太阳一样的结果，生命岌岌可危。

【原文】因于寒，欲如运枢[1]，起居如惊[2]，神气乃浮[3]。因于暑，汗，烦则喘喝[4]，静则多言[5]，体若燔炭[6]，汗出而散。因于湿，首如裹[7]，湿热不攘[8]，大筋緛短，小筋弛长[9]，緛短为拘，弛长为痿。因于气[10]，为肿，四维相代[11]，阳气乃竭。

【注释】

[1] 欲如运枢：比喻人体阳气的卫外作用，有如枢轴那样运转自如，主司肌表的开阖。运，运转。枢，即枢轴。

[2] 起居如惊：指生活作息不规律。起居，泛指生活作息。惊，王冰注："暴卒也。"指妄动。

[3] 神气乃浮：指阳气浮散损伤。神气，指阳气，张志聪注："神脏之阳气也。"吴崑将"欲如运枢，起居如惊，神气乃浮"三句移至"阳因而上，卫外者也"句下，并将下文"体若燔炭，汗出而散"二句移至"因于寒"句后。如此，则文通理顺，可参。

[4] 烦则喘喝：烦躁不安，气喘喝喝。张志聪注："气分之邪热盛，则迫及所生。心主脉，故心烦。肺乃心之盖，故烦则喘喝也。"

[5] 静则多言：静，指神昏。多言，语无伦次。张介宾注："若其静者，亦不免于多言，盖邪热伤阴，精神内乱，故言无伦次也。"

[6] 体若燔炭：指身体发热如燃烧之炭火。燔，焚烧。

[7] 首如裹：指头部沉重不爽，如有物蒙裹之状。

[8] 攘（rǎng）：消除，去除。

[9] 大筋緛（ruǎn）短，小筋弛长：緛，收缩。弛，松弛，弛缓。此为互文，意为大筋、小筋或者收缩变短，或者松弛变长。

[10] 气：指风邪。高世栻注："气，犹风也。《阴阳应象大论》云：'阳之气，以天地之疾风名之。'故不言风而言气。"

[11] 四维相代：四时邪气交替伤人。四维，四方四时，此处指上文所言的气（风）、寒、暑、湿四时邪气。代，更代、交替。

【提要】 论阳气失常，感受四时邪气所致的病证。

【精解】 阳气失常可致外感诸病。阳气卫外失常则四时不正之气乘虚侵入，导致外感病。如寒邪束表，阳气郁而化热，则患者发热如燔炭，此邪在表，治当发汗解表而退热；暑为阳邪，其性炎热、升散，故腠理开泄见汗出，阳热上扰故喘、烦，若气随汗泄，则神失所养而见神昏多言；湿为阴邪，重浊黏滞，困遏阳气，不能养神柔筋，故见头重如裹、筋脉拘挛或弛缓；气（风）为阳邪，其性轻扬开泄，易致阳气外泄，气化失常，而成风水浮肿之证。

【原文】 阳气者，烦劳则张，精绝，辟积于夏，使人煎厥[1]。目盲不可以视，耳闭不可以听，溃溃乎若坏都，汨汨乎不可止。阳气者，大怒则形气绝，而血菀于上，使人薄厥[2]。有伤于筋，纵，其若不容[3]。汗出偏沮[4]，使人偏枯[5]。汗出见湿，乃生痤痱[6]。高粱之变，足生大丁[7]，受如持虚。劳汗当风，寒薄为皶[8]，郁乃痤。

6

【注释】

[1] 煎厥：古病名。指阳气亢盛，煎熬阴精，虚火上炎，阴精竭绝而致气逆昏厥的一种病证。

[2] 薄厥：古病名。指因大怒而迫使气血上逆所致的昏厥证。

[3] 其若不容：指肢体不能自如运动。容，通"用"。

[4] 汗出偏沮：应汗而半身无汗。沮，阻止。

[5] 偏枯：半身不遂，偏瘫。

[6] 痤疿：痤，疖子；疿，汗疹，俗称痱子。

[7] 高粱之变，足生大丁：过食肥甘厚味之品，会使人产生疔疮。

[8] 皶：粉刺。

【提要】 论内伤阳气所致的病证。

【精解】 阳气失常，可致内伤诸病。反复烦劳，阳气被扰而亢盛，不断煎灼阴液，若延至盛夏，复受暑热，则阴愈虚而阳愈亢，终因阴竭阳亢，孤阳厥逆而昏厥；大怒可致阳气上逆，血随气升，血气冲逆于上，则可出现突然昏厥之薄厥。若气血逆乱，筋脉失养，可致筋脉弛纵、四肢不能自如运动；若阳气不能温运全身而偏阻一侧，可见半身汗出，甚则出现半身不遂之症；若嗜食膏粱厚味，易助湿生热，阳热蓄积，败血腐肉而生疔疮。

【原文】 阳气者，精则养神，柔则养筋[1]。

【注释】

[1] 精则养神，柔则养筋：此为倒装句，当作"养神则精，养筋则柔"解，指阳气具有温养精神和筋脉的作用。精，指精神爽慧。柔，即筋脉柔和，活动自如。

【提要】 强调阳气的温养作用，即"养神则精，养筋则柔"。

【精解】 高世栻注："上文烦劳精绝至目盲耳闭，而神气散乱，故曰阳气者，精则养神，所以申明上文阳气不清，而神无所养也。上文大怒气绝，至血菀而伤筋，故曰阳气者，柔则养筋，所以申明上文阳气不柔而筋无所养也。"下文所说诸病，也多是阳气被伤，不能养神柔筋所致。

【原文】 故病久则传化，上下不并[1]，良医弗为。

【注释】

[1] 上下不并：指阴阳之气壅塞而不相交通。

【提要】 论阳气失常病变的预后。

【精解】 疾病日久不愈，邪留体内，疾病就会传变演化，阴阳之气壅塞，上下不通，再高明的医生也无能为力。

【原文】故阳气者，一日而主外。平旦人气^[1]生，日中而阳气隆，日西而阳气已虚，气门^[2]乃闭。是故暮而收拒，无扰筋骨，无见雾露，反此三时^[3]，形乃困薄^[4]。

【注释】

[1] 人气：指阳气。

[2] 气门：汗孔。

[3] 三时：指文中平旦、日中、日西三个时段。

[4] 形乃困薄：形体因被邪气困扰而衰弱。

【提要】指出保持阳气充沛需要顺应自然界阳气盛衰生活、调摄。

【精解】避免外邪侵袭，保障阳气"清静"，是养生防病的重要原则，本段举出一天之中顺应"三时"的养生原则与方法。即平旦养"生"气，日中养"长"气，日西当养"收藏"之气。一日之时序如此，一年之时序其理亦无二致。

【原文】阴者藏精而起亟^[1]也，阳者卫外而为固也。

【注释】

[1] 起亟：不断化生补充阳气。亟，频数、不断。

【提要】指出阴阳之间的互根互用。

【精解】说明阴阳之间不仅有对立制约关系，同时也存在互根互用关系，即阴为阳之基，阳为阴之用。彼此都以对方的存在作为自己存在的条件，没有阴，就无所谓阳，没有阳，也就无所谓阴。正所谓"孤阴不生，独阳不长"。这种既对立又互根互用的关系，构成了《内经》阴阳学说的基本思想。

【原文】凡阴阳之要，阳密乃固^[1]。两者不和，若春无秋，若冬无夏，因而和之，是谓圣度。故阳强不能密^[2]，阴气乃绝。阴平阳秘，精神乃治^[3]；阴阳离决，精气乃绝^[4]。

【注释】

[1] 阴阳之要，阳密乃固：阴精与阳气协调的关键，是阳气致密保护于外，阴精才能固守于内。

[2] 阳强（jiàng）不能密：强，不顺、不柔，引申为失常。阳气失常，丧失卫护于外的功能。

[3] 阴平阳秘，精神乃治：阴气静守，阳气固密，精和神协调康平。张介宾注："平，即静也。秘，即固也。"

[4] 阴阳离决，精气乃绝：阴阳分离决绝，则孤阴不生，独阳不长，精气无以滋生而竭绝。

【提要】论"阴平阳秘"的重要意义以及阳气在其中的主导作用。

【精解】阴阳之间存在着多种相互作用：一方面，阴阳之间相互促进，阴精化气充阳，使阳的卫外功能得以巩固；阳气固护阴精，使阴的藏精功能得以维持。另一方面，阴阳之间相互制约，阴制约阳，防止阳气动散太过而难以"为固"；阳制约阴，防止阴精静敛过度而不能"起亟"。如此，阴阳之间既互根又互制，阴精守中能用，阳气卫而能固，这就是"阴平阳秘"的状态。因此，无论临证治病，还是养生保健，都必须以"因而和之"为最高法度和最终目的。

【原文】阴之所生，本在五味[1]；阴之五宫[2]，伤在五味。

【注释】

[1] 阴之所生，本在五味：阴精的产生，本源于药食五味。

[2] 阴之五宫：化生和藏蓄阴精的五脏。五宫，指五脏。

【提要】说明药食五味对五脏有双重作用。

【精解】强调调和药食五味的重要性。药食五味对人体具有"养"和"伤"的双重作用：一方面生命活动依赖药食五味化生精微以滋养五脏；另一方面，药食五味太过，又可伤及五脏，破坏脏腑之间的平衡协调，导致疾病的发生，如《素问·至真要大论》云："久而增气，物化之常也；气增而久，夭之由也。"这也是"水能载舟，亦能覆舟"的道理。

【原文】是故谨和五味，骨正[1]筋柔，气血以流，腠理以密，如是则骨气以精[2]，谨道如法，长有天命。

【注释】

[1] 骨正：骨直有力。

[2] 骨气以精：泛指人体的骨、筋、气、血、腠理均得到饮食五味的滋养而强健。精，强盛。

【提要】说明饮食调理是养生的重要内容。

【精解】若饮食五味偏嗜，可因其阴阳偏性而破坏人体阴阳平和协调，使五脏受损而发病。所以，养生要注意谨和五味，方能保持阴阳和平而长有天命。

金匮真言论篇第四

【原文】夫精者，身之本也。故藏于精者，春不病温。

【提要】强调正气的抗邪作用。

【精解】本条强调正气在发病中的作用。"夫精者，身之本也"，指出精为人身之根本；"故藏于精者，春不病温"，指出体内精气充足，则春天不会发生温病。温病发生原因，包括"冬伤于寒"及"冬不藏精"，即指出了疾病包括温病发生的内因与外因。

阴阳应象大论篇第五

【原文】阴阳者，天地之道也[1]，万物之纲纪[2]，变化之父母[3]，生杀之本始[4]，神明之府[5]也。治病必求于本[6]。

【注释】

[1]阴阳者，天地之道也：阴阳是天地万物的普遍规律。道，法则，规律。张介宾注："道者，阴阳之理也。阴阳者，一分为二也。太极动而生阳，静而生阴，天生于动，地生于静，故阴阳为天地之道。"

[2]纲纪：纲领之意。徐灏《说文解字注笺》云："总持为纲，分系为纪。如网罟（gǔ），大绳其纲也，网目其纪也。"

[3]变化之父母：言阴阳是事物变化的本源。变化，《素问·天元纪大论》曰："物生谓之化，物极谓之变。"父母，本源、根本之意。

[4]生杀之本始：言阴阳是万物新生与消亡的根本原因。王冰注："万物假阳气温而生，因阴气寒而死，故知生杀本始，是阴阳之所运为也。"本始，根本、元始之意，义同上文"父母"。

[5]神明之府：谓主宰万物运动变化的内在规律源于阴阳。《淮南子·泰族训》云："其生物也，莫见其所养而物长；其杀物也，莫见其所伤而物亡，此之谓神明。"府，居舍、藏物之所，这里指万物运动变化的动力所在。

[6]治病必求于本：治疗疾病应从阴阳这一根本进行调治。本，此指阴阳。

【提要】论阴阳的基本概念和"治病求本"的总原则。

【精解】"治病必求于本"之"本"指阴阳。此句从哲学的高度提示了治疗疾病的总则，即以调节阴阳为治疗总纲，故《素问·至真要大论》云："谨察阴阳所在而调之，以平为期。"疾病的发生，从根本上说是阴阳的相对平衡协调遭到了破坏，出现偏盛偏衰的结果。所以在诊断疾病时，最重要的是先分清阴阳，看疾病的种类究竟是阴证还是阳证，治疗时总的原则就是要恢复"阴平阳秘，精神乃治"的协调状态。总之，抓住了阴阳这个总纲，认识和治疗疾病就不会出现大的偏差。

【原文】清气在下，则生飧泄[1]；浊气在上，则生膜胀[2]。此阴阳反作，病之逆从也。

【注释】

[1]飧（sūn）泄：飧，用水浇饭。指大便中带有不消化食物，即完谷不化。

[2]膜胀：即胸腹胀满。膜，桂馥《说文解字义证》云："膜，起也。"亦胀之义。

【提要】论阴阳二气的升降失常而导致的症状。

【精解】清气，属阳当升。若清阳之气不能上升则衰于下，而成完谷不化的飧泄证。浊气，属阴当降。若浊阴之气滞于上而不能降，则壅塞胸膈，表现为胸膈胀满的膜胀证。因脾主升清阳，胃主降浊阴，故后世医家常用此句概括脾胃的病理变化。脾气虚致运化失常，清阳之气不升，肠中清浊不分而成泄泻；胃气不降而反上升，浊阴之气积于胃脘部，而使胃脘胀满。

【原文】故清阳出上窍，浊阴出下窍[1]；清阳发腠理，浊阴走五脏[2]；清阳实四肢，浊阴归六腑[3]。

【注释】

[1] 清阳出上窍，浊阴出下窍：人体的清阳之气自上窍而出，浊阴之气自下窍而出。马莳注："凡人身之物有属清阳者焉，如涕唾气液之类……有属浊阴者焉，如污秽溺之类。"张志聪注："言人之阴阳，犹云之升，雨之降，通乎天地之气也。"宜合参。

[2] 清阳发腠理，浊阴走五脏：属清阳的卫气发散至皮肤肌肉腠理，属浊阴之精血津液灌养入五脏。张志聪注："腠者，三焦通会元真之处。理者，皮肤脏腑之纹理。言清阳之气通会于腠理，而浊阴之精血，走于五脏，五脏主藏精者也。"

[3] 清阳实四肢，浊阴归六腑：饮食物所化的精气充养四肢，糟粕归入六腑。张志聪注："四肢为诸阳之本，六腑者传化物而不藏。此言饮食所生之清阳，充实四肢，而浑浊者归于六腑也。"

【提要】论阴阳的升降趋势。

【精解】人体阴阳之气的升降趋势与自然界阴阳之气是相同的，即清阳之气向上向外，走肌表、腠理、四肢、头面七窍；而浊阴之气向下向内，走五脏、六腑、前后二阴等。这一理论对后世治疗思想有很大影响，如张仲景用温阳之四逆汤治疗手足厥逆，用苦寒之承气汤类治疗大便不通，李东垣用补气升提之益气聪明汤治疗耳目失聪等，均是这一理论的具体体现。

【原文】壮火之气衰，少火之气壮[1]。壮火食气，气食少火[2]。壮火散气，少火生气。气味，辛甘发散为阳，酸苦涌泄[3]为阴。阴胜则阳病，阳胜则阴病[4]。阳胜则热，阴胜则寒，重寒则热，重热则寒[5]。

【注释】

[1] 壮火之气衰，少火之气壮：气味峻猛的药食易使真气虚衰，气味温和的药食可使真气盛壮。壮火，指气味峻猛的药食；少火，指气味温和的药食。气，指元气、正气。之，作使、令解。

[2] 壮火食气，气食少火：前"食"字，是消蚀的意思，后"食"字，音义同"饲"，引申为"被……所供养"。峻猛的药食容易消蚀人体的真气，温和的药食补养人体的真气。

［3］涌泄：涌，涌吐；泄，泄泻。张志聪注："苦主泄下，而又炎上作苦，酸主收降，而又属春生之木味，皆能上涌而下泄，故酸苦涌泄为阴也。"

［4］阴胜则阳病，阳胜则阴病：承上文指过用酸苦涌泄等阴药，则损伤机体阳气；过用辛甘发散等阳药，则耗损机体阴精。胜，指太过。

［5］重寒则热，重热则寒：指过用阴寒药则生热性病，过用阳热药则生寒性病。张志聪承上文气味阴阳注："苦化火，酸化木，久服酸苦之味，则反有木火之热化矣。辛化金，甘化土，久服辛甘之味，则反有阴湿之寒化矣。所谓久而增气，物化之常也，气增而久，夭之由也。"重，重复、反复。后世进行了发挥，用以解释阴阳转化或格拒的病机。

【提要】论壮火、少火对人体的影响。

【精解】文中"壮火""少火"的本义是指药食气味之厚薄、性能之缓急。壮火是气味浓烈、性能峻猛的药食，少火指气味平和、性能和缓的药食。壮火为阳之极，发散的作用甚强，消耗人体的真气，使人体真气衰减；少火是平和的阳气，具有温养机体，产生气化、充养真气的作用。如马莳言："气味太厚者，火之壮也。用壮火之品，则吾人之气不能当之而反衰矣，如用乌、附之类，而吾人之气不能胜之，故发热。气味之温者，火之少也。用少火之品，则吾人之气渐尔生旺而益壮矣，如用参、归之类，而气血渐旺者是也。"王冰、张志聪、张介宾等则进一步发挥，认为壮火、少火的"火"是指人体的阳气。张介宾注："火，天地之阳气也。天非此火，不能生物；人非此火，不能有生。故万物之生，皆由阳气。但阳和之火则生物，亢烈之火反害物，故火太过则气反衰，火和平则气乃壮。壮火散气，故云食气，犹言火食此气也。少火生气，故云食火，犹言气食此火也。此虽承气味而言，然造化之道，少则壮，壮则衰，自是如此，不特专言气味者。"将少火释为生理之火，壮火释为病理之火。这些发挥使"壮火""少火"的概念不仅仅局限于药食气味，而是发展到对人体生理、病理的认识，对临床有很大指导意义。

【原文】风胜则动[1]，热胜则肿[2]，燥胜则干[3]，寒胜则浮[4]，湿胜则濡泻[5]。

【注释】

［1］风胜则动：风邪太过，可见肢体动摇震颤。

［2］热胜则肿：热邪太过，可见痈疡红肿。王冰曰："热胜则阳气内郁，故红肿暴作。"

［3］燥胜则干：燥邪太过，可见干涩之症。王冰曰："干于外则皮肤皴折；干于内则精血枯涸。"

［4］寒胜则浮：寒邪太过，可见身体浮肿。吴崑曰："寒胜则阳气不通，故坚痞腹满而为虚浮。"

［5］湿胜则濡泻：湿气太过，可见泄泻稀溏。濡泻，又称湿泻，为湿邪伤脾不能运化水谷所致。

【提要】 论述六淫致病的特点。

【精解】 自然界阴阳五行的运动，产生了季节时令的变化，相应出现寒、暑（火热）、燥、湿、风等主令之气，促使万物生、长、化、收、藏。若阴阳失调，五行失序，四时主令之气变化异常，便成为致病因素，谓之"六淫"。六淫致病，就共性而言，皆自外而来，故曰"寒暑伤形"。就个性来说，各具特点，如从发病部位上，有"寒伤形""热伤气"之异；从病机表现上，有"动""肿""干""浮""濡泻"等不同致病特点。

【原文】 天地者，万物之上下也；阴阳者，血气之男女也[1]；左右者，阴阳之道路也[2]；水火者，阴阳之征兆也；阴阳者，万物之能始[3]也。故曰：阴在内，阳之守也；阳在外，阴之使也[4]。

【注释】

［1］阴阳者，血气之男女也：阴阳可用以划分气血、男女等事物和现象的相对属性。之，连词。张志聪注："阴阳之道，其在人则为男为女，在体则为气为血。"

［2］左右者，阴阳之道路也：古代浑天说认为天体不断自东向西运转，于是有了昼夜与四时的变迁。古人面南观察天象，则视觉所及的日月星辰依次自左向右旋转，故认为左右为阴阳升降之道路。

［3］能始：本始，起始。能，音义通"胎"。

［4］阴在内，阳之守也；阳在外，阴之使也：阴为阳守持于内，阳为阴役使于外。言阴阳互根互用。守，守持；使，役使。

【提要】 以天地、上下、男女、左右、水火等为例，论述阴阳相互依存、相互为用的关系。

【精解】 该条经文阐述了阴阳之间互根互用的关系，即阴精主守藏于内，但却是阳气产生的物质基础；阳气运行于外，但却是阴精的功能表现。阴阳之间的互化互用关系，是生命活动的规律之一。可用以说明人体的生理关系，分析病机变化，并指导临床治疗。

【原文】 邪风[1]之至，疾如风雨，故善治者治皮毛，其次治肌肤，其次治筋脉，其次治六腑，其次治五脏。治五脏者，半死半生[2]也。

【注释】

［1］邪风：泛指六淫外感之邪。

［2］半死半生：指邪深病重，治疗困难。马莳注："但治五脏者，邪已入深，猝难为力，诚半死而半生也。"

【提要】论早期诊治是预后良好的关键。

【精解】外邪致病具有由表入里、由浅入深、由轻转重的发展趋势。病邪愈深，病情愈为复杂深重，诊治愈难。高明的医生善于抓住时机，早期诊断，早期治疗，从而取得良好疗效。否则，邪入五脏，终至难治。可见，早期诊治是提高疗效的重要措施，也是"治未病"思想的重要内容。

【原文】故善用针者，从阴引阳，从阳引阴[1]，以右治左，以左治右，以我知彼，以表知里，以观过与不及之理，见微得过[2]，用之不殆[3]。

【注释】

[1] 从阴引阳，从阳引阴：从阴分取穴可调理阳分的病变，反之亦然。张志聪注："夫阴阳气血，外内左右，交相贯通，故善用针者，从阴而引阳分之邪，从阳而引阴分之气。"阴、阳，指人体的相对部位。引，引经络之气以调虚实，引申为调理、调节。

[2] 见微得过：根据疾病初起时的轻微症状可测知疾病所在。张志聪注："见病之微萌，而得其过之所在。"过，疾病。

[3] 殆：危也。

【提要】运用阴阳理论确立针刺治疗原则。

【精解】人是一个有机的整体，人身的脏腑、气血、外内、左右、上下交相贯通。因此，针刺治病时，可以根据人身阴阳互根互用的关系，运用"从阴引阳，从阳引阴"的治疗原则，采取"以右治左，以左治右"的治疗方法来提高疗效。"从阴引阳，从阳引阴"的治疗原则可广泛运用于临床，如取阳经的穴位治疗阴经的病，取阴经的穴位治疗阳经的病；取上部的穴位治疗下部的疾病，取下部的穴位治疗上部的疾病等。《灵枢·终始》谓："病在上者下取之，病在下者高取之，病在头者取之足，病在足者取之腘……病在上者阳也，病在下者阴也。"均是"从阴引阳，从阳引阴"针刺治疗原则的具体应用。

【原文】善诊者，察色按脉，先别阴阳[1]。审清浊，而知部分[2]；视喘息[3]，听音声，而知所苦[4]；观权衡规矩[5]，而知病所主；按尺寸[6]，观浮沉滑涩，而知病所生。以治无过，以诊则不失矣。

【注释】

[1] 察色按脉，先别阴阳：诊察各种病证表现，首先要区别其阴阳属性。察色按脉，泛指各种诊法。《素问·移精变气论》曰："治之要极，无失色脉，用之不惑，治之大则。"

[2] 审清浊，而知部分：审察色泽清浊，可测知疾病部位。吴崑注："色清而明，病在阳分；色浊而暗，病在阴分。"清，指明润光泽；浊，指晦暗滞浊。

[3] 视喘息：观察患者呼吸、气息的动静状态。姚止庵注："乃喘息亦音声也，何

14

以言视？盖气喘则身必动，轻者呼多吸少而已，重者瞪目掀鼻，竦胁抬肩，故不但听其呼吸之声，而必详视其呼吸之状，盖望闻之要道也。"

[4] 苦：病之痛苦。张介宾注："痛苦于中，声发于外，故可视喘息，听声音而知其苦也。"

[5] 权衡规矩：指四时常脉，即《素问·脉要精微论》云："春应中规，夏应中矩，秋应中衡，冬应中权。"

[6] 尺寸：指尺肤和寸口。如丹波元简说："谓按尺肤而观滑涩，按寸口而观浮沉也。尺，非寸关尺之尺，古义为然。"

【提要】运用阴阳理论指导疾病诊断。

【精解】该段经文举"审清浊""视喘息，听音声""观权衡规矩""按尺寸"等诊法为例，说明辨别阴阳宜四诊合参，从而综合判断病证的阴阳盛衰，为辨证论治提供依据。后世建立的八纲辨证，以阴阳二纲为总纲，其根据即本源于此。

【原文】病之始起也，可刺而已，其盛，可待衰而已[1]。因其轻而扬之[2]，因其重而减之[3]，因其衰而彰之[4]。形不足者，温之以气；精不足者，补之以味[5]。其高者，因而越之[6]；其下者，引而竭之[7]；中满者，泻之于内[8]；其有邪者，渍形以为汗[9]；其在皮者，汗而发之；其慓悍者，按而收之[10]；其实者，散而泻之。审其阴阳，以别柔刚[11]，阳病治阴，阴病治阳[12]，定其血气，各守其乡[13]，血实宜决之[14]，气虚宜掣引之[15]。

【注释】

[1] 其盛，可待衰而已：某些病在邪气极盛，正邪斗争异常激烈的情况下，不可仓促治疗，等待病势稍缓再治疗。如狂证躁动不安、疟疾剧烈寒战时，针刺要注意时机。故《素问·疟论》云："方其盛时必毁，因其衰邪，事必大昌。"

[2] 因其轻而扬之：病邪轻浅在表者，可用升散宣发的方法治疗。

[3] 因其重而减之：病邪入里，病情严重者，应当用攻减病邪的方法治疗。

[4] 因其衰而彰之：正气虚衰者，要用补益的方法治疗。彰，形容词用作动词。

[5] 形不足者，温之以气；精不足者，补之以味：形为阳，精为阴，气为阳，味为阴，故形不足者，应以药食之气温补，精不足者，应以药食之味滋补。

[6] 其高者，因而越之：病位在上部的，应因势利导，用升散、涌吐等法使邪气发越于外。

[7] 其下者，引而竭之：病位在下部的，也应因势利导，用攻泄、疏利等法使邪气向下排尽。

[8] 中满者，泻之于内：对邪气盛满于中的，可用清泻的方法从内部消除。《伤寒论》诸泻心汤多属此法。

[9] 渍形以为汗：渍，浸、泡。用药液浸泡或熏洗肢体，使之出汗以祛邪。

[10] 其慓悍者，按而收之：慓悍，指邪气急暴。按，抑制。《管子》云："按强助弱。"意为对病邪急暴者，应设法抑制收服。如对腑实之攻下，狂证之夺其食均属此。

[11] 柔刚：指柔剂、刚剂。李中梓注："审病之阴阳，施药之柔刚。"

[12] 阳病治阴，阴病治阳：病在阳，可从阴分治疗；病在阴，可从阳分治疗。亦与从阳引阴，从阴引阳类似。一说虚热之证当治其阴，虚寒之证当治其阳。如张介宾注："阳胜者阴必病，阴胜者阳必病。"《至真要大论》曰："诸寒之而热者取之阴，热之而寒者取之阳。"启玄子王冰曰："壮水之主，以制阳光；益火之源，以消阴翳。皆阳病治阴，阴病治阳也。"

[13] 定其血气，各守其乡：定，安定。乡，处所。意为使气血顺从，各自按规律运行。

[14] 血实宜决之：血实证可用逐瘀、放血之法。

[15] 气虚宜掣引之：牵拽。对气虚证，可用升提补气之法。李中梓注："提其上升，如手掣物也"。

【提要】论扶正祛邪、因势利导等治疗原则。

【精解】该经文较集中地反映了《内经》中的治疗学思想。如早期治疗，则恢复较快，病势急猛时要注意选择治疗时机，并强调要根据疾病的部位、性质、病情的轻重，用阴阳理论作指导，因势利导，扶正祛邪，调理阴阳气血。经文所介绍的治疗方法也十分丰富，既有针刺法，又有药物疗法，有内治法，也有外治法。内治法中包括了解表法、涌吐法、攻下法、通泄法、理气活血法、补益法等，外治法中有浸浴法、放血疗法等，基本奠定了中医学的治疗体系。

灵兰秘典论篇第八

【原文】心者，君主之官也，神明出焉。肺者，相傅之官[1]，治节[2]出焉。肝者，将军之官，谋虑出焉。胆者，中正之官[3]，决断出焉。膻中[4]者，臣使之官，喜乐出焉。脾胃者，仓廪之官，五味出焉。大肠者，传道之官，变化出焉。小肠者，受盛[5]之官，化物出焉。肾者，作强之官，伎巧出焉[6]。三焦者，决渎[7]之官，水道出焉。膀胱者，州都[8]之官，津液藏焉，气化则能出矣。

【注释】

[1] 相傅之官：指肺的功能犹如辅佐君主治理国家的宰相。张介宾注："肺与心皆居膈上，位高近君，犹之宰辅，故称相傅之官。"相傅，古代官名，辅助君王治国者，如宰相、相国等。

［2］治节：治理、调节。张介宾注："肺主气，气调则营卫脏腑无所不治，故曰治节出焉。"

［3］中正之官：王冰注："刚正果决，故官为中正；直而不疑，故决断出焉。"

［4］膻中：指心包络。

［5］受盛（chéng）：盛，以器受物。指接受、容纳之意。

［6］作强之官，伎巧出焉：指肾藏精充脑养骨，使人体力充沛、智力聪慧。作强，指作工强力；伎巧，多能、精巧的意思。唐容川《中西汇通医经精义·脏腑之官》曰："盖髓者，肾精所生，精足则髓足，髓在骨内，髓足则骨强，所以能作强，而才力过人也。精以生神，精足神强，自多伎巧，髓不足者力不强，精不足者智不多。"

［7］决渎：指疏通水道。决，疏通；渎，沟渠。张介宾注："决，通也；渎，水道也。上焦不治则水泛高原，中焦不治则水留中脘，下焦不治则水乱二便。三焦气治，则脉络通而水道利，故曰决渎之官。"

［8］州都：本指水中可居之处，此可理解为水液聚集之处。张介宾注："膀胱位居最下，三焦水液所归，是同都会之地，故曰州都之官，津液藏焉……津液之入者为水，水之化者由气，有化而入，而后有出，是谓气化则能出矣。"

【提要】用古代官职作比喻，将人体十二脏腑比作社稷之十二官职，阐述了十二脏腑的主要功能、相互关系及其在生命活动中的重要作用。

【精解】该段经文以古代官职比喻十二脏腑，论述了各脏腑的主要生理功能及其相互关系，既肯定了心脏作为君主之官的主宰作用，又强调十二脏腑分工合作的整体性，是《内经》中论脏腑功能的重要文段。

六节藏象论篇第九

【原文】帝曰：藏象何如？岐伯曰：心者，生之本[1]，神之变[2]也，其华在面，其充在血脉，为阳中之太阳[3]，通于夏气。肺者，气之本，魄之处也，其华在毛，其充在皮，为阳中之太阴[4]，通于秋气。肾者，主蛰[5]，封藏之本，精之处也，其华在发，其充在骨，为阴中之少阴[6]，通于冬气。肝者，罢极之本[7]，魂之居也，其华在爪，其充在筋，以生血气，其味酸，其色苍[8]，此为阳中之少阳[9]，通于春气。脾胃大肠小肠三焦膀胱者，仓廪之本，营之居也，名曰器，能化糟粕，转味而入出[10]者也，其华在唇四白[11]，其充在肌，其味甘，其色黄，此至阴[12]之类，通于土气。凡十一脏取决于胆也。

【注释】

［1］生之本：人体生命活动的根本。张介宾注："心为君主而属阳，阳主生，万物系之以存亡，故曰生之本。"

[2] 神之变：全元起本并《太素》作"神之处"。律以下文"魄之处""精之处""魂之居"，此当作"神之处"。处，即居处之意。

[3] 阳中之太阳：心位居膈上，属火主阳气，通于夏气，故为阳中之太阳。

[4] 阳中之太阴：《新校正》云："按'太阴'，《甲乙经》并《太素》作'少阴'，当作'少阴'。肺在十二经虽为太阴，然在阳分之中，当为'少阴'也。"

[5] 蛰：藏也。此以动物冬眠喻肾藏精的作用。

[6] 阴中之少阴：《新校正》云："按全元起本并《甲乙经》《太素》'少阴'作'太阴'。当作'太阴'，肾在十二经虽为少阴，然在阴分之中，当为太阴。"《灵枢·阴阳系日月》亦云："肾为阴中之太阴"，故当作"太阴"为是。

[7] 肝者，罢极之本：肝是人体产生疲劳、耐受疲劳的根本。罢，音义同疲；极，《说文》云："燕人谓劳曰极"。罢极，即疲劳之意。

[8] 其味酸，其色苍：据林亿《新校正》，此六字及下文的"其味甘，其色黄"，均为衍文，当删去。

[9] 阳中之少阳：《新校正》云："按全元起本并《甲乙经》《太素》作'阴中之少阳'，当作阴中之少阳。"《灵枢·阴阳系日月》云："肝为阴中之少阳。"当从。

[10] 转味而入出：指六腑受纳水谷入养五脏、排泄糟粕的功能。

[11] 唇四白：一认为指口唇四周的白肉；一认为指四白穴。

[12] 至阴：脾应长夏，是由春夏阳时到秋冬阴时过渡的季节；又居中焦，位于上焦阳位与下焦阴位之间，故曰至阴。至，到也。

【提要】论藏象的概念和脏腑的生理功能。

【精解】本段经文所述藏象的基本内容主要有三个方面：一是五脏的主要生理功能及与体表组织的通应关系；二是五脏的阴阳属性；三是五脏与四时的通应关系。

"十一脏取决于胆"是强调胆在十二脏腑生理功能及相互关系中的重要作用。据李东垣之说，胆主少阳春生之气，一年四季中只有当春气正常生发时，其他季节才能正常地变迁，在人体也是如此，只有主生发的胆功能正常，其他脏腑才能正常发挥其功能活动，因此说"十一脏取决于胆"。对于此句历代注家见解不一，有肯定者，如张介宾曰："足少阳为半表半里之经，亦曰中正之官，又曰奇恒之腑，所以能通达阴阳，而十一脏皆取乎此也。"马莳曰："胆者，中正之官，决断出焉，故曰十一脏皆取决于胆耳"。也有否定者，既然心为君主之官，而言十一脏取决于胆不合逻辑，主张删除。也有人认为"十一"为"土"字之误，即本句应为"土脏取决于胆"；"决"乃疏通之意。"土脏"，即通于土气的脾及胃、大肠、小肠、三焦、膀胱等主饮食物消化吸收的器官，胆气疏泄，通降于土脏，土脏则能运化调畅，可参考。

五脏别论篇第十一

【原文】脑、髓、骨、脉、胆、女子胞，此六者，地气之所生也，皆藏于阴而象于地[1]，故藏而不泻[2]，名曰奇恒之腑。夫胃、大肠、小肠、三焦、膀胱，此五者，天气之所生也，其气象天[3]，故泻而不藏，此受五脏浊气，名曰传化之腑。此不能久留，输泻者也。魄门亦为五脏使[4]，水谷不得久藏。所谓五脏者，藏精气而不泻也，故满而不能实[5]。六腑者，传化物而不藏，故实而不能满[6]也。

【注释】

[1] 藏于阴而象于地：指奇恒之腑具有贮藏阴精的功用，犹如大地蓄藏万物一样。

[2] 泻：传泻、输泻之意。

[3] 其气象天：此喻传化之腑的性能以动而传输为特点，犹天体之运转不息。

[4] 魄门亦为五脏使：肛门的功能受五脏功能支配，并为五脏排泄糟粕而降浊气。魄门，即肛门。魄，与"粕"通。使，使役，支配。张介宾注："虽诸府糟粕固由其泻，而脏气升降亦赖以调，故亦为五脏使。"

[5] 满而不能实：指五脏精气宜盈满，但不是水谷充实。

[6] 实而不能满：指六腑有水谷充实，但不是精气盈满，也不能滞塞不行。

【提要】论奇恒之腑、五脏、六腑总的生理功能特点。

【精解】奇恒之腑的名称主要是由其结构性能所决定的。在性能上，它们属于阴象地，主藏蓄阴精，与五脏的功能相似；在形态上，它们则与六腑之形态相似；但脏与腑之间有表里配属关系，而奇恒之腑却没有。因此，奇恒之腑既与一般的脏与腑有相似之处，又异于一般的脏腑。

五脏的功能主要是藏精气，宜被精气所充满。同时精气又要保持运行通畅，不能壅塞不行，故其功能特点是"满而不能实"。所以，五脏病理不外乎精气不满及脏气壅实两端。六腑的生理特点是"实而不能满"，病理主要为壅滞不通。总之，对于脏腑功能特点应灵活理解和运用，主要从总的生理功能角度把握。

【原文】帝曰：气口[1]何以独为五脏主？岐伯曰：胃者水谷之海，六腑之大源也。五味入口，藏于胃，以养五脏气，气口亦太阴也。是以五脏六腑之气味，皆出于胃，变见于气口[2]。故五气入鼻，藏于心肺，心肺有病，而鼻为之不利也。

【注释】

[1] 气口：指两手桡骨头内侧桡动脉的诊脉部位。又称脉口、寸口。

[2] 变见于气口：见，同"现"，表现的意思。指脏腑气血的变化可以在气口部位表现出来。

【提要】论寸口诊脉的原理。

【精解】气口，又称"寸口""脉口"，是现今最为常用的切脉部位，《素问·五脏别论》的"气口何以独为五脏主"与《素问·经脉别论》"气口成寸，以决死生"等阐述了"独取寸口"机制。首先，气口为手太阴肺经动脉之一，肺主气，朝百脉，气帅血而行，全身脏腑之脉气均可于气口之处诊查。其次，胃为水谷之海，主受纳腐熟饮食水谷，胃所化生之精微需足太阴脾经运输于全身，脾之转输，亦须手太阴肺经之宣发，故于手太阴肺经所过之处可很好诊察胃气，有胃气则生，无胃气则死。另外，气口为手太阴肺经动脉之一，此处有太渊、经渠二穴，太渊是手太阴肺经的输穴，经渠是手太阴肺经的经穴。输、经二穴是经脉经气量最旺盛的穴位，故太渊、经渠最能反映手太阴肺经的情况，最具诊断意义。同时太渊又为手太阴肺经的原穴，可候先天之肾气。

汤液醪醴论篇第十四

【原文】岐伯曰：病为本，工为标，标本不得，邪气不服，此之谓也。

【提要】论医患之间的"标本不得"。

【精解】标本是相对概念。"本"指患者的神机，"标"为医工的医疗方法、措施。"病为本，工为标"精辟地论述了医生与患者、疾病与治疗之间的关系。对于医生而言，只有认识到"病为本"，患者的病情是第一位，才能制订出符合病情、针对病情的有效治疗措施。对于患者而言，"病为本，工为标"要求患者首先客观、真实反映自己的病情，其次在治疗中要认识到自己是治疗的主体，只有充分发挥自己的主观能动性，使自身的精、气、神处于最佳状态，才能为医生的治疗充分发挥作用提供前提条件。

【原文】帝曰：其有不从毫毛而生，五脏阳以竭[1]也。津液充郭[2]，其魄独居[3]，孤精于内，气耗于外[4]，形不可与衣相保[5]，此四极急而动中[6]，是气拒于内而形施于外[7]，治之奈何？岐伯曰：平治于权衡[8]，去宛陈莝[9]，微动四极[10]，温衣[11]，缪刺[12]其处，以复其形。开鬼门，洁净府[13]，精以时服[14]，五阳以布，疏涤五脏[15]。故精自生，形自盛，骨肉相保，巨气乃平[16]。

【注释】

[1] 五脏阳以竭：以，同"已"；竭，阻遏之意。由于五脏阳气被阻遏不通，津液无气以化，致津停为水，形成水肿。王冰注："不从毫毛，言生于内也。阴气内盛，阳气竭绝，不得入于腹中，故言五脏阳以竭也。"

[2] 津液充郭：指水液充满胸腹、肌肤。张介宾注："津液，水也；郭，形体胸腹也。《胀论》曰：'夫胸腹，脏腑之郭也。'"

[3] 其魄独居：魄，此指属阴的水液。居，留也，此处有"盛"之义。张介宾注：

"魄者阴之属，形虽充而气则去，故其魄独居也。"

[4] 孤精于内，气耗于外：水液独盛于体内，阳气耗散于体外。张介宾注："精中无气，则孤精于内；阴内无阳，则气耗于外。"精，此指停聚的水液，与上文"魄"同。

[5] 形不可与衣相保：高士宗注："形不可与衣相保者，形体浮肿，不可与衣相为保和也。"

[6] 四极急而动中：张介宾注："四肢者，诸阳之本。阳气不行，故四极多阴而胀急也。胀由阴滞，以胃中阳气不能制水，而肺肾俱病，喘咳继之，故动中也。"

[7] 气拒于内而形施（yì）于外：施，改变。水气内停，形体肿急而变易其状态。王冰注："水气格拒于腹膜之内，浮肿施张于身形之外。"拒，格拒。

[8] 平治于权衡：衡量揆度病情，以平调阴阳的偏盛偏衰。吴崑注："平治之法，当如权衡，阴阳各得其平，勿令有轻重低昂也。"

[9] 去宛陈莝（cuò）：莝，铡草之义。意为除去郁积日久的恶血。宛陈，血液瘀结，杨上善注："宛陈，恶血聚也。"宛，通郁，郁积也。

[10] 微动四极：张介宾注："微动之，欲其流动而气易行也。"四极，即四肢。

[11] 温衣：张介宾注："温衣，欲助其肌表之阳而阴凝易散也。"

[12] 缪刺：即病在左而刺右、病在右而刺左的刺络法。张介宾注："然后缪刺之，以左取右，以右取左，而去其大络之留滞也。"

[13] 开鬼门，洁净府：即发汗、利小便的治疗方法。张介宾注："鬼门，汗空也。肺主皮毛，其藏魄，阴之属也，故曰鬼门。净府，膀胱也。上无入孔而下有出窍，津秽所不能入，故曰净府。邪在表者散之，在里者化之，故曰开鬼门、洁净府也。"

[14] 精以时服：王冰注："脉和，则五精之气以时宾服于肾脏也。"

[15] 五阳以布，疏涤五脏：五脏阳气布散，疏通水道，涤除五脏余邪。张介宾注："阴邪除则五阳布。"

[16] 巨气乃平：即正气恢复正常。巨气，指人体正气。平，正常。

【提要】论水肿的病机及治则治法。

【精解】该段中水肿的治法主要有五种：①去宛陈莝：去除血液的瘀结，即活血化瘀法。②微动四极：即轻微活动四肢，以疏通气血，振奋阳气。既有利于经脉中气血津液的流通，又可促进阳气的化气行水之用。③温衣：即加衣温覆，以保护肌表阳气，消散寒水。④缪刺其处：即用针刺使经络疏通。⑤开鬼门，洁净府：即发汗、利小便，是本篇中消除水肿的主要治疗手段。通过上述综合治疗，可达到扶正祛邪，消除水肿的目的。

脉要精微论篇第十七

【原文】诊法常以平旦[1]，阴气未动，阳气未散[2]，饮食未进，经脉未盛，络脉调匀，气血未乱，故乃可诊有过之脉[3]。

【注释】

[1] 平旦：太阳初升之时，即清晨。

[2] 阴气未动，阳气未散：此二句乃互文，即阴阳之气未扰动耗散。平旦之时，人刚醒寤，尚未被进食或劳作所扰动、耗散，人体内阴阳之气处于相对平静的自然状态，最能反映疾病的本质变化。滑寿注："平旦未劳于事，是以阴气未扰动，阳气未耗散。"

[3] 有过之脉：指有病变的脉象。过，过失、异常。马莳注："人之有病，如事之有过误，故曰有过之脉。"

【提要】论诊病的时间以平旦为宜的原理。

【精解】诊病的时间以平旦为宜，因为人体经过一夜的睡眠后，机体内环境处于相对的稳定状态，没有受到其他因素的干扰，能如实地反映望闻问切所诊察出的病理之象，以及脏腑经脉气血的盛衰状况，有利于对疾病的正确诊断。其精神实质在于告诫医生，诊病时应尽可能排除内外环境因素对患者的影响，以获取准确的病情资料，有利于对疾病做出正确的诊断。

【原文】切脉动静而视精明[1]，察五色，观五脏有余不足，六腑强弱，形之盛衰，以此参伍[2]，决死生之分。

【注释】

[1] 视精明：观察眼睛的神态及色泽等变化。精明，指眼睛或眼神。张介宾注："视目之精明，诊神气也。"

[2] 参伍：相互比照、相互印证之意。张介宾注："参伍之义，以三相较谓之参，以伍相类谓之伍。盖彼此反观，异同互证，而必欲搜其隐微之谓。"

【提要】强调四诊合参的诊病原则。

【原文】夫脉者，血之府[1]也。长则气治[2]，短则气病[3]；数则烦心，大则病进[4]；上盛则气高，下盛则气胀[5]；代则气衰[6]，细则气少[7]，涩则心痛[8]；浑浑革至如涌泉[9]，病进而色弊[10]；绵绵其去如弦绝，死[11]。

【注释】

[1] 脉者，血之府：经脉为血与气的藏聚、运行之处。府，物聚之处。李中梓注：

"营行脉中，故为血府。然行是血者，是气为之司也。《逆顺》篇曰：'脉之盛衰者，所以候血气之虚实。'则知此举一血而气在其中，即下文气治、气病，义益见矣。"

[2] 长则气治：长，指脉体应指而长，上及于寸，下及于尺。气治，指气血平和无病，运行有序。

[3] 短则气病：短，指脉体应指而短，上不及寸，下不及尺。气病，包括气虚、气滞、气郁等。

[4] 大则病进：脉体满指而大，实为邪气有余，芤为精气不足，均表示病情将进一步发展。

[5] 上盛则气高，下盛则气胀：上，指寸口脉的近腕部。下，指寸口脉的远腕部。张介宾注："上盛者，邪壅于上也；气高者，喘满之谓。下盛者，邪滞于下，故腹为胀满。"

[6] 代则气衰：脉来缓弱而有规则的间歇，主脏气衰弱。

[7] 细则气少：脉细如丝，主诸虚劳损，气血衰少。

[8] 涩则心痛：脉象往来艰涩，如轻刀刮竹，主气滞血瘀，不通则痛，故见心痛之类的病证。

[9] 浑浑革至如涌泉：形容脉来滚滚而疾急，如泉水急促上涌，盛于指下。主邪气亢盛，病势严重。"浑浑"同"滚滚"，水流盛大貌。革，通"亟"，急也。《脉经》《千金》作"浑浑革革，至如涌泉"，可从。

[10] 病进而色弊：《脉经》《千金》"色"作"危"；"弊"下并重"弊"字，属下读。弊弊，隐也，与下文"绵绵"义相属，宜从。

[11] 绵绵其去如弦绝，死：王冰注："绵绵，言微微似有，而不甚应手也。如弦绝者，言脉卒断，如弦之绝去也。"为脏气衰竭，生机已尽，真脏脉见，故主死。绵绵，指脉细微欲绝之象。

【提要】论诊脉原理及脉象主病。

【精解】此段经文列举了十余种脉象及其主病。提示在脉诊时，一要注意脉的频率，如"数则烦心"；二要注意脉的节律，如"代则气衰"；三是注意脉的体态，如"上""下""长""短"是对脉位的描述。"浑浑""绵绵"是对脉势的描述等。说明了脉诊的诊断要点，对脉诊的应用起到提纲挈领的作用。

【原文】夫精明五色者，气之华也[1]。赤欲如白裹朱[2]，不欲如赭[3]；白欲如鹅羽，不欲如盐；青欲如苍璧[4]之泽，不欲如蓝[5]；黄欲如罗裹雄黄，不欲如黄土；黑欲如重漆色，不欲如地苍[6]。五色精微象见矣，其寿不久[7]也。夫精明者，所以视万物，别白黑，审短长。以长为短，以白为黑，如是则精衰矣。

【注释】

[1] 精明五色者，气之华也：人之眼睛与面色，是五脏精华之气外现之处。姚止

庵注："精明以目言，五色以面言，言目之光彩精明，面之五色各正，乃元气充足，故精华发见于外也。"

[2] 白（bó）裹朱：白，通"帛"，即白色丝织物。朱，朱砂。指面色隐然红润而不露，像白丝裹着朱砂般。

[3] 赭：指代赭石，其色赤而灰暗不泽。

[4] 苍璧：青色的玉石。

[5] 蓝：草名，干品呈暗蓝色，可加工成靛青，作染料。

[6] 地苍：即青黑色的土。张介宾注："地之苍黑，枯暗如尘。"

[7] 五色精微象见矣，其寿不久：指五脏之精微之气化作色相外露，则预后不良。于鬯《香草续校书》注："微，盖衰微之义。精微者，精衰也。五色精微象见者，五色精衰象见也。"见，同"现"。

【提要】 论望色、察目的原理及要点。

【精解】 由于颜面五色和目之精光神气皆为脏腑精气的外在表现。因此，望色、察目可以诊断脏腑精气的盛衰及其病变。大凡望色的要点皆以面色润泽光亮含蓄为善色，疾病预后较好；以晦暗枯槁、真脏色外露为恶色，疾病预后不良。

察目之要点是了解眼睛的视觉、色觉及神气正常与否。如双目有神、视物清晰，辨色准确，为精气未衰，预后较好。若两目无神，视物大小相混，长短不分，黑白不辨，则精气已衰竭，预后欠佳。

【原文】 夫五脏者，身之强[1]也。头者精明之府[2]，头倾视深，精神将夺[3]矣；背者胸中之府[4]，背曲肩随[5]，府将坏矣；腰者肾之府，转摇不能，肾将惫[6]矣；膝者筋之府，屈伸不能，行则偻附[7]，筋将惫矣；骨者髓之府，不能久立，行则振掉[8]，骨将惫矣。得强则生，失强则死。

【注释】

[1] 五脏者，身之强：五脏为身体强健之本。张介宾注："此下言形气之不守，而内应乎五脏也。脏气充则形体强，故五脏为身之强。"

[2] 精明之府：精气神明汇聚之处。《灵枢·脉度》云："五藏常内阅于上七窍也。"故头为精明之府。

[3] 头倾视深，精神将夺：指头低垂不能抬举，目光深陷无神，皆为五脏精气与神气虚竭欲脱之象。夺，脱也。

[4] 背者胸中之府：张志聪注："心肺居于胸中，而俞在肩背，故背为胸之府。"

[5] 背曲肩随：脊背弯曲，不能挺直，肩垂不能举，是胸中心肺二脏精微之气失强的表现。随，下垂。

[6] 惫：音义同"败"，衰竭之意。

[7] 偻附：指身体弯曲不能直立，需依附于他物而行。

［8］振掉：震颤摇摆。

【提要】通过望形态了解五脏精气的盛衰。

【精解】头、背、腰、膝、骨是人躯体的五个标志部位，亦为五脏精气汇聚之处。通过观察诸府的动静状态，可以了解五脏精气的盛衰。人的体质强弱、体型肥瘦、形体动态等均与内在脏腑精气盛衰相应，凡内在脏腑的病变，必然在外部形态上有所反映和表现，所以《素问·经脉别论》指出："诊病之道，观人勇怯骨肉皮肤，能知其情，以为诊法也。"

【原文】万物之外，六合之内，天地之变，阴阳之应，彼春之暖，为[1]夏之暑，彼秋之忿[2]，为冬之怒[3]，四变之动，脉与之上下[4]，以春应中规，夏应中矩，秋应中衡，冬应中权[5]。

【注释】

［1］为：变成，成为。

［2］忿：言秋季劲急肃杀的特征。

［3］怒：喻冬季寒气凛冽的特征。

［4］四变之动，脉与之上下：春夏秋冬四季气候的变动，脉象也随之发生相应的浮沉变化。上下，指脉象的浮沉变化。

［5］以春应中规，夏应中矩，秋应中衡，冬应中权：此喻四时脉象特征。春季脉圆滑而动，如规之象；夏季脉方正盛大，如矩之象；秋季脉不上不下，平衡于中，如秤杆；冬季脉伏沉至骨，如秤锤之沉。

【提要】论脉应四时的动态变化。

【精解】自然界阴阳二气的消长盛衰决定了春、夏、秋、冬四时气候的变化，而这种季节变化规律，以冬至和夏至为两个转折点，冬至一阳生，夏至一阴生，阴阳消长，四时更迭，从而有春温、夏暑、秋凉、冬寒的气候特征。人与天地相参，故"四变之动，脉与之上下"，脉象规矩衡权，相期而至，随四时阴阳的变化规律而呈现出周期性的变动。因此，诊脉辨病，必须把握天人相应、脉应四时的机制。

【原文】是故持脉有道，虚静为保[1]。

【注释】

［1］虚静为保：意谓医生诊脉以清虚宁静至为重要。保，《甲乙经》作"宝"。丹波元简注："保、葆、宝古通用。"为重要、珍贵之意。

【提要】论诊脉的基本要求。

【精解】诊脉要在安静情况下，才好识别脉的状态和病的轻重，除了医生自身注意调息外，同时更须注意患者的环境，尽量减少内外刺激因素，获得的脉象才能最真实地反映病变的基本情况。

平人气象论篇第十八

【原文】平人之常气禀于胃，胃者，平人之常气[1]也，人无胃气曰逆，逆者死[2]。

【注释】

[1] 胃者，平人之常气：胃气乃健康人脉象中的正常之气。"胃"字下疑脱"气"字。据《素问·玉机真脏论》王冰注引有"气"字。

[2] 人无胃气曰逆，逆者死：张介宾注："土得天地中和之气，长养万物，分旺四时，而人胃应之。凡平人之常，受气于谷，谷入于胃，五脏六腑皆以受气，故胃为脏腑之本。此胃气者，实平人之常气，有不可以一刻无者，无则为逆，逆则死。胃气之见于脉者，如《玉机真脏论》曰：'脉弱以滑，是有胃气。'《终始》篇曰：'邪气来也紧而疾；谷气来也徐而和。'是皆胃气之谓。大都脉代时宜无太过无不及，自有一种雍容和缓之状者，便是胃气之脉。"

【提要】论脉以胃气为本。

【精解】察脉之胃气是《内经》脉诊的特点之一，至于脉有胃气表现，《素问·玉机真脏论》云："脉弱以滑，是有胃气。"《灵枢·终始》云："谷气来也徐而和。"故一般认为，凡脉来和缓均匀、不浮不沉、不大不小、不疾不徐、不长不短，应手柔和有力、来去节律整，有生机勃勃之象的脉，便是有胃气之脉。

玉机真脏论篇第十九

【原文】帝曰：其时有生者何也？岐伯曰：浆粥入胃，泄注止，则虚者活；身汗得后利，则实者活。此其候也。

【提要】论五实证、五虚证痊愈转归的表现。

【精解】根据患者症状表现判断预后转归。五实证、五虚证有痊愈者，服食粥浆，腹泻停止，五虚证可以恢复；五实证见汗出，大便通利，则可以痊愈。

经脉别论篇第二十一

【原文】勇者气行则已，怯者则着而为病[1]也。

【注释】

[1] 勇者气行则已，怯者则着而为病：张志聪曰："言此数者，皆伤五脏之气，勇者逆气已过，正气复顺，怯者则留着为病。"已，止也，此指不发病。

【提要】论体质强弱与发病的关系。

【精解】所谓勇与怯，是体质强弱的两种不同状态，对于体质强壮的勇者而言，因其经脉和调，气血通畅，虽遭遇夜行、堕坠、惊恐、渡水、跌仆等刺激，也只是出现一时性的生理反应，通过脏腑气血的自身调节，机体很快就能重新恢复平衡协调，从而不发生疾病。但若体质虚弱之怯者，因其脏腑经脉失调，气血不和，当受到以上诸种不良刺激时，脏腑功能难以进行自身调节，无法恢复阴阳平衡状态，机体即可发病。可见，致病因素作用于人体后是否发病，与人的体质因素有重要关系。

【原文】故春秋冬夏，四时阴阳，生病起于过用[1]，此为常[2]也。

【注释】

[1] 过用：张介宾注："五脏受气，强弱各有常度，若勉强过用，必损其真，则病之所由起也。"

[2] 常：此作规律解。

【提要】提出"生病起于过用"的发病观。

【精解】自然界气候变化、人体的正常生活行为，无论饮食起居，还是劳作、情志等，通常情况下对人体没有伤害，但如果没有节制，超过了机体自我协调和适应的能力，就会损伤阴阳气血，影响脏腑功能，成为疾病发生的常见病因，这种发病观是与古代"过犹不及""过则为灾"的哲理一脉相承。所以"生病起于过用"体现了《内经》病因理论的学术特点，对指导疾病防治和养生有重要意义。

【原文】饮入于胃，游溢精气[1]，上输于脾。脾气散精，上归于肺，通调水道[2]，下输膀胱。水精四布，五经并行[3]，合于四时五脏阴阳[4]，揆度[5]以为常也。

【注释】

[1] 游溢精气：指精气浮游满溢。

[2] 通调水道：肺主宣发肃降，能疏通和调节水液的输布与排泄。

[3] 水精四布，五经并行：水精四布于周身，通灌于五脏之经脉。水精，指水饮之精微。五经，指五脏之经脉。

[4] 合于四时五脏阴阳：指人体水液代谢随自然及人体五脏阴阳变化，做出相应调节。

[5] 揆度：测度之意。

【提要】论水液输布代谢的过程。

【精解】水饮入于胃，化生津液由脾气转输至肺，经肺的宣降作用，将清者输布于全身，濡润各脏腑肢节官窍；将浊者下达膀胱，通过肾及膀胱气化，浊中之清如雾露状蒸腾输布于周身，浊中之浊变为尿液排出体外。可见，在水液代谢中，肺、脾、肾（膀胱）是关键，肺的通调水道，脾的运化转输，肾的蒸腾气化均对水液运行敷布有重要调节作用。了解这一过程，对于分析水液代谢失常的病机、指导临床实践有着重要的意义。

宣明五气篇第二十三

【原文】五劳所伤：久视伤血，久卧伤气，久坐伤肉，久立伤骨，久行伤筋，是谓五劳所伤。

【提要】论五劳所伤。

【精解】五种过劳，各有所伤。久视，劳心而伤血；久卧，劳肺而伤气；久坐，劳脾而伤肉；久立，劳肾而伤骨；久行，劳肝而伤筋；这就是五劳所伤。

通评虚实论篇第二十八

【原文】邪气盛则实，精气夺则虚。

【提要】从邪正盛衰的角度而论虚实。

【精解】实乃以邪气亢盛为矛盾主要方面的病理变化，多见于外感病的初期和中期，或由于痰、食、水、饮、瘀血、结石等滞留于体内所引起的疾病。虚乃以正气不足为矛盾主要方面的病理变化，多见于慢性疾病过程中，或者是外感疾病的后期。

太阴阳明论篇第二十九

【原文】黄帝问曰：太阴阳明为表里，脾胃脉也。生病而异者何也？岐伯对曰：阴阳异位[1]，更虚更实，更逆更从[2]，或从内或从外，所从不同，故病异名也。

【注释】

[1] 阴阳异位：一指足太阴脾经与足阳明胃经循行部位不同。王冰注："脾脏为阴，胃腑为阳，阳脉下行，阴脉上行，阳脉从外，阴脉从内。"二指脏腑阴阳所主不同。张介宾注："脾为脏，阴也。胃为腑，阳也。阳主外，阴主内；阳主上，阴主下，是阴阳异位也。"

[2] 更虚更实，更逆更从：指太阴、阳明与季节的关系。杨上善注："春夏阳明为实，太阴为虚，秋冬太阴为实，阳明为虚，即更虚更实也。春夏太阴为逆，阳明为从；秋冬阳明为逆，太阴为从，即更逆更从也。"

【精解】太阴脾、阳明胃相为表里，所患疾病各不相同。脾属阴经，胃属阳经，循行部位不同，或虚或实，或顺或逆，或内或外，病因各不相同，所以病名各异。

【原文】阳者天气也，主外；阴者地气也，主内。故阳道实，阴道虚[1]。故犯贼风虚邪者阳受之，食饮不节，起居不时者，阴受之。阳受之则入六腑，阴受之则入五脏[2]。入六腑则身热不时卧[3]，上为喘呼；入五脏则䐜满闭塞，下为飧泄，久为肠澼。故喉主天气，咽主地气[4]。故阳受风气，阴受湿气[5]。

【注释】

[1] 阳道实，阴道虚：张介宾曰："阳刚阴柔也。又外邪多有余，故阳道实；内伤多不足，故阴道虚。"

[2] 阳受之则入六腑，阴受之则入五脏：虚邪贼风从阳经传入六腑，饮食起居易伤阴经而传入五脏。此指病变发展趋势。

[3] 不时卧：不能按时而卧，即应睡而不得入眠。《甲乙经》作"不得卧"。

[4] 喉主天气，咽主地气：言喉司呼吸，吸入在天之气；咽纳水谷，受纳在地之味。高世栻注："喉司呼吸，肺气所出，故喉主天气；咽纳水谷，下通于胃，故咽主地气。"

[5] 阳受风气，阴受湿气：指风为阳邪，易伤阳分；湿为阴邪，易伤阴分。张介宾注："风，阳气也，故阳分受之。湿，阴气也，故阴分受之。各从其类也。"

【提要】论述阳分、阴分受邪性质、病位、证候表现各不相同。

【精解】阳象天，为人体卫外；阴象地，主内。外邪侵袭，多为实证；内伤多不足，多为虚证。外邪多侵袭阳分；饮食失节，起居失调，多侵袭于内，侵袭阴分。外表受邪，多传六腑；阴分受邪，多传入五脏。邪入六腑，见身热，睡眠不安，喘促；邪入五脏，就会胀满，泄泻，日久则为肠澼。喉主司呼吸，主天之气；咽，主受纳，主地之气。所以阳分易受风邪所感；阴分易感受湿邪。

【原文】帝曰：脾病而四支不用[1]何也？岐伯曰：四支皆禀气于胃而不得至经[2]，必因于脾乃得禀也。今脾病不能为胃行其津液[3]，四支不得禀水谷气，气日以衰，脉道不利，筋骨肌肉，皆无气以生，故不用焉。

【注释】

[1] 四支不用：指四肢乏力甚至不能随意运动。

[2] 至经：《太素》作"径至"。径，直接；至，到达。

[3] 津液：此指水谷之精气。

【提要】论脾病四肢不用的机制。

【精解】经文通过对四肢不用机制的阐述，探讨了脾与胃在解剖、生理病理上的关系，提出脾为胃行津液至三阴三阳经的理论。脾胃以膜相连，经脉相通，互为表里，胃主受纳，脾主运化转输，共同完成对饮食物的消化吸收代谢过程。四肢的功能活动依赖脾所转输的水谷精气滋养，如果脾病，则不能为胃转输精微，四肢因失养而失用。对脾病而四肢不用的病变，应着重从脾胃辨证治疗。

热论篇第三十一

【原文】黄帝问曰：今夫热病者，皆伤寒[1]之类也，或愈或死，其死皆以六七日之间，其愈皆以十日以上者，何也？不知其解，愿闻其故。岐伯对曰：巨阳者，诸阳之属也，其脉连于风府，故为诸阳主气也[2]。人之伤于寒也，则为病热[3]，热虽甚不死；其两感[4]于寒而病者，必不免于死。

【注释】

[1] 伤寒：病名。有广义与狭义之分。广义伤寒，泛指由感受四时邪气引起的外感热病；狭义伤寒，指由感受寒邪引起的外感热病。此处为广义伤寒，即外感热病的总称。

[2] 巨阳者，诸阳之属也，其脉连于风府，故为诸阳主气也：督脉为阳脉之海，阳维脉维系三阳经，二者总会风府而与太阳经脉相连，所以太阳经脉能统率人身之阳气。巨阳，即太阳。属，统率、聚会之意。

[3] 人之伤于寒也，则为病热：寒性收引，感受寒邪则腠理闭塞，阳气被郁而不得宣发，故病发热。

[4] 两感：表里两经同时感受外邪，如太阳与少阴两感，阳明与太阴两感，少阳与厥阴两感，病情均较不两感者为重。

【提要】论热病的病因、病程及预后。

【精解】热病的概念，是指由外感六淫邪气所致、以发热为主要症状的一类疾病。外邪伤人，首犯太阳经，邪气随阳化热，故发热。在外邪中，以寒邪引起的热病最为多见，故言"伤寒之类"，同时，这也是张仲景论外感病的辨证治疗时将书名命名为《伤寒论》的主要原因。热病与伤寒各有侧重，"热病"是以主要症状命名，"伤寒"是以病因命名。《难经·五十八难》曰："伤寒有五：有中风，有伤寒，有湿温，有热病，有温病。"前一伤寒为广义伤寒，后一伤寒为狭义伤寒。

【原文】帝曰：治之奈何？岐伯曰：治之各通其脏脉[1]，病日衰已矣。其未满三日者，可汗而已；其满三日者，可泄而已[2]。

【注释】

[1] 各通其脏脉：分别疏通调治病变所在的脏腑经脉。

[2] 其未满三日者，可汗而已；其满三日者，可泄而已：热病未满三日，即病在三阳之表，可用针刺发汗解表以使热退；已满三日，即病在三阴之里，可用针刺清泄里热以使热平。

【提要】论外感热病的治疗大法。

【精解】 外感热病的治疗大法是"各通其脏脉"，即疏通病变所在的脏腑经脉。"其未满三日者，可汗而已；其满三日者，可泄而已"，表明邪在表可用发汗解表之法，热在里可用清泄里热之法。

评热病论篇第三十三

【原文】 邪之所凑，其气必虚。

【提要】 强调病邪侵袭与正气的关系。

【精解】 正气是发病与否的内在根据，邪气是发病与否的重要条件。正气虚，则邪气有乘虚而入之机。

咳论篇第三十八

【原文】 黄帝问曰：肺之令人咳，何也？岐伯对曰：五脏六腑皆令人咳，非独肺也。帝曰：愿闻其状。岐伯曰：皮毛者，肺之合也，皮毛先受邪气，邪气以从其合也。其寒饮食入胃，从肺脉上至于肺，则肺寒，肺寒则外内合邪，因而客之，则为肺咳。五脏各以其时受病，非其时，各传以与之[1]。

【注释】

[1] 非其时，各传以与之：即五脏在各自所主时令感受邪气发病后，分别传至肺而引起咳病。非其时，指非肺所主的秋季。

【提要】 论咳嗽的病因病机。

【精解】 咳嗽的发病特点是"外内合邪"。咳嗽发病成因有二：一是外感寒邪。皮毛为肺之合，皮毛受邪则从其合内传于肺；二是内伤寒饮寒食。因肺脉起于中焦脾胃，寒凉饮食入胃，则循肺脉上至于肺。内外之寒相合则并伤肺，致使肺气宣降失职，上逆而咳。咳嗽病变在肺，但其他脏腑病变也会影响到肺而发生咳嗽，即所谓"五脏六腑皆令人咳，非独肺也"。

举痛论篇第三十九

【原文】 帝曰：愿闻人之五脏卒痛，何气使然？岐伯对曰：经脉流行不止，环周不休。寒气入经而稽迟[1]，泣[2]而不行，客于脉外则血少，客于脉中则气不通，故卒然而痛。

【注释】

[1] 稽迟：即经脉气血留止而不行的意思。《说文》云："稽，留止也""迟，徐

行也"。

[2] 泣：音义并同"涩"。

【提要】论五脏卒痛的病因病机。

【精解】引起疼痛的病因很多，但以寒邪为主。由于寒主凝滞，寒邪客于经脉之中，使气血留滞不行，脉涩不通则痛，即为实性疼痛；寒主收敛，寒邪客于经脉之外，导致气血运行减少，脏腑组织失养，不荣则痛，即为虚性疼痛。但临床上两者的病机难以截然分开，故原文"客于脉外则血少，客于脉中则气不通"可作互文理解，主要用于概括寒邪所致虚痛与实痛产生的机制。

【原文】余知百病生于气[1]也。怒则气上，喜则气缓，悲则气消，恐则气下，寒则气收，炅[2]则气泄，惊则气乱，劳则气耗，思则气结。

【注释】

[1] 百病生于气：张介宾曰："气之在人，和则为正气，不和则为邪气，凡表里虚实，逆顺缓急，无不因气而至，故百病皆生于气。"气，此指气之失常。

[2] 炅（jiǒng）：热之意。

【提要】论九气的病机特征及临床表现。

【精解】"百病生于气"，许多疾病的发生，都是不同致病因素影响到气的不同变化而导致的。如因精神因素引起的有气上、气缓、气消、气下、气乱、气结等，这反映了五脏之气的病变；因气候因素引起的有气收、气泄之分，这反映了卫气方面的病变；因生活起居因素引起的有气耗，以说明人体精力的耗伤。这些内容表明，不同因素致病各有其病机特点和临床特征。

风论篇第四十二

【原文】风者，善行而数变。故风者，百病之长也，至其变化，乃为他病也。

【提要】言风邪的两个特性。

【精解】风性善行而数变，善行指风邪具有病变部位游移不定，走行而无定处的特点，数变是指风邪致病具有变化无常、发病急骤的特征。风为百病之长是说风邪是致病的先导。由风邪引起的外感病最多见，同时风邪常常和其他邪气相兼，可与寒邪、湿邪、燥邪结合到一起，并且起先导作用来侵袭机体，引起外感疾病。

痹论篇第四十三

【原文】黄帝问曰：痹之安生？岐伯对曰：风寒湿三气杂至[1]合而为痹也。其风气胜者为行痹[2]，寒气胜者为痛痹[3]，湿气胜者为着痹[4]也。

【注释】

[1] 杂至：杂，混杂；至，侵袭。

[2] 行痹：是以疼痛游走不定为特点的痹证，也称风痹。尤在泾注："行痹者风气胜，风之气善行而数变，故其证上下左右无所留止，随其所在，血气不通而为痹。"

[3] 痛痹：是以疼痛剧烈、痛有定处为特点的痹证，也称寒痹。张介宾注："阴寒之气，客于肌肉筋骨之间，则凝结不散，阳气不行，故痛不可当。"

[4] 着痹：是以痛处重滞固定或顽麻不仁为特点的痹证，也称湿痹。张介宾注："肢体重着不移，或为疼痛，或为顽木不仁。湿从土化，病多发于肌肉。"着，重着、留着难去之义。

【提要】论痹证的病因。

【精解】痹的发生是风、寒、湿三气合邪侵犯人体，使机体经络气血阻滞、营卫之气凝涩所致。痹证的分类，根据感邪偏重和临床症状之不同，分为行痹（风痹）、痛痹（寒痹）、着痹（湿痹）。风善行而数变，其致痹者，痛无定处，称为行痹；寒性收引凝滞，其致痹者疼痛剧烈，称为痛痹；湿性重浊黏滞，其致痹者症见肢体沉重，或皮肤顽麻不仁，故称为着痹。

【原文】帝曰：荣卫之气，亦令人痹乎？岐伯曰：荣者，水谷之精气也，和调于五脏，洒陈[1]于六腑，乃能入于脉也，故循脉上下，贯五脏，络六腑也。卫者，水谷之悍气[2]也，其气慓疾滑利[3]，不能入于脉也，故循皮肤之中，分肉之间，熏于肓膜[4]，散于胸腹。逆其气则病，从其气则愈，不与风寒湿气合，故不为痹。

【注释】

[1] 洒陈：布散之义。

[2] 悍气：张介宾注："卫气者，阳气也。阳气之至，浮盛而疾，故曰悍气。"

[3] 慓疾滑利：形容卫气运行急速而流畅，且不受脉道约束。慓疾，急疾也。

[4] 肓膜：指肉里及胸腹腔内的膜。张介宾注："凡胸腹肉里之间，上下空隙之处，皆谓之肓""盖膜尤幕也，凡肉理之间，脏腑内外其成片联络薄筋，皆谓之膜"。

【提要】论痹证的发生与营卫之气的关系。

【精解】痹的发生是内外因共同作用的结果，且营卫之气在其中起主导作用。若营卫之气功能正常，风寒湿邪不易侵袭，则不易发生痹证；若营卫虚损或运行失常，风寒湿邪乘虚内袭，便可发为痹证。原文"逆其气则病，从其气则愈，不与风寒湿气合，故不为痹"，强调了痹证的发生既有风寒湿邪的侵袭，更有营卫之气失调于内，突出了《内经》重视内因的发病学观点。这不仅为临床运用调和营卫之法治疗痹证提供了理论依据，且对于痹证的预防也有重要意义。

痿论篇第四十四

【原文】黄帝问曰：五脏使人痿，何也？岐伯对曰：肺主身之皮毛，心主身之血脉，肝主身之筋膜，脾主身之肌肉，肾主身之骨髓。故肺热叶焦，则皮毛虚弱，急薄着则生痿躄也。心气热，则下脉厥而上，上则下脉虚，虚则生脉痿，枢折挈，胫纵而不任地也。肝气热，则胆泄口苦，筋膜干，筋膜干则筋急而挛，发为筋痿。脾气热，则胃干而渴，肌肉不仁，发为肉痿。肾气热，则腰脊不举，骨枯而髓减，发为骨痿。

【提要】论痿证与五脏的关系。

【精解】痿，有痿弱和枯萎双重含义，包括功能的痿废不用和形体枯萎不荣两个方面，临床上两者常互为因果。痿，指肢体痿弱无力、不能随意活动的一类疾病。其病机在于五脏有热，灼伤津液，导致所合五体失养，从而发生五体痿废不用的病证，其中又以"肺热叶焦"为主要病机。因为肺主气，朝百脉，居五脏之上，能散布精血津液，内养五脏，外濡五体。若肺气热，灼伤津液，则可熏蒸五体，以致四肢痿废不用，而成痿躄之证。由于肺气热与诸痿皆有关，故不曰"皮痿"而称"痿躄"。

【原文】帝曰：如夫子言可矣。论言[1]治痿者，独取阳明，何也？岐伯曰：阳明者五脏六腑之海，主闰宗筋[2]，宗筋主束骨而利机关[3]也。冲脉者，经脉之海也，主渗灌溪谷[4]，与阳明合于宗筋，阴阳揔宗筋之会[5]，会于气街[6]，而阳明为之长，皆属于带脉，而络于督脉。故阳明虚，则宗筋纵，带脉不引，故足痿不用也。

【注释】

[1] 论言：张介宾注："论言者，即《根结》篇曰：'痿疾者，取之阳明'。"

[2] 主闰宗筋：闰，《甲乙经》作"润"。润，濡养之意。宗筋，众多之筋汇聚处，泛指全身筋膜。

[3] 宗筋主束骨而利机关：谓宗筋具有约束骨骼而使关节屈伸灵活的作用。张志聪注："诸筋皆属于节，主束骨而利机关。"机关，此指关节。

[4] 溪谷：指肌肉相会之处。《素问·气穴论》曰："肉之大会为谷，肉之小会为溪。"

[5] 阴阳揔宗筋之会：指阴经、阳经汇聚于宗筋。张介宾注："宗筋聚于前阴，前阴者，足之三阴、阳明、少阳及冲、任、督、跷九脉之所会也。九者之中，则阳明为五脏六腑之海，冲脉为经脉之海，此一阴一阳，总乎其间，故曰阴阳总宗筋之会也。"揔，音义同"总"。

[6] 气街：穴名，又名气冲，属足阳明胃经，位于横骨两端鼠蹊上一寸。

【提要】论述治痿独取阳明。

【精解】阳明为五脏六腑之海，濡养全身筋膜；冲脉为经脉之海，与阳明合于宗筋。阳明经脉不足，宗筋弛缓，带脉不能收引，所以足部痿弱不用。

水热穴论篇第六十一

【原文】帝曰：肾何以能聚水而生病？岐伯曰：肾者，胃之关也[1]，关门不利，故聚水而从其类也。上下溢于皮肤，故为胕肿[2]。胕肿者，聚水而生病也。

帝曰：诸水皆生于肾乎？岐伯曰：肾者，牝[3]脏也，地气上者属于肾[4]，而生水液也，故曰至阴。勇而劳甚则肾汗出，肾汗出逢于风，内不得入于脏腑，外不得越于皮肤，客于玄府，行于皮里，传为胕肿，本之于肾，名曰风水[5]。

【注释】

[1]肾者，胃之关也：张介宾注："关者，门户要会之处，所以司启闭出入也。"肾主下焦，开窍于二阴，水谷入胃，清者由前阴而出，浊者由后阴而出；肾气化则二阴通，肾气不化则二阴闭；肾气壮则二阴调，肾气虚则二阴不禁，故曰肾者，胃之关也。

[2]胕肿：即肌肤水肿。胕，通"肤"。

[3]牝：即阴脏。牝与牡相对而言，牝为阴，牡为阳。

[4]地气上者属于肾：人体之水液经肾气蒸腾气化，敷布周身而为气为液，犹地气上为云。

[5]风水：感受风邪而得之水肿病，曰风水。因病本在肾，亦名肾风。

【提要】以上二段内容论述肾在浮肿、风水中的病理作用。

【精解】肾为水脏，位居下焦，一则开窍于二阴，主司水液废料的排泄；一则肾阳肾气有蒸腾气化的功能，可促进水液的敷布，故在调节体内水液代谢方面有很重要的作用。肾为胃之关，关门不利，则水液溢于肌肤，发作浮肿；汗出受风，汗孔闭塞，水流皮肤，形成浮肿，其本在肾，称为风水。

调经论篇第六十二

【原文】夫心藏神，肺藏气，肝藏血，脾藏肉，肾藏志，而此成形[1]。志意通，内连骨髓，而成身形五脏。五脏之道，皆出于经隧[2]，以行血气，血气不和，百病乃变化而生，是故守经隧[3]焉。

【注释】

[1]而此成形：《甲乙经》无此四字，可删。

[2]五脏之道，皆出于经隧：言五脏的沟通联系、气血运行皆源自经脉。

［3］守经隧：养生、治病之道贵在保持经脉气血的通畅。守，即保持。

【提要】阐述"守经隧"的原理。

【精解】从五脏为人体生命活动核心论及经脉的重要作用，提出"五脏之道，皆出于经隧，以行血气，血气不和，百病乃变化而生"的论点，与《灵枢·经脉》所说"经脉者，所以决死生，定百病，调虚实，不可不通"的精神是一致的，最后结论是"守经隧"，以通调经脉治百病，阐明了调经治病的原理，凸显了以调经为主要治疗机制的各种疗法，如针灸、推拿、导引等在临床治疗学中的地位。

【原文】气血以并，阴阳相倾[1]，气乱于卫，血逆于经[2]，血气离居[3]，一实一虚[4]。

【注释】

［1］气血以并，阴阳相倾：指人体内气血阴阳的偏盛与偏衰。张介宾注："并，偏胜也。倾，倾陷也。"

［2］气乱于卫，血逆于经：卫属气，气乱于卫，是两者合并而为气实；经行血，血逆于经，是两者相并而为血实。

［3］血气离居：气血相随而行，气血偏聚而不能相随，故称"血气离居"。

［4］一实一虚：张志聪注："血离其居，则血虚而气实；气离其居，则气虚而血实。"

【提要】从经络气血论虚实。

【精解】本段经文论虚实的病理机制，主要是从经脉气血输布失调而论。凡有偏聚，便有偏倾，则偏聚为实，偏倾为虚。

【原文】夫邪之生也，或生于阴，或生于阳[1]。其生于阳者，得之风雨寒暑；其生于阴者，得之饮食居处，阴阳[2]喜怒。

【注释】

［1］或生于阴，或生于阳：阴、阳此指阴经、阳经，引申指阴分、阳分。张介宾注："风雨寒暑，生于外也，是为外感，故曰阳。饮食居处、阴阳喜怒，生于内也，是为内伤，故曰阴。"

［2］阴阳：此指男女房事过度。丹波元简注："阴阳喜怒之阴阳，盖指房事。"

【提要】论述病因的阴阳分类法。

【精解】本段经文从阴阳两个方面来讨论病因问题。"生于阳"，即自然界寒暑燥湿风之气的太过不和，则变为六淫侵犯人体肌表形体，此为外部病因；"生于阴"，即饮食起居的不慎和七情五志的太过不和，影响脏腑气机出入升降，甚至损耗五脏精气，此为内部病因。

六微旨大论篇第六十八

【原文】亢则害，承乃制，制则生化，外列盛衰，害则败乱，生化大病。

【提要】言亢害承制理论。

【精解】在自然界，当某一行亢而为害、相互关系发生紊乱时，通过五行制化与胜复的自我调节机制可以恢复五行系统的协调稳定，即所谓"亢则害，承乃制，制则生化。"在自然规律作用之下，人体生命活动也离不开生化和制约并存的调节机制。

【原文】出入废则神机[1]化灭，升降息则气立[2]孤危。故非出入，则无以生长壮老已；非升降，则无以生长化收藏。是以升降出入，无器不有[3]。

【注释】

[1] 神机：生命体内气化运动的调控机制。张介宾注："凡物之动者，血气之属，皆生气根于身之中，以神为生死之主，故曰神机。然神之存亡，由于饮食呼吸之出入，出入废则神机化灭而动者息矣。"《素问·五常政大论》曰："根于中者，命曰神机，神去则机息。"

[2] 气立：人体生命所依赖的自然界的气化运动。张介宾注："物之植者，草木金石之属也，皆生气根于形之外，以气为荣枯之主，故曰气立。然气之盛衰，由于阴阳之升降，升降息则气立孤危而植者败矣。"《素问·五常政大论》曰："根于外者，命曰气立，气止则化绝。"

[3] 无器不有：有形之万物皆有升降出入，体现了神机和气立的并存。张介宾注："凡万物成形者，皆神机气立之器也。"

【提要】强调气的升降出入的重要性。

【精解】气之升与降、出与入保持协调有序，是生命体的正常状态和基本特征。如果气之升降出入失常，就会表现出病理状态；升降出入停止，生命体内外的一切气化活动就无法进行，生命就会终结。因此"出入废则神机化灭，升降息则气立孤危"。《内经》将气机升降出入之理贯穿于藏象、经脉、气血、病机、诊法、论治、药性理论等之中，用以分析人的生理、病理变化，指导疾病的诊断和治疗，成为中医学理论的重要内容。

五常政大论篇第七十

【原文】化不可代，时不可违。

【提要】言四时之气的变化规律不可违背。

【精解】万物生化，非人力能为，要发挥其自身调节的内在作用，不能简单地以外力代替，所以各种治疗方法的作用主要是协调人体自身的生化功能，使其从失调无序的病态，转向为有序协调的健康状态。要维持健康状态，就需要遵循四时阴阳的规律，顺应自然的生化过程，适时协调养护，这样才能真正调动人体自身的修复能力，使病体得以康复。

六元正纪大论篇第七十一

【原文】风胜则动[1]，热胜则肿[2]，燥胜则干[3]，寒胜则浮[4]，湿胜则濡泄[5]，甚则水闭胕肿[6]，随气[7]所在，以言其变耳[8]。

【注释】

[1] 动：指抽搐等动摇不宁的症状。王冰注："动，不宁也。"张介宾注："风善行而数变，故风胜则动。"

[2] 肿：此指疮疡痈肿之类。张介宾注："疮疡痈肿，火之病也。"

[3] 干：指皮肤、窍道干燥等症状。

[4] 浮：浮肿、水肿。张介宾注："腹满身浮，阳不足而寒为病也。"

[5] 濡泄：泻下清稀。王冰注："湿胜则内攻于脾胃，脾胃受湿则水谷不分，水谷相和，故大肠传导而注泻也。"

[6] 水闭胕肿：胕，同"肤"。水湿积聚，传导不及，外溢肌肤，遍身水肿。

[7] 气：即风、热、燥、寒、湿之邪气。

[8] 以言其变耳：高世栻注："以随六气之所在，以言其变，而为病耳。"

【提要】论六气变化异常所致疾病的特点。

【精解】风、热、燥、寒、湿乃自然界的气候现象，其变化正常，《内经》称为"六气"；倘若变化异常，《内经》称为"六淫"。由于邪气性质各不相同，人体感受邪气则有不同的病机反应，因而导致动、肿、干、浮、濡泄等不同的症状表现，原文中提示临证时应根据不同的症状予以审证求因。此论开创了"病因辨证"的先河，对于审证求因、辨证论治具有重要指导意义。

至真要大论篇第七十四

【原文】谨察阴阳所在而调之，以平为期[1]，正者正治，反者反治[2]。

【注释】

[1] 谨察阴阳所在而调之，以平为期：张介宾注："阴阳者，脉有阴阳，证有阴

阳，气味有阴阳，经络藏象有阴阳，不知阴阳所在，则以反为正，以逆为从，故宜谨察而调之，以平为期，无令过也。"

[2] 正者正治，反者反治：张介宾注："若阳经阳证而得阳脉，阴经阴证而得阴脉，是为正病，正者正治，谓当以寒治热，以热治寒，治之正也。若阳经阳证而得阴脉，阴经阴证而得阳脉，是为反病，反者反治，谓当以热治热，以寒治寒，治之反也。"

【提要】提出调整阴阳的标准，即"以平为期"。

【精解】《内经》以调节阴阳为治疗总纲，提出治病必求阴阳盛衰之所在而调之，其标准是"以平为期"，此即《素问·阴阳应象大论》所谓"治病必求于本"。《内经》调节阴阳有广义、狭义之分：广义指治则中的调节阴阳，凡病位之表里、病性之寒热、邪正之虚实以及病情之顺逆缓急等，均为阴阳盛衰所致，故解表攻里、祛寒清热、补虚泻实等治法皆属调节阴阳；狭义则专指阴精阳气之调节，如滋阴、补阳等。

【原文】帝曰：善。夫百病之生也，皆生于风寒暑湿燥火，以之化之变[1]也。经言盛者泻之，虚者补之，余锡以方士，而方士用之，尚未能十全，余欲令要道必行，桴鼓相应，犹拔刺雪污，工巧神圣，可得闻乎？岐伯曰：审察病机，无失气宜[2]，此之谓也。

诸风掉眩[3]，皆属于肝。诸寒收引[4]，皆属于肾。诸气膹郁[5]，皆属于肺。诸湿肿满[6]，皆属于脾。诸热瞀瘛[7]，皆属于火。诸痛痒疮，皆属于心。诸厥固泄[8]，皆属于下。诸痿喘呕[9]，皆属于上。诸禁鼓慄，如丧神守[10]，皆属于火。诸痉项强[11]，皆属于湿。诸逆冲上[12]，皆属于火。诸胀腹大[13]，皆属于热。诸躁狂越[14]，皆属于火。诸暴强直[15]，皆属于风。诸病有声，鼓之如鼓[16]，皆属于热。诸病胕肿，疼酸惊骇[17]，皆属于火。诸转反戾[18]，水液浑浊[19]，皆属于热。诸病水液，澄澈清冷[20]，皆属于寒。诸呕吐酸，暴注下迫[21]，皆属于热。

谨守病机，各司其属[22]，有者求之，无者求之[23]，盛者责之，虚者责之[24]，必先五胜[25]，疏其血气，令其调达，而致和平，此之谓也。

【注释】

[1] 之化之变：六气正常变化为化，异常变化为变。病生于六淫，故"之化之变"可作"之变化"解。

[2] 审察病机，无失气宜：张介宾注："病随气动，必察其机；治之得其要，是无失气宜也。"即审察病机要从六气主时的规律出发，辨证治疗要与六气主时相结合。

[3] 掉眩：指抽搐、震颤与眩晕等症状。掉，肢体摇动或震颤。眩，头目眩晕，视物旋转。吴崑注："掉，摇也。眩，昏乱眩运而目前玄也。"

[4] 收引：指筋脉拘急、形体挛缩等症状。张介宾注："形体拘挛，皆收引之谓。"收，收敛；引，牵引。

［5］膹（fēn）郁：膹，气机上逆不降；郁，气机闭阻不宣，皆属不利之谓。此句指呼吸急迫、喘促胸闷等症状。王冰注："膹，谓膹满。郁，谓奔迫也。"

［6］肿满：肿，水肿。满，胀满。

［7］瞀瘛：瞀，神识昏糊。瘛，手足抽搐。吴崑注："瞀，昏也。瘛，手足抽掣而动也。"

［8］厥固泄：吴崑注："热厥足下热，寒厥则从五指至膝上寒。固，禁固，溲便不通也。泄，溲便泄出不禁也。"厥，此指手足灼热或逆冷之热厥证、寒厥证。固，二便不通，二便失禁。

［9］痿喘呕：痿，痿病，肢体痿弱不用。喘，呼吸急迫喘促。呕，泛指呕吐，

［10］禁鼓慄，如丧神守：指禁、鼓、慄诸症发作，身不由己，不能自控，犹如神明丧失的状态。吴崑注："神能御形，谓之神守，禁鼓慄则神不能御形，故如丧失其神也。"禁，通"噤"，牙关紧闭，口噤不开。鼓，上下牙齿相击。慄，全身寒战发抖。

［11］痉项强：高世栻注："痉，手足搐搦也，诸痉急而项背强。"张介宾注："项为足之太阳……屈伸不利。"痉，痉病，多表现为强直性痉挛。项强，项背拘急僵硬。

［12］逆冲上：逆，气机上逆。冲上，气机上逆所致呕吐、嗳气、呃逆、气喘等症状，亦有病发急暴、其声高亢有力之意。

［13］胀腹大：胀，自觉腹部胀满，问诊乃知。腹大，腹部膨隆，望诊可见。

［14］躁狂越：躁，心烦意乱，躁扰不宁。狂，弃衣而走，登高而歌，狂言骂詈不避亲疏，行为狂乱。越，病发乖戾，超越其常规的行为。张介宾注："躁，烦躁不宁也。狂，狂乱也。越，失常度也。"

［15］暴强直：暴，突然、剧烈之意。强直，全身筋脉拘急痉挛，肢体僵硬不能屈伸。高世栻注："一时卒暴，筋强而直，屈伸不能。"

［16］病有声，鼓之如鼓：病有声，肠鸣作响，闻诊可听。张介宾注："鼓之如鼓，胀而有声也。"

［17］胕肿，疼酸惊骇：胕，通"腐"。疼酸，痈肿所致之剧烈疼痛、酸楚难言。惊骇，神志惊恐不安。

［18］转反戾：皆指筋脉拘急痉挛时的种种状态。转，肢体扭曲不舒；反，即角弓反张；戾，肢体前曲不伸。吴崑注："筋引急，或偏引之，则为转为反，而非良于常矣。"

［19］水液浑浊：指涕、唾、痰、尿、白带等质稠色黄，为热邪煎灼津液所致。

［20］澄澈清冷：与浑浊相对，质地清稀透明而寒凉。

［21］呕吐酸，暴注下迫：呕，呕吐。吐酸，口泛酸苦。暴注，泻下剧烈，势如注水。下迫，腹内窘迫，急迫欲便。吴崑注："暴注，火性急速之象也。火能燥物，又急且速。故令下迫。"

[22] 各司其属：探索各种外在难状，在病性、病位等方面与内在病机的归属。

[23] 有者求之，无者求之：凡本段所论已有者，当用此法探索其病机归属；本段尚未论及者，亦当依之探索其病机的归属。

[24] 盛者责之，虚者责之：邪气盛实的，理当泻其实；正气虚弱的，理当补其虚。与本篇前文的"盛者泻之，虚者补之"相呼应。

[25] 必先五胜：病机虽已在握，但治疗之前，还必须考虑五运六气衰旺的影响。本篇前文"审察病机，无失气宜"之谓。

【提要】论病机十九条。

【精解】本段以十九条示例，指出了病机的重要性，并同时提示了临床分析病机的方法。一是"审察病机，无失气宜"。即分析病机应与六气的变化结合。《内经》强调气化。气的运动变化即气化，其最重要的表现方式是以六气，即"风寒暑湿燥火"的形式呈现出来，六气的异常即六淫。认识疾病、分析病机一定要与六气的变化规律相结合。二是"谨守病机，各司其属"。即分别掌握不同的症状与病机之间的归属关系，以五脏功能特性为基础，借助于取象比类等思维方式，分析病位，探求病机，解析病性。三是"有者求之，无者求之"。病机十九条许多条文的病机之间存在着复杂的交叉关系，因此既要擅于在相同的症状中探求不同的病机，又要擅于在不同的症状中，分析相同的病机，即同中求异，异中求同。四是"盛者责之，虚者责之"。即在对疾病的病位、病因有清晰认识的情况下，要进一步分析虚实，然后采取补虚泻实的方法对症治疗。这种举一反三、触类旁通的分析病机的方法，一直指导着历代医家的临床运用。后世刘完素之《素问玄机原病式》、张介宾之《类经》、任应秋之《病机临证分析》等医家医学思想的形成，皆受《内经》病机理论的影响。

【原文】寒者热之，热者寒之，微者逆之，甚者从之[1]，坚者削之，客者除之[2]，劳者温之[3]，结者散之，留者攻之[4]，燥者濡之，急者缓之，散者收之，损者温之[5]，逸者行之[6]，惊者平之[7]，上之下之，摩之浴之，薄之劫之，开之发之，适事为故[8]。

【注释】

[1] 微者逆之，甚者从之：病势较轻，治宜逆其疾病征象而治；病势较重，病情复杂，宜顺其假象而治。张介宾注："病之微者，如阳病则热，阴病则寒，真形易见，其病则微，故可逆之，逆即上文之正治也。病之甚者，如热极反寒，寒极反热，假证难辨，其病则甚，故当从之，从即下文之反治也。"

[2] 客者除之：病邪侵入人体，用祛邪之法治之。

[3] 劳者温之：劳则气耗，宜用甘温补养法治之。

[4] 留者攻之：病邪留滞不去者，如痰饮、蓄血、停食、便秘等，用攻下法治之。

[5] 损者温之：劳损虚弱之病，宜用温养补益之品。

［6］逸者行之：逸而不行，气血凝滞者，用行气活血之法。李中梓注："逸，即安逸也。饥饱劳逸皆能成病，过于逸则气脉凝滞，故须行之。"

［7］惊者平之：惊悸不安类病证，用镇静安神之法。

［8］适事为故：治法的选择，以适合病情为标准。

【提要】 论正治法。

【精解】 正治法，又名"逆治"法，逆疾病病象而治，即所选药物的属性与疾病的病象相反。适用于病情轻浅而单纯，疾病性质与所表现的病象相一致的疾病，所谓"微者逆之"。经文所言"寒者热之""热者寒之""坚者削之""客者除之""劳者温之""结者散之""留者攻之""燥者濡之""急者缓之""散者收之""损者温之""逸者行之""惊者平之"等均属正治法，运用时应把握"适事为故"的原则。

【原文】 帝曰：何谓逆从？岐伯曰：逆者正治，从者反治[1]，从少从多，观其事也。帝曰：反治何谓？岐伯曰：热因寒用，寒因热用[2]，塞因塞用[3]，通因通用[4]，必伏其所主，而先其所因，其始则同，其终则异[5]，可使破积，可使溃坚，可使气和，可使必已。帝曰：善。气调而得者何如？岐伯曰：逆之从之，逆而从之，从而逆之，疏气令调，则其道也。

【注释】

［1］逆者正治，从者反治：张介宾注："以寒治热，以热治寒，逆其病者，谓之正。以寒治寒，以热治热，从其病者，谓之反治。"

［2］热因寒用，寒因热用：指大热药治大寒病，为防其格拒而冷服；大寒药治大热病，为防其格拒而热服。程士德则认为此文系回答"反治何谓"，故疑此为"热因热用，寒因寒用"之误，应据下文"塞因塞用、通因通用"改，并注："即以热药治疗真寒假热证，以寒药治疗真热假寒证。"二者可互参。

［3］塞因塞用：用补益法，治疗阻塞不通的病证。高世栻注："补药治中满，是塞因塞用也。"

［4］通因通用：用通利法，治疗通泄不禁的病证。张介宾注："通因通用者，如大热内蓄，或大寒内凝，积聚留滞，泻利不止。寒滞者以热下之，热滞者以寒下之，此通因通用之法也。"

［5］其始则同，其终则异：反治的初始阶段，药性与假象相同，如用热药治假热，随着药效的发挥，假象消失，真相暴露，最后呈现出药性与病象相反的征象。

【提要】 论反治法。

【精解】 原文中所提反治法，即"甚者从之"之法，是指某些疾病严重到一定程度会出现假象，这时需要顺从疾病的某些假象来治疗，即"热因热用，寒因寒用，塞因塞用，通因通用"。这几种治法，均属于临床最常见的反治法。需要提出的是，虽然在治疗法则上存在"反治法"的概念，但就针对疾病本质而言，是不存在"反治法"的，均是正治法。本篇之所以提出"反治法"的概念，在于临床给人以警示，提防临床上常常出现病情复杂，疾病存在假象的情况，以免误诊误治。

【原文】帝曰：论言治寒以热，治热以寒，而方士不能废绳墨[1]而更其道也。有病热者寒之而热，有病寒者热之而寒，二者皆在，新病复起[2]，奈何治？岐伯曰：诸寒之而热者取之阴[3]，热之而寒者取之阳[4]，所谓求其属[5]也。

【注释】

[1] 绳墨：此指规则、标准。

[2] 二者皆在，新病复起：治疗后原有的热证与寒证依然存在，而且还增加了新的病证。

[3] 诸寒之而热者取之阴：用寒药治热证，热势不减者，为阴虚发热，当用补阴法治疗。王冰注："壮水之主，以制阳光。"

[4] 热之而寒者取之阳：用热药治寒证，寒象不消者，为阳虚生寒，当用补阳法治疗。王冰注："益火之源，以消阴翳。"

[5] 求其属：探求疾病本质的属性。

【提要】论述治疗虚寒证和虚热证的机制。

【精解】阳气不足的虚寒证，或阴气不足的虚热证，仅治其相对偏盛的阴盛或阳亢，则更伤其本来不足之阴阳，从而导致阴更盛或阳更亢。故必须补阳以配阴，或滋阴以制阳，最终达到阴平阳秘的治疗目的。这种补阳抑阴、滋阴制阳的法则，是治疗寒热证的变法，即"求其属"的治疗方法。

二级条文

上古天真论篇第一

【原文】是以志闲而少欲[1]，心安而不惧，形劳而不倦，气从以顺[2]，各从其欲，皆得所愿。故美其食，任其服，乐其俗[3]，高下不相慕，其民故曰朴[4]。是以嗜欲不能劳其目，淫邪不能惑其心[5]，愚智贤不肖，不惧于物[6]，故合于道。所以能年皆度百岁而动作不衰者，以其德全不危[7]也。

【注释】

[1] 志闲而少欲：思想安闲清静而少贪欲。闲，《说文》："阑也，从门中有木。"引申指限制、控制。

[2] 气从以顺：指真气调达和顺。张志聪注："真气从之，是以气从以顺矣。"

[3] 美其食，任其服，乐其俗：马莳注："有所食，则以为美，而不求过味；有所服，则任用之，而不求其华；与风俗相安相乐，而不相疑忌。"任，随便之意。

[4] 朴：原指未经加工的原木，引申指质朴敦厚的品质。王冰注："不恣于欲，是则朴同。"

[5] 嗜欲不能劳其目，淫邪不能惑其心：张介宾注："嗜欲，人欲也。目者，精神之所注也。心神既朴，则嗜欲不能劳其目；目视不妄，则淫邪焉能惑其心？"

[6] 愚智贤不肖，不惧于物：所有的人都不被外物所惊扰。愚，指愚笨者；智，指聪明者；贤，指品德高尚者；不肖，不贤之人。

[7] 德全不危：全面实行养生之道，而生命没有危险。马莳注："盖修道而有得于心，则德全矣。危者，即动作之衰也。"

【提要】本条论述养生的基本原则。

【精解】《内经》接受了老庄的"无为而治""道法自然"的养生思想，进一步从医学角度提出了合乎人体生命规律的养生理论及方法。文中"美其食，任其服，乐其俗"的文句与《老子》之"甘其食，美其服，安其居，乐其俗"如出一辙。本篇与《素问·四气调神大论》中提出的顺应四时养生及调摄精神的方法及"真人""至人""圣人"的称谓亦均源于道家养生思想，并在其基础上进行了丰富和发展。

四气调神大论篇第二

【原文】春三月，此谓发陈[1]，天地俱生，万物以荣，夜卧早起，广步于庭，被发缓形[2]，以使志生，生而勿杀，予而勿夺，赏而勿罚，此春气之应，养生之道也。逆之则伤肝，夏为寒变[3]，奉长者少[4]。

【注释】

[1] 发陈：王冰注："春阳上升，气潜发散，生育庶物，陈其姿容，故曰发陈也。"发，启也；陈，敷布。

[2] 被发缓形：披散头发，舒缓形体。马莳注："被发而无所束，缓形而无所拘，使志意于此而发生。"被，同"披"，披散、散开。

[3] 寒变：指阳气虚损所致的寒性病变。

[4] 奉长者少：奉养夏长之气不足。王冰注："四时之气，春生夏长，逆春伤肝，故少气以奉于夏长之令也。"奉，供应，供养。下文"奉收者少""奉藏者少""奉生者少"，义皆仿此。

【提要】论顺应春季气候变化采取的养生措施。

【精解】自本条经文及后面三条，主要阐述了四时气候、物候的变化规律，要求人们顺应季节气候的变化，主动地调节生活起居和精神活动，以保养生、长、收、藏之气，防止疾病发生。

春季是万物开始生长的时节，自然界一派欣欣向荣的景象。我们应该顺应春天"生"之气，适当安排自己的生活。精神情志方面总体应舒畅，乐观愉快。如果违背了春季的养生法则，到夏天容易产生寒性的病变。

【原文】夏三月，此谓蕃秀[1]，天地气交，万物华实[2]，夜卧早起，无厌于日，使志无怒，使华英成秀[3]，使气得泄，若所爱在外，此夏气之应，养长之道也。逆之则伤心，秋为痎疟[4]，奉收者少，冬至重病[5]。

【注释】

[1] 蕃秀：繁茂秀丽。王冰注："阳自春生，至夏洪盛，物生以长，故蕃秀也。蕃，茂也，盛也。秀，华也，美也。"

[2] 华实：指草木开花结果。姚止庵注："犹言开花结实，非秋冬之成实也。"华，同"花"；实，果实。

[3] 华英成秀：指神气旺盛饱满。张介宾注："华英，言神气也。"秀，茂盛、秀美，引申为旺盛、充沛。

[4] 痎疟：疟疾的总称。王冰注："心象火，王于夏，故行冬令则心气伤。秋金王而火废，故病发于秋而痎疟也。"

[5] 冬至重病：丹波元简注："据前后文例，四字恐剩文。"可参。

【提要】论顺应夏季气候变化采取的养生措施。

【精解】夏天是一个万物茂盛的时节，天地之气交合，植物茂盛，开花结果。我们应该顺应夏天"长"之气，适当安排自己的生活。精神情志方面应戒骄戒躁，保持精力充沛饱满，精神焕发，好像得到可爱的东西一样，喜形于色。如果违背了夏季的养生法则，到秋天容易产生痎疟病变。

【原文】秋三月，此谓容平[1]，天气以急，地气以明[2]，早卧早起，与鸡俱兴，使志安宁，以缓秋刑[3]，收敛神气，使秋气平，无外其志，使肺气清，此秋气之应，养收之道也。逆之则伤肺，冬为飧泄，奉藏者少。

【注释】

[1] 容平：形态平定而不再生长。张介宾注："阴升阳降，大火西行，秋容平定，故曰容平。"容，生物的形态；平，平定。

[2] 天气以急，地气以明：指风气劲急，萧瑟肃杀之象。张介宾注："风气劲疾曰急，物色清肃曰明。"

[3] 秋刑：指秋季肃杀之气。张介宾注："阳和日退，阴寒日生，故欲神志安宁，以避肃杀之气。"

【提要】论顺应秋季气候变化采取的养生措施。

【精解】秋天是万物已到成熟的时节，天气由热变凉，地气清肃，自然界万物的形态大都平定下来。我们应该顺应秋天"收"之气，恰如其分地安排自己的生活。精神舒适宁静，不要烦扰浮躁。如果违背了秋季的养生法则，到冬天容易产生飧泄病变。

【原文】冬三月，此谓闭藏[1]，水冰地坼[2]，无扰乎阳，早卧晚起，必待日光，使志若伏若匿，若有私意，若已有得，去寒就温，无泄皮肤，使气亟夺，此冬气之应，养藏之道也。逆之则伤肾，春为痿厥[3]，奉生者少。

【注释】

[1] 闭藏；阳气内藏，生机潜伏。王冰注："草木凋，蛰虫去，地户闭塞，阳气伏藏。"

[2] 坼（chè）：裂开。张介宾注："坼，裂也。"

[3] 痿厥：指四肢痿弱逆冷之病证。张介宾注："冬失所养，故伤肾，肾伤则肝木失其所生，肝主筋，故当春令而筋病为痿。阳欲藏，故冬不能藏，则阳虚为厥。"

【提要】论顺应冬季气候变化采取的养生措施。

【精解】冬天是万物潜藏的时节，水因寒而结冰，地因寒而坼裂，昆虫进入冬眠。我们应该顺应冬天"藏"之气，恰当地安排自己的生活。精神调摄更要含蓄，不要向外显露，使情绪好像有件心里事没有告诉人一样；同时又好像自己得到了一件意外的收获而怡然自得。如果违背了冬季的养生法则，到春天容易产生痿厥病变。

【原文】故阴阳四时者，万物之终始也，死生之本也，逆之则灾害生，从之则苛疾^[1]不起，是谓得道。道者，圣人行之，愚者佩^[2]之。从阴阳则生，逆之则死；从之则治，逆之则乱。反顺为逆，是谓内格^[3]。

【注释】

[2] 苛疾：即疾病。苛，同"疴"，病也。

[2] 佩：违背，违逆。吴崑注："佩，与悖同，古通用。愚者性守于迷，故于道违悖也。"

[3] 内格：人体内在功能活动与自然阴阳变化不相协调。王冰注："格，拒也。谓内性格拒于天道也。"

【提要】 论四时阴阳的变化和人体的密切关系。

【精解】 阴阳四时是万物的终始，死生的本源。违背这个根本原则，就会发生灾害；顺应这个原则，就不会发生疾病。这样就可以说懂得了养生的规律、法则。对于阴阳运行法则，圣人会践行它，而愚者常常违背它。能顺应阴阳规律者则生，违背者则死；顺应者则安定，违背者则混乱。不顺应四时阴阳为逆，引起疾病，称为内格。

生气通天论篇第三

【原文】 开阖不得，寒气从之，乃生大偻^[1]。陷脉为瘘^[2]，留连肉腠，俞气化薄^[3]，传为善畏，及为惊骇；营气不从，逆于肉理，乃生痈肿。魄汗^[4]未尽，形弱而气烁，穴俞以闭，发为风疟^[5]。

【注释】

[1] 大偻（lǚ）：偻，弯曲。严重的脊背弯曲不伸状。

[2] 瘘：疮疡溃破日久不愈，漏下脓水的瘘管。

[3] 俞气化薄：邪气从腧穴传入而内迫五脏。俞，同腧，即腧穴。化，传化，传入。薄，通"迫"，逼迫。

[4] 魄汗：即体汗。《礼记·祭义疏》云："魄，体也。"

[5] 风疟：感受风邪而致的疟疾。

【提要】 论阳气开阖不得而致的各种病证。

【精解】 如阳虚寒邪入侵，筋失温养而拘急，则可致背曲不能直立的大偻病；寒邪凝滞，使营卫失调，凝阻于肌肉之间，则可发为痈肿；若寒邪深陷经脉，气血凝滞，久则经脉败漏，积久发为溃疡，形成瘘管，脓水时漏，久不收口；寒邪留连肉腠，由腧穴内传五脏，脏病神失所主，则可见种种情志症状；若阳气素虚，卫表不固，汗出不止，风寒乘虚而入，正虚邪陷，不能外达，则可发为风疟之病等。

【原文】 阴不胜其阳，则脉流薄疾^[1]，并乃狂^[2]；阳不胜其阴，则五脏气争，九窍不通。是以圣人陈阴阳[3]，筋脉和同，骨髓坚固，气血皆从。如是则内外调和，邪不能害，耳目聪明，气立如故[4]。

【注释】

［1］脉流薄疾：阳气亢盛，使脉中气血流动急迫而快疾。薄，通"迫"。

［2］并乃狂：阳气亢盛而致神志狂乱。并，交并，引申为重复、加甚。

［3］陈阴阳：协调阴阳。陈，战列，即两军对垒，势均力敌，引申为协调、调和。

［4］气立如故：人体的气化活动运行如常。《素问·五常政大论》云："根于外者，命曰气立，气止则化绝。"

【提要】论阴阳失和的病理情况。

【精解】阴不胜阳，则阳气亢盛，脉象急迫快疾；阳不胜阴，则五脏气机不畅，九窍不通。无论养生还是治疗，都必须注意维持阴阳的平衡。

阴阳应象大论篇第五

【原文】故积阳为天，积阴为地[1]。阴静阳躁[2]；阳生阴长，阳杀阴藏[3]。阳化气，阴成形[4]。寒极生热，热极生寒[5]。寒气生浊，热气生清[6]。

【注释】

［1］积阳为天，积阴为地：天为轻清之阳气上升积聚而成，地为重浊之阴气下降凝聚而成。此明天地之阴阳属性及其形成。

［2］阴静阳躁：阳主动，阴主静，动、静为阴阳不同的属性。躁，动也。

［3］阳生阴长，阳杀阴藏：此句为互文，言阴阳相互为用，共同主持事物的生长收藏。亦可理解为阴阳二者对生命活动具有不同的作用。

［4］阳化气，阴成形：此言阴阳二者不同的功能。阳动而散，可将有形之物化为无形之气；阴静而凝，可将无形之气凝结为有形之物。

［5］寒极生热，热极生寒：此以寒热互变为例，说明阴阳的极则转化。

［6］寒气生浊，热气生清：以寒热为例，论阴阳不同的作用属性。寒属阴，阴主凝而不散，故生浊；热属阳，阳主动而不凝，故生清。

【提要】论阴阳学说的基本内容。

【精解】阴阳是自然界事物运动变化的总规律，也是人体生命的法则和规律。阴性静、重浊而下降，阳性动、清轻而上升；阳主化气，阴主成形；阴阳两者相依相召、互根互用、互藏互化。阴阳之气相交，决定了自然万物的发生、发展以至消亡，也是形成自然气象、气候、物候变化的根本原因。

【原文】故清阳为天，浊阴为地。地气上为云，天气下为雨；雨出地气，云出天气[1]。

【注释】

[1] 地气上为云……云出天气：此以天地云雨之气为例，表明阴阳的互根与转化关系。张志聪注："清阳为天，浊阴为地，地虽在下，而地气上升为云；天虽在上，而天气下降为雨。夫由云而后有雨，是雨虽天降，而实本地气所升之云，故雨出地气；由雨之降，而后有云之升，是云虽地升，而实本天气所降之雨，故云出天气。此阴阳交互之道也，而人亦应之。"

【提要】论阴阳的互根互用和相互转化。

【精解】本段经文通过天地、云雨自然现象的相互对立、相互依存、相互转化的关系，来说明阴阳二者之间互根互用、消长平衡和相互转化的关系。

【原文】水为阴，火为阳。阳为气，阴为味[1]。味归形，形归气[2]，气归精，精归化[3]。精食气，形食味[4]，化生精，气生形[5]。味伤形，气伤精[6]，精化为气，气伤于味[7]。

【注释】

[1] 阳为气，阴为味：药物饮食之气，因其无形而升散，所以属阳。药物饮食之味，因其有质而沉降，所以属阴。张介宾注："气无形而升，故为阳；味有质而降，故为阴，此以药食气味言也。"

[2] 味归形，形归气：药物饮食之味能滋养人之形体，而形体又仰求于真气的充养及气化功能的支持。张志聪注："阴为味，阴成形。地食人以五味，以养此形，故味归形。阳化气，诸阳之气，通会于皮肤肌腠之间，以生此形，故形归气。"归，归属之义，在此引申为滋养、化生、仰求的意思。形，指形体，包括脏腑精血等有形物质。气，指人体的真元之气及其功能。

[3] 气归精，精归化：药物饮食之气能化生为人体阴精，而人体的阴精又依赖气化功能才得以产生。马莳注："所谓气归精者，以精能食万物之气也。精赖气而生……所谓精归化者，以化生此精也。化为精之母，故精归于化耳。"气，指药食之气。化，气化、生化。

[4] 精食气，形食味：此二句义同上文"气归精""味归形"。马莳注："其曰精食气者，明上文气归精也。其曰形食味者，明上文味归形也。"食，张介宾注："如子食母乳之义。"引申为依赖、依靠。

[5] 化生精，气生形：此二句补充说明"精归化""形归气"。精归化，故化生精；形归气，故气生形。

[6] 味伤形，气伤精：药食之气、味虽能养人之精、形，但用之太过或不当则能伤人之精与形。张介宾注："味既归形，而味有不节，必反伤形。气既归精，而气有失

调，必反伤精。"

[7] 精化为气，气伤于味：人体阴精能化生元气，而元气亦可被药食之味损伤。气，这里指人体的真元之气。

【提要】论药物饮食在人体的气化过程。

【精解】关于气、味、精、形之间的相互转化。药物饮食各具气、味，进入人体之后，分别转化为人体的形、精、气，这种转化，依赖的是人体的气化。从修辞上分析，不难看出其中"味归形……气生形"参互见义，若以气味为纲，将互文的句子合并起来，则为：气味归精形，精形归气化，精形食气味，气化生精形。可见，药食气味在体内的变化过程，体现了阴阳互根互用和相互转化的辩证关系，对养生与治疗均有重要的指导意义。

【原文】阴味出下窍，阳气出上窍[1]。味厚者为阴，薄为阴之阳。气厚者为阳，薄为阳之阴[2]。味厚则泄，薄则通。气薄则发泄，厚则发热[3]。

【注释】

[1] 阴味出下窍，阳气出上窍：味药属阴，多沉降下行而走下窍；气药属阳，多升散上行而达上窍。上文曰"阳为气，阴为味"，故"气"意指属阳的药食，"味"意指属阴的药食。

[2] 味厚者为阴，薄为阴之阳；气厚者为阳，薄为阳之阴：味为阴，味厚为阴中之阴（纯阴），薄为阴中之阳；气为阳，气厚为阳中之阳（纯阳），薄为阳中之阴。张介宾注："此言气味之阴阳，而阴阳之中，复各有阴阳也。"

[3] 味厚则泄，薄则通。气薄则发泄，厚则发热：马莳注："惟味之厚者为纯阴，所以用之则泄泻其物于下，如大黄气大寒，味极厚，为阴中之阴，主于泄泻是也。味之薄者为阴中之阳，所以用之则流通不至于泄泻也，如木通、泽泻，为阴中之阳，主于流通是也。气之薄者为阳中之阴，所以用之则发其汗于上，如麻黄为气之薄者，阳也，升也，故能发表出汗。气之厚者为纯阳，所以用之则发热，不止于发汗也，如用附子则大热之类。"

【提要】论药物饮食气味厚薄和性能。

【精解】药物饮食不仅有气味之别，气味还有厚薄之分。运用阴阳可分理论，可以说明气味厚薄不同的药食具有不同的功效和性能，体现了药食气味阴阳属性划分的应用价值，为后世药物性能的归类和方剂学的发展奠定了基础。其临证意义可从《伤寒杂病论》之组方窥其一斑，如有"味厚则泄"的承气汤，"薄则通"的猪苓汤；有"气薄则发泄"的麻黄汤，"厚则发热"的乌头汤；也有"辛甘发散"的桂枝汤类，"酸苦涌泄"的瓜蒂散等。

【原文】寒伤形，热伤气。气伤痛，形伤肿[1]。故先痛而后肿者，气伤形也。先肿而后痛者，形伤气也。

【注释】

［1］寒伤形，热伤气。气伤痛，形伤肿：寒为阴邪，故伤人形体；热为阳邪，故伤人气机。气机阻滞不通为疼痛，形伤局部郁滞为肿胀。李中梓注："气喜宣通，气伤则壅闭而不通，故痛；形为质象，形伤则稽留而不化，故肿。"

【提要】论寒热伤害人体的形气。

【精解】寒邪损伤形体，热邪损失人体气分。气分受伤，气机阻滞不通则痛；形体受伤，肌肉壅滞则肿。先痛后肿，为气病伤及形体；先肿而后痛，多为形伤而累及气分。

【原文】故喜怒伤气，寒暑伤形[1]。暴怒伤阴，暴喜伤阳[2]。厥气上行，满脉去形[3]。喜怒不节，寒暑过度，生乃不固。故重阴必阳，重阳必阴[4]。故曰：冬伤于寒，春必温病。春伤于风，夏生飧泄。夏伤于暑，秋必痎疟[5]。秋伤于湿，冬生咳嗽。

【注释】

［1］喜怒伤气，寒暑伤形：喜怒等五志过极，直接损伤五脏气机；寒暑等六淫外邪伤人，首先侵犯形体肌表。

［2］暴怒伤阴，暴喜伤阳：阴、阳指肝、心。张介宾注："气为阳，血为阴，肝藏血，心藏神。暴怒则肝气逆而血乱，故伤阴。暴喜则心气缓而神逸，故伤阳。"二句为互文，暴喜、暴怒泛指五志过极，即五志过极损伤人体阴阳之气。可参。

［3］厥气上行，满脉去形：逆乱之气上行，壅满经脉，神气去离形骸。王冰注："厥，气逆也，逆气上行，满于经络，则神气浮越，去离形骸矣。"厥气，逆乱之气。

［4］重阴必阳，重阳必阴：属阴的时节感受阴邪可转化为属阳的病证，属阳的时节感受阳邪可产生属阴的病证。重，重叠。此句是对下文"冬伤于寒，春必温病"等发病规律的概括。

［5］痎疟：疟疾的总称。

【提要】论外感六淫、内伤情志皆导致阴阳失调以及发病类型中的伏而后发。

【精解】六淫致病，皆自外感，即"寒暑伤形"。情志过激，皆自内伤，即"喜怒伤气"。经文从内外两个方面来讨论病因问题。内伤病因提出了"暴怒伤阴，暴喜伤阳"的情志致病规律。若伤阴、伤阳，则人体内阴阳逆乱，平衡失调，导致"厥气上行，满脉去形"的病理状态。由此提示我们，要做到预防疾病，延年益寿，必须外防邪气，内调情志。

伏邪发病观：在冬季感受寒邪，若当时发病，则表现为寒邪侵袭的外感伤寒病。若当时邪不即发，则寒邪内伏，至春季阳气生发之时，逢阳化热。若复感春令风邪，风为阳邪，外感引动伏邪，两阳相合，则发为温病。后世医家据此将温病分为新感、伏气两大类，奠定了"伏邪温病"理论的基础。春季感受风邪，风属木，木气通于肝。若当时发病即是外感病；若当时不病，邪气留连，伏藏于体内，至长夏脾土当令之时，木郁乘土，则发为飧泄。夏季伤于暑邪，立即发病的，则表现为暑病。若不立即发病，暑邪留连于体内，至秋季又外感秋凉之气，引动体内郁热，寒热交争，则发为疟疾。夏末秋初伤于湿邪，当时即病，则发为湿邪困脾的濡泻等证。若当时不病，湿邪蕴积于体内，郁而化热，至冬季又外感寒邪，外寒引动内热，上乘于肺，则发为咳嗽。

阴阳离合论篇第六

【原文】阴阳者，数之可十，推之可百，数之可千，推之可万，万之大不可胜数[1]，然其要一[2]也。

【注释】

[1] 数（shǔ）：用作动词，计数。

[2] 一：指一阴一阳。张介宾注："谓阴阳之道，合之则一，散之则十百千万，亦无非阴阳之变化。故于显微大小，象体无穷，无不有理存焉。然变化虽多，其要则一，一既理而已。"

【提要】论阴阳的可分性及其所蕴含的整体规律。

【精解】阴阳是一种抽象的概念，有名无形，用它可以概括一切互相对立的属性，可以说明一两个事物，也可以扩大到十、百、千、万乃至无数的事物。虽然阴阳之象千变万化，但其关键仍在阴阳对立统一规律。

灵兰秘典论篇第八

【原文】凡此十二官者，不得相失也。故主明则下安，以此养生则寿，殁世不殆[1]，以为天下则大昌。主不明则十二官危，使道[2]闭塞而不通，形乃大伤，以此养生则殃，以为天下者，其宗大危[3]，戒之戒之。

【注释】

[1] 殁世不殆：即终身没有危险。殁，通"没"，殁世，终身；殆，《说文》："危也。"

[2] 使道：脏腑相使之道，即十二脏腑相互联系的通道。张介宾注："心不明则神无所主，而脏腑相使之道闭塞不通。"

[3] 其宗大危：统治地位有倾覆的危险。宗，宗族、宗庙，此指国家的统治地位。

【提要】强调心作为君主之官的主导地位。

【精解】心在脏腑生理活动中占有主导地位。心为君主之官，主宰生命活动，整合机体各脏腑的功能活动；心又主血脉，推动血液在脉中运行，使形神得养，故云："主明则下安"。若心的功能失常，则"使道闭塞而不通，形乃大伤"，甚则危及生命，提示心为"君主之官"的生理病理意义。

五脏生成篇第十

【原文】心之合脉也，其荣色也，其主[1]肾也。肺之合皮也，其荣毛也，其主心也。肝之合筋也，其荣爪也，其主肺也。脾之合肉也，其荣唇也，其主肝也。肾之合骨也，其荣发也，其主脾也。

【注释】

[1] 主：含有被克制、克我者之意。

【提要】论五脏之所合、所主、所荣。

【精解】筋、脉、肉、皮、骨分别与五脏相合，每一脏均有相克之脏，每一脏的荣华分别在爪甲、面色、口唇、毫毛、发。

五脏别论篇第十一

【原文】所以然者，水谷入口，则胃实而肠虚；食下，则肠实而胃虚。故曰实而不满，满而不实也。

【提要】论六腑的虚实交替。

【精解】六腑主传化物而不藏，传化物包括水谷及其糟粕，还有五脏代谢后的浊气。为保持传泻的通畅，六腑应处于一种"虚实交替"的状态，如"胃实而肠虚""肠实而胃虚"。所以其功能特点可概括为"实而不能满"。

汤液醪醴论篇第十四

【原文】帝曰：形弊血尽而功不立[1]者何？岐伯曰：神不使[2]也。

【注释】

[1] 形弊血尽而功不立：形弊，形体疲惫衰败。血尽，气血耗竭殆尽。功不立，指医生治疗不能获得满意效果。弊，通"敝"。

[2] 神不使：即神机丧失，谓患者的脏腑气血不能对各种治疗作出相应的反应。使，役使。

【提要】患者精神因素对疾病治疗效果的影响。

【精解】患者精神衰败，神机丧失，脏腑气血不能对治疗作出反应，所以治疗不能取得良好效果。

【原文】帝曰：夫病之始生也，极微极精[1]，必先入结于皮肤。今良工皆称曰：病成名曰逆，则针石不能治，良药不能及也。今良工皆得其法，守其数[2]，亲戚兄弟远近音声日闻于耳，五色日见于目，而病不愈者，亦何暇不早乎？

【注释】

[1] 极微极精：极微，轻浅。极精，专一未乱。

[2] 数：同"术"，治疗方法。

【提要】分析了治疗效果不佳的情况。

【精解】病初起，病情轻浅而单纯，医生称之为逆证，针石汤药治疗都不能奏效。医生固守成法，虽然患者亲友每天守候，疾病也不能痊愈，故不能怪患者没有及时治疗。结合下文，强调即便有患者配合，没有好的医生，也不能达到治疗效果。

脉要精微论篇第十七

【原文】阴阳有时，与脉为期[1]，期而相失，知脉所分，分之有期，故知死时。微妙在脉，不可不察，察之有纪，从阴阳始，始之有经，从五行生，生之有度，四时为宜，补泻勿失，与天地如一，得一之情，以知死生。是故声合五音，色合五行，脉合阴阳。

【注释】

[1] 与脉为期：脉象上下浮沉变化与冬至、夏至、立春、立秋的节气相合。期，《说文》段玉裁注："期者，邀约之意，所以为会合也。"

【提要】论诊脉要与自然界四时阴阳的变化规律相参。

【精解】脉象要与自然界四时阴阳的变化规律相一致，若脉象与四时阴阳消长变化不能相应而出现错乱，即可通过错乱之脉而诊知发病的脏腑部位，并可根据五行生克规律进一步推测疾病的预后吉凶。

平人气象论篇第十八

【原文】黄帝问曰：平人[1]何如？岐伯对曰：人一呼脉再动，一吸脉亦再动，呼吸定息[2]脉五动，闰以太息[3]，命曰平人。平人者不病也。常以不病调[4]病人，医不病，故为病人平息，以调之为法[5]。

【注释】

[1] 平人：《内经》对阴阳协调、气血平和、健康无病之人的称谓。

[2] 呼吸定息：指一次呼吸所用时间。由呼气、吸气以及呼吸换气之间短暂的停顿三部分时间组成。

[3] 闰以太息：在较长的一次呼吸中，脉在定息之时多搏动一次，共计脉动五次。张介宾注："闰，余也，犹闰月之谓。言平人常息之外，间有一息甚长者，是为闰以太息，而脉又不止五至也。"

[4] 调（diào）：测度、计算。

[5] 平息，以调之为法：医生在呼吸均匀平稳时测算患者脉率的方法。平息，调摄呼吸，使之平静调匀。吴崑注："医不病则呼吸调匀，故能为病人平息以调脉。若医家病寒，则呼吸迟，病人脉类于数。医者病热，则呼吸疾，病人之脉类于迟。皆不足以调病人之脉也。"

【提要】 论调息察脉法。

【精解】 本节经文说明正常人脉搏至数标准及呼吸与脉搏的关系，这是古人在长期的临床实践中，摸索出来的一种切诊规律。首先要求掌握正常人的脉搏情况，知常达变，作为"从脉测症"的主要依据。临床上一般是按照医生的呼吸次数来计算患者的脉搏，从而考察气血精形，推断疾病的预后等。

玉机真脏论篇第十九

【原文】 五脏相通，移皆有次[1]，五脏有病，则各传其所胜。

【注释】

[1] 移皆有次：指病气传变具有一定的次序。移，病气传变；次，次序、规律。

【提要】 论五脏病气传变的规律。

【精解】 五脏生病，多传及所胜之脏。治疗时当预先防护，未病先防，既病防变。

【原文】 黄帝曰：余闻虚实以决死生，愿闻其情？岐伯曰：五实死，五虚死。帝曰：愿闻五实五虚？岐伯曰：脉盛，皮热，腹胀，前后不通[1]，闷瞀[2]，此谓五实。脉细，皮寒，气少，泄利前后[3]，饮食不入，此谓五虚。

【注释】

[1] 前后不通：大小便不通。

[2] 闷瞀：胸中郁闷，眼目昏花。高世栻注："闷，郁也。瞀，目不明也。"

[3] 泄利前后：指大小便失禁。

【提要】 论五实证、五虚证的表现。

【精解】五实证，即脉盛、皮热、腹胀、前后不通、闷瞀等五种实证，其病变机制为邪气盛于心则脉盛，盛于肺则皮热，盛于脾则腹胀，盛于肾则二便不通，盛于肝则闷瞀。是邪气亢盛，充斥五脏的病证，预后较为凶险。五虚证，即脉细、皮寒、气少、泄利前后、饮食不入等五种虚证，其病变机制为心气虚则脉细，肺气虚则皮寒，肝气虚则气少乏力，肾气虚则二便不禁，脾气虚则不欲饮食。是五脏精气衰败之象，预后也不理想。

经脉别论篇第二十一

【原文】故曰：诊病之道，观人勇怯、骨肉皮肤，能知其情，以为诊法也。

【提要】论诊病要观察患者的体质。

【精解】在诊察患者时，要观察患者神情心理，外表骨肉肌肤表现，以全面审察病机。

【原文】食气入胃，散精于肝，淫[1]气于筋。食气入胃，浊气[2]归心，淫精[3]于脉。脉气流经，经气归于肺，肺朝百脉[4]，输精于皮毛[5]。毛脉合精[6]，行气于府[7]。府精神明，留于四脏[8]，气归于权衡[9]。权衡以平，气口成寸，以决死生[10]。

【注释】

[1] 淫：浸淫满溢，此处为滋养濡润之意。

[2] 浊气：指谷食之气中的浓厚部分。

[3] 精：此处是上文"浊气"的变文。

[4] 肺朝百脉：朝，朝会，会合之意。倒装句，即"百脉朝会于肺"。肺主气，为十二经之首，周身经脉皆朝会于肺，气血运行于诸经，皆赖肺气之推动，故云肺朝百脉。

[5] 输精于皮毛：肺主皮毛，肺之精气输送于皮毛以滋润濡养。

[6] 毛脉合精：即气血相合。毛脉，指气血。张介宾注："肺主毛，心主脉；肺藏气，心生血。一气一血，称为父母，二脏独居胸中，故曰毛脉合精。"

[7] 行气于府：指毛脉所合的精气运行于经脉之中。府，指经脉而言。《素问·脉要精微论》云："夫脉者，血之府也。"

[8] 府精神明，留于四脏：脉中精气充盛，运行正常，流行于四脏。神明，此言脏腑功能运动正常而不紊乱。留，通"流"；四脏，指心肝脾肾。姚止庵注："脏本五而此言四者，盖指心肝脾肾言。以肺为诸脏之盖，经气归肺，肺朝百脉，而行气于心肝脾肾，故云留于四脏也。"

［9］气归于权衡：言精气化为气血入于脉，其输布保持平衡协调。权衡，即平衡。

［10］气口成寸，以决死生：诸脏之气血变化呈现于肺脉之气口，故切按气口可以诊察百脉之吉凶。

【提要】论食物精微的吸收布散过程。

【精解】饮食物经脾胃的受纳运化，产生精微物质。水谷精气一方面通过肝脏的贮藏和疏泄作用以滋养筋脉，维持人体活动能力；另一方面又通过心肺的输布作用，运行于全身脏腑经脉，维持生命活动。在这些生理活动过程中，各内脏分工合作，组成一个整体。

脏气法时论篇第二十二

【原文】辛散，酸收，甘缓，苦坚，咸软。毒药攻邪，五谷为养，五果为助，五畜为益，五菜为充，气味合而服之，以补精益气。此五者，有辛酸甘苦咸，各有所利，或散，或收，或缓，或急，或坚，或软，四时五脏，病随五味所宜也。

【提要】论五味、四时、五脏的关系。

【精解】五谷、五果、五畜、五菜等药食有五味，五味分属四（五）时、五脏，药食气味在治病中各有不同的作用。气味偏盛的药食能攻逐邪气治疗疾病，五谷、五果、五菜可以滋养五脏，牛、羊等禽、畜类之肉能补益脏腑精气。五谷、五果、五畜、五菜等既是维持人类生命过程不可缺少的食品，又是驱逐邪气治疗疾病的药品。既能分别补益不同的脏气，又能共同作用增强正气，驱除邪气，促进康复。但是，五味分别归属四（五）时五脏，所以选择应用时要根据春、夏、（长夏）、秋、冬季节不同，五脏之气偏盛、偏衰，以及苦、欲等具体情况，以其所宜而用之。

八正神明论篇第二十六

【原文】上工救其萌牙[1]，必先见三部九候[2]之气，尽调不败而救之，故曰上工。下工救其已成，救其已败。救其已成者，言不知三部九候之相失，因病而败之也。

【注释】

［1］牙：通"芽"。

［2］三部九候：指遍身诊脉法。

【提要】言上工治未病。

【精解】中医"治未病"要做到早防早治，就应该非常熟练地掌握三部九候等诊断方法，通过四诊合参，达到见微知过，发现疾病的蛛丝马迹，这样才能及时根据病情施治，而不致使疾病进一步发展、恶化，达到救其萌芽的上工的水平。

太阴阳明论篇第二十九

【原文】故阴气从足上行至头，而下行循臂至指端；阳气从手上行至头，而下行至足。故曰阳病者上行极而下，阴病者下行极而上[1]。故伤于风者上先受之，伤于湿者，下先受之。

【注释】

[1] 阳病者上行极而下，阴病者下行极而上：指阳邪侵犯阳经，病在上，久而影响及下；阴邪侵犯阴经，病在下，久而传变至上。张志聪注："此言邪随气转也。人之阴阳出入，随时升降。是以阳病在上者，久而随气下行；阴病在下者，久而随气上逆。"

【提要】论太阴阳明不同的发病规律。

【精解】三阴经脉之气，由足上行至头，再下行至指端；三阳经脉之气，由手上行至头，再下行至足。所以阳经病邪，上行到极点，再向下行；而阴经病邪多下行到极点再向上行。所以外感风邪，多在上部；感受湿邪，多在下部。

【原文】帝曰：脾与胃以膜相连耳，而能为之行其津液何也？岐伯曰：足太阴者三阴也，其脉贯胃，属脾，络嗌，故太阴为之行气于三阴。阳明者表也，五脏六腑之海也，亦为之行气于三阳。脏腑各因其经[1]而受气于阳明，故为胃行其津液。

【注释】

[1] 其经：指脾太阴经脉。

【提要】论脾为胃行其津液。

【精解】本段说明脾主运化为胃行其津液的观点。胃受纳、腐熟水谷，为脏腑气血之源，但其津液不能直接达于五脏六腑、四肢百骸，必须经过脾的运化才能将水谷精微之气布达。

评热病论篇第三十三

【原文】黄帝问曰：有病温者，汗出辄[1]复热而脉躁疾，不为汗衰，狂言不能食，病名为何？岐伯对曰：病名阴阳交[2]，交者，死也。帝曰：愿闻其说。岐伯曰：人所以汗出者，皆生于谷，谷生于精[3]。今邪气交争于骨肉而得汗者，是邪却而精胜也。精胜，则当能食而不复热，复热者，邪气也，汗者，精气也；今汗出而辄复热者，是邪胜也，不能食者，精无俾也[4]，病而留者[5]，其寿可立而倾也。且夫《热论》[6]曰：汗出而脉尚躁盛者死。今脉不与汗相应，此不胜其病也，其死明矣。狂言者是失志，失志者死。今见三死[7]，不见一生，虽愈必死也。

【注释】

[1] 辄：立即、旋即之意。

[2] 阴阳交：指阳热邪气入于阴分交结不解，是外感热病过程中邪盛正衰的一类危重病候。

[3] 谷生于精：即谷生精。于，助词，无义。张介宾注："谷气内盛则生精，精气外达则为汗。"

[4] 不能食者，精无俾也：马莳注："精胜则当能食而不复热矣。乃复热而不能食，是精气不能使之食也。"俾，帮助、协助。

[5] 病而留者：《甲乙经》作"热而留者"，可参。

[6]《热论》：《灵枢·热病》云："热病已得汗而脉尚躁盛，此阴脉之极也，死；其得汗而脉静者，生。"与本段义同，故张介宾等认为"热论"即指此而言。

[7] 三死：指汗出辄复热而脉躁疾、狂言、不能食三症。

【提要】论阴阳交的辨证要点、病机和预后。

【精解】阴阳交是外感热病中阳热之邪入于阴分交结不解，所致邪盛正衰的危重病候，属外感热病的一种变证。其基本病机是阴精不足，邪热亢盛。主症是发热，汗后热不解，脉仍躁疾，更有狂言、不能食等症状出现。从邪正对比来看，系人体阴精正气枯竭，不能制伏阳热邪气所致，病情严重，预后凶险。"虽愈必死"的预后判断，应理解为病情危重，但不可视为绝对死证。正如吴鞠通《温病条辨》所说："《经》谓必死之证，谁敢谓生，然药之得法，亦有可生之理。"

咳论篇第三十八

【原文】此皆聚于胃，关于肺，使人多涕唾[1]而面浮肿气逆也。

【注释】

[1] 涕唾：此指状如涕唾的清稀痰液。

【提要】论咳嗽与肺、胃的密切关系。

【精解】咳嗽与肺、胃两脏密切相关。原文中"此皆聚于胃，关于肺"是对咳嗽病机的高度概括，说明咳嗽与肺、胃两脏关系密切。从发病而言，皮毛受邪，邪气从其合而入肺；寒冷饮食入胃，从肺脉上注肺脏，导致肺气上逆而咳，与肺胃密切相关。从病理转归而言，五脏六腑之咳，最终均会影响脾胃的功能，导致脾胃运化水液失常，滋生痰饮，上犯于肺，加重咳嗽。咳与肺胃的密切关系，实为后世"脾为生痰之源，肺为贮痰之器"的理论渊源，为培土生金法治疗咳嗽奠定了理论基础。

痹论篇第四十三

【原文】帝曰：其有五者何也？岐伯曰：以冬遇此者为骨痹[1]；以春遇此者为筋痹[1]；以夏遇此者为脉痹[1]；以至阴遇此者为肌痹[1]；以秋遇此者为皮痹[1]。

【注释】

[1] 骨痹、筋痹、脉痹、肌痹、皮痹：统称五体痹。是由风寒湿三气在不同季节侵入五脏所合五体所致。楼英《医学纲目》注："皆以所遇之时，所客之处命名，非此行痹、痛痹、着痹之外，又别有骨痹、筋痹、脉痹、肌痹、皮痹也。"

【提要】根据受邪季节和部位不同，分为五体痹。

【精解】痹的发生是风、寒、湿三气合邪侵犯人体，使机体经络气血阻滞、营卫之气凝涩所致。痹证的分类，一根据感邪偏重和临床症状之不同，分为行痹（风痹）、痛痹（寒痹）、着痹（湿痹）。风善行而数变，其致痹者，痛无定处，称为行痹；寒性收引凝滞，其致痹者疼痛剧烈，称为痛痹；湿性重浊黏滞，其致痹者症见肢体沉重，或皮肤顽麻不仁，故称为着痹；二根据受邪季节和患病部位的不同，分为五体痹，即骨痹、筋痹、脉痹、肌痹和皮痹五类；三是由五体痹久而不愈，向内发展为肾痹、肝痹、心痹、脾痹、肺痹之五脏痹。反映了痹证由浅入深，由肢体到内脏的发病规律。提示临床对于痹证应及时治疗，防止病邪传变而使病情加重。

痿论篇第四十四

【原文】帝曰：治之奈何？岐伯曰：各补其荥而通其俞[1]，调其虚实，和其逆顺，筋脉骨肉，各以其时受月[2]，则病已矣。

【注释】

[1] 各补其荥而通其俞：即针刺补荥穴而通俞穴。吴崑注："十二经有荥有俞，所溜为荥，所注为俞。补，致其气也；通，行其气也。"

[2] 各以其时受月：分别在各脏腑所主的季节进行针刺治疗。高世栻注："肝主之筋，心主之脉，肾主之骨，脾主之肉，各以其四时受气之月而施治之则病已矣。受气者，筋受气于春，脉受气于夏，骨受气于冬，肉受气于长夏也。"

【提要】以上两段论痿证的治疗原则。

【精解】关于痿证的治疗，《内经》提出三个原则：一者"治痿者独取阳明"。首先，"阳明者，五脏六腑之海"，阳明胃乃人身气血津液化生之源泉；其次，"阴阳总宗筋之会,会于气街,而阳明为之长。"会于前阴者虽有九脉,但冲脉和阳明脉占据重要地位,而冲脉之气血本之于阳明。由此可见,阳明虚系痿证发病的重要机制之一。正如高世栻所谓:"阳明者,胃也,受盛水谷,故为五脏六腑之海,皮、肉、筋、脉、骨皆资于水谷之精,故阳明主润宗筋。痿则机关不利,筋骨不和,皆由阳明不能濡润,所以治痿独取阳明也";二者"各补其荥而通其俞,调其虚实,和其逆顺"。强调治痿还必须根据病变部位、疾病的虚实顺逆,针对有关脏腑经络进行辨证论治;三者"各以其时受月"。强调因时制宜的原则,在提出对痿证辨证论治的同时,还要求考虑季节因素对痿的影响,建议结合脏腑所主时令来立法选穴。

刺禁论篇第五十二

【原文】肝生于左,肺藏于右[1],心部于表,肾治于里[2],脾为之使,胃为之市[3]。

【注释】

[1] 肝生于左,肺藏于右:以肝、肺脏气运行而言,肝气从左而升,肺气从右而降,合天地之气东升西降之理。高世栻注:"人身面南,左东右西,肝主春生之气,位居东方,故肝生于左;肺主秋收之气,位居西方,故肺藏于右。"

[2] 心部于表,肾治于里:张志聪注:"心为阳脏而主火,火性炎散,故心气分布于表;肾为阴脏而主水,水性寒凝,故肾气主治于里。"

[3] 脾为之使,胃为之市:高世栻注:"脾主为胃行其津液,以灌四旁,故脾为之使。胃为水谷之海,众物所聚,故胃为之市。"趋走不息谓之使,百物聚集谓之市。

【提要】从气机输布运行论五脏功能特性。

【精解】肝主春,其气升,位居东方,所以"肝生于左"。肺主秋,其气降,位居西方,所以"肺藏于右"。心为阳中之太阳,布阳于表;肾为阴中之太阴,主阴于里,所以"心部于表,肾治于里"。脾土旺于四季,转输气机,且主运化水谷,以营四肢,所以"脾为之使";胃受纳、腐熟水谷,饮食不能久藏,故"为之市"。

水热穴论篇第六十一

【原文】黄帝问曰:少阴何以主肾?肾何以主水?岐伯对曰:肾者,至阴也,至阴者,盛水也[1];肺者,太阴也,少阴者,冬脉也。故其本在肾,其末在肺,皆积水也。

【注释】

[1] 肾者,至阴也,至阴者,盛水也:肾居下焦,主水藏精,属阴经、阴脏,且

外应冬寒之气，为阴中之阴，故称为至阴。

【提要】论肺、肾两脏对水液代谢调节的重要作用。

【精解】论水肿病"其本在肾，其末在肺"的机制。肾为水脏，位居下焦，一则开窍于二阴，主司水液废料的排泄；一则肾阳、肾气有蒸腾气化的功能，可促进水液的敷布，故在调节体内水液代谢方面有很重要的作用。肺居上焦，主宣发肃降，有疏导气机，通调水道的功用。肺肾之间有足少阴肾脉相连，肺肾失调，皆会引起水液内停导致水肿。以本节所论，结合《素问·经脉别论》脾、肺在津液代谢中的作用，说明水肿主要与肾、脾、肺三脏有关，故张介宾在"其本在肾，其末在肺"的基础上，又补充了"其制在脾"的观点，使津液代谢机制及水肿病机理论更臻完善。

调经论篇第六十二

【原文】帝曰：经言阳[1]虚则外寒，阴虚则内热，阳盛则外热，阴盛则内寒。余已闻之矣，不知其所由然也。

【注释】

[1] 阳：此指卫气。马莳注："此卫气者，即阳气也，阳气受气于上焦而生。"

【提要】论阴阳虚实盛衰病机。

【精解】本段将阴阳失调概括为"阳虚则外寒，阴虚则内热，阳盛则外热，阴盛则内寒"，这种以阴阳为总纲来分析外内寒热虚实病机的方法，对后世分析病机给予了重要启示，为"八纲辨证"理论的提出奠定了基础。需要注意的是，本段所论之阴阳失调，与《内经》其他篇章，以及后世所说的"阳盛则热""阴盛则寒""阳虚则寒""阴虚则热"，在病机和表现上都不相同，不可混淆。本段所论主要局限于某些具体病证，而后世所言则为全身阴阳偏盛偏衰的基本病理变化。

标本病传论篇第六十五

【原文】治反为逆，治得为从。先病而后逆者治其本[1]；先逆而后病者治其本。先寒而后生病者治其本；先病而后生寒者治其本。先热而后生病者治其本；先热而后生中满者治其标[2]。先疾而后泄者治其本；先泄而后生他病者治其本[3]，必且调之，乃治其他病。先病而后生中满者治其标，先中满而后烦心者治其本。人有客气，有同气[4]。小大不利治其标[5]，小大利治其本。病发而有余，本而标之，先治其本，后治其标。病发而不足，标而本之，先治其标，后治其本。谨察间甚[6]，以意调之，间者并行，甚者独行[7]。

【注释】

[1] 先病而后逆者治其本：先病者为本，后病者为标，治其本，是治其病之本源。

[2] 先热而后生中满者治其标：中满为中气不行，脾胃衰败，水谷难入之危急证候，故应先治。张介宾注："诸病皆先治本，而惟中满者先治其标，盖以中满为病，其邪在胃，胃者藏府之本也，胃满则药食之气不能行，而藏府皆失其所禀，故先治此者，亦所以治本也。"

[3] 先泄而后生他病者治其本：高世栻注："先泄而后生他病者，治其先泄之本。先泄则中土先虚，既治其本，必且调之，乃治其他病，所以重其中土也。"

[4] 人有客气，有同气：《新校正》云："按全元起本'同'作'固'。"客气为新感之邪气，固气为原本体内的邪气。先受病为本，后受病为标，则客气为致病之标，固气为致病之本。

[5] 小大不利治其标：张介宾注："即先有他病，而后为小大不利者，亦先治其标。诸皆治本，此独治标，盖二便不通，乃危急之候，虽为标病，必先治之，此所谓急则治其标也。"

[6] 间甚：间者言病情轻浅，甚者言病情深重。

[7] 间者并行，甚者独行：并行，即标本同治；独行，指单治标或单治本。张介宾注："病浅者可以兼治，故曰并行，病甚者难容杂乱，故曰独行。"

【提要】强调掌握标本逆从之理在治疗疾病上的重要意义，并举例说明了标本逆从在临床上的具体应用。

【精解】论标本先后的治疗法则。在本段中，标本代表着疾病的先后，先病为本，后病为标；病因病机和症状，病因病机为本，症状为标；表病和里病，里病为本，表病为标。关于标本治则，本篇提出了三个原则，一是治病求本原则，即在一般情况下，均应先针对"本"病而治；二是标急则先治标，先治标病的情况谈及两种，即"先热而后生中满者治其标""小大不利治其标"，强调了中焦脾胃之气的功能与二便的通畅与否对疾病转归的影响；三是"间者并行，甚者独行"，即在病情轻、病势和缓的情况下，可以标本兼顾。而在病情重、病势急的情况下，要先取其本或先治其标。后世引申为"急则治其标，缓则治其本"的治疗原则。

论标急则先治的原理。原文中指出诸病治疗多从本，唯"中满"与"大小不利"两症无论是属标属本均需先治。其原理在于中满属胃气壅滞，水浆难入，药食不纳的表现，意味着后天化源竭绝，气机转输失主，故需先治急治。二便不通反映脾、肾二脏功能失常，气机紊乱，亦为危急之候。

五运行大论篇第六十七

【原文】天地阴阳者，不以数推，以象之谓也。

【提要】论以"象"的变化分析阴阳。

【精解】"不以数推，以象之谓"，其意并非完全否定"数推"的方法，而是强调在认识阴阳的运动变化规律时，主要应以"取象"之法。

【原文】气有余[1]，则制己所胜[2]而侮所不胜[3]；其不及[4]，则己所不胜侮[5]而乘之，己所胜轻[6]而侮之。侮反受邪[7]。侮而受邪[8]，寡于畏也[9]。

【注释】

[1] 气有余：指主岁的五运之气或六气太过。

[2] 制己所胜：太过的五运六气，对其"所胜"之气产生过度的克制。制，制约，又称为"乘"，是超常的克制。

[3] 侮所不胜：太过的五运之气或六气，对其"所不胜"之气产生反向制约，又称"反克"。

[4] 其不及：指主岁的五运之气或六气偏衰。

[5] 侮：欺侮，恃强凌弱。此处用作修饰或对"乘"的补充说明。

[6] 轻：轻蔑，随意。

[7] 侮反受邪：指侮其"所不胜"时，其自身也会因其消耗而不足，反而受到"所不胜"之子气的侵扰。侮，这里指反克，即相侮。邪，侵扰之气。

[8] 侮而受邪：对上句的补充说明。强调凡恃强而欺侮侵犯它气的，自己也会受到邪气的侵害。侮，欺侮。

[9] 寡于畏也：即肆无忌惮，无所畏惧。寡，少。

【提要】阐述了五运的胜复规律。

【精解】五运之间的生克制化关系。五运之间存在着复杂的生克制化关系，生克是五运之间正常的相互资生、促进与相互抑制、约束之间的并存状态；制化是反映相生相克之间协调和有序的理想状态，是机体正常的自我调节机制；乘侮是异常的克制和反克制，胜复则是五运之间生克制化关系发生紊乱时，机体自我纠偏和负反馈调节机制，通过胜复调节使事物之间的失衡状态重新恢复协调和制化。人生存于自然环境的演变之中，运用五运理论可将人体的各种生命结构、生理现象、发病机制以及证候特征与自然界众多的事物和现象进行联系、类比和推理，说明人体与自然界之间的多层面的、动态的、复杂的整体联系，使人体的生理功能、病理变化等得到深刻的揭示，为临床辨证论治提供理论指导。

六元正纪大论篇第七十一

【原文】木郁达之[1]，火郁发之[2]，土郁夺之[3]，金郁泄之[4]，水郁折之[5]。

【注释】

[1] 木郁达之：木气被郁，肝气郁结，治宜疏泄畅达。郁之本义，指草木茂密，《说文》云："郁，木丛生也。"引申为郁积、不通。张介宾注："达，畅达也。凡木郁之病，风之属也。其脏应肝胆，其经在胁肋，其主在筋爪，其伤在脾胃、在血分。然土喜调畅，故在表者当疏其经，在里者当疏其脏，但使气得通行，皆为之达。"

[2] 火郁发之：火气被郁，心之气血结聚，治宜发散宣通。张介宾注："发，发越也。凡火郁之病，为阳为热之属也。其脏应心主、小肠、三焦，其主在脉络，其伤在阴分。凡所居，其有结聚敛伏者，不宜蔽遏，故当因其势而解之、散之、升之、扬之，如开其窗如揭其被，皆谓之发。"

[3] 土郁夺之：土气被郁，脾胃壅滞，治宜或吐或下，夺其郁积。张介宾注："夺，直取之也。凡土郁之病，湿滞之属也。其脏应脾胃，其主在肌肉四肢，其伤在胸腹。土畏壅滞，凡滞在上者夺其上，吐之可也；滞在中者夺其中，伐之可也；滞在下者夺其下，泻之可也。凡此皆谓之夺。"

[4] 金郁泄之：金气被郁，肺失宣降，治宜宣泄。张介宾注："泄，疏利也。凡金郁之病，为敛为闭、为燥为塞之属也。其脏应肺与大肠，其主在皮毛声息，其伤在气分。故或解其表，或破其气，或通其便，凡在表在里、在上在下皆可谓之泄也。"

[5] 水郁折之：水气郁闭，肾水泛滥，治宜逐邪利水。张介宾注："折，调制也。凡水郁之病，为寒为水之属也。水之本在肾，水之标在肺，其伤在阳分，其反克在脾胃。水性善流，宜防泛溢。凡折之之法，如养气可以化水，治在肺也；实土可以制水，治在脾也；壮火可以胜水，治在命门也；自强可以帅水，治在肾也；分利可以泄水，治在膀胱也。凡此皆谓之折。"

【提要】阐述五郁为病的治疗。

【精解】《内经》所论"五郁"，本属"运气"范畴，五运之间存在制胜关系，若五运之气太过，导致所胜之气被压抑而成为郁气，郁气到达一定程度时则会成为发气，待时而作以承制胜气。五运之气郁极乃发，必影响人体气机的升降出入而致病。为此，《内经》提出了治疗"五郁"之法。后世医家将"五郁"理论应用于阐释病机并指导临床治疗，且根据天人关系，把"五郁"与五脏失常结合起来加以论述，具有重要的临床价值。

至真要大论篇第七十四

【原文】帝曰：善。五味阴阳之用何如？岐伯曰：辛甘发散为阳，酸苦涌泄为阴，咸味涌泄为阴，淡味渗泄为阳，六者或收或散，或缓或急，或燥或润，或软或坚，以所利而行之，调其气使其平也。

【提要】论五味的阴阳属性和作用。

【精解】药物饮食的五味也分阴阳。辛走气而性散，甘走脾而灌溉四旁，所以辛甘为阳而有发散作用。酸主收敛，又依赖春之木性而上涌，苦主泻下，又炎上作苦，所以酸苦为阴而有涌泄作用。

【原文】帝曰：善。病之中外何如？岐伯曰：调气之方，必别阴阳，定其中外，各守其乡，内者内治，外者外治，微者调之，其次平之，盛者夺之，汗者下之，寒热温凉，衰之以属，随其攸利，谨道如法，万举万全，气血正平，长有天命。

【提要】强调治疗疾病时首先要确定疾病的阴阳表里轻重缓急，然后随证而治。

【精解】本段对临证治法予以概括，提出论治当以阴阳为纲，根据病变部位、病邪性质，随其攸利，采用不同的治法，从而达到气血平和、尽终天年的目的。

示从容论篇第七十六

【原文】夫圣人之治病，循法守度，援物比类，化之冥冥，循上及下，何必守经。

【提要】论取象类比的临床思维方法。

【精解】高明的医生治病则是遵循法度，援物比类，通过思考分析，随机应变，察上可以及下，何必拘泥经脉？

三级条文

上古天真论篇第一

【原文】今时之人不然也，以酒为浆，以妄为常，醉以入房，以欲竭其精，以耗[1]散其真，不知持满[2]，不时御神[3]，务快其心，逆于生乐，起居无节，故半百而衰也。

【注释】

[1] 耗：嗜好。《新校正》云："按《甲乙经》'耗'作'好'。"

[2] 不知持满：不知保持精气盈满。王冰注："言爱精保神如持盈满之器，不慎而动，则倾竭天真。"持，守也，保持之义。

[3] 不时御神：不善于调摄精神。胡澍注："时，善也。不时御神，谓不善御神也。"

【提要】本条论述早衰的原因。

【精解】古人对汤粥一类饮食物都称为"浆"。然今时之人竟把富有刺激性的酒当作日常生活的汤浆一样，且恣饮无度，以致伤害人体健康；把没有规律的生活方式作为经常性的生活方式；酒后行房，嗜酒纵欲，因而导致精气的衰竭；只贪图一时的快乐而不顾身体的健康；不能正常驾驭精神，无法保持精力的充满。由此可见，由于后世一些人不重视养生，耗损天真之气，难免半百而衰，从而突出了养生以保养真气的重要性。

【原文】帝曰：有其年已老而有子者何也？岐伯曰：此其天寿过度，气脉常通[1]，而肾气有余也。此虽有子，男不过尽八八，女不过尽七七，而天地之精气[2]皆竭矣。帝曰：夫道者年皆百数，能有子乎？岐伯曰：夫道者能却老而全形[3]，身年虽寿，能生子也。

【注释】

[1] 气脉常通：谓气血经脉尚通畅。常，通"尚"。

[2] 天地之精气：指男女生殖之精。天地，指男女。

[3] 却老而全形：延缓衰老而保全形体。

【提要】论年老有子和道者长寿的原因。

【精解】女子七七、男子八八，肾气衰，天癸竭，即丧失生育能力，这是一般情况；但天寿过度、气脉尚通、肾气有余的人，天癸未竭，亦可有生育能力；更有对养生之道有深厚造诣的人，"能却老而全形"，即使到了百岁，仍有生育能力，这是特殊情况。可见养生与长寿、生育能力密切相关。

生气通天论篇第三

【原文】故风者，百病之始也，清静则肉腠闭拒，虽有大风苛毒[1]，弗之能害，此因时之序也。

【注释】

[1] 大风苛毒：泛指致病作用强烈的外邪。

【提要】论风为百病之始。

【精解】风邪是百病的开端，引起诸病。若意志清静，则腠理闭密，阳气能够卫外，纵然外邪猛烈，也不能侵袭人体，关键在于能够顺应四时。

【原文】故阳畜[1]积病死，而阳气当[2]隔。隔者当泻，不亟正治，粗乃败之。

【注释】

[1] 畜：同"蓄"。

[2] 当：通"挡"。

【提要】论阳气失常病变如何治疗。

【精解】阳气失常的各种病证，若治不及时，或治不得法，则可进一步发生传变，或令阳气蓄积不行，上下不相交通，阴阳阻隔不通，预后不佳。对此，经文对阳气蓄积阻塞不通的阳热实证提出了"隔者当泻"的治疗原则，并指出，如果对当泻之证迟疑不决，未能及时采取正确的治疗措施，则属于粗工所造成的治疗失误。"隔者当泻"，须急以通泻之法，消散邪气，使人体上下通利，阳气恢复正常。

【原文】风客淫气，精乃亡[1]，邪伤肝也。因而饱食，筋脉横解[2]，肠澼为痔[3]。因而大饮，则气逆。因而强力[4]，肾气乃伤，高骨[5]乃坏。

【注释】

[1] 风客淫气，精乃亡：风邪入侵，导致气机逆乱，阴精因之而消烁。淫，浸淫、侵害。

[2] 筋脉横解：即筋脉纵弛不收。横，放纵也。解，通"懈"，松弛也。

[3] 肠澼为痔：下利脓血或痔疮等病证。肠澼，即下利脓血之类的病证。痔，痔疮。为，犹与也。

[4] 强力：勉强用力，即劳力过度。又指房劳太过。

[5] 高骨：腰间脊骨。

【提要】举例说明阴阳失和的具体病理表现。

【精解】风邪侵袭，气机逆乱，精血损耗，邪气伤肝。若饱食则筋脉纵弛不收；下利脓血，形成痔疮；饮酒过度，肺气则上逆；强力入房则伤肾，至腰间脊骨损伤。

【原文】因于露风[1]，乃生寒热。是以春伤于风，邪气留连，乃为洞泄[2]；夏伤于暑，秋为痎疟；秋伤于湿，上逆而咳[3]，发为痿厥[4]；冬伤于寒，春必温病。四时之气，更伤五脏[5]。

【注释】

[1] 露风：泛指触冒外感邪气。露，触冒。

[2] 洞（dòng）泄：洞，疾速之意。指食入未及消化旋即泄出。《圣济总录·泻利门》谓："洞泄谓食已即泄，乃飧泄之甚者。"

[3] 秋伤于湿，上逆而咳：张介宾注："湿土用事于长夏之末，故秋伤于湿也。秋气通于肺，湿郁成热，则上乘肺金，故气逆而为咳嗽。"

[4] 痿厥：肢体痿弱不用而逆冷的病证。又，偏义复词，指痿证。

[5] 四时之气，更伤五脏：四时不正之气，交替损伤五脏。

【提要】论四时气候变化与疾病的关系。对后世"伏邪"创立有启发意义。

【精解】邪气入侵可即时发病，也可伏而后发，由于邪气侵犯人体，正气被束，不能托邪外出，使邪气得以伏匿，至下一季节因某种病因诱发而发病。如春季感受风邪，春气不生，则夏气不长，至夏而发为"洞泄"之病；夏季感受暑邪，没有及时发病，气潜伏于里，到秋季新凉外束，则易发生寒热往来的疟疾；夏秋之交感受湿邪，湿郁化热，乘袭肺金，引起咳嗽，郁闭日久，则成痿厥病；冬季感寒，寒伏郁久化热，至春阳气生发，再感新邪，则易发春温之病。

阴阳应象大论篇第五

【原文】天有四时五行，以生长收藏，以生寒暑燥湿风；人有五脏化五气[1]，以生喜怒悲[2]忧恐。

【注释】

[1] 五气：即五脏之气。马莳注："人有肝心脾肺肾之五藏，以化五藏之气，而喜怒忧悲恐之五志，从兹而生焉。"

[2] 悲：《新校正》云："按《天元纪大论》，'悲'作思。"

【提要】论四时、五气、五脏与五行的关系及人的情志活动产生于五脏。

【精解】天有四时季节变化，形成生长收藏规律，产生寒暑燥湿风等气候。人的五脏化生五气，形成喜怒悲忧恐等情志。

【原文】东方生风，风生木，木生酸，酸生肝，肝生筋，筋生心，肝主目。其在天为玄，在人为道，在地为化；化生五味，道生智，玄生神[1]。神在天为风，在地为木，在体为筋，在脏为肝，在色为苍，在音为角[2]，在声为呼[3]，在变动为握[4]，在窍为目，在味为酸，在志为怒。怒伤肝，悲胜怒；风伤筋，燥胜风；酸伤筋，辛胜酸。

南方生热，热生火，火生苦，苦生心，心生血，血生脾，心主舌。其在天为热，在地为火，在体为脉，在脏为心，在色为赤，在音为徵[2]，在声为笑[3]，在变动为忧[4]，在窍为舌，在味为苦，在志为喜。喜伤心，恐胜喜；热伤气，寒胜热，苦伤气，咸胜苦。

中央生湿，湿生土，土生甘，甘生脾，脾生肉，肉生肺，脾主口。其在天为湿，在地为土，在体为肉，在脏为脾，在色为黄，在音为宫[2]，在声为歌[3]，在变动为哕[4]，在窍为口，在味为甘，在志为思。思伤脾，怒胜思；湿伤肉，风胜湿；甘伤肉，酸胜甘。

西方生燥，燥生金，金生辛，辛生肺，肺生皮毛，皮毛生肾，肺主鼻。其在天为燥，在地为金，在体为皮毛，在脏为肺，在色为白，在音为商[2]，在声为哭[3]，在变动为咳[4]，在窍为鼻，在味为辛，在志为忧。忧伤肺，喜胜忧；热伤皮毛，寒胜热；辛伤皮毛，苦胜辛。

北方生寒，寒生水，水生咸，咸生肾，肾生骨髓，髓生肝，肾主耳。其在天为寒，在地为水，在体为骨，在脏为肾，在色为黑，在音为羽[2]，在声为呻[3]，在变动为栗[4]，在窍为耳，在味为咸，在志为恐。恐伤肾，思胜恐；寒伤血，燥胜寒；咸伤血，甘胜咸。

【注释】

[1] 玄生神：自"其在天为玄"至此二十三字，为"东方生风"一段所独有。丹波元简认为属衍文，宜删；张介宾注："此盖通举五行六气之大法，非独指东方也。"可参。

[2] 角、徵、宫、商、羽：为古代五音，分属五行。五音声波振荡的特点及与五行的配属关系是：角音展放而应木气，徵音高亢而应火气，宫音平稳而应土气，商音内收而应金气，羽音下降而应水气。五种不同的音调对人体不同脏腑的功能产生不同的影响。

[3] 呼、笑、歌、哭、呻：称为五声，为五脏所主的情志活动表现出来的情感特征。肝志为怒，怒则呼叫；心志为喜，喜则发笑；脾志为思，思而有得则歌；肺志为悲，悲则哭；肾志为恐，恐则气下，声欲呻而出之。

[4] 握、忧、哕、咳、栗：为五脏病变的表现。握，即抽搐拘挛之类的症状，为肝之病象。忧，即嚘，为言语吞吐，反复不定之貌，为心之病象。哕，即干呕，为脾胃之病象。咳，为肺之病象。栗，战栗，为肾阳虚之病象。

【提要】以上五段，论四时五脏阴阳应象及五行生克关系。

【精解】《内经》以阴阳化生五行为基本观点，着重从事物的五行属性归类和五行生克制化的角度，阐述了四时五脏阴阳应象的关系，揭示了人体以及人体与自然界的整体联系。《内经》认为自然界的所有事物和现象均可划分为五类，分属于五行。人为自然万物之一，亦遵从自然规律，因此五行也可用于分析、归纳人体生命活动规律。通过五行归类，可将人体的各种生命结构和现象，与自然界众多的事物和现象联系起来，以说明人与自然之间的整体联系。

以上五段经文，运用取象比类的方法，以五行为中介，将自然界的方位、气候等与人体脏腑组织、生理现象以及病理变化根据其物象特征，按照功能、行为相应或相似的原则进行归类联系，建立了以五脏为中心、内外相应的五个功能活动系统，初步形成了《内经》理论体系中"四时五脏阴阳"的系统结构。它充分体现了人与天地相参、人体表里相应的整体观念，是中医藏象理论的重要内容。这些事物间的联系，是古人在直观经验的基础上，运用同气相求、取象比类的方法推演而成。

【原文】帝曰：法阴阳[1]奈何？岐伯曰：阳胜则身热，腠理闭，喘粗为之俯仰[2]，汗不出而热，齿干以烦冤[3]，腹满死，能[4]冬不能夏。阴胜则身寒，汗出，身常清[5]，数栗[6]而寒，寒则厥，厥则腹满死，能夏不能冬。此阴阳更胜[7]之变，病之形能[8]也。

【注释】

[1] 法阴阳：法，依据，仿效。法阴阳即依据阴阳的原理。

[2] 喘粗为之俯仰：因呼吸急粗困难而使身体前俯后仰。

[3] 烦冤：冤，《太素》作"悗（mèn）"，意为烦闷。

[4] 能：通"耐"。

[5] 清：通"清"，意为寒冷。

[6] 数栗：频频寒战。

[7] 阴阳更胜：更，更替，更迭。意为阴阳盛衰交替。

[8] 形能：指疾病的症状，能，通"态"。

【提要】依据阴阳原理，辨别证候阴阳属性。

【精解】经文中的阳胜、阴胜是证候的属性概念，是医家依据阴阳的原理，从疾病表现抽象而来的。诸如身热、烦闷、气喘俯仰、齿干等均为热性症状，故称之为阳胜。又如身寒、身常清、数栗而寒、四肢厥冷等均为寒性症状，故称之为阴胜。进一步可以用阴阳原理来解释热证、寒证的机制，如阳胜则热，阴胜则寒之类。

【原文】故天之邪气，感则害人五脏[1]，水谷之寒热，感则害于六腑，地之湿气，感则害皮肉筋脉[2]。

【注释】

[1] 天之邪气，感则害人五脏：六气各通其脏，六淫外邪由表而入，终则害及五脏。吴崑注："风寒暑湿燥热不当其位，是天之邪气也。风气入肝，寒气入肾，暑热之气入心，湿气入脾，燥气入肺，是害人之五脏也。"

[2] 地之湿气，感则害皮肉筋脉：湿邪常由地域环境潮湿而生，其性趋下有质，最易浸淫肢体皮肉筋脉。马莳注："言清湿地气之中人也，必从足始，故地之湿气，感则害人皮肉筋脉。"

【提要】 论不同病邪对人体的损伤部位不同。

【精解】 不同的病邪性质和致病特征不同，可以入侵人体不同的部位。外感六淫是自然界气候的异常变化产生的，最终容易侵袭人体五脏；饮食因素容易使六腑受到伤害；土地的寒湿邪气容易留着在皮肉筋脉部位。

六节藏象论篇第九

【原文】 天食人以五气[1]，地食人以五味。五气入鼻，藏于心肺，上使五色修明，音声能彰。五味入口，藏于肠胃，味有所藏，以养五气[2]，气和而生[3]，津液相成，神乃自生。

【注释】

[1] 天食人以五气：谓天以五气供养人类。食，同"饲"。五气，指寒暑燥湿风。

[2] 五气：指五脏之气。

[3] 气和而生：谓五脏气化和谐有序，则生命活动得以产生。

【提要】 论人体的生命活动来源于天地阴阳精气的结合。

【精解】 人的生命以天地之气为本原，是天地之气交互作用及长期演化的结果。同时，人体的生命活动亦要依赖于自然界的清气与饮食水谷的供养，其中自然界的清气由鼻窍吸入而藏于心肺，饮食水谷由口而入藏于肠胃，最后经脏腑气化而化生精血津液等物质，在此基础上，人类特有的精神活动随即产生。这种认识，体现了《内经》的唯物生命观。

五脏别论篇第十一

【原文】 凡治病，必察其下，适其脉，观其志意，与其病也。拘于鬼神者[1]，不可与言至德[2]。恶于针石者[3]，不可与言至巧[4]，病不许治者，病必不治，治之无功矣。

【注释】

[1] 拘于鬼神者：指迷信鬼神而怀疑医学的患者。拘，拘执，执迷不悟之意。

［2］至德：指博大精深的医学道理。

［3］恶于针石者：指对针刺怀有畏惧或恐惧感的患者。

［4］至巧：指娴熟灵巧的针刺手法。巧，技巧。

【提要】强调治病必须发挥医生和患者两方面的积极性。

【精解】本段经文首先强调了诊断疾病必须四诊合参。此外，还蕴含了破除迷信鬼神的思想，提倡相信医学科学。其次，强调治疗疾病过程中，必须取得患者的配合。

异法方宜论篇第十二

【原文】故东方之域，天地之所始生[1]也。鱼盐之地，海滨傍水，其民食鱼而嗜咸，皆安其处，美其食[2]。鱼者使人热中[3]，盐者胜血[4]，故其民皆黑色疏理。其病皆为痈疡，其治宜砭石[5]。故砭石者，亦从东方来。

【注释】

［1］天地之所始生：张介宾注："天地之气，自东而升，为阳生之始，故发生之气始于东方，而在时则为春。"

［2］安其处，美其食：指久居而能适应，对吃的食物也感到习惯。

［3］热中：热积于体内而痈发于体外。

［4］盐者胜血：盐味咸，嗜咸则伤血。《灵枢·五味》云："咸走血，多食之令人渴。"张介宾注："食咸者渴，胜血之征也。"

［5］砭石：以石制成的尖石或石片，用以刺痈疽以排出脓血。

【原文】西方者，金玉之域，沙石之处，天地之所收引也。其民陵居[1]而多风，水土刚强，其民不衣而褐荐[2]，其民华食而脂肥，故邪不能伤其形体，其病生于内[3]，其治宜毒药。故毒药者亦从西方来。

【注释】

［1］陵居：依丘陵而居住。

［2］不衣而褐（hè）荐（jiàn）：指披毛布铺草席而不讲究衣着的生活习惯。褐，毛布。荐，草席。

［3］其病生于内：指饮食七情之病。

【原文】北方者，天地所闭藏之域[1]也。其地高陵居，风寒冰冽，其民乐野处而乳食，脏寒生满病[2]，其治宜灸焫[3]。故灸焫者，亦从北方来。

【注释】

［1］闭藏之域：北方严寒，应冬令闭藏之象，故称"闭藏之域"。

［2］脏寒生满病：张介宾注："地气寒，乳性亦寒，故令人脏寒。脏寒多滞，故生

胀满等病。"

[3] 灸焫（ruò）：王冰注："火艾烧灼，谓之灸焫。"

【原文】南方者，天地所长养，阳之所盛处也。其地下，水土弱，雾露之所聚也。其民嗜酸而食胕[1]，故其民皆致理[2]而赤色，其病挛痹，其治宜微针[3]。故九针[4]者，亦从南方来。

【注释】

[1] 胕：同"腐"，指经过发酵制成的食物。

[2] 致理：即腠理致密。

[3] 微针：即毫针。

[4] 九针：包括镵针、员针、鍉针、锋针、铍针、员利针、毫针、长针、大针，详见《灵枢·九针十二原》。

【原文】中央者，其地平以湿，天地所以生万物也众。其民食杂而不劳，故其病多痿厥寒热。其治宜导引按跷[1]，故导引按跷者，亦从中央出也。

【注释】

[1] 导引按跷：即现在所称之气功、五禽戏、太极拳、按摩等，是古代用来保健和治病的方法。导引，谓摇筋骨，动肢节。按，谓抑按皮肉。跷，谓捷举手足。

【提要】以上五段论东南西北中五方地理气候对人们的特异影响，强调因地制宜的治则。

【精解】《素问·异法方宜论》所论的各种治疗方法，是从东南西北中各地人民劳动实践中总结而出，由于居处环境、气候条件以及饮食习惯、起居劳逸各有不同，影响着人们的体质，也影响了人们所患疾病的性质。因而总结出针刺、灸焫、毒药、导引等不同的治疗方法，并各有其所适宜的不同病情。从而告诫医者，治疗疾病不仅要着眼于疾病本身，还要注意地理环境对人生理病理的影响，必须结合不同的自然环境及人的个体差异的具体情况，突出了因地制宜的论治思想。

汤液醪醴论篇第十四

【原文】帝曰：何谓神不使？岐伯曰：针石，道也。精神不进，志意不治，故病不可愈[1]。今精坏神去，荣卫不可复收。何者？嗜欲无穷，而忧患不止，精气弛坏，荣泣卫除，故神去之而病不愈也。

【注释】

[1] 精神不进，志意不治，故病不可愈：《甲乙经》无三"不"字。《新校正》云："按全元起本云：'精神进，志意定，故病可愈。'"参以下文，"不"字疑衍。

【提要】以上两段以"神不使"反证"神机"在疾病治疗中的重要性。

【精解】患病机体神的作用状态称为神机，与邪气相对时称为"正气"。神机决定治疗的效果。神机不使，即神机衰败不能遣使治疗措施与方法到达病所而发挥治疗作用，故病不可治。神机使，则病可治。

脉要精微论篇第十七

【原文】五脏者，中之守[1]也。中盛脏满，气胜伤恐者[2]，声如从室中言，是中气之湿也；言而微，终日乃复言者[3]，此夺气也；衣被不敛[4]，言语善恶，不避亲疏者，此神明之乱也。仓廪不藏者，是门户不要[5]也。水泉不止[6]者，是膀胱不藏也。得守者生，失守者死。

【注释】

[1] 五脏者，中之守：言五脏为精气神气内藏之处，各司职守。张介宾注："五脏者各有所藏，藏而勿失则精神完固，故为中之守也。"中，内也；守，职守。

[2] 气胜伤恐者：审上下文义，此句含义不明。张琦注："气盛五字衍文。"

[3] 言而微，终日乃复言者：吴崑注："言语轻微，难以接续，俟之终日，乃能复言，惟夺于气者如此。"

[4] 衣被不敛：衣冠不整。被，同"帔"，肩上的披风。

[5] 仓廪不藏者，是门户不要：指脾胃功能失守，传导水谷的门户失于约束，出现下利不禁的症状。张介宾注："幽门、阑门、魄门皆仓廪之门户。门户不能固则肠胃不能藏。"要，通"约"，约束。

[6] 水泉不止：指遗尿。

【提要】举例说明通过闻诊、问诊诊查五脏失守的方法。

【精解】通过闻音声、辨语言，推断五脏精气的得守与失守，也是医生诊病的重要内容。总体上，音声低微，言语不接续的多属虚证；发音重浊不清者，则为中焦湿阻属实证。此外，闻诊还兼及辨语言的内容，反映患者精神状态，思维混乱，狂言谵妄，则属神明失常。

平人气象论篇第十八

【原文】人一呼脉一动，一吸脉一动，曰少气[1]。人一呼脉三动，一吸脉三动而躁，尺[2]热曰病温，尺不热脉滑曰病风，脉涩曰痹[3]。人一呼脉四动以上曰死[4]，脉绝不至曰死[5]，乍疏乍数曰死[6]。

【注释】

[1] 少气：张介宾注："一息二至，减于常人之半矣，以正气衰竭也，故曰少气。"

[2] 尺：指尺肤。

[3] 脉涩曰痹：张志聪注："痹者闭也，邪积而不行，故脉涩泣也。"

[4] 人一呼脉四动以上曰死：以一呼脉四动以上推算，则一次呼吸脉率至少为九至十次，达到平人的倍数，《难经》谓之"夺精"，主阳极阴竭，精气衰败，故曰死。

[5] 脉绝不至曰死：脉气渐绝，五脏精气竭绝，临终之脉也。

[6] 乍疏乍数曰死：指脉搏忽快忽慢，散乱无章，是五脏精气败露之象，属预后凶险的真脏脉。

【提要】以调息察脉法判断患者之平、病、死脉。

【精解】脉率是辨别平脉、病脉、死脉的依据之一。正常人脉率是一息四五至，医生通过调整自己的呼吸，以此标准测定患者脉率。少于此者为迟脉，主气虚阳弱，故病"少气"；"脉绝不至"，主阳气败绝。若多于此者，且脉见躁动，尺肤热甚，多见于温热病证。一呼四动以上者，是阳极阴竭之象。诊脉还需观察脉律，如脉律极不规整，"乍疏乍数"者，是阴阳俱衰之真脏脉。

【原文】春胃微弦曰平[1]，弦多胃少曰肝病[2]，但弦无胃曰死[3]，胃而有毛曰秋病[4]，毛甚曰今病[5]，脏真[6]散于肝，肝藏筋膜之气也。

【注释】

[1] 春胃微弦曰平：春季的正常脉象应有胃气而略带弦象。下文"夏胃微钩""长夏胃微耎弱""秋胃微毛""冬胃微石"皆仿此。

[2] 弦多胃少曰肝病：脉见弦急为主，缺少柔和从容之胃气，是肝木偏胜之病的表现。下文"钩多胃少曰心病""弱多胃少曰脾病""毛多胃少曰肺病""石多胃少曰肾病"类推。

[3] 但弦无胃曰死：脉象但弦急而毫无柔和从容之象，为春季胃气已绝，肝之真脏脉现，故预后不良。下文"但钩无胃曰死""但代无胃曰死""但毛无胃曰死""但石无胃曰死"皆仿此。

[4] 胃而有毛曰秋病：肝脉有胃气，同时兼见秋季之毛脉，故可预测秋季将生病。金克木也。

[5] 毛甚曰今病：肝脉兼见明显的毛脉，是木被金伤而即时发病。下文"石甚曰今病""弱甚曰今病""弦甚曰今病""钩甚曰今病"皆仿此。

[6] 脏真：五脏真元之气。

【原文】夏胃微钩曰平，钩多胃少曰心病，但钩无胃曰死，胃而有石曰冬病，石甚曰今病，脏真通于心，心藏血脉之气也。

【原文】长夏胃微耎弱曰平，弱多胃少曰脾病，但代[1]无胃曰死，软弱有石曰冬病，弱甚曰今病，脏真濡于脾，脾藏肌肉之气也。

【注释】

[1] 代：脉来软弱之极。高世栻注："代，软弱之极也。软弱之极而无胃气，则曰死脉。"

【原文】秋胃微毛[1]曰平，毛多胃少曰肺病，但毛无胃曰死，毛而有弦曰春病，弦甚曰今病，脏真高于肺，以行荣卫阴阳也。

【注释】

[1] 毛：指较浮的脉象。高世栻注："轻浮之毛脉也。"

【原文】冬胃微石[1]曰平，石多胃少曰肾病，但石无胃曰死，石而有钩曰夏病，钩甚曰今病，脏真下于肾，肾藏骨髓之气也。

【注释】

[1] 石：沉脉。王冰注："沉坚而搏，如石之投也。"

【提要】以上五段论四时五脏的平脉、病脉、死脉。

【精解】四时五脏的平脉、病脉、死脉，其要点在于胃气的盛衰有无，即脉以胃气为本。所谓有胃气的脉象是指脉来不浮不沉、不大不小、不疾不徐，应手柔和有力，来去节律规整分明，蕴含生机之象。本篇所云春肝之脉"微弦"、夏心之脉"微钩"、长夏脾之脉"微耎弱"、秋肺之脉"微毛"、冬肾之脉"微石"，"微"是用来表述早时五脏诸脉具有柔和之象，诚如张介宾所谓："自有一种雍容和缓之状者。"

【原文】胃之大络，名曰虚里[1]，贯膈络肺，出于左乳下，其动应衣，脉宗气也[2]。盛喘数绝者，则病在中[3]；结而横，有积矣[4]；绝不至，曰死[5]。乳之下，其动应衣，宗气泄也[6]。

【注释】

[1] 虚里：位于左乳下，心尖搏动处，为足阳明胃经之络脉，其脉从胃贯穿膈膜，联络于肺。

[2] 其动应衣，脉宗气也：虚里处的搏动可以用手触诊，以测候宗气盛衰。张志聪注："宗气者，胃腑水谷之所资生，积于胸中，为脏腑经脉之宗，故曰宗气。虚里……乃胃腑宗气之所出，此脉以候宗气也。"衣，《甲乙经》作"手"，可从。脉，动词，诊察之意。

[3] 盛喘数绝者，则病在中：指虚里处搏动甚盛，如气急喘促，且时有停搏，提示病在胸中心肺二脏。盛喘，搏动强烈；数绝，频繁歇止。张介宾注："若虚里动甚而如喘，或数急而兼断绝者，由中气不守而然，故曰病在中。"

[4] 结而横，有积矣：吴崑注："横，横格于指下也。言虚里之脉结而横，是胃中

有积。"结，脉来迟缓而时有一歇止。

［5］绝不至，曰死：马莳注："绝而不至，则胃气已绝，所以谓之曰死。"

［6］其动应衣，宗气泄也：虚里搏动牵动衣服，提示宗气外泄。吴崑注："宗气宜藏不宜泄，乳下虚里之脉，其动应衣，是宗气失藏而外泄也。"

【提要】论虚里诊法。

【精解】虚里为胃之大络，从胃脉支出，贯膈络肺，会聚左乳下，即心尖搏动处，它是诊察宗气强弱、常异的主要部位。关于虚里的名义，杨上善注："虚里，城邑居处也，此胃之大络，乃是五藏六府所禀居处，故曰虚里。"由于虚里所处的特殊位置，作为脉诊的应用，则大多在遇暴厥、大虚大实、脉伏不见之证时协助诊断。因此，其在临床心肺疾病上的诊断价值是不能忽视的。

【原文】脉从阴阳，病易已；脉逆阴阳，病难已。脉得四时之顺，曰病无他；脉反四时及不间脏[1]，曰难已。

【注释】

［1］不间脏：即传其所克之脏。

【提要】论脉证、脉时的阴阳逆从及其病证预后。

【精解】不间脏，是疾病传变的一种方式。五脏相生而传，邪气挟生气而来，虽有邪气，亦有正气不断来复之机，故预后良好。若传其所克之脏，即不间脏，则邪气挟克贼之气而来，使受病之脏邪气猖獗，正气受伤，同时又可影响其他脏腑而发生他病，多致病情加重，预后欠佳。

玉机真脏论篇第十九

【原文】五脏受气于其所生[1]，传之于其所胜[2]，气舍于其所生[3]，死于其所不胜[4]。病之且死，必先传行至其所不胜，病乃死。此言气之逆行[5]也，故死。肝受气于心，传之于脾，气舍于肾，至肺而死。心受气于脾，传之于肺，气舍于肝，至肾而死。脾受气于肺，传之于肾，气舍于心，至肝而死。肺受气于肾，传之于肝，气舍于脾，至心而死。肾受气于肝，传之于心，气舍于肺，至脾而死。此皆逆死也。一日一夜五分之[6]，此所以占死生之早暮[7]也。

【注释】

［1］受气于其所生：指受病气于己所生之脏。受，接受；气，病气；所生，是指为我所生之脏。

［2］所胜：指己所胜者，即我克之脏。

［3］气舍于其所生：即病气留止于母脏。其，俞樾注："两言'其所生'则无别

78

矣，疑下句衍'其'字。"应据删。舍，张介宾注："留止也。"所生，生我之脏。

[4] 死于其所不胜：即病气传至克己者则死。不胜，指克我之脏。

[5] 气之逆行：即病气的逆传。

[6] 一日一夜五分之：一日一夜可分为五个阶段以配属五行五脏，平旦属肝，日中属心，午后属脾，薄暮属肺，夜半属肾。

[7] 占死生之早暮也：即预测患者死亡的时间。占，预测。生，《新校正》指出"按《甲乙经》'生'作'者'字"，可参。

【提要】论五脏病气的传变方式。

【精解】五脏病气的传变可依据五行生克原理来认识，按五行相胜规律传变为顺传，按子病传母规律相传为逆传。

【原文】黄帝曰：见真脏曰死，何也？岐伯曰：五脏者，皆禀气于胃，胃者五脏之本也；脏气者，不能自致于手太阴，必因于胃气，乃至于手太阴也。故五脏各以其时，自为而至于手太阴也。故邪气胜者，精气衰也。故病甚者，胃气不能与之俱至于手太阴，故真脏之气独见，独见者，病胜脏也，故曰死。

【提要】论真脏脉形成的机制及预后。

【精解】脉无胃气而真脏之气独现称为真脏脉。原文"故病甚者，胃气不能与之俱至于手太阴，故真脏之气独见，独见者，病胜脏也，故曰死"。意思是若胃气衰败，不能涵养脏气，则脏气独至于手太阴寸口，表现为但见本脏之脉，毫无和缓从容之胃气，是五脏精气外泄不藏的严重证候，故为死脉。如脉象出现"但弦无胃""但石无胃"等均属于此。

【原文】凡治病察其形气色泽，脉之盛衰，病之新故，乃治之无后其时。形气相得，谓之可治，色泽以浮，谓之易已；脉从四时，谓之可治；脉弱以滑，是有胃气，命曰易治，取之以时；形气相失，谓之难治；色夭不泽，谓之难已；脉实以坚，谓之益甚；脉逆四时，为不可治，必察四难，而明告之。

【提要】论疾病治疗的"四难"和"四易"。

【精解】本段经文说明治病的一般规律，首先要诊察患者的形气色泽、脉的虚实、疾病的新旧，来判断疾病的"易治"和"难治"。

【原文】所谓逆四时者，春得肺脉，夏得肾脉，秋得心脉，冬得脾脉；其至皆悬绝沉涩者，命曰逆四时。未有脏形，于春夏而脉沉涩，秋冬而脉浮大，名曰逆四时也。病热脉静；泄而脉大；脱血而脉实；病在中，脉实坚，病在外，脉不实坚者；皆难治。

【提要】论逆四时的脉象。

【精解】本段经文说明了逆四时的脉象，并举例说明五种难治之病的脉象。

黄帝内经篇

79

脏气法时论篇第二十二

【原文】肝主春，足厥阴少阳主治，其日甲乙，肝苦急，急食甘以缓之[1]。心主夏，手少阴太阳主治，其日丙丁，心苦缓，急食酸以收之[2]。脾主长夏，足太阴阳明主治，其日戊己，脾苦湿，急食苦以燥之[3]。肺主秋，手太阴阳明主治，其日庚辛，肺苦气上逆，急食苦以泄之[4]。肾主冬，足少阴太阳主治，其日壬癸，肾苦燥，急食辛以润之；开腠理，致津液，通气也[5]。

【注释】

[1] 肝苦急，急食甘以缓之：肝为刚脏，在志为怒，过怒则气急而肝伤；肝藏血，主筋，肝病多致筋脉拘急、痉挛。甘味性缓，可缓急止痛，以柔制刚，缓解肝之急。苦，痛苦，苦于。

[2] 心苦缓，急食酸以收之：心在志为喜，过喜则气缓，心气涣散不收。酸味主收，故以酸收敛心气。

[3] 脾苦湿，急食苦以燥之：脾主运化水湿，脾病则湿不化，外湿亦通于脾，湿胜易困脾。苦能燥湿，故以苦味治之。

[4] 肺苦气上逆，急食苦以泄之：肺气以降为顺，肺病多气逆，发为咳喘之病。苦味能泄，故用苦味降逆以通泄肺气。

[5] 肾苦燥，急食辛以润之，开腠理，致津液，通气也：肾为水脏，以燥为苦。辛能发散，化气行津，且入肺能通调水道，下输膀胱，故肾燥以辛药润之。张介宾注："盖辛从金化，水之母也。其能开腠理致津液者，以辛能通气也。水中有真气，惟辛能达之，气至水亦至，故可以润肾之燥。"又，滑寿注："此一句九字，疑原是注文。"可参。

【提要】论脏气法时和"五脏所苦"。

【精解】论述五脏与四时五季关系，同时阐述五脏所苦，以及其治法。

【原文】肝欲散，急食辛以散之，用辛补之，酸泻之[1]。心欲软，急食咸以软之，用咸补之，甘泻之[2]。脾欲缓，急食甘以缓之，用苦泻之，甘补之[3]。肺欲收，急食酸以收之，用酸补之，辛泻之[4]。肾欲坚，急食苦以坚之，用苦补之，咸泻之[5]。

【注释】

[1] 肝欲散，急食辛以散之，用辛补之，酸泻之：张介宾注："木不宜郁，故欲以辛散。顺其性者为补，逆其性者为泻，肝喜散而恶收，故辛为补酸为泻。"

[2] 心欲软，急食咸以软之，用咸补之，甘泻之：高世栻注："心病则火炎，故心欲软。治之之法，当急食咸味以软之，咸能软坚也。心气炎而欲软，软之即所以补之，

故用咸补之。咸软为补，则甘缓为泻，故甘泻之。"甘缓发散为阳，助火增炎，故为泻。

[3] 脾欲缓，急食甘以缓之，用苦泻之，甘补之：张介宾注："脾贵充和温厚，其性欲缓，故宜食甘以缓之。脾喜甘而恶苦，故苦为泻，甘为补也。"

[4] 肺欲收，急食酸以收之，用酸补之，辛泻之：高世栻注："肺病则气散，故肺欲收。治之之法，当急食酸味以收之。酸主收也，肺气散而欲收，收之即所以补之，故用酸补之。酸收为补，则辛散为泻，故辛泻之。"

[5] 肾欲坚，急食苦以坚之，用苦补之，咸泻之：肾主闭藏，宜固守于内，故肾欲坚；苦性坚，咸则软坚，故以苦补之，咸泻之。

【提要】论"五脏所欲"。

【精解】五脏所欲、所苦，即五脏的性能、病变特点。苦，即病证，病理状态，由于多种因素导致的其自身收散升降等特性被违逆或者功能降低，其表现形式或太过，或不及。欲，即顺其脏腑特性，或顺其脏腑功能则为欲。因此，治疗上以顺其性为补，逆其性为泻，运用五味的特异作用，对五脏施以补泻。即肝欲散而苦急、心欲软而苦缓、脾欲缓而苦湿、肺欲收而苦气上逆、肾欲坚而苦燥，在药食调治上，顺其性选择辛散、酸泻以补肝、泻肝，咸软、甘泻以补心、泻心，甘缓、苦泻以补脾、泻脾，酸收、辛泻以补肺、泻肺，苦坚、咸泻以补肾、泻肾。逆其性为泻，故以酸、甘、苦、辛、咸味的药食分别泻肝、心、脾、肺、肾五脏。

宣明五气篇第二十三

【原文】五味所禁：辛走气，气病无多食辛[1]；咸走血，血病无多食咸[2]；苦走骨，骨病无多食苦[3]；甘走肉，肉病无多食甘[4]；酸走筋，筋病无多食酸[5]。是谓五禁，无令多食。

【注释】

[1] 辛走气，气病无多食辛：吴崑注："辛，阳也，气亦阳也，同气相求，故辛走气，辛主发散，气弱者食之，故气益虚耗矣，故在所禁。"

[2] 咸走血，血病无多食咸：《灵枢·五味》云："血与咸相得则凝。"咸入肾，水盛则克心火，心主血脉，故血病多食咸易伤心，影响血脉运行，加重病情。

[3] 苦走骨，骨病无多食苦：吴崑注："苦，阴也，骨亦阴也，同气则入，故苦走骨。骨得苦则阴益甚，骨重而难举矣。"

[4] 甘走肉，肉病无多食甘：甘入脾，脾主肉，过食甘易壅滞脾胃之气，使湿浊内盛，泛溢肌肉腠理而为肿，故肉病多食甘味易加重病情。

[5] 酸走筋，筋病无多食酸：酸入肝，肝主筋，筋病多见拘急痉挛之证，酸味收

敛，多食易加重筋病的症状。

【提要】说明五味禁忌的原因。

【精解】五味入五脏，适量摄入可补其脏，太过则伤其脏。原理有二，一是本脏所恶；二是伤及所胜、所不胜之脏。

宝命全形论篇第二十五

【原文】故针有悬布天下者五，黔首共余食，莫知之也。一曰治神，二曰知养身，三曰知毒药为真，四曰制砭石小大，五曰知腑脏血气之诊。五法俱立，各有所先。

【提要】提出医者针刺治疗时的五个要点。

【精解】经文分别从医生的修养、医学基础理论和医疗技能的掌握等方面，对医生提出了针刺治疗时应该注意的五个关键问题。其中"治神"最为重要，在"治神"的前提下，再施以针刺手法，否则不明脏腑虚实、经络内外之病候而施针，往往导致治疗失误。

通评虚实论篇第二十八

【原文】凡治消瘅[1]、仆击[2]、偏枯、痿厥[3]、气满发逆[4]，肥贵人[5]，则高梁之疾[6]也。隔塞闭绝，上下不通，则暴忧之病也。暴厥而聋，偏塞闭不通[7]，内气暴薄[8]也。不从内，外中风之病，故瘦留著也[9]。蹠跛[10]，寒风湿之病也。

【注释】

[1] 消瘅：病名。吴崑注："消瘅，消中而热，善饮善食也。"瘅，热也。

[2] 仆击：猝然仆倒之中风。

[3] 痿厥：痿，手足痿弱。厥，四肢逆冷。

[4] 气满发逆：指气机壅满所致的气逆喘息。

[5] 肥贵人：据《素问·腹中论》王冰注及守山阁校本"肥"前有"甘"字，当从。这里指常食用甘味多脂美食的富贵之人。

[6] 高梁之疾：指因过食膏粱厚味所引起的疾病。

[7] 暴厥而聋，偏塞闭不通：张志聪注："暴厥而聋，厥气上逆，上窍不通也。偏塞闭结，厥气下逆，下窍不通也。"

[8] 薄：急迫。

[9] 外中风之病，故瘦留著也：王冰注："外风中人，伏藏不去，则阳气内受，为热外燔，肌肉消烁，故留薄肉分消瘦，而皮肤著于筋骨也。"瘦留著，《甲乙经》作

"留瘦著"，可参。

[10] 蹠（zhí）跛：行路不正之病。高世栻注："蹠，践履也。跛，不正也。"

【原文】黄疸、暴痛、癫疾、厥狂[1]，久逆之所生也。五脏不平、六腑闭塞之所生也。头痛耳鸣、九窍不利，肠胃之所生也。

【注释】

[1] 厥狂：气逆而致的狂病。

【提要】以上两段论多种病证的病因。

【精解】以上两段经文从病证角度出发，讨论不同病证有相同或相似的病因。消瘅、仆击、偏枯、痿厥、气满发逆诸病，病虽不同，但饮食肥甘是它们共同的病因。黄疸、暴痛、癫疾、厥狂诸证，证虽有异，脏腑之气因外感内伤而致久逆是其共同病因。

太阴阳明论篇第二十九

【原文】帝曰：脾不主时[1]何也？岐伯曰：脾者土也，治中央，常以四时长[2]四脏，各十八日寄治[3]，不得独主于时也。脾脏者常著胃土之精[4]也，土者生万物而法天地，故上下至头足，不得主时也。

【注释】

[1] 脾不主时：此指脾不单主于一个时令。

[2] 长：同掌，主也。

[3] 各十八日寄治：言脾主各季节终末十八日。张志聪注："春夏秋冬，肝心肺肾之所主也。土位中央，灌溉于四脏，是以四季月中各旺十八日。是四时之中皆有土气，而不独主于时也。五脏之气各主七十二日，以成一岁。"

[4] 常著胃土之精：脾气转输，可将胃土水谷之精的作用得以彰显。姚止庵注："胃主受，脾主运，胃受水谷而脾为之运化，使之著见于一身，是胃土之精实由脾著也。"著，彰显。

【提要】论脾不主时理论。

【精解】"脾不主时"的观点突出了《内经》重视脾胃的思想。脾不独主于时，即脾无时不主，一年四时中各脏腑都离不开脾胃运化的水谷精微的滋养，犹如土之长养万物。《素问·玉机真藏论》亦云："脾脉者，土也，孤脏以灌四傍者也。"因此，临床治疗时要重视脾胃与各脏腑的密切关系，治疗各脏腑病证时均应注重调理脾胃。

热论篇第三十一

【原文】帝曰：愿闻其状。岐伯曰：伤寒一日[1]，巨阳受之，故头项痛腰脊强[2]。二日阳明受之，阳明主肉，其脉侠鼻络于目，故身热[3]目疼而鼻干，不得卧也。三日少阳受之，少阳主胆[4]，其脉循胁络于耳，故胸胁痛而耳聋。三阳经络皆受其病，而未入于脏[5]者，故可汗而已。四日太阴受之，太阴脉布胃中络于嗌，故腹满而嗌干。五日少阴受之，少阴脉贯肾络于肺，系舌本，故口燥舌干而渴。六日厥阴受之，厥阴脉循阴器而络于肝，故烦满而囊缩[6]。三阴三阳、五脏六腑皆受病，荣卫不行，五脏不通，则死矣。

【注释】

[1] 一日："一日"与下文"二日""三日"等都是指外感热病传变的次序及发展的阶段，并非局限于具体日数。

[2] 头项痛腰脊强："痛""强"互文。此句即言头项部、脊背以及腰间僵硬疼痛。

[3] 身热：指发热较甚，遍及周身，扪之烫手，愈按愈热。张介宾注："伤寒多发热，而独此云身热者，盖阳明主肌肉，身热尤甚也。"

[4] 少阳主胆：据《甲乙经》和《太素》，"胆"应作"骨"。结合前文，邪气由表入里而经皮、肉、骨的层次，故"骨"并非指骨骼，而是代表邪气深入的程度。

[5] 未入于脏：指邪气仍在三阳之表，而未入三阴之里，故可汗而已。

[6] 烦满而囊缩：肝足厥阴之脉绕阴器，抵少腹，挟胃属肝络胆，故厥阴受邪则烦闷而阴囊收缩。满，即"懑"，烦闷之意。囊缩，阴囊收缩。在女子则少腹拘急。

【提要】论热病的六经传变规律及其临床表现。

【精解】外感热病的六经证候与经脉循行相关。六经证候主要表现在相应经脉循行的部位上，该条所列六经证候限于实证、热证，未及虚证、寒证，其中三阳经病证为表热证，三阴经病证为里热证，这种六经分证的思想为《伤寒论》六经辨证奠定了理论基础。《伤寒论》根据热病病位、病性和邪正关系的认识，补充了虚证和寒证，并对每一经证候详述经证、腑证及各种变证、坏证，丰富和发展了《素问·热论》的证候分类思想。

【原文】其不两感于寒者，七日[1]巨阳病衰，头痛少愈；八日阳明病衰，身热少愈；九日少阳病衰，耳聋微闻；十日太阴病衰，腹减如故，则思饮食；十一日少阴病衰，渴止不满，舌干已而嚏；十二日厥阴病衰，囊纵，少腹微下[2]，大气[3]皆去，病日已矣。

【注释】

[1] 七日："七日"与下文"八日""九日"等都是指热病过程中，病情转愈的次序。

[2] 囊纵，少腹微下：阴囊舒缓，少腹拘急有所减轻。纵，舒缓也。

[3] 大气：指邪气。王冰注："大气，谓大邪之气。"

【提要】论外感热病诸经自愈的规律。

【精解】外感热病的传变规律是由表入里，由阳入阴，其先后次序是太阳、阳明、少阳、太阴、少阴、厥阴。若"不两感于寒"，则在受病后的第七天开始缓解，说明热病在演变过程中，如果正气不虚，有一定的自愈倾向。

【原文】帝曰：热病可愈，时有所遗[1]者，何也？岐伯曰：诸遗者，热甚而强食之，故有所遗也。若此者，皆病已衰而热有所藏，因其谷气相薄，两热相合，故有所遗也。帝曰：善。治遗奈何？岐伯曰：视其虚实，调其逆从，可使必已矣。帝曰：病热当何治之？岐伯曰：病热少愈，食肉则复，多食则遗[2]，此其禁也。

【注释】

[1] 遗：指病邪遗留，迁延不愈，余热未尽。杨上善注："遗，余也。大气虽去，犹有残热在脏腑之内外，因多食，以谷气热与故热相薄，重发热病，名曰余热病也。"

[2] 食肉则复，多食则遗：热病之后，脾胃气虚，运化力弱，食肉则不化，多食则谷气壅塞，与邪热相互搏结，故有遗留或复发。张介宾注："复者，病复作；遗，则延久也。"

【提要】论外感热病的饮食宜忌。

【精解】该段提出的"热遗和食复"两种情况，是热病过程中或热病之后，饮食不慎所致热邪稽留不退或热病复发。其机制是外感热病时，脾胃虚弱，消化力差，再勉强多食或进食肉类等助热难化之物，则易致邪热与谷食之热相合，使热病缠绵难愈。

【原文】帝曰：其病两感于寒者，其脉应与其病形何如？岐伯曰：两感于寒者，病一日则巨阳与少阴俱病，则头痛口干而烦满；二日则阳明与太阴俱病，则腹满身热，不欲食，谵言；三日则少阳与厥阴俱病，则耳聋囊缩而厥，水浆不入，不知人，六日死[1]。帝曰：五脏已伤，六腑不通，荣卫不行，如是之后，三日乃死何也？岐伯曰：阳明者，十二经脉之长也，其血气盛，故不知人，三日其气乃尽，故死矣。凡病伤寒而成温者，先夏至日者为病温，后夏至日者为病暑，暑当与汗皆出，勿止[2]。

【注释】

[1] 水浆不入，不知人，六日死："水浆不入"为胃气乏竭，"不知人"为神气将脱，均属危象。

[2] 暑当与汗皆出，勿止：汗出则暑邪外泄，故不可汗止。

【提要】论两感病的主症、传变规律及预后。

【精解】"两感于寒"是表里两经同时感受寒邪而发病,其机制多因正气虚于内,邪气感于外,故感邪之初即表现为表里两经同时受邪发病的特征。其临床特点是起病急、传变快、病情重、预后差,邪盛正衰矛盾突出。其以"水浆不入,不知人"作为死亡前的临床表现,说明《内经》重视胃气在疾病转归中的作用,是五行重土思想在医学上的重要体现。受本段经文影响,《伤寒论》中立法处方尤其注重"保胃气""存津液",倡导发汗必滋化源,清下不伤胃气。

评热病论篇第三十三

【原文】帝曰:劳风为病何如?岐伯曰:劳风法在肺下,其为病也,使人强上冥视,唾出若涕,恶风而振寒,此为劳风之病。帝曰:治之奈何?岐伯曰:以救俛仰,巨阳引。精者三日,中年者五日,不精者七日。咳出青黄涕,其状如脓,大如弹丸,从口中若鼻中出,不出则伤肺,伤肺则死也。

【提要】论劳风的病因、病机、主症、治疗和预后。

【精解】劳风是因过劳体虚,感受风寒所致,因卫阳被遏,肺失宣降,郁而化热,灼津炼痰,以致痰热壅肺,其主要症状为恶风振寒,项强而视物不清,咳出青黄涕、其状如脓等,其病位在肺。治疗以针刺方法为主,采取引导太阳经气、利肺气、散邪气,以救俛仰。特别强调咯痰外出,使邪有出路,是重要的治疗方法。其预后则与年龄、体质和精气盛衰有关。

咳论篇第三十八

【原文】人与天地相参,故五脏各以治时,感于寒则受病,微则为咳,甚者为泄为痛[1]。乘秋则[2]肺先受邪,乘春则肝先受之,乘夏则心先受之,乘至阴则脾先受之,乘冬则肾先受之。

【注释】

[1] 微则为咳,甚则为泄为痛:微,指病情轻浅,局限于肺;甚,指病情发展,涉及其他脏腑,其中兼经脉所过疼痛者为五脏咳,兼经脉疼痛且吐泄者为六腑咳。

[2] 乘秋则:《新校正》云:"按全元起本及《太素》,无'乘秋则'三字,疑此文误多也。"

【提要】论五脏主时与感寒发病。

【精解】五脏六腑在不同季节感受时令邪气,可引起相应脏气受损,从而波及肺而咳。这一论述从整体观的高度说明，虽然咳嗽是肺脏的病理反映，但五脏六腑的病变皆可影响肺之宣降而致咳。

【原文】肺咳之状，咳而喘息有音，甚则唾血。心咳之状，咳则心痛，喉中介介如梗状[1]，甚则咽肿喉痹[2]。肝咳之状，咳则两胁下痛，甚则不可以转，转则两胠[3]下满。脾咳之状，咳则右胁下痛，阴阴[4]引肩背，甚则不可以动，动则咳剧。肾咳之状，咳则腰背相引而痛，甚则咳涎。

【注释】

[1] 喉中介介如梗状："介介"《甲乙经》作"喝喝"，"喝"有"塞"意。"梗"与"鲠"相通。"梗"或"鲠"，即草梗或鱼刺。

[2] 喉痹：指因咽喉肿痛导致呼吸阻塞的病证。

[3] 两胠（qū）：胠，指腋下胁肋部。

[4] 阴阴：隐隐之意。

【提要】论五脏咳的证候特点。

【原文】帝曰：六腑之咳奈何？安所受病？岐伯曰：五脏之久咳，乃移[1]于六腑。脾咳不已，则胃受之，胃咳之状，咳而呕，呕甚则长虫[2]出。肝咳不已，则胆受之，胆咳之状，咳呕胆汁，肺咳不已，则大肠受之，大肠咳状，咳而遗失[3]。心咳不已，则小肠受之，小肠咳状，咳而失气[4]，气与咳俱失。肾咳不已，则膀胱受之，膀胱咳状，咳而遗溺。久咳不已，则三焦受之，三焦咳状，咳而腹满，不欲食饮。

【注释】

[1] 移：蔓延、波及之意。

[2] 长虫：指蛔虫。

[3] 遗失：系指咳嗽之时伴见的大便失控。《甲乙经》和《太素》均作"遗矢"。

[4] 失气：即排气。

【提要】论六腑咳的证候特点及传变规律。

【精解】以上两段论述了五脏咳和六腑咳的证候特点。五脏咳的发生，是邪犯各脏经脉，导致经脉气血逆乱，并影响于肺所致，是咳嗽的初期阶段，其病机以各脏经脉气血阻滞不通为主，故以咳兼"痛"为主要临床表现。六腑咳是五脏咳久不愈，按脏腑表里关系传变而成。因其病深日久，病情较重，影响到相应脏腑的气机运行和气化活动，表现为气机上逆之呕吐、气虚不摄之下泄等症状。因此，六腑咳较五脏咳病程长、病情重，反映了咳的传变是由脏及腑的特殊规律。这种脏腑分证的方法，为后世脏腑辨证之雏形。

举痛论篇第三十九

【原文】帝曰：其痛或卒然而止者，或痛甚不休者，或痛甚不可按者，或按之而痛止者，或按之无益者，或喘动应手[1]者，或心与背相引而痛者，或胁肋与少腹相引而痛者，或腹痛引阴股[2]者，或痛宿昔[3]而成积者，或卒然痛死不知人，有少间复生者，或痛而呕者，或腹痛而后泄者，或痛而闭不通者，凡此诸痛，各不同形，别之奈何？

【注释】

[1] 喘动应手：指血脉搏动按之急促应手。"喘"与"揣"义同，动之意。

[2] 阴股：大腿内侧，近前阴处。杨上善注："髀内为股，阴下之股，为阴股也。"

[3] 宿昔：张志聪注："宿昔，稽留久也。"宿，止、住。昔，久远。

【原文】寒气客于脉外则脉寒，脉寒则缩蜷，缩蜷则脉绌急[1]，绌急则外引小络，故卒然而痛，得炅[2]则痛立止。

【注释】

[1] 绌（chù）急：屈曲拘急之状。绌，屈曲。急，拘急。

[2] 炅：热。

【原文】因重中于寒，则痛久矣。

【原文】寒气客于经脉之中，与炅气相薄则脉满，满则痛而不可按也。

【原文】寒气稽留，炅气从上[1]，则脉充大而血气乱，故痛甚不可按也。

【注释】

[1] 从上：郭霭春《黄帝内经素问校注语译》云："'上'疑'之'字之误。篆文'之'与'上'形近易混。"若此，文义较畅。可参。

【原文】寒气客于肠胃之间，膜原[1]之下，血不得散，小络急引故痛，按之则血气散，故按之痛止。

【注释】

[1] 膜原：脏腑和肌肉间的脂膜组织。张介宾注："膜，筋膜也。原，肓之原也。"又注《痹论》云："肓者，凡腔腹肉理之间，上下空隙之处，皆谓之肓。"又注《痿论》云："盖膜犹幕也，凡肉理脏腑之间，其成片联络薄筋，皆谓之膜。所以屏障血气者也。凡筋膜所在之处，脉络必分，血气必聚，故又谓之膜原，亦谓之脂膜。"

【原文】寒气客于侠脊之脉[1]，则深按之不能及，故按之无益也。

【注释】

[1] 侠脊之脉：指脊柱两旁深部之经脉。张志聪注："侠脊之脉，伏冲之脉也。伏

冲之脉，上循背里，邪客之则深，按之不能及，故按之无益也。"

【原文】寒气客于冲脉，冲脉起于关元，随腹直上，寒气客则脉不通，脉不通则气因之，故揣动应手矣。

【原文】寒气客于背俞之脉[1]则脉泣，脉泣则血虚，血虚则痛，其俞注于心，故相引而痛，按之则热气至，热气至则痛止矣。

【注释】

[1] 背俞之脉：指足太阳经脉，其行于背部的部分有五脏六腑之俞穴，故称背俞之脉。

【原文】寒气客于厥阴之脉，厥阴之脉者，络阴器系于肝，寒气客于脉中，则血泣脉急，故胁肋与少腹相引痛矣。

【原文】厥气[1]客于阴股，寒气上及少腹，血泣在下相引，故腹痛引阴股。

【注释】

[1] 厥气：寒逆之气。据文意及前后文例，"厥气"似应与下句"寒气"互易，应为"寒气客于阴股，厥气上及少腹"，于理较顺。

【原文】寒气客于小肠膜原之间，络血之中，血泣不得注于大经，血气稽留不得行，故宿昔而成积矣。

【原文】寒气客于五脏，厥逆上泄，阴气竭，阳气未入[1]，故卒然痛死不知人，气复反，则生矣。

【注释】

[1] 厥逆上泄，阴气竭，阳气未入：寒气客于五脏，阴气阻绝于内，阳气泄越于外，阴阳之气不相顺接，故"卒然痛死不知人"。泄，即泄越。竭，有遏止、阻隔不通之义。

【原文】寒气客于肠胃，厥逆上出，故痛而呕也。寒气客于小肠，小肠不得成聚[1]，故后泄腹痛矣。

【注释】

[1] 成聚：指小肠受盛化物之功能。

【原文】热气留于小肠，肠中痛，瘅热[1]焦渴，则坚干不得出，故痛而闭不通矣。

【注释】

[1] 瘅热：热甚之意。

【提要】以上诸段论十四种痛证的辨证要点。

【精解】疼痛虽多由寒邪所致，但并非仅限于寒邪，以上诸段经文旨在以寒邪的性质及致病特点为例来说明疼痛发生的机制。除寒邪外，导致疼痛的病因还有风湿燥火、七情、饮食、劳倦、痰饮、虫积、跌仆损伤等多种因素，其辨证可分虚实两端。对疼痛的诊断与辨证要把握以下几点：其一，疼痛的时间特点与程度；其二，疼痛对寒热按揉的反应；其三，疼痛的牵引部位；其四，疼痛的兼症。

【原文】 帝曰：所谓言而可知者也。视而可见奈何？岐伯曰：五脏六腑，固尽有部，视其五色，黄赤为热，白为寒，青黑为痛，此所谓视而可见者也。帝曰：扪而可得奈何？岐伯曰：视其主病之脉，坚而血及陷下者[1]，皆可扪而得也。

【注释】

[1] 坚而血及陷下者：此指局部按诊。局部血脉壅盛隆起，按之坚硬，属实；按之陷下濡软，为虚。

【提要】 强调疼痛辨证需要四诊合参。

【精解】 临床对疼痛的辨证应四诊合参，不仅要根据疼痛的部位来确定脏腑经络病位，还应根据面色疼痛的性质、对寒热按揉的反应、发作时间的长短、有无牵引痛及其兼症来判断疼痛的寒热虚实。这些内容至今仍有效指导临床实践。

【原文】 怒则气逆，甚则呕血及飧泄，故气上[1]矣。喜则气和志达，荣卫通利，故气缓[2]矣。悲则心系[3]急，肺布叶举[4]，而上焦不通，荣卫不散，热气在中，故气消矣。恐则精却[5]，却则上焦闭，闭则气还，还则下焦胀，故气不行[6]矣。寒则腠理闭，气不行，故气收[7]矣。炅则腠理开，荣卫通，汗大泄，故气泄[8]。惊则心无所倚，神无所归，虑无所定[9]，故气乱矣。劳则喘息汗出，外内皆越[10]，故气耗矣。思则心有所存，神有所归，正气留而不行[11]，故气结矣。

【注释】

[1] 气上：肝气上逆。

[2] 气缓：指气机和缓，但暴喜则可使心气过缓以至涣散不收。张琦注："九气皆为病言，缓当为缓散不收之意。"

[3] 心系：心与其他脏器相连系的组织。

[4] 肺布叶举：肺脏张布，而肺叶上举。布，布列，张开。举，举起。

[5] 精却：肾精不能上承而下陷。却，退却。

[6] 气不行：《新校正》云："详'气不行'当作'气下行'。"可从。

[7] 气收：气收敛于中而不发散。

[8] 气泄：指营卫津液之气随汗而耗散。

[9] 心无所倚，神无所归，虑无所定：此三句形容心神不能内守而动荡不宁。高世栻注："惊则心气动荡而无所倚，神气越而无所归，思虑惑而无所定。"

[10] 外内皆越：马莳注："夫喘则内气越，汗则外气越，故气以之而耗散也。"越，

耗散。

[11] 神有所归，正气留而不行：《甲乙经》《太素》均作“神有所止，气留而不行”，可从。杨上善注：“专思一事，则心气驻一物，所以神务一物之中，心神引气而聚，故结而为病也。”

【提要】论九气的病机特征及临床表现。

【精解】疾病的发生，都是不同致病因素影响到气的不同变化而导致的。如因精神因素引起的有气上、气缓、气消、气下、气乱、气结等，这反映了五脏之气的病变；因气候因素引起的有气收、气泄之分，这反映了卫气方面的病变；因生活起居因素引起的有气耗，以说明人体精力的耗伤。这些内容表明，不同因素致病各有其病机特点和临床特征。

痹论篇第四十三

【原文】帝曰：内舍[1]五脏六腑，何气使然？岐伯曰：五脏皆有合[2]，病久而不去者，内舍于其合也。故骨痹不已，复感于邪，内舍于肾；筋痹不已，复感于邪，内舍于肝；脉痹不已，复感于邪，内舍于心；肌痹不已，复感于邪，内舍于脾；皮痹不已，复感于邪，内舍于肺。所谓痹者，各以其时重感于风寒湿之气也。

【注释】

[1] 舍：稽留之义。吴崑注：“舍，邪入而居之也。”

[2] 合：指与五脏相合的五体

【提要】五体痹久而不愈发展为五脏痹。

【精解】五体痹日久不去，将有可能向内传变而形成五脏痹。五体痹发展为五脏痹的病理机转有二：一是“病久而不去”，即五体痹久延不愈，久病正气虚损；二是“各以其时重感于风寒湿之气”，即反复感受痹邪，导致痹邪内传入脏，形成五脏痹。

【原文】凡痹之客五脏者，肺痹者，烦满喘而呕；心痹者，脉不通，烦则心下鼓[1]，暴上气而喘，嗌干，善噫[2]，厥气上则恐；肝痹者，夜卧则惊[3]，多饮数小便，上为引如怀[4]；肾痹者，善胀，尻以代踵，脊以代头[5]；脾痹者，四肢解堕，发咳呕汁，上为大塞[6]；肠痹者，数饮而出不得，中气喘争[7]，时发飧泄；胞痹[8]者，少腹膀胱按之内痛，若沃以汤[9]，涩于小便，上为清涕[10]。

【注释】

[1] 心下鼓：指心下悸动。张琦注：“心主脉而贯肺，以行呼吸，心下跳动，上气而喘，心乘肺也。”

[2] 善噫：作“嗳气”解。《素问·宣明五气》谓：“心为噫。”

　　[3] 夜卧则惊：张介宾注："肝藏魂，肝气痹则魂不安，故主夜卧惊骇。"

　　[4] 上为引如怀：即肝脾气滞血瘀，水液潴留，导致腹部胀大如怀妊之状。引，开弓的样子；怀，怀妊。

　　[5] 尻以代踵，脊以代头：谓足不能站立和行走，以尻代之；头俯不能仰，背驼甚而脊高于头。尻，尾骶部。踵，足后跟。

　　[6] 上为大塞：指严重的痞塞。"大"为"不"字形误。古字"不"与"否"通。"否"又通"痞"。

　　[7] 中气喘争：指腹中有气攻冲，肠中雷鸣。

　　[8] 胞痹：即膀胱痹。胞，通脬，指膀胱。

　　[9] 若沃以汤：似灌热水之状。沃，灌也；汤，热水也。

　　[10] 上为清涕：指鼻流冷涕。

【提要】论脏腑痹的症状。

【精解】痹邪客于脏腑，可表现出不同的症状及体征。如肺痹可出现胸背疼痛，气上逆，喘息而呕等。其余各脏也各有其相应的临床表现。

【原文】阴气者，静则神藏，躁则消亡[1]。饮食自倍[2]，肠胃乃伤。

【注释】

　　[1] 阴气者，静则神藏，躁则消亡：阴气，指五脏之气。静，即恬惔虚无；神藏，即神气内藏；躁，即浮躁不宁；消亡，即耗散消亡。

　　[2] 饮食自倍：指如果违背了饮食常规，过饱、过饥、过偏以及过寒、过热等，肠胃就会受到损伤。倍，读如"悖"。

【提要】论痹证发生的内因。

【精解】饮食不节，起居失常，情志不和等是痹证发生的重要内在因素。若五脏所藏之神躁扰妄动，必致阴精损耗，正气不足，则外邪得以乘之，五脏之痹因而生矣。饮食不节，易伤肠胃，而后风寒湿气乃得从而入成痹。

【原文】淫气喘息[1]，痹聚在肺；淫气忧思，痹聚在心；淫气遗溺，痹聚在肾；淫气乏竭[2]，痹聚在肝；淫气肌绝[3]，痹聚在脾[4]。诸痹不已，亦益内[5]也。其风气胜者，其人易已也。

【注释】

　　[1] 淫气喘息：淫气，五脏之气淫乱。淫气是"躁则消亡"所导致的结果。

　　[2] 乏竭：即气血衰败，疲乏力竭。马莳注："邪气侵淫，阴气乏竭，正以肝主血，唯痹聚在肝，故乏竭若是。"

　　[3] 肌绝：《太素》作"饥绝"，注云："饥者，胃少谷也。饥过绝食则胃虚，故痹聚。"

[4] 痹聚在脾：杨上善注："淫气饥绝，痹聚在胃。"此后并有"淫气壅塞，痹聚在脾"八字，并注云："谷气过塞，则实而痹聚于脾也。"可参。

[5] 益内：逐渐向内发展之义。益，渐也，此引申为浸淫、蔓延之义。

【提要】论五脏痹形成的病机。

【精解】痹证侵及五脏的病机，如气机逆乱而喘息，则痹聚在肺；过饥则痹聚在脾等。痹证日久，侵及内脏，风气偏胜者，容易痊愈。

【原文】帝曰：痹，其时有死者，或疼久者，或易已者，其故何也？岐伯曰：其入脏者死，其留连筋骨间者疼久，其留皮肤间者易已。

【提要】论痹证的预后。

【精解】论痹证的预后与感邪性质及病位深浅有关。从感邪性质论，风邪胜者易愈，寒湿胜者难愈。从发病部位论，病在皮肤间者易愈，病在筋骨间者缠绵不愈，病邪入脏者预后差。从病程阶段论，初起者易愈，病久者难愈。

【原文】帝曰：其客于六腑者，何也？岐伯曰：此亦其食饮居处，为其病本也。六腑亦各有俞，风寒湿气中其俞，而食饮应之，循俞而入，各舍其腑也。

【提要】论痹证侵袭六腑的原因。

【精解】饮食不节、起居失调为导致六腑痹的根本原因。六腑各有腧穴，风、寒、湿三气侵袭相应腧穴，内伤饮食，病邪随着腧穴而入，留在相应腑中。

【原文】帝曰：以针治之奈何？岐伯曰：五脏有俞，六腑有合[1]，循脉之分，各有所发[2]，各随其过则病瘳也[3]。

【注释】

[1] 五脏有俞，六腑有合：此句为互文。即五脏六腑皆有俞穴与合穴。高世栻注："不但六腑有俞，而五脏有俞；不但五脏有合，而六腑有合。"

[2] 各有所发：马莳注："循脏腑经脉所行之分，各有所发病之经。"

[3] 各随其过则病瘳（chōu）也：瘳，病愈也。各随其病变部位而治之则病愈。过，指病变。

【提要】论痹证的针刺治疗原则。

【精解】痹证的针治大法，应以辨证取穴和局部取穴相结合为原则。一个原则是"循脉之分""各随其过"，其实质是提示进行"经脉辨证"，及病在何经取何经之穴针刺；另一原则是强调五脏痹取俞穴，六腑痹取合穴针刺治疗。

【原文】帝曰：善。痹，或痛，或不痛，或不仁，或寒，或热，或燥，或湿，其故何也？岐伯曰：痛者，寒气多也，有寒故痛也。其不痛不仁者，病久入深，荣卫之行涩，经络时疏[1]，故不通[2]，皮肤不营，故为不仁。其寒者，阳气少，阴气多，与病相益[3]，故寒也。其热者，阳气多，阴气少，病气胜，阳遭阴[4]，故为痹热。其多汗而濡者，此其逢湿甚也，阳气少，阴气盛，两气相感[5]，故汗出而濡也。

【注释】

[1] 经络时疏：经络常常空虚。张介宾注："疏，空虚也。"

[2] 不通：《甲乙经》《太素》均作"不痛"。张介宾注："荣卫之行涩，而经络时疏则血气衰少。血气衰少则滞逆亦少，故为不痛。"

[3] 阳气少，阴气多，与病相益：指阳虚阴盛的体质，再助以风寒湿之邪，故寒更甚。李中梓注："痹病本属阴寒，若阳气不足之人，则寒从内生，与外病相助益，故寒也。"

[4] 阳气多，阴气少，病气胜，阳遭阴：言患者素体阳盛阴虚，感邪后，阴不胜阳，邪气从阳化热，故为痹热。张介宾注："阳盛遭阴，则阴气不能胜之，故为痹热。"遭，《甲乙经》作"乘"。乘，战而胜之也。

[5] 两气相感：指人体偏盛的阴气与以湿邪为主的风寒湿邪相互作用。

【原文】 帝曰：夫痹之为病，不痛何也？岐伯曰：痹在于骨则重，在于脉则血凝而不流，在于筋则屈不伸，在于肉则不仁，在于皮则寒。故具此五者，则不痛也[1]。凡痹之类，逢寒则虫，逢热则纵[2]。

【注释】

[1] 故具此五者，则不痛也：马莳注："此言痹在五者不为痛，除寒气胜者而言之。帝意痹之为病，皆当痛也，而今曰，以寒气胜者为痛痹，其风湿所感者不为痛，何也？伯言风湿所感者，虽不为痛，亦不能尽脱然无累也。在于骨则重，在于脉则血凝而不流，在于筋则不伸，在于肉则不仁，在于皮则体寒，故具此五者则不痛耳。"

[2] 逢寒则虫，逢热则纵：虫，《甲乙经》《太素》均作"急"。"急"与"纵"相对为文。急，拘急；纵，舒缓。

【提要】 以上两段论痹证的常见症状及发生机制。

【精解】 痹证的各种临床表现与发病部位、体质状况、病邪性质及气候寒温密切相关。①发病部位与症状：痹在骨则重，在脉则血流不畅，在筋则屈不伸，在肉则不仁，在皮则寒；②体质与症状：阳虚阴盛体质者多见寒象，阳盛阴虚体质者多见热象；③病邪与症状：寒气多，见疼痛；湿气甚，见多汗而濡；④气候与症状："逢寒则虫（急），逢热则纵"。寒主收引，故痹证遇寒凉则气血凝滞而拘急，得温暖则气血得通而缓解。这些思想对临床分析痹证的病机有启迪作用。

痿论篇第四十四

【原文】 帝曰：何以得之？岐伯曰：肺者，脏之长也，为心之盖也。有所失亡，所求不得，则发肺鸣，鸣则肺热叶焦。故曰：五脏因肺热叶焦，发为痿躄，此之谓也。悲哀太甚，则胞络绝，胞络绝，则阳气内动，发则心下崩，数溲血也。故《本病》曰：大经空虚，发为肌痹，传为脉痿。思想无穷，所愿不得，意淫于外，入房太甚，宗筋弛纵，发为筋痿，及为白淫。故《下经》曰：筋痿者，生于肝，使内也。有渐于湿，以水为事，若有所留，居处相湿，肌肉濡渍，痹而不仁，发为肉痿。故《下经》曰：肉痿者，得之湿地也。有所远行劳倦，逢大热而渴，渴则阳气内伐，内伐则热合于肾。肾者水脏也，今水不胜火，则骨枯而髓虚，故足不任身，发为骨痿。故《下经》曰：骨痿者，生于大热也。

【提要】论痿证的发病机制及致病因素。

【精解】本段阐述了"肺热叶焦"的发病机制，列举了五脏气热致痿的主要病因：有因悲哀思虑等情志太过者，有因天时气候、生活居处中触冒暑热或水湿浸渍者，有因远行劳倦、房事内伤者。涉及七情、劳倦和外感三方面原因，这些均可损五脏之阴，导致五脏气热，发为诸痿。可见，痿证的病因虽不同，但都离不开五脏气热和肺热叶焦这两个痿证的重要病机。

【原文】帝曰：何以别之？岐伯曰：肺热者，色白而毛败；心热者，色赤而络脉溢[1]；肝热者，色苍而爪枯；脾热者，色黄而肉蠕动[2]；肾热者，色黑而齿槁。

【注释】

[1] 络脉溢：指浅表部位血络充盈。丹波元简注："此以外候言，乃孙络浮见也。"

[2] 肉蠕动：蠕，《太素》作"濡"，濡亦软也。肉蠕，即肌肉软弱。动，疑系"蠕"之旁记字，误入正文。

【提要】论五脏痿的鉴别。

【精解】五脏气热，各生其痿，必须通过五脏主色，以及五脏气热所反映的毛、络、爪、肉、齿的异常改变进行鉴别诊断，辨明诸痿之病本。

调经论篇第六十二

【原文】有者为实，无者为虚，故气并则无血，血并则无气，今血与气相失，故为虚焉。络之与孙脉俱输于经，血与气并，则为实焉。血之与气并走于上，则为大厥，厥则暴死，气复反则生，不反则死。

【提要】论大厥病的发生机制。

【精解】大厥指突然严重的昏厥。根据经文所述，气和血偏盛，并上行于头部，则发生大厥病。如果上逆之气能够逐渐平复，则有回生的希望，若上逆之气不复返，则预后不良。

【原文】帝曰：实者何道从来，虚者何道从去？虚实之要，愿闻其故。岐伯曰：夫阴与阳，皆有俞会。阳注于阴，阴满之外，阴阳匀平，以充其形，九候若一，命曰平人。

【提要】论平人的标准。

【精解】本段经文从气血的流行作为判断平人的标准。阳经的气血灌注到阴经，阴经气血充满，这样阴阳平衡，三部九候的脉象表现一致，就是健康之人。

【原文】帝曰：风雨之伤人奈何？岐伯曰：风雨之伤人也，先客于皮肤，传入于孙脉，孙脉满则传入于络脉，络脉满则输于大经脉。血气与邪并客于分腠之间，其脉坚大，故曰实。实者外坚充满，不可按之，按之则痛。

【原文】帝曰：寒湿之伤人奈何？岐伯曰：寒湿之中人也，皮肤不收，肌肉坚紧，荣血泣，卫气去，故曰虚。虚者，聂辟气不足，按之则气足以温之，故快然而不痛。

【原文】帝曰：善。阴之生实奈何？岐伯曰：喜怒不节，则阴气上逆，上逆则下虚，下虚则阳气走之，故曰实矣。

【原文】帝曰：阴之生虚奈何？岐伯曰：喜则气下，悲则气消，消则脉虚空；因寒饮食，寒气熏满，则血泣气去，故曰虚矣。

【提要】以上四段论外感和内伤导致经脉气血输布失调的虚实变化。

【精解】无论是风雨寒暑，或是饮食喜怒，其共同致病特点都是损伤气血，而致气血失常，导致或虚或实的病理变化。所不同的是前者先伤肌表，使气血并聚于分腠者为实，使营卫不足于肌肤分腠者为虚；而后者伤人内脏，使脏腑气血并聚为实，使气血消散为虚。这种据气血分布状态论虚实，有别于以邪正关系论虚实，它为临床运用针刺、艾灸、推拿、按摩之法调虚实提供了理论依据。

【原文】岐伯曰：阳[1]受气于上焦，以温皮肤分肉之间，今寒气在外，则上焦不通，上焦不通，则寒独留于外，故寒栗[2]。帝曰：阴虚生内热奈何？岐伯曰：有所劳倦，形气衰少[3]，谷气不盛，上焦不行，下脘不通[4]，胃气热，热气熏胸中[5]，故内热[6]。帝曰：阳盛生外热奈何？岐伯曰：上焦不利，则皮肤致密，腠理闭塞不通，卫气不得泄越，故外热。帝曰：阴盛生内寒奈何？岐伯曰：厥气[7]上逆，寒气积于胸中而不泻，不泻则温气[8]去，寒独留，则血凝泣，凝则脉不通，其脉盛大以涩[9]，故中寒。

【注释】

[1] 阳：此指卫气。马莳注："此卫气者，即阳气也，阳气受气于上焦而生。"

[2] 寒栗：形体因恶寒而战栗。张介宾注："寒气在外，阻逼阳道，故上焦不通，卫气不温于表，而寒气独留，乃为寒慄。"马莳注："此外感之证也。"

[3] 形气衰少：此指脾气因劳倦而受伤。张介宾注："形气，阴气也……今劳倦不慎，而形气衰少，伤脾阴也。"

[4] 上焦不行，下脘不通：下脘，《甲乙经》作"下焦"，为是。马莳注："上焦不能宣五谷味，故上焦不行。下脘不能化谷之精，故下脘不通。"

〔5〕胸中：当指胸脘之间。

〔6〕内热：脾气虚弱，不能转输，胃气郁而发热。张介宾注："胃府郁热，熏于胸中，此阴虚生内热也。"

〔7〕厥气：指中、下焦阴寒之气。吴崑、张介宾均谓"寒厥之气"，张志聪谓"下焦之阴气"，文异义同。

〔8〕温气：即阳气。

〔9〕其脉盛大以涩：脉象粗大紧急，且往来艰涩不畅。张志聪注："寒则血凝涩而脉不通矣。阴盛则脉大，血凝泣，故脉涩也。"

【提要】论述了阴阳失调所致内外寒热的病机。

【精解】本段将阴阳失调概括为"阳虚则外寒，阴虚则内热，阳盛则外热，阴盛则内寒"，并作了详细的病机分析，这种以阴阳为总纲来分析外内寒热虚实病机的方法，对后世分析病机给予了重要启示，为"八纲辨证"理论的提出奠定了基础。需要注意的是，本段所论之阴阳失调，与《内经》其他篇章，以及后世所说的"阳盛则热""阴盛则寒""阳虚则寒""阴虚则热"，在病机和表现上都不相同，不可混淆。本段所论主要局限在某些具体病证，而后世所言则为全身阴阳偏盛偏衰的基本病理变化。

【原文】五脏者，故得六腑与为表里，经络支节，各生虚实，其病所居，随而调之。病在脉，调之血[1]；病在血，调之络[2]；病在气，调之卫；病在肉，调之分肉[3]；病在筋，调之筋；病在骨，调之骨；燔针劫刺其下及与急者[4]；病在骨，焠针药熨[5]；病不知所痛[6]，两跷为上；身形有痛，九候莫病，则缪刺[7]之；痛在于左而右脉病者，巨刺[8]之。必谨察其九候，针道备矣。

【注释】

〔1〕病在脉，调之血：王冰注："脉者血之府，脉实血实，脉虚血虚，由此脉病而调之血也。"

〔2〕病在血，调之络：王冰注："血病则络脉易，故调之络也。"

〔3〕病在肉，调之分肉：张介宾注："随所在而取于分肉之间。"

〔4〕燔针劫刺其下及与急者：燔针，以火烧针柄使热；劫刺，劫散邪气之法；急者，在此指因寒而致筋脉拘急之证。

〔5〕焠针药熨：焠针，即火针。药熨，指用辛热药物熨其患处。张介宾注："按上言燔针者，盖纳针后，以火燔之使暖也。此言炉针者，用火先赤其针而后刺之，不但暖也，寒毒固结，非此不可。"

〔6〕病不知所痛，两跷为上：谓不知疼痛，麻木不仁之湿痹证候，刺治跷脉。阳跷出于足太阳之申脉，阴跷出于足少阴之照海。

〔7〕缪刺：左病刺右、右病刺左的刺络法。

［8］巨刺：左病刺右、右病刺左的刺经法。

【提要】论述实施针刺治疗的基本要求。

【精解】医生实施针刺治疗需注意以下几点：一是要掌握中医的养生理论与方法，以便指导患者，防病于未然；二是掌握疾病诊断的知识和技术，以精湛的诊法指导针法的实施；三是精通针灸、砭石之术，随病施之，灵活应用；四是掌握药物的性能、功效等，以便针药配合使用；五是施术时要神情专注、心无旁骛。

五运行大论篇第六十七

【原文】燥以干之，暑以蒸之，风以动之，湿以润之，寒以坚之，火以温之。故风寒在下，燥热在上，湿气在中，火游行其间[1]，寒暑六入，故令虚而生化[2]也。

【注释】

［1］火游行其间：六气之中，火有君相之分，君火行于湿气之前，相火行于湿气之后。张介宾注："地者土也，土之化湿，故曰湿气在中也。惟火有二，君火居湿之上，相火居湿之下，故曰火游行于其间也。"

［2］故令虚而生化：寒暑六气充斥于天地之中，并发挥不同的气化作用，故使万物呈现出不同的生命活动。张介宾注："凡寒暑再更而气入者六，非虚无以寓气，非气无以化生，故曰令虚而生化也。"

【提要】论天地之气相交而生万物。

【精解】自然界气候的变化，乃由一气而化为风、寒、暑、湿、燥、火六气，六气循时序而行，发挥各自不同的作用，由此形成四时万物生长化收藏的时序变化。

六微旨大论篇第六十八

【原文】天气下降，气流于地；地气上升，气腾于天。故高下相召，升降相因[1]，而变作矣。

【注释】

［1］高下相召，升降相因：上下相互感应而变动，是天地之气互为升降循环的动因。张介宾注："召，犹招也。上者必降，下者必升，此天运循环之道也。阳必召阴，阴必召阳，此阴阳配合之理也。故高下相召则有升降，有升降则强弱相因而变作矣。"

【提要】论气机升降出入。

【精解】天地之气的升降运动是万物运动变化的基本原因。人身如一小天地，人体的生命活动离不开气化，升降出入则是人体气化活动的基本形式。

【原文】故器者生化之宇，器散则分之，生化息矣。故无不出入，无不升降，化有小大，期有近远[1]，四者之有，而贵常守[2]，反常则灾害至矣。

【注释】

[1] 化有小大，期有近远：万物皆由气化，只是形态有大小之分，周期有短长之异。

[2] 四者之有，而贵常守：升降出入运动的关键是维持恒常。张介宾注："四者，出入升降也；常守，守其所固有也。"

【提要】论气化及气的升降出入。

【精解】气的升降出入是生命体内气化运动的基本形式和规律。气之升与降、出与入保持协调有序，是生命体的正常状态和基本特征。如果气之升降出入失常，就会表现出病理状态；升降出入停止，生命体内外的一切气化活动就无法进行，生命就会终结。因此"出入废则神机化灭，升降息则气立孤危"。《内经》将气机升降出入之理贯穿于藏象、经脉、气血、病机、诊法、论治、药性理论等之中，用以分析人的生理、病理，指导疾病的诊断和治疗，成为中医学理论重要的内容。

五常政大论篇第七十

【原文】西北之气散而寒之[1]，东南之气收而温之[2]，所谓同病异治也。

【注释】

[1] 西北之气散而寒之：张介宾注："西北气寒，寒气固于外，则热郁于内，故宜散其外寒，清其内热。"

[2] 东南之气收而温之：张介宾注："东南气热，气泄于外，则寒生于中，故宜收其外泄，温其中寒，此其为病则同，而治则有异也。"

【提要】举西北、东南同病异治来说明因地制宜。

【精解】不同地域的居民由于地理环境的差异，各有其生理特点，因而在疾病和病理上也表现出相当大的差异，所以治疗必须根据地理环境的差异，采取不同的治疗方法。本段经文举西北、东南同病异治为例，来说明因地制宜的思想。

【原文】气始而生化，气散而有形，气布而蕃育，气终而象变，其致一也。

【提要】论精气生化过程的不同阶段。

【精解】本段经文提出宇宙万物的生成、发展和变更，无不本原于气，无不是气敷布和化散的结果。

【原文】帝曰：有毒无毒[1]，服有约[2]乎？岐伯曰：病有久新，方有大小，有毒无毒，固宜常制[3]矣。大毒治病，十去其六；常毒治病，十去其七；小毒治病，十去其八；无毒治病，十去其九。谷肉果菜，食养尽之[4]，无使过之，伤其正也。

【注释】

[1] 有毒无毒：有毒，指药性峻烈的药物。无毒，指药性平和的药物。

[2] 约：高世栻注："约，规则也。"

[3] 常制：即服药的一般规则。张介宾注："病重者宜大，病轻者宜小，无毒者宜多，有毒者宜少，皆常制之约也。"

[4] 谷肉果菜，食养尽之：服药未尽之症，可用谷物、肉食、水果、蔬菜等调养正气以消除之。

【提要】论毒药攻邪，食以养正。

【精解】论用药治病的规则与饮食调养的作用。经文对大毒、常毒、小毒、无毒之药治病的方法做了规范。张介宾注："药性有大毒，常毒，小毒，无毒之分，去病有六分、七分、八分、九分之约者，盖以治病之法，药不及病，则无济于事，药过于病，则反伤其正而生他患矣。故当知约制，而进止有度也。"药虽能治病，但若过用也会对人体正气带来一定损害。因此，应根据药性的峻缓和毒性的大小，决定治病用药的法度，以及饮食调养的方法。中医药治病的关键是调整机体的生命机能，调动机体主动祛邪、抗病的能力，故用药不要求除邪务尽，而是当邪气衰其大半时当用食疗调理，以促使机体正气的自然康复。

六元正纪大论篇第七十一

【原文】用寒远寒，用凉远凉，用温远温，用热远[1]热，食宜同法，有假者反常[2]，反是者病。所谓时也[3]。

【注释】

[1] 远：在此有避开之意。王冰注："四时气王之月，药及食衣寒热温凉同者，皆宜避之。"

[2] 有假者反常：假如天气反常，如夏季当热而反寒等，则不必拘泥于"用温远温，用热远热，用凉远凉，用寒远寒"之说。

[3] 所谓时也：根据四时气候变化，决定治疗的原则。

【提要】论"因时制宜"的治疗原则。

【精解】"因时制宜"是《内经》的重要治疗思想之一，是天人相应理论在治疗上的体现。"因时制宜"的具体内容呈现在因年、时、月、日等不同而治的论述中，本部分主要讨论因时、因月治宜的内容。一年四季有气候温热寒凉的变化，主气淫盛导致的疾病有所不同，即有四时多发病，如春之温病，夏季之暑病，长夏湿泻，冬季伤寒等，用药自然有所不同。同时，气候的变化也会影响人体脏腑气血的分布，在用药时，要有充分考虑，因此，《内经》提出"用寒远寒，用凉远凉，用温远温，用热远热"的施治法则，即遵从自然气化规律进行治疗，亦乃"化不可代"治疗思想的体现。而《素问·八正神明论》提出的"月生无泻，月满无补，月郭空无治"，倡导依据月之盈亏的周期性变化规律，指导临床针刺补泻，体现了顺应月相盈亏规律而治的思想。

至真要大论篇第七十四

【原文】帝曰：非调气而得者，治之奈何？有毒无毒，何先何后？愿闻其道。岐伯曰：有毒无毒，所治为主，适大小为制也。帝曰：请言其制。岐伯曰：君一臣二，制之小也；君一臣三佐五，制之中也；君一臣三佐九，制之大也。

【提要】论制方原理。

【精解】论述制方配伍规律，根据君臣佐药之不同配伍，组成大、中、小剂。此为经文制方规制，临床当灵活配伍。

【原文】帝曰：善。病之中外[1]何如？岐伯曰：从内之外者，调其内[2]；从外之内者，治其外；从内之外而盛于外者，先调其内而后治其外；从外之内而盛于内者，先治其外而后调其内；中外不相及，则治主病[3]。

【注释】

[1] 病之中外：内伤病与外感病的关系。

[2] 从内之外者，调其内：病在内脏而波及肌表，当先治内脏病。

[3] 中外不相及，则治主病：疾病属内伤外感不相关者，治其主要病证。

【提要】论治病求本。

【精解】本段从外感病和内伤病的关系来说明治病求本的原则。

【原文】帝曰：善。服寒而反热，服热而反寒，其故何也？岐伯曰：治其王气[1]，是以反也。帝曰：不治王而然者何也？岐伯曰：悉乎哉问也！不治五味属也。夫五味入胃，各归所喜，故酸先入肝，苦先入心，甘先入脾，辛先入肺，咸先入肾，久而增气，物化之常也[2]。气增而久，天之由也[3]。

【注释】

[1] 王（wàng）气：即旺气，指亢盛之气。

[2] 久而增气，物化之常也：五味入五脏，如某味久服或偏嗜就会引起某一脏气偏盛，这是事物变化的必然规律。

［3］气增而久，夭之由也：人体某一脏气由于五味偏嗜或长期食用而偏盛，就会导致五脏之间失去平衡，是产生疾病或夭折的根由。

【提要】论药食五味与五脏的关系。

【精解】药食五味养五脏，如果长期偏嗜某一味的食物，就会伤到五脏之气，导致五脏产生病变或者五脏之间的关系失常。

【原文】帝曰：善。方制君臣[1]何谓也？岐伯曰：主病之谓君，佐君之谓臣，应臣之谓使，非上中下三品[2]之谓也。帝曰：三品何谓？岐伯曰：所以明善恶之殊贯[3]也。

【注释】

［1］方制君臣：指组方法度的君臣佐使。

［2］非上中下三品：君臣使为组方配伍之药物主次，并非药物学上中下三品之意。三品，《新校正》云："按《神农》云：上药为君，主养命以应天；中药为臣，养性以应人；下药为佐使，主治病以应地也。"另，高世栻注："《神农本草经》三百六十五种，以应周天之数。上品一百二十五种为君，中品一百二十种为臣，下品一百二十种为佐使。上品无毒，主养病延年，益气轻身；中品或有毒或无毒，主流通经脉，祛邪治病；下品有毒或大毒，主破坚积，除瘤疾。"

［3］明善恶之殊贯：指三品在于药性善恶的不同。贯，事也，亦通"惯"，习性，此处引申为药性。

【提要】论方剂配伍法则。

【精解】《内经》根据药物性能提出了制方法则。本段经文以药物作用的主次确立"君、臣、佐、使"的组方原则，利用它们之间的协同与制约关系达到最佳治疗效果。

疏五过论篇第七十七

【原文】凡未诊病者，必问尝贵后贱[1]，虽不中邪，病从内生，名曰脱营[2]。尝富后贫，名曰失精[3]，五气留连，病有所并。医工诊之，不在脏腑，不变躯形，诊之而疑，不知病名，身体日减，气虚无精，病深无气，洒洒然时惊。病深者，以其外耗于卫，内夺于荣。良工所失，不知病情，此亦治之一过也。

【原文】凡欲诊病者，必问饮食居处，暴乐暴苦，始乐后苦，皆伤精气。精气竭绝，形体毁沮[4]。暴怒伤阴，暴喜伤阳。厥气上行，满脉去形。愚医治之，不知补泻，不知病情，精华日脱，邪气乃并[5]，此治之二过也。

【原文】善为脉者，必以比类奇恒从容知之[6]，为工而不知道，此诊之不足贵，此治之三过也。

【原文】诊有三常[7]，必问贵贱，封君败伤[8]，及欲侯王[9]，故贵脱势，虽不中邪，精神内伤，身必败亡。始富后贫，虽不伤邪，皮焦筋屈[10]，痿躄为挛，医不能严，不能动神，外为柔弱，乱至失常，病不能移，则医事不行，此治之四过也。

【原文】凡诊者，必知终始[11]，有知余绪[12]，切脉问名，当合男女。离绝菀结[13]，忧恐喜怒，五脏空虚，血气离守，工不能知，何术之语。尝富大伤，斩筋绝脉，身体复行，令泽不息[14]，故伤败结，留薄归阳，脓积寒炅[15]。粗工治之，亟刺阴阳，身体解散，四肢转筋，死日有期，医不能明，不问所发，惟言死日，亦为粗工，此治之五过也。

【注释】

[1] 尝贵后贱：曾位居显贵而现已失势。

[2] 脱营：病名。为过度情志抑郁所致的营血耗伤之证。

[3] 失精：病名。为过度情志抑郁所致的精气竭绝之证。

[4] 形体毁沮：即形体败坏。沮，败也。

[5] 精华日脱，邪气乃并：张介宾注："不明虚实，故不知补泻。不察所因，故不知病情。以致阴阳败竭，故精华日脱。阳脱者，邪并于阴；阴脱者，邪并于阳，故曰邪气乃并。"

[6] 比类奇恒从容知之：将一般的脉象与异常的脉象进行相互类比，了解病变。一说，《比类》《奇恒》《从容》乃古经篇名。

[7] 三常：指贵贱、贫富、苦乐三个方面。

[8] 封君败伤：曾经为高官权贵，而后失势破落。封君，封国之君。败伤，指削官失位。

[9] 及欲侯王：不审度自己的才德而欲求侯王之位。

[10] 皮焦筋屈：皮肤毫毛焦枯不泽，筋脉拘急。

[11] 必知终始：必须知道疾病发生、发展的整个过程。

[12] 有知余绪：又能把握与疾病相关的因素。有，同"又"。余绪，除上述外的其他相关因素。

[13] 离绝菀结：指离愁别恨，思绪万千，情志抑郁难解。张介宾注："离者，失其亲爱。绝者，断其所怀。菀，谓思虑抑郁。结，谓深情难解。"

[14] 斩筋绝脉，身体复行，令泽不息：身体虽已筋脉衰绝，仍勉力为之劳作，以致津液不能滋生。

[15] 故伤败结，留薄归阳，脓积寒炅：张介宾注："故，旧也。言旧之所伤，有所败结，血气留薄不散，则郁而成热，归于阳分，故脓血蓄积，令人寒炅交作也。"

【提要】以上五段论医生诊治中的五种过失。

【精解】在问诊方面，强调问诊内容的全面性，诸凡患者的饮食、起居、情志等变化，患者的喜恶、宜忌等生活习惯均应问及。特别是家庭境遇的改变、社会地位的变动等最易影响患者的情志，导致内伤性病变而耗营失精，是医生应重点了解的内容。针对医生在问诊时易于出现的错误，提出"五过"之戒。

【原文】故曰：圣人之治病也，必知天地阴阳，四时经纪[1]，五脏六腑，雌雄表里。刺灸砭石，毒药所主，从容人事[2]，以明经道[3]，贵贱贫富，各异品理[4]，问年少长，勇怯[5]之理，审于分部[6]，知病本始，八正九候[7]，诊必副[8]矣。治病之道，气内为宝[9]，循求其理，求之不得，过在表里。守数据治[10]，无失俞理[11]，能行此术，终身不殆。不知俞理，五脏菀熟[12]，痈发六腑。诊病不审，是谓失常，谨守此治，与经[13]相明。上经下经，揆度阴阳，奇恒五中[14]，决以明堂[15]，审于始终，可以横行。

【注释】

[1] 四时经纪：指四时季节变化的规律。

[2] 从容人事：从容和气、耐心细致地了解患者的人情事理。

[3] 经道：指诊治疾病的常规。经，常也；道，规律。

[4] 各异品理：贫富贵贱，各有不同的品行习惯、心理特性。

[5] 勇怯：勇敢与怯懦，是体质强弱的内涵之一。

[6] 分部：五脏在面部的色诊分部。

[7] 八正九候：八正，即指二至（冬至、夏至）、二分（春分、秋分）、四立（立春、立夏、立秋、立冬）八个节气的正常气候。九候，指脉诊的三部九候。

[8] 副：相称，相符合。

[9] 治病之道，气内为宝：诊治疾病，元气内守最重要。内，音义同"纳"。宝，重要，关键。

[10] 守数据治：根据有关常数和常规进行治疗。守，遵守；数，指表里阴阳、脏腑经络等，均有其生理常数。

[11] 俞理：吴崑注："穴俞所治之旨也。"

[12] 五脏菀熟：言五脏郁热。菀，同"郁"；熟，疑"热"之误。

[13] 经：此指古典医经所阐明的道理。

[14] 上经下经，揆度阴阳，奇恒五中：据考证，《上经》《下经》《揆度》《阴阳》《奇恒》《五中》，均为古代医经，惜已亡佚。

[15] 明堂：面部诊法以鼻为明堂，此泛指面部色诊。

【提要】提出医生诊治疾病时应必备的常法和规范。

【精解】本段在前文讨论"五过"的基础上，又提出诊治疾病必须知晓"天地阴阳，四时经纪"及与之相关的社会环境，熟悉人体自身的结构与功能，还要擅于运用诊察手段和治疗方法，才能获得理想的疗效，才可以说医疗技术达到了高超的水平。

征四失论篇第七十八

【原文】诊不知阴阳逆从之理，此治之一失矣。

【原文】受师不卒[1]，妄作杂术[2]，谬言为道，更名自功[3]，妄用砭石、后遗身咎[4]，此治之二失也。

【原文】不适贫富贵贱之居，坐之薄厚[5]，形之寒温，不适饮食之宜，不别人之勇怯，不知比类，足以自乱，不足以自明，此治之三失也。

【原文】诊病不问其始，忧患饮食之失节，起居之过度，或伤于毒，不先言此，卒持寸口，何病能中，妄言作名，为粗所穷，此治之四失也。

【注释】

[1] 受师不卒：指学业不精。卒，尽。张介宾注："受师不卒者，学业未精，苟且自是也。"

[2] 妄作杂术：乱用杂术。马莳注："不受师术之正，妄效杂术之邪。"

[3] 更名自功：变易其说而自以为功。吴崑注："更名，变易其说也。自功，自以为功也。"又，功，《新校正》云："按《太素》'功'作'巧'。"

[4] 后遗身咎：为自己留下过错。咎，过失。

[5] 坐之薄厚：居处环境的好坏。坐，《说文》段注云："古谓坐为居为处。"

【提要】以上四段论述诊治疾病中的四种过失。

【精解】《内经》强调问诊的重要性，指出"诊病不问其始，忧患饮食之失节，起居之过度，或伤于毒，不先言此，卒持寸口，何病能中"。问诊是诊治疾病过程中获取病情资料的重要手段之一，仅凭仓促脉诊，就妄下断言，诊病将难免失之偏颇，导致误诊之过。

一级条文

本输第二

【原文】肺合大肠，大肠者，传道之腑。心合小肠，小肠者，受盛之腑。肝合胆，胆者，中精之腑。脾合胃，胃者，五谷之腑。肾合膀胱，膀胱者，津液之腑也。少阳属肾，肾上连肺，故将两脏[1]。三焦者，中渎之腑也，水道出焉，属膀胱，是孤之腑也。是六腑之所与合者。

【注释】

[1] 故将两脏：将，统帅的意思。两脏，一指膀胱，一指三焦。在津液代谢中，肾为水脏，膀胱为水腑，三焦为水道，其中肾统帅膀胱和三焦这两个水腑。

【提要】论脏腑相合理论。

【精解】本段列举了脏与腑之间的表里配属关系，来说明人体脏腑相互依存的整体性。特别是对肾、肺、膀胱、三焦调节水道的作用，有进一步的论述。脏腑的功能都是以五脏为主的，脏是统帅腑的。肾是水脏，统帅膀胱、三焦两个水腑，与这一理论是相符的。因五脏六腑都是相表里的，都属于内脏，所以把"将两脏"中的"两脏"释作"膀胱和三焦两腑"。

关于"少阳属肾，肾上连肺，故将两脏"的含义，诸家见解不一。一说，"两脏"指膀胱与三焦，如张介宾注云："少阳，三焦也。三焦之正脉指天，散于胸中，而肾脉亦上连于肺；三焦之下属于膀胱，而膀胱为肾之合，故三焦亦属乎肾也。然三焦为中渎之腑，膀胱为津液之腑，肾以水脏而领水腑，理之当然，故肾得兼将两脏。将，领也。两脏，腑亦可以言脏也。"《本藏篇》曰："肾合三焦膀胱。其义即此。"二说，"两脏"指肺与三焦，如张志聪注云："少阳，三焦也。"《水热穴论》曰："肾者至阴也，至阴者，盛水也。肺者，太阴也。少阴者，冬脉也。故其本在肾，其末在肺，皆积水也。是一肾配少阳而主火，一肾上连肺而主水。故肾将两脏也。"三说，"少阳"作"少阴"，"两脏"指两肾。如杨上善注云："足少阴脉贯肝入肺中，故曰上连也。肾受肺气，肾便有二，将为两脏。"《难经·八十难》曰："五脏亦有六者，谓肾有两脏也。"诸说各有所据，均是强调肺、肾、三焦、膀胱在水液代谢中的作用和联系，为后世中医治疗水液代谢失常的疾病提供了理论基础。

本神第八

【原文】故生之来谓之精[1]，两精相搏谓之神[2]，随神往来者谓之魂[3]，并精而出入者谓之魄[4]，所以任物者谓之心[5]，心有所忆谓之意[6]，意之所存谓之志[7]，因志而存变谓之思[8]，因思而远慕谓之虑[9]，因虑而处物谓之智[10]。

【注释】

[1] 生之来谓之精：与生俱来、构成胚胎的原始物质，称为精。

[2] 两精相搏谓之神：言父母之精结合而产生新的生命。两精，指父母之精；神，生命活动。张介宾注："两精者，阴阳之精也。搏，交结也……凡万物生成之道，莫不阴阳交而神明见。故人之生也，必合阴阳之气，构父母之精，两精相搏，形神乃成，所谓天地合气，命之曰人也。"

[3] 随神往来者谓之魂：魂是神支配下的意识活动，如梦寐恍惚、变幻游行之境皆是。张介宾注："盖神之为德，如光明爽朗、聪慧灵通之类皆是也。魂之为言，如梦寐恍惚、变幻游行之境皆是也。神藏于心，故心静则神清；魂随乎神，故神昏则魂荡。此则神魂之义，可想象而悟矣。"

[4] 并精而出入者谓之魄：魄是以精为物质基础的生理本能，如感觉和动作等。张介宾注："盖精之为物，重浊有质，形体因之而成也。魄之为用，能动能作，痛痒由之而觉也。精生于气，故气聚则精盈；魄并于精，故形强则魄壮。"

[5] 所以任物者谓之心：指心具有认识事物和接受信息的能力。任，担任、主管。

[6] 心有所忆谓之意：张介宾注："忆，思忆也。谓一念之生，心有所向而未定者，曰意。"

[7] 意之所存谓之志：李中梓注："意已决而确然不变者，志也。"

[8] 因志而存变谓之思：李中梓注："志虽定而反复计度者，思也。"

[9] 因思而远慕谓之虑：张介宾注："深思远慕，必生忧疑，故曰虑。"

[10] 因虑而处物谓之智：杨上善注："因虑所知，处物是非，谓之智也。"

【提要】论精、神、魂、魄、心、意、志、思、虑、智的形成过程。

【精解】人的生命，是由父母之精结合、孕育而成。因而精是构成形体的初始物质，神是继精而产生的。作为精神意识的神藏于心。随神而往来的魂，是精神活动的一部分，它若离开神而单独活动，就会出现梦幻、恍惚的病态。魄为形体的感觉、运动等本能行为，附形而存在。精、神、魂、魄四者并存并用，使人成为一个完整的、形神兼备的、有灵机智慧的生命体。各种精神活动皆不离五脏。其中，心主司着从"任物"到"处物"的整个认知活动。有了对外界事物的正常感知和处理能力，人才能生活于自然界和社会之中。

【原文】故智者之养生也，必顺四时而适寒暑，和喜怒而安居处，节阴阳而调刚柔，如是则僻邪不至，长生久视[1]。

【注释】

[1] 长生久视：指长生不老，寿命绵长之意。

【提要】讲述智者的养生方法。

【精解】为保持机体生命活力的长盛不衰，乃至生命的久长，就要精于养生之道：顺应天地四时以养形，调和情志以养神，排除各种不利因素，以保持阴阳平衡。这个养生方法充分体现了形神兼顾的原则。

【原文】肝藏血，血舍魂，肝气虚则恐，实则怒。脾藏营，营舍意，脾气虚则四肢不用，五脏不安，实则腹胀，经溲不利[1]。心藏脉，脉舍神，心气虚则悲，实则笑不休。肺藏气，气舍魄，肺气虚则鼻塞不利，少气，实则喘喝，胸盈仰息[2]。肾藏精，精舍志，肾气虚则厥，实则胀，五脏不安。

【注释】

[1] 经溲不利：即二便不利。经，《甲乙经》作"泾"，当从之。泾，指小便。

[2] 胸盈仰息：指胸部胀满，仰面呼吸。

【提要】论五神脏的概念与内容。

【精解】魂、意、神、魄、志，合称五神，五脏藏五神，故后世又将五脏称为"五神脏"。五神以五脏所藏的血、营、脉、气、精为物质基础，故五脏病变除自身功能失常外，可致情志异常，提示对于精神神志类疾病的治疗，临床应擅于从五脏着手辨证治疗。情志与五脏关系的理论是《内经》形神统一医学思想的又一体现。

营卫生会第十八

【原文】人受气于谷，谷入于胃，以传与肺[1]，五脏六腑，皆以受气，其清者为营，浊者为卫[2]，营在脉中，卫在脉外，营周不休，五十而复大会[3]，阴阳相贯，如环无端。卫气行于阴二十五度，行于阳二十五度，分为昼夜，故气至阳而起，至阴而止[4]。

【注释】

[1] 以传与肺：水谷精气经脾气升散而上归于肺。以，从《甲乙经》作"气"。

[2] 清者为营，浊者为卫：轻柔精专者为营气，剽悍滑疾者为卫气。清和浊，在此指气的功能性质而言。

[3] 五十而复大会：指营卫之气昼夜各在全身循行五十周次后会合。

[4] 气至阳而起，至阴而止：卫气行于阳分时，人则目张而清醒；卫气行于阴分时，人即目闭而安眠。起、止，此指寤与寐。

【提要】论营卫的生成、性能及其运行。

【精解】论营卫二气的生成、性能与循行。营卫之气同出一源，皆化生于水谷精气。其中富有营养、其性精专柔和者为营气，具有保护作用、其性剽悍滑疾者为卫气。营卫之气营周不休，不断会合。营在脉中，其运行从手太阴肺经开始，沿十二经脉流注次序运行，最后复合于手太阴肺经，如此"阴阳相贯，如环无端"，一昼夜运行五十周次。

【原文】上焦如雾，中焦如沤，下焦如渎，此之谓也。

【提要】论上中下三焦之气的功能特点。

【精解】"上焦如雾"指上焦具有宣发输布水谷精微所化生的营卫的作用，尤其强调布散卫气于周身，如雾露之溉；"中焦如沤"指中焦具有受纳腐熟水谷，化生精微的作用，尤其强调生成营气，营养五脏六腑；"下焦如渎"指下焦有排泄经消化吸收后所余下的糟粕、水液的作用，尤其强调下焦的气化功能。

决气第三十

【原文】黄帝曰：余闻人有精、气、津、液、血、脉，余意以为一气耳，今乃辨为六名，余不知其所以然。岐伯曰：两神相搏[1]，合而成形，常先身生，是谓精。何谓气？岐伯曰：上焦开发，宣五谷味[2]，熏肤充身泽毛，若雾露之溉，是谓气。何谓津？岐伯曰：腠理发泄，汗出溱溱[3]，是谓津。何谓液？岐伯曰：谷入气满，淖泽[4]注于骨，骨属屈伸，泄泽[5]补益脑髓，皮肤润泽，是谓液。何谓血？岐伯曰：中焦受气取汁[6]，变化而赤，是谓血。何谓脉？岐伯曰：壅遏[7]营气，令无所避，是谓脉。

【注释】

[1] 两神相搏：此言男女媾和。两神，指男女两性。搏，交也。

[2] 宣五谷味：宣发布散水谷精微之气。

[3] 溱溱：溱，众多之义。形容汗出很多之状。

[4] 淖泽：淖，泥沼。指水谷精微中质稠浊如膏泽，具有滋润作用的精微物质。

[5] 泄泽：渗出而起润泽作用。

[6] 中焦受气取汁：指中焦受纳水谷并吸收其精微。气，指水谷；汁，指水谷精微。

[7] 壅遏：约束之意。张介宾注："壅遏者，堤防之谓，犹道路之有封疆，江河之

有涯岸，俾营气无所回避而必行其中者，是谓之脉。"

【提要】论精、气、津、液、血、脉六气的生成及其功能特点，并以此作为六气的基本概念。

【精解】六气指精、气、津、液、血、脉，六者皆赖胃气不断充养，分之为六，合而为一。精，禀受于父母，能构成形体，繁衍生命。气，由上焦开发，犹雾露状布散全身，发挥温养肌肤、充养脏腑、润泽皮毛的作用。津与液，都是人体的正常体液，津主要分布于体表，较为清稀，犹汗一般；液较为浓稠，能充养骨髓、脑髓，滑润关节，润泽肌肤。血，来源于中焦化生的水谷精微，在心肺等作用下变化而赤。脉，有约束营血的作用，使营血畅通无阻地运行于脉中而达全身。

【原文】黄帝曰：六气者，有余不足，气之多少，脑髓之虚实，血脉之清浊，何以知之？岐伯曰：精脱[1]者，耳聋；气脱者，目不明；津脱者，腠理开，汗大泄；液脱者，骨属屈伸不利，色夭[2]，脑髓消[3]，胫酸，耳数鸣；血脱者，色白，夭然不泽，其脉空虚，此其候也[4]。

【注释】

[1] 脱：夺失、耗散。此言虚之甚。

[2] 色夭：指皮肤、面色枯槁无华。

[3] 脑髓消：指脑力不足，如健忘、迟钝等。

[4] 其脉空虚，此其候也：《甲乙经》在此句前有"脉脱者"三字，可从。

【提要】论六气耗损所致的证候特点。

【精解】论六气耗脱的证候特点。精脱者，耳聋，是肾精亏虚，耳失所养；气脱者，视物不清，甚则失明，是五脏精气不能上奉濡养；津脱者，多因腠理不固，汗出太过所致；液脱者，面色枯槁、骨骼关节屈伸不利、脑力不足、腿胫酸软、时常耳鸣，此皆失养而致；血脱者，面色、唇舌、爪甲淡白无华，此为血虚不荣；脉脱者，谓脉气不充，虚弱无力。以上论述，为临床辨治六气虚衰证候提供了思路，如临床对于"气脱者，目不明"采取升阳益气法，运用补中益气汤；液脱者采取养阴生津法，运用增液汤、生脉饮；血脱者采取补血之四物汤、八珍汤等，都是这一理论的具体应用。

【原文】黄帝曰：六气者，贵贱何如？岐伯曰：六气者，各有部主[1]也，其贵贱善恶，可为常主[2]，然五谷与胃为大海也。

【注释】

[1] 各有部主：指六气各有其分布部位和所主之脏腑。

[2] 可为常主：指六气的主次常变，分别由其所主的脏腑决定。

【提要】言六气虽各有所主之部，但均以水谷和胃为根本。

【精解】论六气以脾胃为本源的思想。"五谷与胃为大海"的观点，体现了脾胃为后天之本的医学思想。进一步明确了六气功能及所主部位虽有不同，但均来源于水谷所化生的精微，即五谷与胃是六气化生的源泉。这一思想，启迪临床可以从六气化源于中焦脾胃这一观点上分析辨治六气耗脱的病证。

本脏第四十七

【原文】人之血气精神者，所以奉生而周于性命[1]者也；经脉者，所以行血气而营阴阳[2]、濡筋骨，利关节者也；卫气者，所以温分肉，充皮肤，肥腠理[3]，司开阖[4]者也；志意者，所以御[5]精神，收魂魄，适寒温，和喜怒也。是故血和则经脉流行，营覆阴阳[6]，筋骨劲强，关节清利矣；卫气和则分肉解利，皮肤调柔，腠理致密矣；志意和则精神专直[7]，魂魄不散，悔怒不起，五脏不受邪矣；寒温和则六腑化谷，风痹不作[8]，经脉通利，肢节得安矣，此人之常平[9]也。五脏者，所以藏精神血气魂魄者也；六腑者，所以化水谷而行津液者也。

【注释】

[1] 奉生而周于性命：供养形体，维持生命活动。奉，养也。周，周全、维护。张介宾注："人身以血气为本，精神为用，合是四者以奉生，而性命周全矣。"

[2] 营阴阳：营运气血于三阴三阳之经。营，营运。

[3] 肥腠理：卫气充养皮肤肌肉。肥，充养。

[4] 开阖：指汗孔的开放与闭合功能。关，《素问·生气通天论》《素问·阴阳应象大论》及王冰注引《灵枢》文均作"开"。

[5] 御：驾驭，统率。

[6] 营覆阴阳：气血循环往复营运于周身。营，营运。覆，通"复"，往返回还。阴阳，上下、内外等。

[7] 精神专直：思想集中、精神专一而无妄念。专，专一。直，正也。张介宾注："专直，如易系所谓其静也专，其动也直，言其专一而正也。"

[8] 风痹不作：人体外不受风邪之犯，内不生气血闭阻之证。风，风邪。痹，气血闭阻不通。

[9] 常平：健康状态。

【提要】论血、气、精、神的重要作用及其与健康的关系。

【精解】人之血气精神是生命活动的根本，也是脏腑功能活动的产物。经脉是通行气血、营运阴阳的道路；卫气能温煦肌肤，主司汗孔开阖以保卫机体；志意具有驾驭、统率精神活动，内和情志，外适寒温的作用，实指人之神自我调节和控制的能力，它是养生和治疗的关键。

人体健康的本质是"和"。"和"与"不和"是《内经》判断生命活动常与变的关键，只有脏腑、经络、气血津液保持稳定协调，维持"阴平阳秘"的和谐状态，才能保障身心健康。健康的基本要素包括血气和、志意和与寒温和。血气和，则经脉通利、脏腑安和，肢节得养，生理活动维持正常；志意和，则情志调畅、精神安宁，能抵御各种精神刺激；寒温和，则人对气候变化及饮食温凉能够适应、调摄，进而避免邪气的侵犯。可见，《内经》对健康的定义，不仅是脏腑气血功能和谐正常，还包括人与自然环境、人与社会环境及精神状态的和谐。

五色第四十九

【原文】沉浊为内，浮泽为外[1]，黄赤为风，青黑为痛，白为寒，黄而膏润为脓，赤甚者为血[2]，痛甚为挛，寒甚为皮不仁。五色各见其部，察其浮沉，以知浅深；察其泽夭，以观成败；察其散抟[3]，以知远近；视色上下，以知病处[4]；积神于心，以知往今[5]。

【注释】

[1] 沉浊为内，浮泽为外：面色黯沉晦滞，病已深入内脏；面色浅浮而有光泽，乃病在浅表。

[2] 黄而膏润为脓，赤甚者为血：此对疮疡而言。疮疡局部皮肤色黄油润，表示内有脓而病位浅；局部颜色黯红或紫红，表示初期血热而瘀血凝滞。

[3] 抟：同"团"，与散相对而言，指色结聚不散。

[4] 视色上下，以知病处：观察面部病色的位置，可以判断疾病的部位。

[5] 积神于心，以知往今：聚精会神地察色辨证，可以了解、掌握疾病的过去与当今。

【提要】言根据面部色泽变化来判断疾病的方法。

【精解】察面之五色是《内经》"司外揣内"医学思想的体现。五脏藏于体内，其象表现于外，其中五色是最能反映五脏病变的外象之一。因此，《内经》中非常重视望五色，在《素问·五脏生成》《素问·脉要精微论》《素问·刺热论》《灵枢·五音五味》《灵枢·五阅五使》等多篇中均有阐述，这些论述已发展成为中医诊断学望诊的主要内容，至今仍有效地指导临床诊断并受到历代医家的重视。

天年第五十四

【原文】以母为基，以父为楯[1]，失神者死，得神者生也。

[1] 以母为基，以父为楯（shǔn）：楯，栏槛，此引申为护卫和遮蔽之意。即人体胚胎的形成全赖父精母血之阴阳结合。马莳注："方其始生，赖母以为基，坤道成物也；赖父以为楯，阳气以为捍卫也。"基，根基，基础。

【提要】言人体胚胎形成和神的重要性。

【精解】人体生命的形成是"以母为基，以父为楯"，即人体胚胎是父精母血结合而形成的，父精为阳，母血为阴，阴为基，阳为用，阴阳交感，胚胎乃成，失去神气则死，有了神气则能生存。

百病始生第六十六

【原文】黄帝问于岐伯曰：夫百病之始生也，皆生于风雨寒暑，清[1]湿喜怒。喜怒不节则伤脏，风雨则伤上，清湿则伤下。三部之气[2]，所伤异类，愿闻其会[3]。岐伯曰：三部之气各不同，或起于阴，或起于阳，请言其方[4]。喜怒不节则伤脏，脏伤则病起于阴也；清湿袭虚[5]，则病起于下：风雨袭虚，则病起于上，是谓三部[6]。至于其淫泆[7]，不可胜数。

【注释】

[1] 清：寒冷。《说文》云："清，寒也。"

[2] 三部之气：即伤脏的喜怒、伤上的风雨、伤下的清湿。

[3] 会：要领。清·阮元《经籍纂诂》云："会，要也。"

[4] 方：大略。

[5] 袭虚：乘虚侵袭。

[6] 三部：杨上善注："内伤五脏，即中内之部也；风雨从背而下，故为上部之气；清湿从尻脚而上，故为下部之气。"

[7] 淫泆：指邪气在体内浸淫、扩散、传变。淫，浸淫；泆，同"溢"，扩散之意。

【提要】论疾病的病因分类。

【精解】文中指出多种疾病的发生均源于风雨寒暑、清湿、喜怒等因素，并根据邪气始伤人体部位的不同，分为上、下、内"三部之气"；同时又按疾病始发的途径，分为"病起于阴"和"病起于阳"两大类。《内经》病因与发病部位相结合的分类方法对于临床的病因辨证具有重要意义。

此外，中医病因学的基本特点之一是审证求因，根据发病部位的特点来判定病因是病因辨证的重要内容。风邪易伤人体上部，寒湿之邪易伤人体下部，喜怒等情志因素易伤人体脏腑气机等观点，是历代医家辨证求因的重要依据。

【原文】 风雨寒热，不得虚[1]，邪不能独伤人。卒然[2]逢疾风暴雨而不病者，盖无虚，故邪不能独伤人，此必因虚邪之风[3]，与其身形，两虚[4]相得，乃客其形，两实相逢，众人肉坚。其中于虚邪也，因于天时，与其身形，参以虚实[5]，大病乃成。气有定舍，因处为名[6]，上下中外，分为三员[7]。

【注释】

[1] 虚：此指人体正气虚。

[2] 卒然：卒，同"猝"，突然之意。

[3] 虚邪之风：泛指不正常的气候，即外来致病因素。

[4] 两虚：指外界的虚邪之风与人体的正气虚弱。

[5] 参以虚实：人体正气虚弱与外来邪气盛实的情况同时存在。杨上善注："参，合也；虚者，形虚也；实者，邪气盛实也。两者相合，故大病成也。"

[6] 气有定舍，因处为名：邪气伤人有一定的部位，根据不同的部位而确定其病名。气，此指邪气；舍，居处，此指邪气侵害的部位；因，凭借、根据。

[7] 上下中外，分为三员：承上文喜怒不节伤脏、风雨伤上、清湿伤下，脏居里为中，上下在表为外，故上下中外分为三个部位。三员，即三部。又，《太素》作"三贞"。

【提要】 论外感病的发生机制，提出"两虚相得，乃客其形"的发病观。

【精解】 本段原文强调正气不足在发病过程中的主导作用。认为自然界虽有虚风邪气，但是只要人体正气不虚，邪气就不能单独伤人致病；"两虚相得，乃客其形"，只有当人体正气亏虚时，虚风邪气才能乘虚而入产生致病作用，形成外感病。这种重视内因的发病学观点贯穿于《内经》始终，《素问·上古天真论》云："恬惔虚无，真气从之，精神内守，病安从来"；《素问·评热病论》云："邪之所凑，其气必虚"；《素问遗篇·刺法论》云"正气存内，邪不可干"等，均强调了正气在发病过程中所起的决定性作用。

【原文】 黄帝曰：其生于阴者奈何？岐伯曰：忧思伤心；重寒伤肺；忿怒伤肝；醉以入房，汗出当风伤脾；用力过度，若入房汗出浴则伤肾。此内外三部之所生病者也。

【提要】 论"病起于阴"的致病因素。

【精解】 本节指出"生于阴"的致病因素。"生于阴"即病发于五脏，致病原因以情志为主，但也涉及外邪之寒、饮食之醉饱及劳伤入房汗出等。说明《内经》非常重视内外合邪发病。临证时要从实际出发，审证求因，辨证论治。

刺节真邪第七十五

【原文】真气者，所受于天，与谷气并而充身也。

【提要】言真气本于先天，受后天水谷之气充养。

【精解】真气本于先天元气，禀受于父母，依赖于后天脾胃化生的水谷精气充养。本段说明真气的成分有元气和谷气两种，涉及先天元气和后天谷气的关系。

大惑论第八十

【原文】五脏六腑之精气，皆上注于目而为之精[1]。精之窠为眼[2]，骨之精为瞳子[3]，筋之精为黑眼[4]，血之精为络[5]，其窠[6]气之精为白眼[7]，肌肉之精为约束[8]，裹撷[9]筋骨血气之精而与脉并为系，上属于脑，后出于项中。

【注释】

[1] 为之精：张介宾注："为精明之用也。"

[2] 精之窠为眼：指五脏六腑之精气汇聚于目。窠，窝穴，引申指聚集。

[3] 骨之精为瞳子：张介宾注："骨之精，主于肾，肾属水，其色玄，故瞳子内明而色正黑。"

[4] 筋之精为黑眼：张介宾注："筋之精，主于肝，肝色青，故其色浅于瞳子。"

[5] 血之精为络：张介宾注："血脉之精，主于心，心色赤，故眦之色皆赤。"络，指目眦内的血络。

[6] 其窠：《甲乙经》无此二字。疑衍文。

[7] 气之精为白眼：肺之气上注而生白眼。

[8] 肌肉之精为约束：脾之精气上注而生眼睑。约束，指眼睑。

[9] 裹撷：包裹之意。

【提要】论眼睛与五脏的关系。

【精解】《内经》将各种感觉器官作用的产生，归属于五脏功能活动的结果，是五脏开窍理论的导源。《灵枢·大惑论》即以目与五脏的关系为例，指出眼睛及其视觉的形成是五脏精气上注的结果。这一理论，为后世眼科"五轮说"奠定了基础。五轮说将瞳子称为水轮，黑眼称为风轮，血络称为血轮，白眼称为气轮，约束称为肉轮，分别与肾、肝、心、肺、脾相联系，成为眼科疾病诊断和治疗的理论基础。

二级条文

邪气脏腑病形第四

【原文】黄帝曰：邪之中人脏奈何？岐伯曰：愁忧恐惧则伤心。形寒寒饮则伤肺，以其两寒相感，中外皆伤，故气逆而上行。有所堕坠，恶血留内，若有所大怒，气上而不下，积于胁下，则伤肝。有所击仆，若醉入房，汗出当风，则伤脾。有所用力举重，若入房过度，汗出浴水，则伤肾。

【提要】论内外合邪伤脏。

【精解】邪气入脏，为病情较重阶段，其病因不单纯为外感邪气或内伤饮食情志，往往是外感内伤两方面病因共同作用的结果。经文论及易伤五脏的病因组合，如形寒、饮冷易伤肺，醉后入房、汗出当风伤脾，说明内外合邪易伤及五脏。

寿夭刚柔第六

【原文】人之生也，有刚有柔，有弱有强，有短有长，有阴有阳。

【提要】言人的体质有阴阳之别。

【精解】人体生长，性情有刚有柔，体质有强有弱，身形有长有短，有阴阳之不同。

本神第八

【原文】天之在我者德也，地之在我者气也[1]，德流气薄而生者也[2]。

【注释】

[1] 天之在我者德也，地之在我者气也：德，指自然界的气候，包括日光、雨露等。气，指地上生物生存的必要条件，如五谷、五味等。意谓天赋予人们生存的气候、阳光等基础，地赋予人们生存的五气、五味等条件。

[2] 德流气薄而生者也：天德下流，地气上交，阴阳相错、升降相因，始有生命的产生。薄，迫也，交也。

【提要】论天地对生命产生的影响。

【精解】指出人与其他有生命的物质都是来源于自然界，天地宇宙赋予人以天道之法则和成形的物质。

【原文】是故怵惕[1]思虑者则伤神，神伤则恐惧，流淫而不止[2]。因悲哀动中者，竭绝而失生[3]。喜乐者，神惮散[4]而不藏。愁忧者，气闭塞而不行。盛怒者，迷惑而不治[5]。恐惧者，神荡惮而不收[6]。

【注释】

[1] 怵（chù）惕：怵，恐也。即惊恐。

[2] 流淫而不止：指滑精。《太素》"淫"作"溢"，"止"作"固"。张介宾注："思虑而兼怵惕，则神伤而心怯，心怯则恐惧，恐惧则伤肾，肾伤则精不固。盖以心肾不交，故不能收摄如此。"

[3] 因悲哀动中者，竭绝而失生：悲哀太过，损伤内脏，可导致精气竭绝而丧失生机。因，可据《太素》删，与前后句文例一律。中，内脏。生，生机。

[4] 神惮散：指心神涣散。

[5] 迷惑而不治：指神识迷乱不清。张介宾注："怒则气逆，甚者必乱，故致昏眩惶惑而不治。不治，乱也。"

[6] 神荡惮而不收：神气动荡耗散而不能收持。

【提要】论情志致病的特点。

【精解】情志过激，先伤心神，心藏神，主神明，所以，情志过激首先导致心神功能失调，而出现一系列神志异常的变化。如"怵惕思虑者则伤神，神伤则恐惧，流淫而不止""喜乐者，神惮散而不藏""盛怒者，迷惑而不治""恐惧者，神荡惮而不收"。表明不仅喜乐太过伤心，而且思虑、盛怒、惊恐等情志太过亦伤心神。

【原文】心，怵惕思虑则伤神，神伤则恐惧自失[1]。破䐃脱肉，毛悴色夭[2]死于冬[3]。脾，愁忧而不解则伤意，意伤则悗乱[4]，四肢不举，毛悴色夭死于春。肝，悲哀动中则伤魂，魂伤则狂忘不精[5]，不精则不正，当[6]人阴缩而挛筋，两胁骨不举，毛悴色夭死于秋。肺，喜乐无极则伤魄，魄伤则狂，狂者意不存人[7]，皮革焦，毛悴色夭死于夏。肾，盛怒而不止则伤志，志伤则喜忘其前言，腰脊不可以俛仰屈伸，毛悴色夭死于季夏。恐惧而不解则伤精，精伤则骨酸痿厥，精时自下。

【注释】

[1] 恐惧自失：因恐惧而失去自控能力。

[2] 毛悴色夭：皮毛憔悴，色泽枯槁。

[3] 死于冬：心属火，冬属水，水克火，心的病证到了冬季就会加重。张介宾注："火衰畏水，故死于冬。"下文类此。

[4] 悗乱：心胸郁闷烦乱之意。

[5] 狂忘不精：指神志狂乱，呆滞愚笨，言行失常。忘，《太素》《甲乙经》均作

"妄"。

[6] 当：《甲乙经》作"令"。

[7] 意不存人：旁若无人状。

【提要】 论神气异常所产生的病证。

【精解】 情志过激，先伤心神，心藏神，主神明，所以情志过激首先导致心神功能失调，继而伤及形体及其他脏腑，而出现一系列神志异常的变化。五脏藏精气神，情志过激伤及五脏，可以导致精气神的损伤。如经文所言五脏神伤，出现"毛悴色夭"，表明精尽气耗神竭，病情危重。

【原文】 是故五脏主藏精者也，不可伤，伤则失守而阴虚；阴虚则无气，无气则死矣。是故用针者，察观病人之态，以知精、神、魂、魄之存亡，得失之意，五者以伤[1]，针不可以治之也。

【注释】

[1] 五者以伤：五脏的精和神均已耗伤。以，通"已"。五者，指五脏。

【提要】 五脏精气失守的预后。

【精解】 经文进一步提出"五者已伤，针不可治"。提醒医家对于临床某些疾病的治疗，必须了解神的得失，并注重解除患者的精神致病因素。

营卫生会第十八

【原文】 黄帝曰：愿闻中焦之所出。岐伯答曰：中焦亦并胃中，出上焦之后[1]，此所受气者，泌糟粕，蒸津液，化其精微，上注于肺脉乃化而为血，以奉生身，莫贵于此，故独得行于经隧，命曰营气。

【注释】

[1] 后：张介宾注："后，下也。"

【提要】 论营气的来源及化生过程。

【精解】 营气由饮食水谷精微所化，入于脉中，乃化而为血，成为血液重要的组成成分，具有濡养全身的宝贵作用。

【原文】 黄帝曰：夫血之与气，异名同类。何谓也？岐伯答曰：营卫者，精气也，血者，神气也[1]，夺血者无汗，夺汗者无血[2]，故人生有两死，而无两生[3]。

【注释】

[1] 血者，神气也：血是水谷精微奉心神而化生，同时又是神的物质基础。张志聪注："血者，中焦之精汁，奉心神而化赤，神气之所化也。"

〔2〕夺血者无汗，夺汗者无血：失血或血虚者，勿再发其汗；汗出过多或津液耗损者，勿用耗血动血之法。夺，劫夺、损耗；无，通"勿""毋"。

〔3〕有两死，而无两生：夺血、夺汗同在，预后不良；夺血、夺汗不同在者，有可生之机。两，指夺血、夺汗两者。

【提要】论血汗的生理与病理关系。

【精解】"夺血者无汗，夺汗者无血"的治疗禁忌。根据"津血同源"或"血汗同源"的理论，血与汗通过津液而相互影响，失血或耗血过多者可致津亏而汗源不济，故禁用发汗之法；出汗过多者可致津亏而血源匮乏，故禁用破血动血之法。这一理论对临床实践有重要指导意义，仲景有"衄家""疮家""亡血家"不可发汗之戒，前人治产后有三禁，"不可汗，不可下，不可利小便"（《验方新编·妇科产后门》）皆源于此。张介宾治产后血虚之人外感风寒用小柴胡汤加葛根之类治疗，亦可用养荣发汗的方法，如加减葳蕤汤，滋阴清热，发汗解表。

热病第二十三

【原文】热病已得汗而脉尚躁盛，此阴脉之极也，死；其得汗而脉静者生。热病者脉尚盛躁而不得汗者，此阳脉之极也，死；脉盛躁得汗静者生。

【提要】论热病诊治中辨汗、辨脉的意义。

【精解】温热病汗出后，脉静身凉者，是邪随汗解的佳兆，预后良好。若汗出热不衰，或衰而迅速再起，脉象躁疾者，则是正不胜邪的凶象，预后不良。

厥病第二十四

【原文】真头痛，头痛甚，脑尽痛，手足寒至节，死不治。

【提要】论真头痛的临床表现。

【精解】真头痛是指外感阴寒直中脑户，遏制清阳而致的头部剧烈疼痛，如伴有四肢厥冷，则为元阳衰败，不达四末，病属危重，预后不良。

【原文】真心痛，手足青至节，心痛甚，旦发夕死，夕发旦死。心痛不可刺者，中有盛聚，不可取于腧。

【提要】论真心痛的临床表现。

【精解】真心痛是由于邪气直犯心脏，伤及脏真之气，导致心脉瘀闭，心阳暴脱的危重症，在出现剧烈的心前区疼痛时，常伴有四肢厥冷，由于发病急重，可"旦发夕死，夕发旦死"，预后多较差。

口问第二十八

【原文】邪之所在，皆为不足。故上气不足，脑为之不满，耳为之苦鸣，头为之苦倾，目为之眩；中气不足，溲便为之变，肠为之苦鸣；下气不足，则乃为痿厥心悗。

【提要】论上气、中气、下气不足的症状表现。

【精解】邪气所在之处，都是由于正气不足。如果清气不足，则脑髓不满，耳中常鸣，头常耷拉，目眩；如果中气不足，则大小便不正常，肠中常鸣；如果肾气不足，则会痿厥、心悗。

阴阳系日月第四十一

【原文】且夫阴阳者，有名而无形。

【提要】论阴阳对事物的高度概括性。

【精解】阴阳是抽象的属性概念而不是具体事物的实体概念，也是一对关系范畴，它表示各种物质特性之间的对立统一关系。

顺气一日分为四时第四十四

【原文】夫百病之所始生者，必起于燥湿寒暑风雨，阴阳喜怒，饮食居处，气合而有形，得脏而有名。

【原文】夫百病者，多以旦慧昼安，夕加夜甚[1]，何也？岐伯曰：四时之气使然。黄帝曰：愿闻四时之气。岐伯曰：春生夏长，秋收冬藏，是气之常也，人亦应之，以一日分为四时，朝则为春，日中为夏，日入为秋，夜半为冬。朝则人气[2]始生，病气衰，故旦慧；日中人气长，长则胜邪，故安；夕则人气始衰，邪气始生，故加；夜半人气入藏，邪气独居于身，故甚也。

【注释】

[1]旦慧昼安，夕加夜甚：昼夜之中，疾病有着平旦减轻，白昼稳定，傍晚加重，深夜严重的规律性变化。慧，神志清爽；安，安适、平稳；加，病情加重；甚，病情严重。

[2]人气：此指阳气。

【提要】以上二段论人体阳气活动的情况，能影响邪正斗争、病证轻重。以及论不应四时之气的疾病机制。

【精解】论疾病随时间变化的一般规律。由于疾病的发生多是人体阴阳之气失调的结果，而人体又与自然界息息相应，故天地阴阳之气的升降，不仅会影响人体的生理活动，亦会影响人体的病理而使疾病呈现出相应的波动。天地阴阳之气升降最显著的特征是四季的往复与昼夜的更替，因此，疾病会相应地表现为随着四季和昼夜的变动而呈现出轻重的变化，即阳盛病"能冬不能夏"，阴盛病"能夏不能冬"，以及"旦慧""昼安""夕加""夜甚"的变化规律，而这也是我们临床诊断疾病阴阳属性的重要依据。

天年第五十四

【原文】血气已和，荣卫已通，五脏已成，神气舍心，魂魄毕具，乃成为人。

【提要】言人体胚胎形成过程中神的重要性。

【精解】营卫气血调和，脏腑发育成熟，神气藏舍于心，魂魄毕具，分属各脏，形神协调，发育成为独立的生命。

水胀第五十七

【原文】黄帝问于岐伯曰：水[1]与肤胀、鼓胀、肠覃、石瘕、石水[2]，何以别之？岐伯曰：水始起也，目窠上微肿，如新卧起之状[3]，其颈脉动[4]，时咳，阴股间寒，足胫肿，腹乃大，其水已成矣。以手按其腹，随手而起，如裹水之状，此其候也。

【原文】黄帝曰：肤胀何以候之？岐伯曰：肤胀者，寒气客于皮肤之间，空空然不坚，腹大，身尽肿，皮厚[5]，按其腹，窅而不起[6]，腹色不变，此其候也。

【原文】鼓胀[7]何如？岐伯曰：腹胀身皆大，大与肤胀等也，色苍黄[8]，腹筋起[9]，此其候也。

【注释】

[1] 水：此指水胀，意即水肿。

[2] 石水：病名。下文未见论及，疑原文有脱漏。据《素问·阴阳别论》曰："阴阳结斜，多阴少阳曰石水，少腹肿。"石水当为阴盛阳虚，水液内聚所致的以少腹水肿为特征的水肿病。

[3] 目窠上微肿，如新卧起之状：谓水胀初期，眼睑浮肿，就像刚起床时眼胞微肿一样。目窠，即上下眼睑。

[4] 颈脉动：喉结旁之足阳明胃经人迎脉搏动明显，系由水湿内停，内溢血脉，

脉中水气涌动所致。

[5] 皮厚：系针对水胀"皮薄"而言，并非实质性皮厚。一说"皮厚"是肤胀患者体验到的一种异常感觉，即皮肤出现麻木不仁、感觉迟钝，犹如皮肤变厚的情况。张介宾注："有水则皮泽而薄，无水则皮厚。"

[6] 𥧧而不起：𥧧，音"咬"，深陷也。

[7] 鼓胀：病名。因腹胀如鼓而名。现规范为"臌胀"。

[8] 色苍黄：指皮肤呈青黄色。

[9] 腹筋起：腹部有青筋暴露。

【提要】 以上三段论水胀、肤胀、臌胀的病因病机、临床表现和区别。

【精解】 水胀的主症有目窠上微肿、颈脉动甚、咳嗽、足胫肿、腹肿大如裹水之状。肤胀的主症有腹部肿大，全身肿胀，但空空然不坚，皮厚以手按其腹，𥧧而不起。臌胀的主症有腹胀身皆大，色苍黄，腹筋起。三者的鉴别要点：虽都有腹大身肿，但水胀的特点是以手按其腹随手而起，如裹水之状，有波动感，腹腔有水；肤胀的特点是腹部按之无波动感，腹色不变，腹腔无水而有气；臌胀则皮肤色苍而黄，并有腹壁脉络突起显露。

【原文】 肠覃[1]何如？岐伯曰：寒气客于肠外，与卫气相搏，气不得荣，因有所系，癖而内著[2]，恶气乃起，瘜肉乃生。其始生也，大如鸡卵，稍以益大，至其成，如怀子之状，久者离岁[3]，按之则坚，推之则移，月事以时下，此其候也。

【原文】 石瘕[4]何如？岐伯曰：石瘕生于胞中，寒气客于子门，子门闭塞，气不得通，恶血当泻不泻，衃[5]以留止，日以益大，状如怀子，月事不以时下，皆生于女子，可导而下[6]。

【注释】

[1] 肠覃：病名，生于肠外，形如地菌。覃，通"蕈"，地菌。

[2] 癖而内著：积聚而留着于腹腔之内。癖，积也。著，留也。

[3] 离岁：超过一年。

[4] 石瘕：病名。系因寒邪直侵子宫，导致宫口闭塞，瘀血内留，形成腹部膨隆，状如怀子，按之坚硬的病证。

[5] 衃（pēi）：凝固之死血。

[6] 可导而下：即用泻下逐瘀之法治疗。

【提要】 以上两段论肠覃和石瘕的病因病机、临床表现和区别。

【精解】 肠覃与石瘕都是以腹内结块为主要特征的积病，腹大如怀子之状，均属气滞血瘀之证。但肠覃病位在肠外，是寒邪入侵，与卫气相搏，凝滞气血，日久结块而成，按之坚硬，推之可移，月经按时来潮。石瘕病位在子宫，是寒邪入侵子宫，导致宫口闭塞，气血不通，恶血结块，留滞宫内而成，影响月经来潮。故两者的主要鉴别要点在于月经能否按时来潮。二者的治疗皆可用破血逐瘀之法导而下之。

通天第七十二

【原文】有太阴之人，少阴之人，太阳之人，少阳之人，阴阳和平之人，凡五人者，其态不同，其筋骨气血各不等。

【提要】指出人体可分为太阴、少阴、太阳、少阳、阴阳和平五种体质类型。

【精解】根据人体阴阳筋骨气血偏多偏少的不同，将人体分为太阴、少阴、太阳、少阳、阴阳和平五种体质类型，这是《内经》对人体体质类型的一种分类方法。

九宫八风第七十七

【原文】谨候虚风而避之，故圣人曰避虚邪之道，如避矢石然，邪弗能害，此之谓也。

【提要】言必须防避外邪。

【精解】在《内经》的发病观中，重视正气的同时，也十分强调"谨候虚风而避之"及《素问遗篇·刺法论》所提倡的"避其毒气"，因此，要正确认识《内经》发病观，全面把握正气与邪气在发病中的意义，切不可断章取义。

三级条文

九针十二原第一

【原文】刺之要，气至而有效，效之信，若风之吹云，明乎若见苍天[1]，刺之道毕矣。

【注释】

[1] 效之信，若风之吹云，明乎若见苍天：疗效确切的，就好像风吹云散，立刻明朗地看到了青天一样。针刺的主要道理，就完全包括在这里了。

【提要】论"气至而有效"的针效标准。

【精解】针刺的要领，就在于达到气至，有了"气至"的感觉就表明有了疗效。《内经》强调针刺得气的重要性，针刺之要在于"气至而有效"。说明刺中穴位当气至，气至即有效，不必再针（可以适可而止），气不至则无问其数，刺之无益，甚至有害。

经脉第十

【原文】雷公问于黄帝曰：《禁脉》之言，凡刺之理，经脉为始，营其所行，制其度量，内次五脏，外别六腑，愿尽闻其道。黄帝曰：人始生，先成精，精成而脑髓生，骨为干，脉为营，筋为刚，肉为墙[1]，皮肤坚而毛发长，谷入于胃，脉道以通，血气乃行。

【注释】

[1] 骨为干，脉为营，筋为刚，肉为墙：指骨、脉、筋、肉的功能。骨骼能支撑人体，故为干；脉能营运气血以灌溉营养周身，故为营；筋能约束骨骼，使人刚劲有力，故为刚；肉能保护内脏组织，如同墙垣，故为墙。

【提要】论人体胚胎形成及发育过程。

【精解】人最初生成，先形成精，精发育生成脑髓；骨骼为主干，再依次形成脉、筋、肉、皮肤等。饮食物入胃，脉道通畅，则气血运行不息。

【原文】雷公曰：愿卒闻经脉之始生。黄帝曰：经脉者，所以能决死生，处百病，调虚实，不可不通。

【提要】论经络理论在中医诊疗中的重要性。

【精解】经络是中医学对人体组织功能的独特发现和认识，是人体重要的组成部分，对于人体的生理、病理以及疾病的诊断、治疗等均有十分重要的意义，故经文强调："经脉者，所以能决死生，处百病，调虚实，不可不通"。

【原文】肺手太阴之脉，起[1]于中焦[2]，下络[1]大肠，还[1]循[1]胃口[3]，上[1]膈[4]属[1]肺，从肺系[5]横[1]出[1]腋下，下[1]循臑[6]内，行[1]少阴心主之前，下肘中，循臂内上骨下廉[7]，入[1]寸口，上鱼，循鱼际[8]，出大指之端；其支者，从腕后直出次指内廉，出其端。

【注释】

[1] 起、络、还、循、上、属、横、出、下、行、入：经脉开始出行的称为"起"；其脉连于相表里之脏腑的称为"络"，其脉去而复回的称为"还"；经脉由此及彼，沿着某物而走的称为"循"，经脉从下向上行的称为"上"；其脉与所属之本脏或本腑相连的称为"属"；经脉横向行走的称为"横"；经脉由深部出于浅部的称为"出"；经脉从上向下行的称为"下"；其脉走在其他经脉旁边的称为"行"；经脉由外入里的称为"入"。下同。

[2] 中焦：是指膈与脐之间的部位，其中心大约在中脘穴所在的部位。

[3] 胃口：在此是指胃的上口贲门。

[4] 膈：指横膈膜。

[5] 肺系：指气管。

[6] 臑（nào）：上臂内侧隆起的白肉称为臑。上臂亦称作臑。

[7] 廉：即边缘的意思。

[8] 上鱼，循鱼际：手拇指掌指关节后方，掌侧隆起的肌肉称为鱼；鱼的边缘称为鱼际，也是穴位的名称。

【提要】论手太阴肺经的循行。

【原文】大肠手阳明之脉，起于大指次指之端，循指上廉，出合谷两骨之间[1]，上入两筋[2]之中，循臂上廉，入肘外廉，上臑外前廉，上肩，出髃骨[3]之前廉，上出于柱骨之会上[4]，下入缺盆[5]，络肺，下膈属大肠；其支者，从缺盆上颈贯颊，入下齿中，还出挟口，交人中，左之右，右之左，上挟鼻孔。

【注释】

[1] 出合谷两骨之间：合谷，穴位名，其穴在手大拇指、食指的歧骨之间。两骨，就是指第一掌骨与第二掌骨。

[2] 两筋：指拇短伸肌肌腱与拇长伸肌肌腱。

[3] 髃骨：指肩胛骨上部与锁骨、肱骨相连接所形成的肩峰，也是肩髃穴的所在。

[4] 柱骨之会上：肩背之上，颈项之根，称为天柱骨，即大椎穴处，也就是肩胛上方，第七颈椎的隆起处。此处也是六阳经会合的地方，故称作"会"。

[5] 缺盆：就是指锁骨上窝处。

【提要】论手阳明大肠经的循行。

【原文】胃足阳明之脉，起于鼻之交頞中，旁纳太阳之脉[1]，下循鼻外，入上齿中，还出挟口环[2]唇，下交承浆，却[2]循颐[3]后下廉，出大迎，循颊车，上耳前，过[2]客主人，循发际，至额颅[4]；其支者，从大迎前下人迎，循喉咙，入缺盆，下膈属胃络脾；其直[2]者，从缺盆下乳内廉，下挟脐，入气街[5]中；其支者，起于胃口，下循腹里，下至气街中而合[2]，以下髀关[6]，抵[2]伏兔[7]，下膝膑中，下循胫外廉，下足跗，入中指内间；其支者，下廉三寸而别，下入中指外间；其支者，别[2]跗上，入大指间，出其端。

【注释】

[1] 旁纳太阳之脉：纳，《甲乙经》《千金方》《铜人经》《十四经发挥》及马莳本、张介宾本均作"约"，也就是缠束的意思。《铜人经》的注释为"足太阳起目眦（睛明穴）而阳明旁行约之"，其意思就是说足阳明胃经的经脉缠束旁侧之足太阳膀胱经的经脉。

[2] 环、却、过、直、合、抵、别：环绕于四周的称为"环"，不进反退的称为"却"；通过它经穴位所在部位的称为"过"，一直向前走而不转向的称为"直"；两脉相并的称为"合"；到达某处的称为"抵"；另行而发出分支的称为"别"。下同。

[3] 颐：即口角后方、腮部之下的部位。

[4] 额颅：指前额处、发下眉上之间的部位。

[5] 气街：穴位名，其部位在少腹下方之毛际的两旁，也称为"气冲"。

[6] 髀关：穴位名，其部位在大腿根部横纹外侧端下方。

[7] 伏兔：穴位名，其部位在大腿前方的肌肉隆起处，其形如趴伏的兔子，故名。

【提要】论足阳明胃经的循行。

【原文】脾足太阴之脉，起于大指之端，循指内侧白肉际[1]，过核骨[2]后，上内踝前廉，上踹[3]内，循胫骨后，交出厥阴之前，上膝股内前廉，入腹属脾络胃，上膈，挟咽，连舌本，散舌下；其支者，复从胃，别上膈，注心中。

【注释】

[1] 白肉际：手足之掌（或跖）与指（或趾）都有赤白肉际，掌（或跖）与指（或趾）的阴面为白肉，阳面（即生有毫毛的那一面）为赤肉，二者相交界的地方即为赤白肉际。

[2] 核骨：即指第一趾跖关节在足内侧所形成的圆形隆起，其状如圆骨，故名。

[3] 踹：在此为"腨"之误，即指小腿的腓肠肌部，俗称小腿肚。

【提要】论足太阴脾经的循行。

【原文】心手少阴之脉，起于心中，出属心系[1]，下膈络小肠；其支者，从心系上挟咽，系目系；其直者，复从心系却上肺，下出腋下，下循臑内后廉，行太阴、心主之后，下肘内，循臂内后廉，抵掌后锐骨[2]之端，入掌内后廉，循小指之内出其端。

【注释】

[1] 心系：指心脏与其他脏腑相联系的脉络。

[2] 锐骨：指掌后尺侧部隆起的骨头。

【提要】论手少阴心经的循行。

【原文】小肠手太阳之脉，起于小指之端，循手外侧上腕，出踝[1]中，直上循臂骨下廉，出肘内侧两筋之间，上循臑外后廉，出肩解[2]，绕肩胛，交肩上，入缺盆络心，循咽下膈，抵胃属小肠；其支者，从缺盆循颈上颊，至目锐眦，却入耳中；其支者，别颊上䪼抵鼻，至目内眦，斜络于颧。

【注释】

[1] 踝：指手腕后方尺侧部隆起的骨头。

[2] 肩解：指肩关节后面的骨缝。

【提要】论手太阳小肠经的循行。

【原文】膀胱足太阳之脉，起于目内眦，上额交巅；其支者，从巅[1]至耳上角[2]。其直者，从巅入络脑，还出别下项，循肩髆[3]内，挟脊，抵腰中，入循膂[4]，络肾属膀胱；其支者，从腰中下挟脊，贯臀入腘中；其支者，从髆内左右别下贯胛，挟脊内，过髀枢[5]，循髀外从后廉下合腘中，以下贯踹内，出外踝之后，循京骨[6]，至小指外侧。

【注释】

[1] 巅：是指头顶正中的最高处，也就是百会穴所在的位置。

[2] 耳上角：指耳尖上方所对之头皮的部位。

[3] 肩髆（bó）：指肩胛骨。

[4] 膂（lǚ）：挟行于脊柱两旁的浅层肌肉称为膂。

[5] 髀（bì）枢：髀，指大腿。髀枢，即髋关节，又称大转子，为环跳穴所在的部位。

[6] 京骨：指足小趾本节后向外侧突出的半圆骨，也即京骨穴所在的部位。

【提要】论足太阳膀胱经的循行。

【原文】肾足少阴之脉，起于小指之下，邪走足心[1]，出于然谷之下，循内踝之后，别入跟中，以上踹内，出腘内廉，上股内后廉，贯脊属肾络膀胱；其直者从肾上贯肝膈，入肺中，循喉咙，挟舌本；其支者，从肺出络心，注胸中。

【注释】

[1] 邪走足心：邪，其读音、意义均与"斜"字相同。邪走足心，就是指肾经的

经脉从膀胱经经脉的终点出发后，斜行走向足心部的涌泉穴。

【提要】论足少阴肾经的循行。

【原文】心主手厥阴心包之脉，起于胸中，出属心包络，下膈，历络三焦[1]；其支者，循胸出胁，下腋三寸，上抵腋下，循臑内，行太阴少阴之间，入肘中，下臂行两筋之间，入掌中，循中指出其端；其支者，别掌中，循小指次指[2]出其端。

【注释】

[1] 历络三焦：历，就是经过的意思。历络三焦，就是指心包经自胸至腹，顺次经过并联络上、中、下三焦。

[2] 小指次指：即小指旁侧的第二个手指，也就是无名指。

【提要】论手厥阴心包经的循行。

【原文】三焦手少阳之脉，起于小指次指之端，上出两指之间，循手表腕[1]，出臂外两骨之间[2]，上贯肘，循臑外上肩而交出足少阳之后，入缺盆布膻中，散落心包[3]，下膈循属三焦。其支者，从膻中上出缺盆，上项系耳后，直上出耳上角，以屈下颊至颐；其支者，从耳后入耳中，出走耳前，过客主人前，交颊，至目锐眦。

【注释】

[1] 手表腕：即手腕的外侧，也就是手背。在此是指手背上从小指与无名指的分叉处到腕部阳池穴处的部分。

[2] 两骨之间：在此指的是桡骨与尺骨的中间。

[3] 散落心包：当为"散络心包"之误。

【提要】论手少阳三焦经的循行

【原文】胆足少阳之脉，起于目锐眦，上抵头角[1]，下耳后，循颈行手少阳之前，至肩上却交出手少阳之后，入缺盆。其支者，从耳后入耳中，出走耳前，至目锐眦后；其支者，别锐眦，下大迎，合于手少阳，抵于颐，下加颊车，下颈合缺盆，以下胸中，贯膈络肝属胆，循胁里，出气街，绕毛际[2]，横入髀厌[3]中；其直者，从缺盆下腋，循胸过季胁[4]，下合髀厌中，以下循髀阳[5]，出膝外廉，下外辅骨[6]之前，直下抵绝骨[7]之端，下出外踝之前，循足跗上，入小指次指之间；其支者，别跗上，入大指之间，循大指歧骨[8]内，出其端，还贯爪甲，出三毛[9]。

【注释】

[1] 头角：指前额之上缘的两端处，即额角。

[2] 毛际：指耻骨部阴毛的边缘。

[3] 髀厌：就是髀枢，即髋关节，俗称大转子，为环跳穴所在的部位。

[4] 季胁：指两侧胸胁下方的软肋部。

[5] 髀阳：髀，就是股，俗名大腿。内为阴，外为阳。髀阳，就是指大腿的外侧。

［6］外辅骨：即腓骨。胫骨为内辅骨。

［7］绝骨：外踝上方之腓骨末端的凹陷部位称为绝骨。腓骨在此处似乎有所中断，故名。它又是悬钟穴的别名。

［8］歧骨：足之大趾与次趾本节后方的骨缝处称为歧骨。

［9］三毛：是指足大趾背面，趾甲后方，第一趾关节处，有毛的部位。

【提要】论足少阳胆经的循行。

【原文】肝足厥阴之脉，起于大指丛毛[1]之际，上循足跗上廉，去内踝一寸，上踝八寸，交出太阴之后，上腘内廉，循股阴[2]入毛中，过阴器，抵小腹，挟胃属肝络胆，上贯膈，布胁肋，循喉咙之后，上入颃颡[3]，连目系，上出额，与督脉会于巅；其支者，从目系下颊里环唇内；其支者，复从肝别贯膈，上注肺。

【注释】

［1］丛毛：指足大趾背面第一趾关节处多毛的部位，也就是前文所提到的"三毛"。

［2］股阴：即大腿的内侧部。

［3］颃（háng）颡（sǎng）：鼻腔后部之鼻后孔所在的部位，它是鼻腔与咽部相通的部位，也是鼻的内窍。

【提要】论足厥阴肝经的循行。

【精解】以上十二段经文论述了十二经脉的具体循行路线。十二经脉，是经络系统中的主干部分，分别联系内脏及肢体，为人体气血运行的主要通道。十二经脉有一定的循行路线、交接次序及走向规律，同时与脏腑有特定的络属关系。十二经脉首尾相贯，如环无端，气血周流，无有休止，从而维持着人体正常的生命活动。

【原文】经脉十二者，伏行分肉之间，深而不见；其常见者，足太阴过于外踝[1]之上，无所隐故也。诸脉之浮而常见者，皆络脉也。六经络，手阳明少阳之大络[2]，起于五指间[3]，上合肘中。饮酒者，卫气先行皮肤，先充络脉，络脉先盛。故卫气已平[4]，营气乃满，而经脉大盛。脉之卒然动者，皆邪气居之，留于本末[5]，不动则热，不坚则陷且空，不与众同，是以知其何脉之动也。雷公曰：何以知经脉之与络脉异也？黄帝曰：经脉者，常不可见也，其虚实也，以气口知之。脉之见者，皆络脉也。

【注释】

［1］外踝：《太素》作"内踝"，为是。阴经行于内，阳经行于外，足太阴经过内踝。

［2］大络：此指较大的络脉。张介宾注："此举手络之最大者，以明视络之法也。手足各有六经，而手六经之络，则惟阳明、少阳之络为最大。"

［3］起于五指间：手阳明、少阳二经络脉络于大指、食指、中指、无名指及小指

间。杨上善注："手阳明大肠之经，起大指次指之间，即大指次指及中指内间，手阳明络起也。手少阳经，起小指次指间，即小指次指及中指外间，手少阳脉起也。故二脉络起五指间也。"

[4] 卫气已平：卫气平定而盛满。张介宾注："平，犹潮平也，即盛满之谓。"

[5] 本末：本经之络脉。杨上善注："即是此经本末也。"

【提要】论经脉与络脉的关系及其受邪时的不同表现。

【精解】关于经脉与络脉的区别与联系，以及络脉的刺治法。经脉循行的位置相对较深，络脉循行的位置相对较浅，原文所谓"经脉十二者，伏行分肉之间，深而不见""诸脉之浮而常见者，皆络脉也""经脉者，常不可见也""脉之见者，皆络脉也"皆以言此。此外，经脉与络脉虽然循行有别，然因两者本末相属，气血相贯；又因络脉常行于经脉所不至之处，以补充经脉之不足，起到重要的枢纽、转输作用，从而灌注气血于周身。原文所谓"诸络脉皆不能经大节之间，必行绝道而出入""卫气先行皮肤，先充络脉，络脉先盛，故卫气已平，营气乃满，而经脉大盛"即是此意。

营卫生会第十八

【原文】故曰：日中而阳陇为重阳，夜半而阴陇为重阴。故太阴主内，太阳主外[1]，各行二十五度，分为昼夜。夜半为阴陇，夜半后而为阴衰，平旦阴尽而阳受气矣。日中而阳陇，日西而阳衰，日入阳尽而阴受气矣。夜半而大会，万民皆卧，命曰合阴[2]，平旦阴尽而阳受气，如是无已，与天地同纪[3]。

【注释】

[1] 太阴主内，太阳主外：营行脉中，始于手太阴而复合于手太阴；卫行脉外，始于足太阳而复合于足太阳。张介宾注："太阴，手太阴也。太阳，足太阳也。内言营气，外言卫气。营气始于手太阴，而复会于太阴，故太阴主内。卫气始于足太阳，而复会于太阳，故太阳主外。"

[2] 夜半而大会，万民皆卧，命曰合阴：营卫二气于夜半子时阴气最盛，人在睡眠之际，会合于内脏。张介宾注："大会，言营卫阴阳之会也。营卫之行，表里异度，故尝不相值。惟于夜半子时，阴气已极，阳气将生，营气在阴，卫气亦在阴，故万民皆瞑而卧，命曰合阴。"

[3] 与天地同纪：指人体营卫二气昼夜运行规律与天地阴阳运转规律相应。

【提要】论营卫的会合规律，阐释营卫与睡眠的关系。

【精解】论营卫之气的交会。营卫的会合存在两种形式。一是在运行过程中，于脉内、外不断交会，入于脉中即为营气，出于脉外即为卫气；二是分别运行五十周次后，于夜间皆归于五脏之时会合。所以，营卫运行路线虽殊，但两者生理上互化互用，病理相互影响。正如张介宾注："虽卫主气而在外，然亦何尝无血；营主血而在内，然亦何尝无气，故营中未必无卫；卫中未必无营，但行于内者便谓之营，行于外者便谓之卫，此人身阴阳交感之道，分之则二，合之则一而已。"

【原文】壮者之气血盛，其肌肉滑，气道通，荣卫之行，不失其常，故昼精[1]而夜瞑。老者之气血衰，其肌肉枯，气道涩，五脏之气相搏[2]，其营气衰少而卫气内伐[3]，故昼不精，夜不瞑。

【注释】

[1] 昼精：指白天精力充沛、精神饱满。

[2] 五脏之气相搏：五脏之气不相协调。相搏，不相协调。

[3] 营气衰少而卫气内伐：指营气衰少，卫气运行紊乱又克伐营气。张志聪注："夫营血者，五脏之精气也。五脏不和则营气衰少，营气衰则不能外营于肌肉，而卫气内伐矣。卫气内伐而不得循行五脏，故昼不精而夜不瞑也。此言营卫相将，卫随营行者也。"

【提要】论老年人和年轻人睡眠状态的不同，谈卫气与睡眠的关系。

【精解】本文借少壮之人与老年人睡眠状态的不同，提示营卫运行与睡眠的关系。营卫之气随自然界昼夜阴阳变化而运行的方式，形成了人体昼寤夜寐的生物节律，解释了睡眠的机制。少壮之人气血充盛、气道通畅，营卫之气不失其常，昼行阳分而兴奋，夜行阴分而抑制，故白天精力充沛，夜晚睡眠得安。老年人之营卫俱虚，气道涩滞，营卫之气运行失常，昼不出阳，夜不入阴，故白天精力不足，夜晚睡眠不安。提示睡眠异常与营卫运行失常密切相关，为从调和营卫入手治疗睡眠障碍提供了理论依据。

顺气一日分为四时第四十四

【原文】黄帝曰：其时有反者[1]何也？岐伯曰：是不应四时之气，脏独主其病[2]者，是必以脏气之所不胜时者甚[3]，以其所胜时者起[4]也。黄帝曰：治之奈何？岐伯曰：顺天之时，而病可与期。顺者为工，逆者为粗。

【注释】

[1] 其时有反者：指病情的轻重变化有时与旦慧、昼安、夕加、夜甚的规律不符。反，违反之意。

[2] 脏独主其病：指脏腑本身的病变单独支配着病情的变化。

　　[3] 以脏气之所不胜时者甚：指受病五脏的五行属性被时日的五行属性所克制时，病情就会加重。如肝病逢庚辛日、申酉时（金克木），脾病逢甲乙日、寅卯时（木克土）等。甚，此指病情加重。

　　[4] 以其所胜时者起：指受病五脏的五行属性克制时日的五行属性时，病情就会减轻。如肝病逢戊己日、辰戌丑未时（木克土），脾病逢壬癸日、亥子时（土克水）等。起，此指病情减轻。

　　【提要】论不应四时之气的疾病机制和治疗。

　　【精解】影响疾病的因素还有很多，不仅仅是人体阴阳之气的升降，五行的生克制约也是常见因素，故出现"不应四时之气，脏独主其病"的情况，即和四时之气不相应。一脏单独患有比较重的病，是因为脏气在它所不胜的时候加重，在所胜的时候会好转。治疗应顺应自然界四时变化，疾病就会好转。能够顺应四时变化者为良医，不顺应者为庸医。总之，疾病的变化是错综复杂的，既有一般的规律，也有特殊的规律，临证当灵活对待。

阴阳二十五人第六十四

　　【原文】天地之间，六合之内，不离于五，人亦应之。

　　【提要】言天地万物都离不开五行。

　　【精解】天地宇宙之间，万物都离不开五行，人亦包括在内。

邪客第七十一

　　【原文】黄帝问于伯高曰：夫邪气之客人也，或令人目不瞑不卧出者，何气使然？伯高曰：五谷入于胃也，其糟粕、津液、宗气，分为三隧[1]。故宗气积于胸中，出于喉咙，以贯心脉[2]，而行呼吸焉。营气者，泌其津液，注之于脉，化以为血，以荣四末，内注五脏六腑，以应刻数[3]焉。卫气者，出其悍气之慓疾，而先行于四末分肉皮肤之间，而不休者也，昼日行于阳，夜行于阴，常从足少阴之分间[4]，行于五脏六腑。今厥气客于五脏六腑，则卫气独卫其外，行于阳，不得入于阴。行于阳则阳气盛，阳气盛则阳跷陷，不得入于阴，阴虚，故目不瞑。

　　【注释】

　　[1] 三隧：张介宾注："隧，道也。糟粕之道出于下焦，津液之道出于中焦，宗气之道出于上焦，故分为三遂。"

〔2〕脉：《甲乙经》《太素》均作"肺"。可从。

〔3〕以应刻数：古代计时用铜壶滴漏法，一昼夜为一百刻。营气一昼夜循行周身五十周次，恰与百刻之数相应。

〔4〕足少阴之分间：指足少阴肾经和足太阳膀胱经的交接处。

【提要】 论失眠证的病机及宗气、营气、卫气的循行和功能。

【精解】 宗气、营气、卫气均来源于饮食水谷。宗气为水谷精气与肺所吸入的清气聚于胸中而成，能助肺以行呼吸，贯心脉以行营血。营气和卫气亦源于饮食水谷，营气源于水谷之精气，在心肺作用下，与津液相合，注于脉中，一昼夜运行人身五十周次，合时一百刻；卫气源于水谷之悍气，一方面散行于脉外之皮肤分肉，布行于四肢，调节玄府，抵御外邪，另一方面与脉并行，昼行于阳，夜行于阴。因此人昼则醒寤，夜即睡眠，之所以失眠正是由于阳不入阴。

【原文】 黄帝曰：善。治之奈何？伯高曰：补其不足，泻其有余[1]，调其虚实，以通其道[2]，而去其邪。饮以半夏汤一剂，阴阳已通，其卧立至。黄帝曰：善。此所谓决渎壅塞，经络大通，阴阳和得者也。愿闻其方。伯高曰：其汤方以流水千里以外者八升，扬之万遍[3]，取其清五升，煮之，炊以苇薪火沸，置秫米[4]一升，治半夏[5]五合，徐炊，令竭为一升半，去其滓，饮汁一小杯，日三稍益，以知为度[6]。故其病新发者，覆杯则卧[7]，汗出则已矣。久者，三饮而已也。

【注释】

〔1〕补其不足，泻其有余：补泻指针法而言。张介宾注："补其不足，即阴跷所出足少阴之照海也；泻其有余，即阳跷所出足太阳之申脉也。若阴盛阳虚而多卧者，自当补阳泻阴矣。"所提针刺穴位，可参。

〔2〕以通其道：沟通阴阳经交会的道路。

〔3〕流水千里以外者八升，扬之万遍：流水千里以外者，后世称之为千里水或长流水，取其源远流长，性能荡涤浊秽，疏通下达。扬之万遍，用杓高扬许多遍，使水珠翻滚，又名甘澜水。古人认为取此水煎药，可以调和阴阳。

〔4〕秫米：此指黄粘米。《本草纲目》云："秫，治阳盛阴虚，夜不得眠，半夏汤用之，取其益阴气而利大肠也，大肠利则阳不盛矣。"

〔5〕治半夏：即经过炮制的半夏。

〔6〕以知为度：即以感到药物发挥作用为适宜。发挥作用的表现可有大肠通利、微汗、欲眠等。

〔7〕覆杯则卧：覆杯，将空杯口朝下放置。此形容刚服完药，即可安卧入睡。

【提要】 论邪客不眠的病机和半夏秫米汤的煎服方法。

　　【精解】鉴于不眠之病由卫气不得入于阴，阳盛阴虚所致，故必先通卫气运行之道，犹如疏决壅塞之沟渠，从而达到气道通，阴阳和，邪气除，目瞑而眠。"调其虚实"，施针则可泻其阳经，补其阴经；用药宜半夏秫米汤，方中秫米甘凉益胃，养营补阴而利大肠，半夏辛温通阳，祛邪降逆，煎用长流水且扬之万遍，取意于通达无滞，共收调和阴阳之效。

伤寒论篇

一级条文

辨太阳病脉证并治上

【原文】太阳之为病，脉浮，头项强痛[1]而恶寒[2]。(1)

【注释】

[1] 头项强（jiàng）痛：强，拘紧不舒也。头项强痛，言头痛而兼项强。

[2] 恶（wù）寒：恶，厌恶。恶寒，俗称怕冷。

【提要】论太阳病的脉证提纲。

【精解】有一分恶寒，便有一分表证。条文中之脉浮与恶寒，显然提示病位在表。而头项为太阳经脉循行之地，强痛乃太阳经脉因邪阻而运行不畅所致。寥寥14字，提纲挈领，简练准确地揭示了病位在太阳肌表，病性属邪气盛实的太阳病的基本特征和共性。

【原文】太阳病，发热，汗出，恶风[1]，脉缓[2]者，名为中风[3]。(2)

【注释】

[1] 恶风：当风则恶，无风稍缓，即恶寒之轻者。

[2] 脉缓：与紧脉相对举，言脉象松弛、宽缓，而非如平人脉来四至、从容和缓之缓脉。

[3] 中（zhòng）风：伤于风的意思，与猝然昏倒、口眼㖞斜之中风病不同。

【提要】论太阳中风证的脉证提纲。

【精解】在太阳病之脉浮、头项强痛而恶寒的基础上，伴见发热汗出，恶风脉缓者，即可谓之太阳中风证。本证咎由风寒，而以风邪为主。风寒犯表，营卫失调，卫气与邪气相争于表，故发热而脉浮；肌表失却卫气之温煦，故恶风寒；卫阳失于固摄，营阴走泄于外，故自汗出。脉浮缓者，乃风性疏泄、营阴失守之故也。

【原文】太阳病，或已发热，或未发热，必恶寒，体痛呕逆，脉阴阳俱紧[1]者，名为伤寒。(3)

【注释】

[1] 脉阴阳俱紧：阴阳，此言尺、寸。脉阴阳俱紧，意为寸、关、尺三部脉皆呈紧象。

【提要】论太阳伤寒证的脉证提纲。

【精解】太阳伤寒，缘于太阳感受风寒邪气，而以寒邪偏重。寒性收敛，邪束于表，导致营卫失调。卫气因寒邪闭郁而不宣，不能正常发挥其温煦功能，故恶寒不已。若卫气能及时奋起与邪相争，则发热见早；反之，则发热见迟。发热或迟或早，与患者体质强弱、病邪盛衰等因素密切相关。然无论迟速，发热一症，仍为太阳伤寒必见之象。太阳统一身之营卫，风寒之邪侵犯人体，营卫之气因之郁遏而运行不畅，故见头痛项强，周身肌肉骨节酸疼。肺主气属卫，今风寒邪气犯于卫表，肺卫之气失宣，胃气因之上逆，故可见呕逆之症。脉浮主表，脉紧主寒，三部脉皆现浮紧，是风寒束表之典型脉象。

【原文】太阳病，发热而渴，不恶寒者，为温病。(6)

【提要】论太阳温病的脉证提纲。

【精解】本条承第1、2、3条而转述温病，一则以明温病之大体属性，即病因属温热，病状亦为温热。再则首论寒邪致病之后，继言温病，表明《伤寒论》为外感热病立法，自必涵盖温病，然则由于历史的局限性，论中关于温病内容，既不丰富，又未形成体系。

【原文】病有发热恶寒者，发于阳也；无热恶寒者，发于阴也。(7)

【提要】辨病发于阳或发于阴。

【精解】本条"病"泛指外感病，"发于阳""发于阴"是说六经病的阴阳属性，"发热恶寒""无热恶寒"为辨阴阳的根据。

【原文】病人身大热，反欲得衣者，热在皮肤[1]，寒在骨髓[2]也；身大寒，反不欲近衣者，寒在皮肤，热在骨髓也。(11)

【注释】

[1] 皮肤：指浅表，在外。

[2] 骨髓：指深层，在内。

【提要】从患者的喜恶，辨真寒假热、真热假寒证。

【精解】当病情出现矛盾，易假易惑时，必须透过现象，探求病证的本质。本条指出，患者的喜恶较能反映疾病的本质。患者身大热，欲得近衣，这是阴邪内盛，虚阳浮越于外所致，属内有真寒；而患者身大寒，反不欲近衣是里热壅遏，阳气郁而不达所致，属内有真热。临证必须结合全部脉证，仔细推敲，详细辨析，方得无误。

【原文】太阳中风，阳浮而阴弱[1]，阳浮者，热自发；阴弱者，汗自出，啬啬恶寒，淅淅恶风，翕翕发热，鼻鸣干呕者，桂枝汤主之。(12)

桂枝汤方　桂枝三两去皮，芍药三两，甘草二两炙，生姜三两切，大枣十二枚擘

上五味，㕮咀三味。以水七升，微火煮取三升，去滓，适寒温，服一升。服已须臾，啜热稀粥一升余，以助药力。温覆令一时许，遍身漐漐微似有汗者益佳，不可令如水流漓，病必不除。若一服汗出病差，停后服，不必尽剂。若不汗，更服依前法。又不

汗，后服小促其间，半日许，令三服尽。若病重者，一日一夜服，周时观之。服一剂尽，病证犹在者，更作服。若汗不出者，乃服至二三剂。禁生冷、黏滑、肉面、五辛、酒酪、臭恶等物。

【注释】

[1] 阳浮而阴弱：轻按（浮取）为阳，重按（沉取）为阴。脉象轻按明显，故称阳浮；重按见弱，故称阴弱。阳浮而阴弱，指脉象浮缓。同时在此又指病机，阳浮提示卫阳浮盛于外，阴弱提示营阴不能内守，阳浮而阴弱，说明了桂枝汤证卫强营弱之病机。

【提要】论太阳中风证的病机及证治。

【精解】言太阳中风，必参第1、2条所述内容。今卫气浮盛于表，与邪相争，故脉浮而发热如鸟羽加身。营弱是说营阴不能内守，阴泄于外，故脉缓而自汗绵绵。啬啬恶寒，淅淅恶风，此卫气失于温煦之职也。鼻为肺窍，肺合皮毛，今风寒犯表，肺气不宣，则鼻道塞而不畅，气息粗而鸣响。肺胃相应，气降为顺，今肺气不宣则胃气应之而逆，故而干呕。

桂枝汤中桂枝、生姜、甘草、大枣相合，具辛甘发散之功；芍药、甘草、大枣相配，有酸甘化阴之效。如此五味以成方，攻补兼施，散收相合，内外互济，是调和营卫之代表，亦组方严谨之典范。方后所注，表明服用本方之注意事项：一者，药物一次煎成，分三次服；且药后应喝粥温覆，意在资益胃气、助其发散。二者，疗效判断，以药后遍身微汗为度，太过不及，皆失其宜。三者，治疗过程中，应注重饮食宜忌，一切不易消化、刺激性强的食物，均应禁食。

【原文】太阳病，头痛，发热，汗出，恶风，桂枝汤主之。（13）

【提要】论桂枝汤证的主要临床表现和治疗。

【精解】从方证角度而论，则本条可视作桂枝汤之适应证。不论因于风或因于寒，但见头痛、发热、汗出、恶风为其主要临床表现者，即可考虑运用本方治疗。

【原文】太阳病，项背强几几[1]，反汗出恶风者，桂枝加葛根汤主之。（14）

桂枝加葛根汤方　葛根四两，麻黄三两去节，芍药二两，生姜三两切，甘草二两炙，大枣十二枚擘，桂枝二两去皮

上七味，以水一斗，先煮麻黄、葛根，减二升，去上沫，内诸药，煮取三升，去滓。温服一升。覆取微似汗，不须啜粥，余如桂枝法将息及禁忌。臣亿等谨按：仲景本论，太阳中风自汗用桂枝，伤寒无汗用麻黄。今证云汗出恶风，而方中有麻黄，恐非本意也。第三卷有葛根汤证，云无汗，恶风，正与此方同，是合用麻黄也。此云桂枝加葛根汤，恐是桂枝中但加葛根耳。

【注释】

[1] 项背强几几（shū）：几几，短羽之鸟，伸颈欲飞不能。项背强几几，形容项背拘急，俯仰不能自如之状，系项强之突出者。供参考。

【提要】论太阳中风兼经输不利的证治。

【精解】太阳病提纲即有头项强痛之症，表明太阳经气已有郁遏之象。而此条重申项背强几几，表明：一者，外邪阻闭经气之程度较前者更重；二者，病变波及范围更广，由头项而连及至背。故以解肌祛风，升津舒筋为法，方用桂枝加葛根汤，宋本原文有误，其方应无麻黄。方以桂枝汤解肌祛风，调和营卫，以治其本；更以葛根辛散祛风，升津以舒缓拘挛之经脉，通调郁滞之经气。

【原文】太阳病三日，已发汗，若吐、若下、若温针，仍不解者，此为坏病，桂枝不中与之也。观其脉证，知犯何逆，随证治之。桂枝本为解肌，若其人脉浮紧，发热汗不出者，不可与之也。常须识此，勿令误也。（16）

【提要】论太阳坏病的概念及其治则，并强调伤寒表实无汗者禁用桂枝汤。

【精解】太阳病经过数日，已用过发汗或吐下、温针等法治疗，不仅病证不愈，而且病情恶化，难以用六经证候称其名者，便是坏病，即误治后的变证。病已不在表，故桂枝汤不能再用。应"观其脉证"，准确分析病机；"知犯何逆"，找出疾病的症结所在；"随证治之"，运用理法方药针对疾病发展某一阶段的本质进行治疗。

若发热恶寒、无汗脉紧，证属伤寒，腠理致密，则惟宜麻黄汤峻汗发散，不得用桂枝汤，防其敛邪生弊故也。

【原文】喘家[1]，作桂枝汤，加厚朴杏子佳。（18）

【注释】

[1]喘家：素患喘证之人。

【提要】论太阳中风引发喘疾的治法。

【精解】从本条用桂枝加厚朴杏子汤治疗来看，知为外感风寒而引发宿疾，故本证除具有桂枝汤证外，还有气逆作喘。即新感引动宿疾，内外相干。用桂枝汤为主方，加厚朴、杏仁以化痰降逆，降气平喘。

【原文】太阳病，发汗，遂漏不止[1]，其人恶风，小便难，四肢微急[2]，难以屈伸者，桂枝加附子汤主之。（20）

桂枝加附子汤方　桂枝三两去皮，芍药三两，甘草三两炙，生姜三两切，大枣十二枚擘，附子一枚炮，去皮，破八片

上六味，以水七升，煮取三升，去滓。温服一升。本云桂枝汤，今加附子。将息如前法。

【注释】

[1]漏不止：汗出如漏，无止息之时。

[2]微急：轻度拘急。

【提要】论太阳病发汗太过，表证不解，兼阳虚汗漏的证治。

【精解】太阳表证发汗太过，损伤表阳，而致卫表失固，且风寒仍羁于表，是实中夹虚征象。渐然恶风，缩手裹脚，而汗出绵绵，无止无休，此时营卫失调，固是其病机要点，而卫阳因汗而伤，失却固摄。汗出过多，则小便相应减少；卫阳失煦，经脉不柔，则四肢拘挛，屈伸不利。治宜解肌祛风，扶阳固表，方用桂枝加附子汤。方以桂枝汤解肌祛风，调和营卫；加附子温经扶阳，固表敛汗。

【原文】太阳病，下之后，脉促[1]胸满[2]者，桂枝去芍药汤主之。(21)

若微寒[3]者，桂枝去芍药加附子汤主之。(22)

桂枝去芍药汤方　桂枝三两去皮，甘草二两炙，生姜三两切，大枣十二枚擘

上四味，以水七升，煮取三升，去滓。温服一升。本云桂枝汤，今去芍药。将息如前法。

桂枝去芍药加附子汤方　桂枝三两去皮，甘草二两炙，生姜三两切，大枣十二枚擘，附子一枚炮，去皮，破八片

上五味，以水七升，煮取三升，去滓，温服一升。本云，桂枝汤今去芍药加附子。将息如前法。

【注释】

[1] 脉促：脉象急促有力，不是脉来数，时一止之促脉。钱天来谓："脉促者，非脉来数时一止，复来之促也，即急促亦可谓之促也。"

[2] 胸满：即胸闷。

[3] 微寒：此处指脉微恶寒。

【提要】论太阳病误下，致表证不解，兼胸阳不振的证治。

【精解】太阳病误下后，表证仍在，同时因误下损伤胸阳，邪气欲陷，正气相争而见胸满。前条见脉促，说明正气抗邪有力。后条脉微，说明阳虚不限于胸中，而是全身阳气不足，由此则恶寒必然较前加重。前者用桂枝汤解肌祛风，以除其外证；去芍药之阴柔，即是增强其通阳之功，借以达到宣通胸阳之目的。后者更增附子一味，以温经扶阳，则诸症自除。

【原文】服桂枝汤，或下之，仍头项强痛，翕翕发热，无汗，心下满微痛，小便不利者，桂枝去桂加茯苓白术汤主之。(28)

桂枝去桂加茯苓白术汤方　芍药三两，甘草二两炙，生姜切、白术、茯苓各三两，大枣十二枚擘

上六味，以水八升，煮取三升，去滓。温服一升。小便利则愈。本云，桂枝汤今去桂枝，加茯苓、白术。

【提要】论脾虚水停而表邪不解的证治。

【精解】太阳表证，汗下之后，表邪未解，仍见头项强痛、发热恶寒诸表象，更增心下痞满微痛、小便不利，此因误治损伤脾阳，阳虚水湿不运，水停中焦所致。无汗者，水阻于表，营卫失于流通故也。其证水停于中而表邪未罢，治宜调和营卫，健脾利水，方用桂枝去桂加茯苓白术汤，治疗仍当以调和营卫，健脾利水为法。本方以桂枝汤调和营卫、解肌祛风，复以茯苓、白术温阳健脾利水。

辨太阳病脉证并治中

【原文】太阳病，项背强几几，无汗，恶风，葛根汤主之。(31)

葛根汤方　葛根四两，麻黄三两去节，桂枝二两去皮，生姜三两切，甘草二两炙，芍药二两，大枣十二枚擘

上七味，以水一斗，先煮麻黄、葛根，减二升，去白沫，内诸药，煮取三升，去滓。温服一升。覆取微似汗，余如桂枝法将息及禁忌。诸汤皆仿此。

【提要】论太阳伤寒兼经输不利的证治。

【精解】风寒束表，卫闭营郁，症见发热恶寒、无汗脉紧；邪袭太阳经脉，阻滞津液输布，以致经气不利，经脉失养，故头痛项强。今项强及背，几几然，表明邪阻较重，经气郁滞更甚，且病变部位扩大，此时若仅以麻黄汤发散风寒，取效必不尽如人意。若在发汗解表之基础上，辅以升津舒筋之法，是为两全之策。

【原文】太阳与阳明合病者，必自下利，葛根汤主之。(32)

【提要】论太阳伤寒兼阳明下利的证治。

【精解】据方测证，此之太阳，为伤寒表实证，症见发热恶寒，头痛身疼，无汗脉浮紧。而里之阳明，则仅见下利清稀，间或伴有肠鸣腹胀。病机乃风寒束表，内迫阳明，导致大肠传导功能失常。故治之以辛温发汗，解除寒闭，断其根本；更佐以升清止利以治其标，方选葛根汤。盖葛根汤既可发汗解表，且能升清止利故也。此即后世所谓"逆流挽舟"法。

【原文】太阳病，桂枝证，医反下之，利遂不止[1]，脉促者，表未解也；喘而汗出者，葛根黄芩黄连汤主之。(34)

葛根黄芩黄连汤方　葛根半斤，甘草二两炙，黄芩三两，黄连三两

上四味，以水八升，先煮葛根，减二升，内诸药，煮取二升，去滓。分温再服。

【注释】

[1] 利遂不止：下利因而不止。

【提要】论太阳病误下，里热夹表邪下利的两种证治。

【精解】太阳病桂枝证，本不该下而误用下法，以致损伤胃肠，出现下利不止。此

时下利之属表、属里，须根据脉证加以辨别。若脉象急促或短促者，表明其人阳气盛，正气仍有抗邪外达之势，外邪尚未全陷于里，原有的桂枝证仍在，治法应以解表为主，表解则利自止。若外邪已化热，热迫肠腑，传导失职，故见下利（多伴有灼肛等）；表里之热逼迫于肺，肺失清肃故喘；热邪蒸腾，迫津外泄则汗出。当用葛根黄芩黄连汤清热止利兼以解表。

【原文】太阳病，头痛发热，身疼腰痛，骨节疼痛，恶风无汗而喘者，麻黄汤主之。(35)

麻黄汤方　麻黄三两去节，桂枝二两去皮，甘草一两炙，杏仁七十个去皮尖

上四味，以水九升，先煮麻黄，减二升，去上沫，内诸药，煮取二升半，去滓。温服八合。覆取微似汗，不须啜粥，余如桂枝法将息。

【提要】论太阳伤寒（表实）证的证治。

【精解】风寒束于肌表，营阴郁滞于内，故见头痛、身疼、腰痛，骨节疼痛；正气与邪气相争，是以发热；卫气抗邪而失于温煦，故而恶风恶寒；寒束于表，腠理闭塞，营阴郁滞，故见无汗；肺气失宣而上逆，故见喘息。其证风寒束表，以卫闭营郁为特点。治宜辛温发汗，散寒解表，以麻黄汤为其代表方。方中麻黄辛温发汗，宣肺平喘；桂枝辛温宣散，解肌祛风，助麻黄发汗开闭；杏仁苦温，降气下逆，助麻黄平喘；甘草调和诸药，培健中土，防麻桂之大汗伤津。

【原文】太阳中风，脉浮紧，发热恶寒，身疼痛，不汗出而烦躁者，大青龙汤主之。若脉微弱，汗出恶风者，不可服之。服之则厥逆[1]，筋惕肉瞤[2]，此为逆也。(38)

大青龙汤方　麻黄六两去节，桂枝二两去皮，甘草二两炙，杏仁四十枚去皮尖，生姜三两切，大枣十枚擘，石膏如鸡子大，碎

上七味，以水九升，先煮麻黄，减二升，去上沫，内诸药，煮取三升，去滓。温服一升，取微似汗。汗出多者，温粉粉之。一服汗者，停后服。若复服，汗多亡阳遂一作逆虚，恶风烦躁，不得眠也。

【注释】

[1] 厥逆：手足冷。

[2] 筋惕肉瞤（shùn）：意指筋肉跳动。

【提要】论太阳伤寒兼内热烦躁的证治。

【精解】风寒束表，阳气内郁，渐次化热，内热扰心，而现心烦郁闷之症。内热缘于阳郁，阳郁由于寒闭。表寒不解，郁阳失展，则内热难断其源。故而治疗重在散寒解表，佐以清里热，方选大青龙汤。方以麻黄汤加生姜辛温发散，以除表闭；石膏辛寒，清内热以除烦躁；大枣甘温培中，以资汗源。本方辛温发散之力，犹胜于麻黄汤，故仍告诫：汗出多者，温粉扑之以止汗，一服汗者，停后服，恐生汗多亡阳。

【原文】伤寒表不解，心下有水气，干呕，发热而咳，或渴，或利，或噎，或小便不利、少腹满，或喘者，小青龙汤主之。(40)

小青龙汤方　麻黄去节，芍药、细辛、干姜、甘草炙、桂枝各三两去皮，五味子半升，半夏半升洗

上八味，以水一斗，先煮麻黄，减二升，去上沫，内诸药，煮取三升，去滓。温服一升。若渴，去半夏，加栝楼根三两；若微利，去麻黄，加荛花，如一鸡子，熬令赤色；若噎者，去麻黄，加附子一枚，炮；若小便不利，少腹满者，去麻黄，加茯苓四两；若喘，去麻黄，加杏仁半升，去皮尖。且荛花不治利，麻黄主喘，今此语反之，疑非仲景意。臣亿等谨按：小青龙汤，大要治水。又按《本草》：荛花下十二水。若水去，利则止也。又按《千金》：形肿者应内麻黄，乃内杏仁者，以麻黄发其阳故也。以此证之，岂非仲景意也。

【提要】论太阳伤寒兼水饮内停的证治。

【精解】心下有水气，言其水饮停于心下胃脘部，以饮邪流动不居，或射于肺而咳喘，或阻于胃而作呕逆，或津凝不布而渴，或流于肠间而利，或阻于咽喉而噎，或停于下焦而为小便不利、小腹胀满，舌白苔滑。此表寒内饮之证，治宜辛温解表，温化水饮，方选小青龙汤。方用麻黄发汗平喘利水，更得桂枝通阳化气宣散之助，其功益著；桂枝、芍药相伍，调和营卫；干姜、细辛辛开运化；半夏温化寒饮，降逆止呕；五味子酸收，敛肺止咳；炙甘草和中益气，调和诸药。

【原文】太阳病，下之微喘者，表未解故也，桂枝加厚朴杏子汤主之。(43)

桂枝加厚朴杏子汤方　桂枝三两去皮，甘草二两炙，生姜三两切，芍药三两，大枣十二枚擘，厚朴二两炙、去皮，杏仁五十枚去皮尖

上七味，以水七升，微火煮取三升，去滓。温服一升，覆取微似汗。

【提要】论太阳中风兼肺寒气逆的证治。

【精解】论太阳表证，因误下而风寒内袭于肺。症见发热恶寒、头痛脉浮，而兼胸闷气喘、咳嗽等。治宜解肌祛风，降气平喘，方选桂枝加厚朴杏子汤。

【原文】病常自汗出者，此为荣气和。荣气和者，外不谐，以卫气不共荣气谐和故尔。以荣行脉中，卫行脉外，复发其汗，荣卫和则愈，宜桂枝汤。(53)

【提要】论"病常自汗出"的病理和治疗。

【精解】"病常自汗出"而无发热、头痛等症，知非风寒外感，而属杂病范畴。营气在内，尚未直接受病，而卫气在外，失却固外开阖之权，以致腠理疏松，发生常自汗出的证候。病机仍是营卫不调。"复发其汗"，非已发汗而再汗之意，而是因常自汗出，又用桂枝汤解肌发汗，达到调和营卫之目的。因为病者常自汗出，自寓有时无汗或少汗之意，用桂枝汤应选此时，如此则既能调和营卫，又不致发汗太过。

【原文】病人脏无他病，时发热，自汗出而不愈者，此为卫气不和也。先其时发汗

则愈，宜桂枝汤。(54)

【提要】本条承第53条而来，亦兼杂病范畴。

【精解】患者时发热自汗出，有时发时止之意。发热、汗出而脏腑无病，里气尚和，则病在肌表无疑。细究其病机，属于卫气不能固外所致之营卫不调，故曰"此卫气不和也"。治当发汗祛邪，调和营卫，宜桂枝汤。"先其时发汗"是指在尚未发热、汗出之时，先用药物取汗，则邪去卫和而愈，亦可防过汗之变。

【原文】凡病，若发汗，若吐，若下，若亡血、亡津液，阴阳自和者，必自愈。(58)

【提要】凡病，阴阳自和者，可自愈。

【精解】"阴阳自和"乃中医治病之宗旨。中医学认为，一切疾病都会造成阴阳失调，无论通过机体自我调节，还是借助药物和其他疗法，皆可殊途同归，旨在调和阴阳，却病健身，这是中医治疗学上的一种重要学术思想。

【原文】下之后，复发汗，昼日烦躁不得眠，夜而安静，不呕，不渴，无表证，脉沉微，身无大热者，干姜附子汤主之。(61)

干姜附子汤方　干姜一两，附子一枚生用，去皮，切八片

上二味，以水三升，煮取一升，去滓。顿服。

【提要】论下后复汗，致肾阳虚烦躁的证治。

【精解】下后复汗，致阳气大伤，阴寒内盛，虚阳外扰，故发烦躁。昼日阳气旺，阳虚之体，得天时阳气之助，则能与阴相争，故病者昼日烦躁不得眠。夜间阳气衰，阴气盛，以阳虚之体，无阳相助，不能与阴相争，故病者安静。但这种安静是与烦躁相对而言，实际上是烦躁过后，精神疲惫已极，呈似睡非睡之状，并非安静如常。因阳气大虚，鼓动无力，故脉沉微。本证以阳虚烦躁为主，病情发展迅速，常为虚脱之先兆，故急需投干姜附子汤，急救回阳。本方是四逆汤去甘草而成。干姜、生附子辛温大热急救回阳，以治阴寒气盛而阳气骤然大虚之证。不用甘草者，是不欲其缓，以免牵制姜附单刀直入之势。一次顿服，是取药力集中，收效迅速。

【原文】发汗后，身疼痛，脉沉迟者，桂枝加芍药生姜各一两人参三两新加汤主之。(62)

桂枝加芍药生姜各一两人参三两新加汤方　桂枝三两去皮，芍药四两，甘草二两炙，人参三两，大枣十二枚擘，生姜四两

上六味，以水一斗二升，煮取三升，去滓。温服一升。本云，桂枝汤，今加芍药、生姜、人参。

【提要】论太阳中风兼营气不足身痛的证治。

【精解】太阳表证发汗太过，损伤卫气营阴，而表证尚未尽除，是以发热恶风寒、

头痛之外，更见身痛绵绵不休、脉浮转为沉迟，此皆因气营不足，无以温煦濡养所致。治宜解肌祛风，补益营气，方选桂枝加芍药生姜各一两人参三两新加汤。本方以桂枝汤解肌祛风，增生姜用量以通阳和卫，增芍药用量以益营滋阴，加人参意在气阴双补。如是则补散兼施，合奏其功。

【原文】发汗后，不可更行桂枝汤，汗出而喘，无大热者，可与麻黄杏仁甘草石膏汤。(63)

麻黄杏仁甘草石膏汤方　麻黄四两去节，杏仁五十个去皮尖，甘草二两炙，石膏半斤碎，绵裹

上四味，以水七升，煮麻黄，减二升，去上沫，内诸药，煮取二升，去滓。温服一升。

【提要】论汗后，邪热壅肺作喘的证治。

【精解】今汗出而喘，未言恶寒，则知其邪不在表，而属误用汗下，使邪热内传，肺热壅盛所致。肺热蒸腾，迫津外泄，故见汗出；邪热壅迫于肺，气不得宣降，故见喘息。"无大热"是指表无大热，而热壅于里，并非热势不甚。汗下后，病已由表入里，寒邪入里化热，证候已经发生了变化，所以不可再用桂枝汤，而应主以麻黄杏仁甘草石膏汤清热宣肺。麻黄配石膏清宣肺热而定喘，且石膏倍重于麻黄则宣肺平喘而不温燥，清泄肺热而不凉滞，使麻黄辛温之性而转为辛凉之用；杏仁宣降肺气，协同麻黄以增平喘之功；甘草和中缓急，调和诸药。

【原文】发汗过多，其人叉手自冒心[1]，心下悸[2]，欲得按者，桂枝甘草汤主之。(64)

桂枝甘草汤方　桂枝四两去皮，甘草二两炙
上二味，以水三升，煮取一升，去滓。顿服。

【注释】

[1] 叉手自冒心：两手交叉按压于心胸部位。

[2] 心下悸：当指心悸，即心跳不宁。

【提要】论发汗过多，损伤心阳而心悸的证治。

【精解】汗为心液，发汗过多，则心阳随液外泄，以致心阳虚。心阳不足，空虚无主，而见心悸不宁。虚则喜按，故患者常以双手按其心胸部，以求稍安。此证临床除心悸喜按外，还可见到胸闷、气短、乏力等。方用桂枝甘草汤温通心阳，桂枝辛甘性温，入心助阳；炙甘草甘温，益气补中。二药相伍，有辛甘合化，温通心阳之功。心阳得复，则心悸可愈。本方为温通心阳的祖方。

【原文】发汗后，其人脐下悸者，欲作奔豚，茯苓桂枝甘草大枣汤主之。(65)

茯苓桂枝甘草大枣汤方　茯苓半斤，桂枝四两去皮，甘草二两炙，大枣十五枚擘

上四味，以甘澜水一斗，先煮茯苓，减二升，内诸药，煮取三升，去滓。温服一升，日三服。作甘澜水法：取水二斗，置大盆内，以杓扬之，水上有珠子五六千颗相逐，取用之。

【提要】论汗后心阳虚欲作奔豚的证治。

【精解】发汗后，虚其心阳，心火不能下蛰于肾，肾水无以蒸化，以致水停下焦并欲乘虚上逆，故脐下筑筑然跳动，是为水气初动，犹如奔豚之将作，其人必多伴有小便不利，治用茯苓桂枝甘草大枣汤通阳化气行水。本方为桂枝甘草汤加茯苓、大枣而成。重用茯苓利水宁心为君，配伍桂枝、甘草温通心阳，佐以大枣补脾而助健运之功，故本方重在通阳化气以行水。心阳复，水饮去，则悸动可止。

【原文】发汗后，腹胀满者，厚朴生姜半夏甘草人参汤主之。(66)

厚朴生姜半夏甘草人参汤方　厚朴半斤炙，去皮，生姜半斤切，半夏半升洗，甘草二两，人参一两

上五味，以水一斗，煮取三升，去滓。温服一升，日三服。

【提要】脾虚气滞腹胀的证治。

【精解】发汗使阳气外泄，可致脾虚，或脾气素虚，一经发汗，脾虚更显。因脾司运化，而又主大腹，脾虚失运，湿邪内阻，气滞于腹，则壅而作满。此为虚中夹滞之证。虚指脾气虚，滞指邪气壅滞，故立消补兼施之法，主以厚朴生姜半夏甘草人参汤。厚朴苦温，宽中消满；生姜辛温宣散，走而不守；半夏辛温，降逆开结；人参、甘草甘温补益脾气而助运化。诸药配合补而不滞，消而无伤，为消补兼施之剂。

【原文】伤寒若吐、若下后，心下逆满，气上冲胸，起则头眩，脉沉紧，发汗则动经，身为振振摇者，茯苓桂枝白术甘草汤主之。(67)

茯苓桂枝白术甘草汤方　茯苓四两，桂枝三两去皮，白术、甘草各二两炙

上四味，以水六升，煮取三升，去滓。分温三服。

【提要】论脾阳虚水停的证治及禁忌。

【精解】伤寒误用吐下，损伤脾阳，致使水液不能正常输布，停而为饮。饮邪阻逆于胸脘之间，故心下逆满，气上冲胸；水饮阻隔，清阳之气不得上升头部以养清窍，故起则头眩；脉沉主水，紧主寒，寒凝则水饮不化，故治当温阳化水，用苓桂术甘汤治疗。本方为温阳健脾，利水化饮的主方。茯苓淡渗利水，利水而寓通阳之意；桂枝温阳化气，化气而藏利水之功。白术健脾燥湿，配苓桂，其治重在中焦。炙甘草益气而助运化之力。

【原文】太阳病，发汗后，大汗出，胃中干，烦躁不得眠，欲得饮水者，少少与饮之，令胃气和则愈。若脉浮，小便不利，微热消渴者，五苓散主之。(71)

五苓散方　猪苓十八铢去皮，泽泻一两六铢，白术十八铢，茯苓十八铢，桂枝半两去皮

上五味，捣为散。以白饮和服方寸匕，日三服。多饮暖水，汗出愈。如法将息。

【提要】辨胃津不足与蓄水证的证治。

【精解】太阳病发汗是正确的治法，但若汗不如法，或汗出过多，有可能产生两种变化。一是汗后外邪虽解，但大汗损伤津液，使胃中津液不足，胃不和则烦躁，卧不安，津不足则自欲饮水以润其燥。对此只需予以汤水，少量频饮，使津液渐复，胃气自能调和而诸证得除。二是发汗后外邪不解，仍见脉浮，身有微热等。同时，外邪随太阳经脉入里，影响膀胱气化功能，水道失调，邪与水结而成蓄水证，因影响膀胱气化，津液无以输布，则表现为小便不利而渴欲饮水，证属表里同病，方用五苓散化气行水，兼解外邪。方中猪苓、泽泻渗湿利水，茯苓、白术健脾利水，桂枝通阳化气，兼以解表，共奏化气行水，通里达表之功。

【原文】发汗吐下后，虚烦[1]不得眠，若剧者，必反覆颠倒，心中懊憹[2]，栀子豉汤主之。若少气[3]者，栀子甘草豉汤主之。若呕者，栀子生姜豉汤主之。(76)

栀子豉汤方　栀子十四个擘，香豉四合绵裹

上二味，以水四升，先煮栀子，得二升半，内豉，煮取一升半，去滓。分为二服，温进一服。得吐者，止后服。

栀子甘草豉汤方　栀子十四个擘，甘草二两炙，香豉四合绵裹

上三味，以水四升，先煮栀子、甘草，取二升半，内豉，煮取一升半，去滓。分二服，温进一服。得吐者，止后服。

栀子生姜豉汤方　栀子十四个擘，生姜五两，香豉四合绵裹

上三味，以水四升，先煮栀子、生姜，取二升半，内豉，煮取一升半，去滓。分二服，温进一服。得吐者，止后服。

【注释】

[1] 虚烦：虚，非正气虚，是无实邪与热结聚。虚烦，即吐下后无形邪热郁闭胸膈所致的烦躁。

[2] 懊（ào）憹（nǎo）：烦闷殊甚，难以名状。

[3] 少气：气少不足以息。

【提要】论热扰胸膈的证治。

【精解】本条因发汗吐下而成，虚烦是指胃中空虚无物，惟无形邪热留扰胸膈所致，非正气虚弱，甚者可见心中懊憹，反复颠倒。治用栀子豉汤清宣郁热。方中栀子苦寒，先煮以取其味厚而入里清热；豆豉轻清宣透，后下，取其气味轻薄，更能宣解郁热。二药合用清宣胸中郁热。若兼少气者，为热所伤，加炙甘草益气和中；若兼呕者，因热扰于胃所致，则加生姜降逆止呕。

【原文】太阳病发汗，汗出不解，其人仍发热，心下悸，头眩，身𥆧动[1]，振振欲擗地[2]者，真武汤主之。(82)

【注释】

[1] 身𥆧动：身体筋肉跳动。

[2] 振振欲擗地：身体震颤，站立不稳而欲仆倒之状。

【提要】论肾阳虚水泛的证治。

【精解】太阳表证，本当发汗。若误发虚人之汗，或汗出太过，可内伤少阴阳气。此虽可见发热，乃因阴盛阳浮，虚阳外越。今肾阳虚衰，水不化津而泛溢，上凌于心则心下悸；上蒙清阳则头眩。阳虚不能温养筋脉肌肉，水气浸渍其中，则身体筋肉跳动，震颤不稳而欲仆地。治宜真武汤温阳利水。

【原文】伤寒，医下之，续得下利清谷[1]不止，身疼痛者，急当救里。后身疼痛，清便自调[2]者，急当救表。救里，宜四逆汤；救表，宜桂枝汤。(91)

【注释】

[1] 下利清谷：清，同"圊"，厕所之意。下利清谷即泻下不消化的食物。

[2] 清便自调：大便正常。

【提要】论伤寒误下后，先里后表之治法。

【精解】表里同病，一般应遵循先表后里之法，但又不可拘泥。此言伤寒误下后，从便溏下利，渐至"清谷"，甚或"不止"，蕴有太阴脾虚失运渐至少阴肾阳虚衰，甚或滑脱不禁之病势。虽有身疼痛等表证，然里虚为急，故先治其里，可用四逆汤。待阳回利止，若仍身疼痛，仍要急救其表，这是因证本虚，若不及时救治，恐有内陷之变；故治宜桂枝汤。

【原文】伤寒五六日中风，往来寒热[1]，胸胁苦满[2]，嘿嘿[3]不欲饮食，心烦喜呕[4]。或胸中烦而不呕，或渴，或腹中痛，或胁下痞硬，或心下悸、小便不利，或不渴、身有微热，或咳者，小柴胡汤主之。(96)

小柴胡汤方　柴胡半斤，黄芩三两，人参三两，半夏半升洗，甘草炙、生姜各三两切，大枣十二枚擘

上七味，以水一斗二升，煮取六升，去滓，再煎取三升。温服一升，日三服。若胸中烦而不呕者，去半夏、人参，加栝楼实一枚；若渴，去半夏，加人参合前成四两半，栝楼根四两；若腹中痛者，去黄芩，加芍药三两；若胁下痞硬，去大枣，加牡蛎四两；若心下悸，小便不利者，去黄芩，加茯苓四两；若不渴，外有微热者，去人参，加桂枝三两，温覆微汗愈；若咳者，去人参、大枣、生姜，加五味子半升，干姜二两。

【注释】

[1] 往来寒热：恶寒与发热交替出现。

[2] 胸胁苦满：苦于胸胁满闷不适。

[3] 嘿嘿（mò）：同"默默"。表情沉默，不欲言语。

[4] 喜呕：喜，容易发生。喜呕，即易呕。

【提要】论少阳病的证治。

【精解】伤寒或中风数日后，症见往来寒热等，表明邪从太阳传入少阳。少阳受邪，枢机不利，正邪相争。正胜则热势外达，故发热；邪胜则热郁不发，故恶寒；邪正分争，互有胜负，故呈现出"往来寒热"。足少阳之脉循胸胁，经气不利，则"胸胁苦满"。肝胆气郁，疏泄失职，既可影响情志，又可影响脾胃，则"嘿嘿不欲饮食"。胆火扰心则"心烦"，胆热犯胃则"喜呕"。以上加提纲三症，充分反映少阳病枢机不利，胆热内郁，疏泄失常，脾胃失和的病机，治当和解少阳，畅达气机，用小柴胡汤。

方中柴胡、黄芩外透内泄，解少阳之邪。生姜、半夏共用，和胃降逆止呕；人参、大枣、甘草甘温和中，扶正祛邪。本方寒温并用，升降协调，攻补兼施，为和解少阳之主方。去滓再煎而利于和解。

诸或然症，均在小柴胡汤基础上适当加减："胸中烦而不呕"，为邪热扰胸，故去半夏、人参，加栝楼实清热除烦；"口渴"，是邪热伤津，故去半夏，增人参益气生津，栝楼根清热生津；"腹中痛"，乃木郁乘土，脾络失和，去黄芩加芍药和络缓急止痛；"胁下痞硬"，是经气郁遏较甚，去大枣，加牡蛎软坚消痞；"心下悸，小便不利"，是三焦决渎失职，水饮内停，去黄芩加茯苓淡渗；"不渴，外有微热"，是表邪未除，无里热伤津之象，去人参加桂枝以解外；"咳者"，属寒饮犯肺，去人参、大枣，以干姜易生姜，温肺散寒化饮，并加五味子敛肺止咳。

【原文】伤寒，阳脉[1]涩，阴脉[2]弦，法当腹中急痛，先与小建中汤，不差者，小柴胡汤主之。（100）

小建中汤方　桂枝三两去皮，甘草二两炙，大枣十二枚擘，芍药六两，生姜三两切，胶饴一升

上六味，以水七升，煮取三升，去滓，内饴，更上微火消解。温服一升，日三服。呕家不可用建中汤，以甜故也。

【注释】

[1] 阳脉：指脉浮取。

[2] 阴脉：指脉沉取。

【提要】论少阳兼里虚寒证，治宜先补后和。

【精解】本条脉浮取而涩，示气血不足；沉取而弦，主少阳病，又主痛证。脾气虚

弱，气血俱亏，加之邪郁少阳，木邪乘土，筋脉失养，应见腹中拘急疼痛。此为少阳兼里虚寒，以脾虚为主。少阳证本可用柴胡汤，但因其性凉，中焦虚寒，气血不足之人用之恐更伤中气，故宜先与小建中汤，温中补虚固其本，调和气血，缓急止痛，是补土御木之法。服汤后，若仍脉弦不解，痛犹未止者，知少阳之邪未除，可投以小柴胡汤，和解少阳枢机治其标，使邪去痛止，为泄木和中之法。本方即桂枝汤倍芍药加胶饴而成。胶饴甘温入脾补中，倍芍药增缓急止痛之功。

【原文】伤寒中风，有柴胡证，但见一证便是，不必悉具。（101）

【提要】论小柴胡汤的运用原则。

【精解】无论伤寒或中风，只要有小柴胡汤证存在，就可用小柴胡汤治疗。但小柴胡汤证表现复杂，见症颇多，"但见一证便是，不必悉具"，示人只要见到其中一两个能够揭示少阳病枢机不利，胆火内郁的症状，便可用小柴胡汤来治疗，不必待少阳病所有症状均出现。此二句重在"不必悉具"，临证当重视病机的辨证。

【原文】太阳病，过经[1]十余日，反二三下之，后四五日，柴胡证仍在者，先与小柴胡；呕不止，心下急[2]，郁郁微烦者，为未解也，与大柴胡汤下之则愈。（103）

大柴胡汤方　柴胡半斤，黄芩三两，芍药三两，半夏半升洗，生姜五两切，枳实四枚炙，大枣十二枚擘

上七味，以水一斗二升，煮取六升，去滓，再煎。温服一升，日三服。一方，加大黄二两，若不加，恐不为大柴胡汤。

【注释】

[1]过经：病邪已离本经而传入他经。

[2]心下急：指胃脘部有拘急不舒或急迫疼痛的感觉。

【提要】论少阳病兼阳明里实的证治。

【精解】从"柴胡证仍在"可知太阳之邪已传少阳，应和解以治，下之为误，故曰反。所幸患者正气尚旺，误下后柴胡证仍在，故仍以小柴胡汤和解少阳。服汤后却见"呕不止""心下急""郁郁微烦"，是因屡下致病邪兼入阳明，化燥成实之故，当兼见腹满痛，不大便等。此属少阳兼阳明里实之证，遂用大柴胡汤和解少阳与通下里实并行。

本方以小柴胡汤为基础方和解少阳，因病兼阳明里实，故去甘壅助邪的人参、甘草；加芍药缓急止痛；加枳实、大黄导滞行气，通下里实。

【原文】太阳病不解，热结膀胱[1]，其人如狂[2]，血自下，下者愈。其外不解者，尚未可攻，当先解其外；外解已，但少腹急结[3]者，乃可攻之，宜桃核承气汤。（106）

桃核承气汤方　桃仁五十个去皮尖，大黄四两，桂枝二两去皮，甘草二两炙，芒硝二两

上五味，以水七升，煮取二升半，去滓，内芒硝，更上火，微沸下火。先食温服[4]五合，日三服。当微利。

【注释】

[1] 热结膀胱：此处膀胱指下焦部位。热结膀胱，为邪热与瘀血结于下焦。

[2] 如狂：神志错乱，似狂非狂，较发狂为轻。

[3] 少腹急结：小腹部拘急或结硬。

[4] 先食温服：饭前温服。

【提要】论太阳蓄血轻证的证治及治禁。

【精解】太阳表邪不解，循经入腑化热，与瘀血结于下焦血分，致气血阻滞，故少腹急结；瘀热上扰心神，故见如狂。此时若病邪较轻，血结较浅，正能胜邪，则瘀血自下，邪热随瘀而去可自愈；若瘀热结聚较甚，正气无力祛邪外出，则用桃核承气汤攻下瘀热。参124条本证应伴小便自利，舌绛脉涩等。若里证较轻兼表不解者，应遵循先表后里的治则，否则易致表邪内陷而生变证。

本方为调胃承气汤减芒硝用量，加桃仁、桂枝而成。方中桃仁活血化瘀，滑利下行；桂枝温通经脉，助桃仁活血。更合调胃承气苦寒泻下，导瘀热下行。煎服法注意后纳芒硝微煮；饭前空腹服药，以利药达下焦；服后可出现"微利"。

【原文】伤寒八九日，下之，胸满烦惊，小便不利，谵语，一身尽重，不可转侧者，柴胡加龙骨牡蛎汤主之。(107)

柴胡加龙骨牡蛎汤方　柴胡四两，龙骨、黄芩、生姜切、铅丹、人参、桂枝去皮、茯苓各一两半，半夏二合半洗，大黄二两，牡蛎一两半熬，大枣六枚擘

上十二味，以水八升，煮取四升，内大黄，切如棋子，更煮一两沸，去滓。温服一升。本云柴胡汤，今加龙骨等。

【提要】论少阳邪气弥漫，烦惊谵语的证治。

【精解】伤寒误下，致邪入少阳，引起三焦不利，胆气不疏，邪气弥漫，虚实夹杂。少阳枢机不利，故胸满；胆火上炎，胃热上蒸，心神被扰，则心烦谵语；误下心气受损，加之胆火内郁，故惊惕不安；三焦决渎失职，则小便不利；阳气内郁不宣，经气壅滞，则一身尽重，不可转侧。本证因伤寒误下而成，以邪入少阳，三焦不畅为基本病机，故用柴胡加龙骨牡蛎汤和解少阳，通阳泻热，重镇安神。

本方是取半量之小柴胡汤，以和解枢机，清疏胆火，畅达三焦为主；去甘草以免滞邪；加桂枝通达郁阳；大黄泻热清里；茯苓利小便、宁心神；龙骨、牡蛎、铅丹重镇安神。

【原文】烧针令其汗，针处被寒，核起而赤者，必发奔豚[1]。气从少腹上冲心者，灸其核上各一壮[2]，与桂枝加桂汤更加桂二两也。(117)

桂枝加桂汤方　桂枝五两去皮，芍药三两，生姜三两切，甘草二两炙，大枣十二枚擘

上五味，以水七升，煮取三升，去滓。温服一升。本云桂枝汤，今加桂满五两。所以加桂者，以能泄奔豚气也。

【注释】

[1] 奔豚：病证名。豚，小猪。奔豚，以小猪的奔跑冲突状态，形容患者自觉有气从少腹上冲心胸的病证。本证时发时止，发作时痛苦异常。

[2] 一壮：把艾绒制成艾炷，灸完一个艾炷为一壮。

【提要】 论心阳虚奔豚的证治。

【精解】 用烧针之法强迫发汗，腠理开，外寒乘虚侵入，寒闭阳郁，故见针处红肿如核。强发汗损伤心阳，下焦水寒之气乘虚上逆心胸，故发奔豚。治疗当先灸其红肿部位各一壮，以温阳散寒；再服用桂枝加桂汤，温通心阳，平冲降逆。

本方为桂枝汤加重桂枝用量而成，寓降于升。重用桂枝，配炙甘草，佐以生姜、大枣，辛甘合化，温通心阳，平冲降逆；芍药配炙甘草，酸甘合化，养阴缓急。

辨太阳病脉证并治下

【原文】 伤寒六七日，结胸热实，脉沉而紧，心下痛，按之石硬者，大陷胸汤主之。(135)

【提要】 论大结胸证的证治。

【精解】 伤寒未经误下，若邪热内陷与水互结于胸膈，可形成结胸病，病性属热属实。"脉沉而紧"是热实结胸的典型脉象，沉主里，主病水，紧主实，主病痛。"心下痛"乃因水热互结于心下膈间，气血阻滞不通所致。"按之石硬"，说明病变部位触之有坚硬感，反映了患者因疼痛而致腹肌高度紧张，即疼痛拒按。以上有"结胸三症"之称。治用大陷胸汤泻热逐水破结。

【原文】 小结胸病，正在心下，按之则痛，脉浮滑者，小陷胸汤主之。(138)

小陷胸汤方　黄连一两，半夏半升洗，栝楼实大者一枚

上三味，以水六升，先煮栝楼，取三升，去滓，内诸药，煮取二升，去滓。分温三服。

【提要】 论小结胸证的证治。

【精解】 小结胸病多由表邪入里，或表证误下致邪热内陷，与心下之痰邪相结而成。与大结胸证相比，其病位局限于心下胃脘部；二则症状轻，心下硬满，按之则痛，不按不痛。脉浮主热，滑主痰、热，浮滑之脉揭示了痰热互结的病机且病势轻浅，故称"小结胸病"。治用小陷胸汤，方中黄连泻热，半夏涤痰，栝楼实清热化痰，兼润肠导

下之功。三药相合，使痰热分消，结滞开散。

【原文】伤寒六七日，发热微恶寒，支节烦疼[1]，微呕，心下支结[2]，外证未去者，柴胡桂枝汤主之。(146)

柴胡桂枝汤方　桂枝去皮，黄芩一两半，人参一两半，甘草一两炙，半夏二合半洗，芍药一两半，大枣六枚擘，生姜一两半切，柴胡四两

上九味，以水七升，煮取三升，去滓。温服一升。本云人参汤，作如桂枝法，加半夏、柴胡、黄芩，复如柴胡法。今用人参作半剂。

【注释】

[1] 支节烦疼：支，通"肢"。因四肢关节疼痛而烦扰不宁。

[2] 心下支结：患者自觉心下有物支撑结聚。

【提要】论少阳病兼表证的证治。

【精解】发热、微恶寒、肢体骨节烦疼，为太阳表证未罢；恶寒曰微，说明太阳表证已轻。微呕与喜呕病机相同，其呕言微，可见少阳胆热也轻。心下支结，即胸胁苦满之轻者。由此可见太少之证俱轻，故以桂枝汤与小柴胡汤之合方减半而投之，兼具和解少阳枢机，调和营卫之功，为太少表里双解之轻剂。

【原文】伤寒五六日，已发汗而复下之，胸胁满微结，小便不利，渴而不呕，但头汗出，往来寒热，心烦者，此为未解也，柴胡桂枝干姜汤主之。(147)

柴胡桂枝干姜汤方　柴胡半斤，桂枝三两去皮，干姜二两，栝楼根四两，黄芩三两，牡蛎二两熬，甘草二两炙

上七味，以水一斗二升，煮取六升，去滓再煎，取三升。温服一升，日三服。初服微烦，复服汗出便愈。

【提要】论少阳病兼水饮内停的证治。

【精解】伤寒汗下之后，症见胸胁满、往来寒热、心烦，是邪传少阳。但又非纯属少阳，当兼有水饮。少阳胆气不疏，三焦决渎失职，则水饮内停。水饮犯于少阳之位则胸胁满微结；影响气化失司，则小便不利；津不上承则口渴；胃气尚和，故不呕；少阳郁热为水饮所遏，不能宣达，则但头汗出，治宜柴胡桂枝干姜汤。

方中柴胡、黄芩清解少阳郁热，栝楼根、牡蛎逐饮开结，桂枝、干姜通阳散寒化饮，甘草调和诸药。全方既可和解枢机，又可温化水饮。

【原文】伤寒五六日，呕而发热者，柴胡汤证具，而以他药下之，柴胡证仍在者，复与柴胡汤。此虽已下之，不为逆，必蒸蒸而振[1]，却发热汗出而解。若心下满而硬痛者，此为结胸也，大陷胸汤主之。但满而不痛者，此为痞，柴胡不中与之，宜半夏泻心汤。(149)

半夏泻心汤方　半夏半升洗，黄芩、干姜、人参、甘草炙各三两，黄连一两，大枣

上七味，以水一斗，煮取六升，去滓再煎，取三升。温服一升，日三服。

【注释】

[1] 蒸蒸而振：蒸蒸，指正气由内向外之势。振，指周身振动，即战汗的具体表现。

【提要】 论小柴胡汤证误下后的三种转归与治疗。

【精解】 外感数日，症见"呕而发热"，是表邪内传少阳，本应用小柴胡汤和解表里，然医者以他药误下，可出现三种转归：一则少阳之证未变，但毕竟误下损伤正气，服汤后正气得药力所助奋起抗邪，战汗而解。二则因误下，邪热内陷与痰水互结，形成心下满而硬痛的大结胸证，治宜大陷胸汤。三则邪陷心下，胃气呆滞，湿浊壅聚，而成痞证。此外，本证应有呕吐、肠鸣、下利诸症。治当辛开苦降，和胃消痞，用半夏泻心汤。

方中半夏燥湿化痰，和胃降逆消痞。黄芩、黄连苦寒泄热。干姜辛温暖脾化饮，与芩、连相伍，辛开苦降，宣降结气以消痞。人参、大枣、甘草补中，以复脾升胃降之职。本方取辛开苦降甘调之法，寒温并用，攻补兼施，故"去滓再煎"利于和解。

【原文】 心下痞，按之濡，其脉关上浮者，大黄黄连泻心汤主之。(154)

大黄黄连泻心汤方 大黄二两，黄连一两

上二味，以麻沸汤[1]二升渍之，须臾绞去滓。分温再服。臣亿等看详，大黄黄连泻心汤，诸本皆二味。又后附子泻心汤，用大黄、黄连、黄芩、附子，恐是前方中亦有黄芩，后但加附子也，故后云附子泻心汤，本云加附子也。

【注释】

[1] 麻沸汤：沸水。

【提要】 论热痞的证治。

【精解】 "心下痞"即患者自觉胃脘部有堵闷痞塞之感，按之柔软不痛，乃气机痞塞所致；关候中焦，浮主热，"其脉关上浮"说明无形热邪壅聚心下，可兼见心烦、口渴、舌红、苔黄等症。治当泄热消痞。

本方由大黄、黄连、黄芩组成，三药均苦寒，既清泄热邪，又泻心消痞。以麻沸汤浸渍，绞汁饮之，是取其气之轻清上行，如此则利于清泻上部无形邪热，又可避免大黄苦寒泻下之弊。

【原文】 伤寒汗出解之后，胃中不和，心下痞硬，干噫食臭[1]，胁下有水气，腹中雷鸣[2]，下利者，生姜泻心汤主之。(157)

生姜泻心汤方 生姜四两切，甘草三两炙，人参三两，干姜一两，黄芩三两，半夏半升洗，黄连一两，大枣十二枚擘

上八味，以水一斗，煮取六升，去滓，再煎取三升。温服一升，日三服。附子泻心

汤，本云加附子。半夏泻心汤、甘草泻心汤，同体别名耳。生姜泻心汤，本云理中人参黄芩汤，去桂枝、术，加黄连，并泻肝法。

【注释】

[1] 干噫食臭：噫，同"嗳"。干嗳食臭即嗳气带有食物气味。

[2] 腹中雷鸣：形容腹中有辘辘作响的声音。

【提要】论胃虚水停，气机痞塞的证治。

【精解】伤寒汗后表邪虽解，但或因汗不如法，损伤脾胃，或因素体脾胃不足，致邪气乘虚内陷，寒热错杂于中焦，脾胃升降失和，气机痞塞，形成心下痞硬之证。饮食不消则作腐，胃气不降则上逆，故见"干噫食臭"。因水饮内停中焦，肠中水气相搏，故见"腹中雷鸣"。脾胃虚弱，清气不升，水走大肠，则"下利"。因水气过重，故治在和胃消痞的基础上，兼宣散水气，以生姜泻心汤主之。本方由半夏泻心汤加生姜四两、减干姜二两组成。仍属辛开苦降甘调之法。

【原文】伤寒中风，医反下之，其人下利日数十行，谷不化[1]，腹中雷鸣，心下痞硬而满，干呕心烦不得安，医见心下痞，谓病不尽，复下之，其痞益甚，此非结热，但以胃中虚，客气上逆[2]，故使硬也，甘草泻心汤主之。（158）

甘草泻心汤方　甘草四两炙，黄芩三两，干姜三两，半夏半升洗，大枣十二枚擘，黄连一两

上六味，以水一斗，煮取六升，去滓，再煎取三升。温服一升，日三服。臣亿等谨按：上生姜泻心汤法，本云理中人参黄芩汤，今详泻心以疗痞，痞气因发阴而生，是半夏、生姜、甘草泻心三方，皆本于理中也，其方必各有人参，今甘草泻心中无者，脱落之也。又按《千金》并《外台秘要》，治伤寒䗒食用此方皆有人参，知脱落无疑。

【注释】

[1] 谷不化：食物不消化。

[2] 客气上逆：客气，指邪气，即胃虚气逆。

【提要】论脾胃气虚，痞利俱甚的证治。

【精解】病在表，医反用下法攻里，则虚其脾胃，外邪内陷，致使气机痞塞，升降失常，而见心下痞硬、呕吐、下利、心烦等症。因脾胃气虚程度偏重，故"下利日数十行""谷不化"。心下痞硬因"胃中虚，客气上逆"，非邪热与有形之邪相结，因此若误下，则脾愈虚气愈滞，"其痞益甚"。总之本证是因脾胃虚甚，下利急迫，治当在泻心消痞的基础上，补中和胃，缓急止利，用甘草泻心汤。即半夏泻心汤加炙甘草一两而成，重用炙甘草旨在补益脾胃，又能缓急。

【原文】伤寒发汗，若吐若下，解后，心下痞硬，噫气不除者，旋覆代赭汤主之。（161）

旋覆代赭汤方　旋覆花三两，人参二两，生姜五两，代赭一两，甘草三两炙，半夏半升洗，大枣十二枚擘

上七味，以水一斗，煮取六升，去滓，再煎取三升。温服一升，日三服。

【提要】论痰气痞的证治。

【精解】伤寒汗不如法，或迭经吐下，表邪虽解，但常伤及脾胃，运化腐熟功能失常，则痰饮内生；胃虚气逆，升降失和则心下痞硬。逆气上冲，而正气不续，故噫气不除。脾胃虚弱是噫气不除之关键。故治当健脾和胃，化痰下气，用旋覆代赭汤。

旋覆花下气消痰，代赭石重镇降逆；生姜、半夏辛散，涤痰降逆。人参、大枣、甘草甘温补中，加强运化。全方攻补兼施，升降合用，善治胃气上逆所致嗳气等诸症。

【原文】太阳病，外证未除，而数下[1]之，遂协热而利[2]，利下不止，心下痞硬，表里不解者，桂枝人参汤主之。（163）

桂枝人参汤方　桂枝四两别切，甘草四两炙，白术三两，人参三两，干姜三两

上五味，以水九升，先煮四味，取五升，内桂，更煮取三升，去滓。温服一升，日再夜一服。

【注释】

[1] 数（shuò）下：屡用攻下之意。

[2] 协热而利：热，指表证发热。协热而利，指里寒协同表热下利。

【提要】论太阳兼表而里虚为主的证治。

【精解】太阳表证屡用攻下，表邪不解而反伤脾阳。表邪不去则发热；脾阳受损，运化失司，故利下不止；寒湿中阻，气机痞塞，则心下痞硬。此表证未解又兼有虚寒下利，故谓之"协热利"。治宜桂枝人参汤温中解表，表里同治。本方即理中汤加桂枝。理中汤能温中散寒止利；桂枝后下以解太阳之邪，为表里两解之法。

【原文】伤寒若吐若下后，七八日不解，热结在里，表里俱热，时时恶风，大渴，舌上干燥而烦，欲饮水数升者，白虎加人参汤主之。（168）

白虎加人参汤方　知母六两，石膏一斤碎，甘草二两炙，人参二两，粳米六合

上五味，以水一斗，煮米熟汤成，去滓。温服一升，日三服。此方立夏后、立秋前乃可服，立秋后不可服。正月、二月、三月尚凛冷，亦不可与服之，与之则呕利而腹痛。诸亡血虚家，亦不可与，得之则腹痛利者，但可温之，当愈。

【提要】论伤寒吐下后热结在里，热盛津伤的证治。

【精解】伤寒误用吐下，外邪入里，且津液损伤，邪从燥化，而成阳明热盛津伤之证。热结在里是本条病机的关键。因里有热结，充斥于外，故呈表里俱热之象。表热者，指里热蒸腾，迫津外泄，而有身热汗出等阳明外证；里热者，指阳明热盛，津气受

灼，而有舌上干燥、大烦渴不解、欲饮水数升等。时时恶风，乃汗出过多、津气两伤、卫气不固所致，故用白虎汤清解阳明气分热炽，加人参以补气养阴。

【原文】太阳与少阳合病，自下利者，与黄芩汤；若呕者，黄芩加半夏生姜汤主之。（172）

黄芩汤方　黄芩三两，芍药二两，甘草二两_炙，大枣十二枚_擘

上四味，以水一斗，煮取三升，去滓。温服一升，日再夜一服。

黄芩加半夏生姜汤方　黄芩三两，芍药二两，甘草二两_炙，大枣十二枚_擘，半夏半升_洗，生姜一两半、一方三两_切

上六味，以水一斗，煮取三升，去滓。温服一升，日再夜一服。

【提要】论少阳郁热内迫阳明下利或呕的证治。

【精解】本条冠以"太阳与少阳合病"，但观其证候与方药，却病无太阳之证，方无太阳之药，重点在于少阳。少阳邪热内迫，胃肠功能失职，故见下利或呕。其下利多因少阳热郁，疏泄不利而呈现黏腻臭秽、利而不爽。治宜黄芩汤清泻郁热，调气止利。若呕者，可再加半夏、生姜以和胃降逆止呕。黄芩汤药仅四味，以黄芩清泻郁热，燥湿止利；芍药柔肝，缓急止痛；炙甘草、大枣益气和中。黄芩汤清热止利，为治疗热利的祖方。

【原文】伤寒，胸中有热，胃中有邪气[1]，腹中痛，欲呕吐者，黄连汤主之。（173）

黄连汤方　黄连三两，甘草三两_炙，干姜三两，桂枝三两_{去皮}，人参二两，半夏半升_洗，大枣十二枚_擘

上七味，以水一斗，煮取六升，去滓。温服，昼三夜二。疑非仲景方。

【注释】

[1] 邪气：此处指寒邪。

【提要】论上热下寒，腹痛欲呕的证治。

【精解】本文所说"胸中"和"胃中"指上下部位而言。"胸中有热"指邪热偏于上，包括胃脘和胸膈；"胃中有邪气"指腹中有寒气，部位偏于下，包括脾和肠。今邪热居于胸膈、胃脘，影响胃气之和降，胃气上逆则欲呕吐；寒邪偏下，腹中有寒，侵犯于脾，寒凝气滞则腹中痛。本证上热下寒，阴阳格拒，治宜黄连汤清上温下，寒热平调，交通阴阳。

【原文】伤寒，脉结代，心动悸，炙甘草汤主之。（177）

炙甘草汤方　甘草四两_炙，生姜三两_切，人参二两，生地黄一斤，桂枝三两_{去皮}，阿胶二两，麦门冬半升_{去心}，麻仁半升，大枣三十枚_擘

上九味，以清酒七升，水八升，先煮八味，取三升，去滓，内胶烊消尽。温服一升，日三服。一名复脉汤。

【提要】论心阴阳两虚的证治。

【精解】外感伤寒，若病在太阳，当见恶寒、发热、脉浮等症。今不言上述诸症，却谓其脉结代、心动悸等里证，说明此病虽在太阳之表，然重在少阴之里。手少阴心主血脉，赖气血以温煦滋养。若平素心阴阳气血不足之人，复感外邪，正气更伤，心失所养，鼓动无力，则见脉结代、心动悸之症。治宜炙甘草汤滋阴养血，通阳复脉。炙甘草汤一名复脉汤，吴鞠通《温病条辨》用本方化裁之加减复脉汤，一甲、二甲、三甲复脉汤，大定风珠等治温病伤阴之证。

辨阳明病脉证并治

【原文】阳明之为病，胃家实是也。（180）

【提要】论阳明病的提纲。

【精解】"胃家"统括胃肠，《灵枢·本输》曰："大肠小肠皆属于胃。"是从功能与结构上说明胃与肠腑的关系。"实"，指"邪气实"，《素问·通评虚实论》所谓"邪气盛则实"是也。阳明为水谷之海，多气多血之经，主燥化。病邪深入阳明，邪从燥化，胃肠燥热亢盛，病变以里热实为特征，《素问·刺志论》所谓"气实者，热也"即是。故阳明病有气分大热与腑实燥结之分。若燥热之邪未与肠中积滞相结，而弥漫于全身，以身大热、口大渴、大汗出、不恶寒反恶热、脉洪大为主要症状，称为阳明病热证；若阳明燥热与肠中糟粕相结，形成燥屎而阻于肠道，以潮热、谵语、手足濈然汗出、腹胀满疼痛拒按、不大便、脉沉实有力等为主要证候，称为阳明病实证。此条是从总体上揭示阳明病的证候特征及邪从燥化的病理本质，故将其作为阳明病的提纲。

【原文】问曰：阳明病外证云何？答曰：身热，汗自出，不恶寒，反恶热也。（182）

【提要】论阳明病的外证。

【精解】阳明病属里热实证，其反映在外的证候称作"外证"。阳明病因里热炽盛，蒸腾于外，故见身热。里热太盛，迫津外泄，故汗自出。不恶寒，是无太阳表证。反恶热，言其里热亢盛，病者有恶热之感。恶热而下一"反"字，说明其与太阳中风表虚证身热汗出恶风寒者不同。本条胃家实是病根，身热汗出，不恶寒反恶热是其外证，充分反映出阳明病的本质。

【原文】阳明病，脉迟，虽汗出不恶寒者，其身必重，短气腹满而喘，有潮热者，此外欲解，可攻里也。手足濈然汗出者，此大便已硬也，大承气汤主之；若汗多，微发热恶寒者，外未解也，其热不潮，未可与承气汤；若腹大满不通者，可与小承气汤，微

和胃气，勿令至大泄下。（208）

大承气汤方　大黄四两酒洗，厚朴半斤炙，去皮，枳实五枚炙，芒硝三合

上四味，以水一斗，先煮二物，取五升，去滓，内大黄，更煮取二升，去滓，内芒硝，更上微火一两沸。分温再服。得下余勿服。

小承气汤方　大黄四两酒洗，厚朴二两炙，去皮，枳实三枚大者，炙

上三味，以水四升，煮取一升二合，去滓。分温二服。初服汤当更衣，不尔者尽饮之。若更衣者，勿服之。

【提要】辨阳明病可攻与不可攻及大、小承气汤的证治。

【精解】本条脉迟，结合症状分析，是由于实热壅结于里，腑气不通，脉道郁滞不利所致，其脉虽迟，必按之有力。虽汗出，却不恶寒，知病已离太阳之表，而邪热归于阳明，汗出乃里热迫津外泄所致。里热炽盛，气机壅滞，外则影响经脉，气血受阻而身重；内则气机不得通降，故短气腹满而喘。邪归阳明，腑实热盛，故发潮热。四肢禀气于脾胃，肠胃燥实，邪热蒸迫，津液外泄，四肢为之外应，故可见手足濈然汗出，为燥屎内结之明征。病情至此，阳明腑实证具，且见大实大满之象，故当与大承气汤，攻下里实。"若汗多……未可与承气汤"，论阳明里实兼表者禁用大承气汤。如果表证已解，腹部胀满显著，大便不通，但无潮热，是病属阳明里实，而内热较轻，燥坚不甚以痞满为主，宜用小承气汤轻下，不宜用大承气汤峻下，以免过剂伤正。

大承气汤具有攻下实热、涤荡燥结之效用。用于实热结聚、痞满燥实坚俱甚之阳明腑实证最为适宜。小承气汤是由大承气汤去芒硝，减枳实、厚朴药量而成。适用于阳明热实燥坚不甚，痞满偏重之证。

【原文】阳明病，其人多汗，以津液外出，胃中燥，大便必硬，硬则谵语，小承气汤主之。若一服谵语止者，更莫复服。（213）

【提要】论阳明病汗多津伤致胃燥内实的证治。

【精解】阳明病里热炽盛，迫津外泄，故而多汗。汗出过多，津液耗伤，胃肠干燥，则大便硬结。大便硬结，与燥热相搏，形成燥屎，热浊上攻，故发谵语。主用小承气汤，使腑气得通，燥热得泄，则谵语自止。更莫复服者，是小承气汤虽属攻下缓剂，然若用之不当，或用之太过，亦有伤正之弊，故郑重提出：若服后大便通利，谵语得止，即莫再服。其寓有中病即止、勿过服伤正之意。

【原文】三阳合病，腹满身重，难以转侧，口不仁[1]，面垢[2]，谵语遗尿。发汗则谵语。下之则额上生汗，手足逆冷。若自汗出者，白虎汤主之。（219）

【注释】

[1] 口不仁：即口中麻木，言语不利，食不知味。

[2] 面垢：面部如蒙油垢。

【提要】论三阳合病邪热偏重于阳明的证治及禁例。

【精解】此言三阳合病，是有三阳合病之名，而无三阳合病之实，或初为三阳病，目前已成阳明病。由于邪热内盛，胃气不能通畅，气机阻滞不利，故腹满。阳明热盛，伤津耗气，则身重难以转侧。胃之窍出于口，胃热炽盛，熏灼于上，津液耗伤，则口不仁。足阳明之脉起于鼻旁，循于面部；手阳明之脉起于食指外侧，亦上行面部，今阳明邪热壅滞，熏蒸胃肠浊气上泛，故面部油垢污浊。阳明胃热，循经上扰，神明不安，则见谵语。热盛神昏，膀胱失约，故见遗尿。阳明热盛，迫津外泄，则汗自出。热盛如此，则当有身热、不恶寒反恶热等症，故后文以"若自汗出者"简括证候，承接前文，而重申白虎汤之治法。

本条列举误治致变以申述其禁忌。在上述病情中，若因身重误作表证而行辛温发汗，则胃热加重，谵语益甚；若因腹满误认为胃实而妄下之，则津液下竭，阳气无以依附而上越，故额上汗出，手足逆冷，此乃在阳明里热的基础上而见此危象，似可暂用回阳救逆法以治其标，继进甘寒救津法以理其本。

【原文】若脉浮发热，渴欲饮水，小便不利者，猪苓汤主之。（223）

猪苓汤方　猪苓去皮、茯苓、泽泻、阿胶、滑石碎各一两

上五味，以水四升，先煮四味，取二升，去滓，内阿胶烊消。温服七合，日三服。

【提要】论阳明津伤，水热互结的证治。

【精解】本条是承接第221条而来，说明阳明病误下后有热扰胸膈的栀子豉汤证，有热盛而气津两伤的白虎加人参汤证，有津伤水热互结的猪苓汤证，皆设法御变之词。本条所言，乃阳明热证误用下法，热不能除，而津液损伤，又热与水结，蓄于下焦，以致津伤水热互结。阳明余热犹存，反映在外，则脉浮发热。热存津伤，且水热互结，气不化津，故渴欲饮水。水热结于下焦，水气不利，则小便不利，此为猪苓汤的主证。故用猪苓汤清热养阴，通利小便。

本条"若脉浮发热，渴欲饮水，小便不利者，猪苓汤主之"，此证脉浮发热，是阳明下后余热未尽；渴欲饮水，责之津伤水热互结；小便不利，则是水蓄下焦而不行也。猪苓汤具有育阴润燥，清热利水之功，主要用于外感热病经治疗后余热未尽、气化失司、水热互结、阴液受损的病证。其常见症状为发热、渴欲饮水、小便不利、心烦不得眠、舌红少苔、脉浮或细数等。

【原文】阳明病，胁下硬满，不大便而呕，舌上白苔者，可与小柴胡汤。上焦得通，津液得下，胃气因和，身濈然汗出而解。（230）

【提要】论少阳阳明并病的证治及治从少阳的作用机制。

【精解】阳明病，今虽不大便，然硬满不在腹，而在胁下，舌苔不黄不燥，而为白色，知阳明腑实证未成，燥热尚轻。不大便乃邪郁少阳，三焦不利，津液不布，胃肠失

润所致。更见胁下硬满而呕等少阳病主证，当从少阳论治，可与小柴胡汤。小柴胡汤作为和解剂的代表方，有疏利三焦、调达上下、宣通内外、和畅气机之功效。服汤后，枢机运转，三焦宣畅，上焦气机得通，经气畅达，则胁下硬满可除；津液布达而下，胃肠得以润泽，则大便自下；胃气和降，则呕逆自除；三焦通畅，营卫津液运行无阻，则身濈然汗出而解。

【原文】阳明病，发热汗出者，此为热越[1]，不能发黄也。但头汗出，身无汗，剂颈而还，小便不利，渴引水浆[2]者，此为瘀热[3]在里，身必发黄，茵陈蒿汤主之。（236）

茵陈蒿汤方　茵陈蒿六两，栀子十四枚擘，大黄二两去皮

上三味，以水一斗二升，先煮茵陈减六升，内二味，煮取三升，去滓。分三服。小便当利，尿如皂荚汁状，色正赤，一宿腹减，黄从小便去也。

【注释】

[1] 热越：越，消散。热越即热邪消散。

[2] 水浆：原泛指饮料或流质食物；此处则是指饮料，如水、果汁、蔗汁等。

[3] 瘀热：瘀，郁积。瘀热即郁积的热邪。

【精解】上段言阳明病，里热蒸腾，迫津外泄，症见发热汗出，则湿热邪随汗而消散，故不能发黄。下段"但头汗出"，前承上文而省略"发热"之表现。但如湿无出路，热不得越，则病机演变为湿热蕴结在里，胶结不解。若熏蒸于上，则见发热、但头汗出、身无汗、齐颈而止。湿热蕴结，郁阻于内，则水湿不得下行，而令小便不利；湿热内阻，气化不利，津不上承，则渴引水浆。无汗、小便不利令邪无出路，渴引水浆又反增其湿，促使瘀热更甚，进而湿热熏蒸肝胆，胆热液泄，胆汁外溢肌肤，则身、目、小便俱黄，黄色鲜明而润泽。据方后注"一宿腹减"，还可推见本证当有湿热蕴结，阻滞胃肠，腑气不通的腹胀、大便不畅或秘结等症。阳明湿热发黄，病性属于热实，以色泽鲜明而润为特征，因此称为阳黄证，用清热泄湿、利胆退黄的茵陈蒿汤主治。

【原文】阳明证，其人喜忘[1]者，必有蓄血[2]。所以然者，本有久瘀血，故令喜忘。屎虽硬，大便反易，其色必黑者，宜抵当汤下之。（237）

【注释】

[1] 喜忘：喜，容易发生。喜忘即易忘、健忘。

[2] 蓄血：即血液积聚，亦作瘀血。

【提要】论阳明蓄血的证治。

【精解】阳明燥热深入血分，与久瘀相结，血不妄行，反成蓄积。心主血而藏神，血热互搏，上扰心神，因此健忘。燥热烁津耗液，大便必硬。瘀血离经，性质濡润，故大便虽硬而排出反易，其色黑亮如漆。治用抵当汤破血逐瘀。

【原文】食谷欲呕，属阳明也，吴茱萸汤主之。得汤反剧者，属上焦也。（243）

吴茱萸汤方　吴茱萸一升_洗，人参三两，生姜六两_切，大枣十二枚_擘

上四味，以水七升，煮取二升，去滓。温服七合，日三服。

【提要】辨呕有中寒、上热的不同。

【精解】呕证部位在胃，有寒热之别。对照本条"吴茱萸汤主之"，则本证为阳明寒呕，当可成立。据此分析，其证除食谷欲呕外，还应有不能食，舌淡苔白，脉缓弱，呕吐物无酸腐气味等。其病机为胃阳不足，寒浊上逆。阳明寒呕，投吴茱萸汤，其呕当愈。今"得汤反剧"，必是方证不合，另有症结所在。据"属上焦也"分析，应是因热而呕。用本方治疗，是以热治热。"属上焦"，盖上焦与胃，以一膈而相邻，上焦有热，气机因而上逆，则与其毗邻之胃腑，亦难以安和而逆，故使呕也。

【原文】趺阳脉[1]浮而涩，浮则胃气强，涩则小便数，浮涩相搏，大便则硬，其脾为约，麻子仁丸主之。（247）

麻子仁丸方　麻子仁二升，芍药半斤，枳实半斤_炙，大黄一斤_{去皮}，厚朴一尺_{炙，去皮}，杏仁一升_{去皮尖，熬，别作脂}

上六味，蜜和丸如梧桐子大。饮服十丸，日三服，渐加，以知为度。

【注释】

[1]趺阳脉：即足背动脉，在冲阳穴处，属足阳明胃经。

【提要】辨脾约脉证和治法。

【精解】趺阳脉浮，是胃气强，强非强盛之强，胃中有热，亦为胃气强也。涩主脾运无力，知脾受胃热制约也。今浮脉与涩脉并见，是胃有燥热，脾土受约，不能为胃行其津液，致使津液偏渗于膀胱，而不得濡润于肠道，故小便数，大便则硬也。此为脾约证，宜用麻子仁丸润肠通便。

麻子仁丸由小承气汤加麻子仁、杏仁、芍药而成。本方以蜜和丸，是取润下缓行之意。服用时"渐加，以知为度"，是谓病情有轻重，禀赋有厚薄，而投量之多少，当审时度势。

【原文】太阳病三日，发汗不解，蒸蒸发热[1]者，属胃[2]也，调胃承气汤主之。（248）

【注释】

[1]蒸蒸发热：形容发热如热气蒸腾，从内达外之象。

[2]属胃：即转属阳明的意思。

【提要】论太阳病发汗后转属阳明腑实的证治。

【精解】太阳病三日，发汗不解，非表证不解，而是病邪入里化热化燥转属阳明，形成腑实证。本条举蒸蒸发热而属胃，则腹胀满、不大便、心烦谵语、舌燥苔黄等症，自必有之。病因为燥热结实，腑气不通，然未至大实大满程度，故主用调胃承气汤泻热去实，通便和胃即可。

【原文】伤寒瘀热在里，身必黄，麻黄连轺[1]赤小豆汤主之。(262)

麻黄连轺赤小豆汤方　麻黄二两去节，连轺二两连翘根是，杏仁四十个去皮尖，赤小豆一升，大枣十二枚擘，生梓白皮一升切，生姜二两切，甘草二两炙

上八味，以潦水[2]一斗，先煮麻黄再沸，去上沫，内诸药，煮取三升，去滓。分温三服，半日服尽。

【注释】

[1]连轺(yáo)：一说为连翘根；一说即连翘。现今处方中皆用连翘。

[2]潦(láo)水：下雨后在地面上汇聚的雨水。此处泛指雨水。

【提要】论阳明湿热蕴结兼表发黄的证治。

【精解】湿热蕴结，熏蒸肝胆，胆汁外溢肌肤，"瘀热在里"还当兼有湿热闭结阳明，阻滞胃肠腑气不通之病机。本条曰"伤寒"，主治方中有麻黄、杏仁、生姜，故"瘀热在里"是仅言其湿热在里、熏蒸不解，尚未闭结阳明，并且兼有太阳表邪未解、卫闭营郁。本证属阳黄兼表证。麻黄连轺赤小豆汤用潦水煎药，取其气味俱薄，不助湿邪。诸药合为表里双解、解表清热、利湿退黄之良剂。

辨少阳病脉证并治

【原文】少阳之为病，口苦，咽干，目眩也。(263)

【提要】论少阳病提纲。

【精解】少阳胆腑，内藏胆汁，主枢机而寓相火。邪入少阳，枢机不利，气郁化火，胆火上炎，胆汁上逆，则见口苦。口苦是胆病的重要特征，仅此一症，便揭示了少阳病病位在胆，性质属热的特点，故仲景将其置于提纲证之首。胆火上炎，灼伤津液，则咽干。咽干一症，与太阳表证之口不渴，阳明里热的口渴相比较，说明少阳病邪已化热，但有热势不甚，津伤不重的特点。肝开窍于目，肝胆互为表里，内有经络相连，足少阳之脉起于目锐眦，胆火循经，上扰空窍，则目眩。因口苦、咽干、目眩三症基本反映了少阳病经气郁结，胆火上炎，灼伤津液，火气为病的特点，故可以作为少阳病的辨证提纲。

少阳为枢，邪入少阳，正邪分争，枢机不利，疏泄失职，胆火横逆，进而影响脾胃，还可见第96条所述"往来寒热，胸胁苦满，嘿嘿不欲饮食，心烦喜呕"等症。故本条少阳病提纲，应与第96条合参，方较全面。

辨太阴病脉证并治

【原文】太阴之为病，腹满而吐，食不下，自利益甚，时腹自痛。若下之，必胸下结硬[1]。（273）

【注释】

[1] 胸下结硬：胸下即胃脘部，指胃脘部痞结胀硬。

【提要】论太阴病提纲证及误下变证。

【精解】寒湿停滞、气机不畅则腹胀满；浊阴不降、胃气上逆则呕吐；脾失健运，受纳腐熟失职，食入不化，则食不下；清阳不升、脾气下陷则自利。若失于治疗，中阳虚弱日益加重，其泻利诸症亦必日甚一日，故云"自利益甚"。时腹自痛是太阴虚寒腹痛的特点，乃因中阳不足，脾络不和所致，常表现为时作时止，喜温喜按。治疗当以温中散寒，健脾燥湿为主，方用理中汤或理中丸。若将提纲证的症状误认为阳明里实证而用攻下法，则会使阳虚寒凝气滞更甚，而致胸下结硬。

【原文】自利不渴者，属太阴，以其脏有寒[1]故也。当温之，宜服四逆辈[2]。（277）

【注释】

[1] 脏有寒：指脾脏虚寒。

[2] 四逆辈：指理中汤、四逆汤一类方剂。

【提要】论太阴病的主症、病机、治法及代表方剂。

【精解】原文第273条提出了太阴病提纲证，本条进一步补充"不渴"作为太阴病的辨证依据，使太阴病的辨证更加准确。因无热邪，仅是脾胃阳虚，寒湿内停于中焦，且下利轻，津未伤，故口不渴。"藏有寒"，高度概括了太阴病总的病机为脾脏虚寒。治疗上仲景提出"当温之"，即太阴病应当用温中散寒，健脾燥湿的方法治疗。"宜服四逆辈"，即应用理中汤、四逆汤一类的方剂来治疗。临证可视病情的虚寒程度选方：轻者单纯脾胃虚寒，宜理中汤（丸）；重者由脾及肾，伴肾阳虚者，宜四逆汤一类的方药，脾肾双温。仲景此处言"四逆辈"是举其类而不拘其方，提示临床应视病情轻重灵活选方。此又隐含见微知著、防微杜渐的"治未病"思想。

【原文】本太阳病，医反下之，因尔腹满时痛[1]者，属太阴也，桂枝加芍药汤主之；大实痛[2]者，桂枝加大黄汤主之。（279）

桂枝加芍药汤方　桂枝三两去皮，芍药六两，甘草二两炙，大枣十二枚擘，生姜三两切

上五味，以水七升，煮取三升，去滓。温分三服。本云桂枝汤，今加芍药。

桂枝加大黄汤方　桂枝三两去皮，大黄二两，芍药六两，生姜三两切，甘草二两炙，大枣十二枚擘

上六味，以水七升，煮取三升，去滓。温服一升，日三服。

【注释】

[1] 腹满时痛：指腹满疼痛，时轻时重，时作时止。

[2] 大实痛：指腹满疼痛较甚，拒按，难以缓解，大便不通。

【提要】论太阳病误下邪陷太阴的证治。

【精解】太阳病当用汗法，禁用攻下。误下伤脾，脾伤运化失职，气机壅滞则腹满；血脉不和，经络不通则腹痛。脾主大腹，因病位在脾，故曰"属太阴也"。然此虽属太阴，却与太阴病提纲证不同，彼为脾阳不足，寒湿内盛所致，故除见腹满时痛外，更见食不下、呕吐、下利等症，当用理中汤治疗；而本证仅见腹满时痛，余症不显，为脾虚气滞、脾络不通所致，故治应通阳益脾，活络止痛，方用桂枝加芍药汤。腹痛剧烈拒按等加重，甚至伴随便秘，则会出现"大实痛"，此乃脾伤气滞，络瘀较甚，兼有形实邪，不通则痛所致，故在上方基础上加大黄二两，增强化瘀通络导滞之功，名为桂枝加大黄汤。

辨少阴病脉证并治

【原文】少阴之为病，脉微细[1]，但欲寐[2]也。（281）

【注释】

[1] 脉微细：微，脉搏动无力；细，脉形态细小。

[2] 但欲寐：指似睡非睡的状态，精神萎靡不振。

【提要】论少阴病提纲。

【精解】少阴属心肾两脏，心主血，属火；肾藏精，主水。病至少阴，心肾两虚，阳气衰微，无力鼓动血脉则脉微；阴血虚少，脉道不充，则脉细。王叔和在《脉经》中指出："微脉极细而软，或欲绝，若有若无。""细脉，小大于微，常有，但细耳。"微脉主阳气虚衰，其脉形必细；细脉主阴血虚少，但不一定兼微，因此，脉微、细二种，是心肾阳气虚衰和阴血不足的本质反映，以阳虚为重。

【原文】少阴病，欲吐不吐[1]，心烦，但欲寐，五六日自利而渴者，属少阴也，虚故引水自救。若小便色白[2]者，少阴病形悉具。小便白者，以下焦[3]虚有寒，不能制水，故令色白也。（282）

【注释】

[1] 欲吐不吐：指要吐而又无物吐出。

［2］小便色白：指小便清长而不黄赤。

［3］下焦：这里指肾脏。

【提要】 辨自利而渴属少阴里虚寒证。

【精解】 少阴阳虚，阴寒盛于下，寒邪上逆，影响胃气和降，故欲吐，但胃中无物，故虽欲吐而复不能吐；阴寒盛于下，虚阳扰于上，且虚阳与寒邪相争，故见心烦。然少阴阳衰神疲，难以胜邪，故虽心烦而仍但欲寐，显与阴虚阳亢的心烦不得眠不同。若迁延失治，迨至五六日，则肾阳更衰，阴寒更甚，火不暖土，脾失升运，因而发生自利、口渴。

【原文】 少阴病，始得之，反发热，脉沉者，麻黄细辛附子汤主之。(301)

麻黄细辛附子汤方　麻黄二两去节，细辛二两，附子一枚炮，去皮，破八片

上三味，以水一斗，先煮麻黄，减二升，去上沫，内诸药，煮取三升，去滓。温服一升，日三服。

【提要】 论少阴病兼表证的证治。

【精解】 少阴病，属里虚寒证，应以无热恶寒为主，本不应发热，今始得病即出现发热，故谓之"反发热"，乃少阴阳虚复感外邪所致。因证兼太阳之表，故除发热外，当有无汗恶寒、头痛等症。然则太阳病发热，其脉当浮，今脉不浮而沉，知非纯为太阳表证，因沉脉主里，为少阴虚寒之征象。脉证合参，是证当属少阴阳虚兼太阳表证，亦有称为太少两感证者，但与《素问·热论》所载之"两感"证，病情不同，不可混淆。

【原文】 少阴病，得之二三日以上，心中烦，不得卧，黄连阿胶汤主之。(303)

黄连阿胶汤方　黄连四两，黄芩二两，芍药二两，鸡子黄二枚，阿胶三两一云三挺

上五味，以水六升，先煮三物，取二升，去滓，内胶烊尽，小冷，内鸡子黄，搅令相得。温服七合，日三服。

【提要】 论少阴病阴虚火旺的证治。

【精解】 本条为少阴病热化证。少阴病得之二三日，便呈心中烦、不得眠，说明肾水素亏，邪从热化。肾阴虚于下，心火亢旺于上，而心肾不交，水火未济。本证上实下虚，为虚实兼夹之证候，治用黄连阿胶汤滋阴清热，交通心肾。

本证与栀子豉汤证均可见心烦不得眠，但有差异：栀子豉汤证为郁热内扰胸膈，而肾水不虚，症见反复颠倒、心中懊憹、卧起不安、胸中窒、心中结痛，且津液未耗，其舌苔多黄或黄白相兼，治宜栀子豉汤清宣郁热；本证为少阴阴虚火旺，心肾不交，故心烦不得眠与口燥咽干，舌红少苔，脉细数等症并见，治宜黄连阿胶汤滋阴清热降火。

【原文】 少阴病，身体痛，手足寒，骨节痛，脉沉者，附子汤主之。(305)

【提要】 论少阴阳虚寒湿身痛的证治。

【精解】 少阴阳气虚弱，寒湿不化，浸渍肌肉，留着于筋肉骨节之间，故身体痛、

骨节痛；阳气虚不能充达于四肢，故手足寒；阳气虚，鼓动无力，加之寒湿内盛，故脉沉。治宜附子汤温阳散寒、除湿止痛，使阳气复而寒湿去，则诸症可除。

本证与真武汤证相比较，同属阳虚有寒，水湿为患。但真武汤证为阳虚水泛，三焦表里上下俱受其累，其证以腹痛、自下利、四肢沉重疼痛、头眩、心下悸、身瞤动、振振欲擗地、小便不利等为主；本证乃阳气虚弱，寒湿之邪弥漫于筋肉骨节之间，以身体痛、骨节痛、手足寒、背恶寒等为主。虽皆有身体疼痛，但真武汤证偏于四肢沉重，而附子汤证偏于筋骨肌肉疼痛。

【原文】少阴病，下利便脓血者，桃花汤主之。(306)

桃花汤方　赤石脂一斤 一半全用，一半筛末，干姜一两，粳米一升

上三味，以水七升，煮米令熟，去滓。温服七合，内赤石脂末方寸匕，日三服。若一服愈，余勿服。

【提要】论少阴病虚寒下利便脓血，滑脱不禁的证治。

【精解】少阴病下利便脓血，有寒热之别，虚实之异。本条下利便脓血为脾肾阳虚，统摄无权，络脉不固，大肠滑脱所致。其证候特点：便色暗淡，脓血杂下，其气腥冷不臭，无里急后重，伴腹痛绵绵，喜温喜按，口淡不渴，舌淡苔白，脉沉等。治宜桃花汤温涩固脱。因赤石脂又名桃花石，故名桃花汤。赤石脂碾末，一半为粗末入汤共煎，取其温涩之气；一半为细粉冲服，使其直接留着于肠中，增强其收敛固涩作用。本方所治不一定必有脓血，凡属虚寒性滑脱不禁者，皆可应用。如实邪未尽，切勿使用，以免留邪。

【原文】少阴病，二三日不已，至四五日，腹痛，小便不利，四肢沉重疼痛，自下利者，此为有水气。其人或咳，或小便利，或下利，或呕者，真武汤主之。(316)

真武汤方　茯苓三两，芍药三两，白术二两，生姜三两切，附子一枚炮，去皮，破八片

上五味，以水八升，煮取三升，去滓。温服七合，日三服。若咳者，加五味子半升，细辛一两，干姜一两；若小便利者，去茯苓；若下利者，去芍药，加干姜二两；若呕者，去附子，加生姜，足前为半斤。

【提要】论少阴病阳虚水泛的证治。

【精解】少阴病二三日不已，迁延至四五日，邪气渐深，肾阳日衰。少阴阳虚寒盛，失于温煦，水气不化，内停泛滥为患。水气浸淫肢体则四肢沉重、疼痛；浸渍胃肠则腹痛、下利；水气内停，膀胱气化不行，则小便不利。水饮内停，变动不居，往往随气机升降而无处不至，故有多种或然症。或上犯肺，肺气不利为咳。或冲逆于胃，胃气上逆而呕。肾主二便，肾阳亏虚，失于固摄则下利加重，不能制水则小便清长。总之，诸证皆因少阴阳虚，水气不化所致，故用真武汤，温阳利水。

【原文】少阴病，四逆，其人或咳，或悸，或小便不利，或腹中痛，或泄利下重[1]者，四逆散主之。(318)

四逆散方　甘草炙，枳实破，水渍，炙干，柴胡，芍药

上四味，各十分，捣筛。白饮和服方寸匕，日三服。咳者，加五味子、干姜各五分，并主下利；悸者，加桂枝五分；小便不利者，加茯苓五分；腹中痛者，加附子一枚，炮令坼[2]；泄利下重者，先以水五升，煮薤白三升，煮取三升，去滓，以散三方寸匕内汤中，煮取一升半，分温再服。

【注释】

[1] 泄利下重：指腹泻下利时伴有里急后重。

[2] 坼（chè）：裂开的意思。

【提要】论阳郁致厥的证治。

【精解】少阴寒化证，阳虚不温四末，易见四逆。本证并非虚寒，本证之四逆，为肝胃气滞，气机不畅，阳郁于里，不能通达四末所致，其程度轻微，且无其他虚寒见证。肝主一身气机之疏畅，肝气不畅，可见诸多或然症。肝气犯肺则咳；心胸阳气不畅则悸；膀胱气化不利则小便不利；木郁克土，脾胃运化升降失常则腹痛、泄利下重。

本证实非少阴病，然列于少阴病篇，主要为鉴别辨证。本证以"四逆"为主症，方名与四逆汤亦相似，一汤一散，然两者差异较大。四逆散证之四逆，为肝胃气滞，阳郁不达四末所致，故其程度轻微，可伴见胸胁满闷、腹痛、泄利下重，脉弦或与情绪相关等肝气不舒症状，且无其他虚寒见证。四逆汤之四逆，为少阴心肾阳气大衰，阴寒内盛，不能温煦脏腑于四肢所致，故其四逆程度重，并伴见畏寒蜷卧，下利清谷，腹中冷痛，精神萎靡，脉微细无力等症。临床上宜仔细审辨。

【原文】少阴病，下利六七日，咳而呕渴，心烦不得眠者，猪苓汤主之。(319)

【提要】论少阴病阴虚有热，水热互结的证治。

【精解】少阴病下利有寒热之异。本条少阴病下利与咳而呕渴，心烦不得眠并见，为阴虚有热，水气不利所致。水气偏渗于大肠则下利；水气上逆，犯肺则咳，犯胃则呕；水气内停，津不上承则口渴；阴虚热扰心神，故心烦不得眠。

辨厥阴病脉证并治

【原文】厥阴之为病，消渴，气上撞心[1]，心中疼热[2]，饥而不欲食，食则吐蛔。下之利不止。(326)

【注释】

[1] 气上撞心：此处的"心"，非指心脏，而是部位概念，泛指心胸及胃脘部，病

人自觉有气上逆，撞击心胸部位。

［2］心中疼热：指心胸或胃脘部位有疼痛灼热之感。

【提要】论厥阴病提纲证。

【精解】本条论述厥阴病提纲证。厥阴肝为风木之脏，内寄相火，藏血而主疏泄。若邪入厥阴，一方面能导致相火炽盛，横逆上冲；另一方面可乘犯脾土，出现脾虚肠寒，导致上热下寒证。肝火炽盛，耗灼津液，可见消渴；肝失疏泄，气郁化火，横逆上冲，可见气上撞心，心中疼热；肝火犯胃，热则消谷，故嘈杂似饥。肝失疏泄，火炽于上不能下达，上虽有热，下则虚寒。土为木乘，运化失职，故不欲食。脾虚肠寒，水谷难化，若强与食，反致胃气上逆可将食物吐出。若患者胃肠道素有蛔虫，蛔虫因喜温避寒，复闻食臭则不安而上窜，故食则吐蛔。

【原文】凡厥者，阴阳气不相顺接，便为厥。厥者，手足逆冷者是也。（337）

【提要】论厥证的基本病理与证候特征。

【精解】"凡厥者"，泛指一切厥证，阴主内，阳主外，阴阳气不相顺接，应指表里内外之气不相接续。人体在正常情况下，阴阳相贯，如环无端。阴阳之气相辅相成，相互维系，气血和顺，而厥逆不生。一旦阴阳气血失去平衡，或阴阳之气不相贯通，则生厥逆。

【原文】伤寒脉微而厥，至七八日，肤冷，其人躁无暂安时者，此为脏厥[1]，非蛔厥也。蛔厥[2]者，其人当吐蛔。今病者静，而复时烦者，此为脏寒[3]。蛔上入其膈，故烦，须臾[4]复止，得食而呕，又烦者，蛔闻食臭[5]出，其人常自吐蛔。蛔厥者，乌梅丸主之。又主久利。（338）

乌梅丸方　乌梅三百枚，细辛六两，干姜十两，黄连十六两，当归四两，附子六两炮，去皮，蜀椒四两出汗[6]，桂枝六两去皮，人参六两，黄柏六两

上十味，异捣筛[7]，合治之，以苦酒渍乌梅一宿，去核，蒸之五斗[8]米下，饭熟，捣成泥，和药令相得，内臼中，与蜜杵二千下，丸如梧桐子大。先食饮[9]服十丸，日三服，稍加至二十丸。禁生冷滑物、臭食等。

【注释】

［1］脏厥：由于肾脏真阳极虚而致的四肢厥冷。

［2］蛔厥：由于蛔虫窜扰而致的四肢厥冷。

［3］脏寒：指脾与肠中虚寒。

［4］须臾：片刻，一会儿，指很短的时间。

［5］食臭：臭，指气味。食臭，食物的气味。

［6］出汗：此处指用微火炒蜀椒，炒至其水分与油质向外渗出。

［7］异捣筛：即将药物分别捣碎，筛出细末。

[8] 斗：《金匮玉函经》卷八、《注解伤寒论》卷六均作"升"。

[9] 饮：指米汤。

【提要】论脏厥与蛔厥的区别及蛔厥证的辨治。

【精解】采用与脏厥相对比的方式，先从脏厥谈起，脏厥属阳衰寒厥，具有以下三个特点：其一，厥逆程度严重，冷可过肘膝，甚则通体皆冷。其二，必见脉微，甚则脉微欲绝。其三，阴盛格阳，虚阳躁动，神气浮越而出现无暂安时，必嗜卧神昏，反映了真阳大虚、脏气垂绝的寒厥危候。此条列出，实为与蛔厥证相鉴别。

蛔厥乃因蛔虫窜扰，阴阳气不相顺接所致，并非阳气虚衰。该证也有三个特点：其一，厥逆程度较脏厥为轻，一般不会冷过肘膝，更不会通体皆冷；其二，有吐蛔病史（常自吐蛔）；其三，不躁而烦，且时静时烦，得食而呕，有阵发性的发病特点。蛔性喜温恶寒，蛔扰不安，证明膈胃有热，脾肠有寒，蛔窜上扰，气血逆乱，故其厥与烦均有阵发性的特点。厥逆，因于蛔虫扰动。蛔扰，又因于上热下寒，故治疗清上温下以治本，安蛔止厥以治标，乌梅丸是其主方。

关于脏厥的治法，因脏厥为阳衰阴盛，真阳将绝，治疗当以大剂回阳，如四逆汤、通脉四逆汤等，亦可配合灸法，温经散寒，急救垂危之阳，争取一线生机。

【原文】伤寒，脉滑而厥者，里有热，白虎汤主之。（350）

【提要】论热厥的证治。

【精解】本证辨证的关键为脉滑。厥分寒热，寒厥阳虚，脉必沉微。本证脉滑，滑属阳脉，主热主实，说明此厥为热邪郁遏不达四肢所致，故云"里有热"。属真热假寒证，当用白虎汤清透热邪，使邪热得清，郁阳得伸，则厥逆得愈。本条以脉概证，该厥属阳明热证，当伴有胸腹灼热、烦渴、口干舌燥、舌红苔黄、小便黄赤等。

【原文】手足厥寒，脉细欲绝者，当归四逆汤主之。（351）

当归四逆汤方　当归三两，桂枝三两去皮，芍药三两，细辛三两，甘草二两炙，通草二两，大枣二十五枚擘，一法十二枚

上七味，以水八升，煮取三升，去滓。温服一升，日三服。

【提要】论厥阴血虚寒凝致厥的证治。

【精解】"脉细欲绝"揭示其病机，亦为辨证的关键，细脉主血虚，故本证病机为平素肝血虚少，复感寒邪，寒凝经脉，血行不畅，四末失于温养，而致手足厥寒。

本条叙证较简略，临床上由于寒邪凝滞的部位不同，而有不同见证。若寒邪凝滞于经络，可有四肢关节疼痛，或身疼腰痛等；若寒阻胞宫，可见月经愆期、痛经、量少色黯而有血块，已婚妇女可见宫寒不孕、白带清稀；寒积下焦可见少腹冷痛、疝气等。另可伴见面色少华，唇甲色淡，畏寒等血虚有寒之症。

少阴阳虚寒厥以下利清谷、畏寒蜷卧等脾肾阳衰的表现为主，其手足厥逆必兼脉微

欲绝，且手足寒凉的程度严重，治疗当用四逆汤类回阳救逆；本证手足厥寒则见脉细欲绝，一般无下利亡阳，而兼有面色苍白、头晕等血虚表现，说明病在经脉血分，虽阳虚但不甚，故不用姜附类温热燥烈之品温脏回阳，而用当归四逆汤养血散寒，温通经脉。

【原文】热利下重[1]者，白头翁汤主之。(371)

白头翁汤方　白头翁二两，黄柏三两，黄连三两，秦皮三两

上四味，以水七升，煮取二升，去滓。温服一升。不愈，更服一升。

【注释】

[1] 下重：即里急后重。

【提要】论厥阴热利的证治。

【精解】"热利"两字指出病证表现及其属性，病证表现为下利脓血、红多白少或纯下鲜血、发热口渴、尿赤、肛门灼热、苔黄、脉弦数等。"下重"后世称里急后重，为本证的辨证关键。表现为腹痛急迫，肛门坠重。厥阴热利病机为肝失疏泄，热毒迫肠，损伤肠络。因病在厥阴，证属实热，故称厥阴热利。治疗采用清热凉肝、解毒止利法，方用白头翁汤。

【原文】干呕，吐涎沫，头痛者，吴茱萸汤主之。(378)

【提要】论肝寒犯胃，浊阴上逆的证治。

【精解】"干呕，吐涎沫"，是指或干呕，或吐涎沫，二症均为厥阴肝寒犯胃，浊阴之气上逆所致。足厥阴肝经，挟胃属肝络胆，上贯膈，布胁肋，连目系，上出额，与督脉会于巅。肝寒犯胃，胃失和降，胃气上逆，故干呕；肝胃虚寒，不能蒸津化液，故生清涎冷沫，随胃气上逆而出。肝经与督脉会于巅顶，阴寒循经上逆，故见头痛以巅顶为甚。本证病机为肝寒犯胃，浊阴上逆，治疗以吴茱萸汤暖肝温胃，散寒降浊。

《伤寒论》吴茱萸汤证三条，分列于三篇。一为阳明胃寒证"食谷欲呕"(243条)，一为"少阴病，吐利，手足逆冷，烦躁欲死"(309条)，一为厥阴病"干呕，吐涎沫，头痛"。三证均见呕吐之症，虽其他症状有别，但阴寒内盛，浊阴上逆的病机却是一致的，故异病同治，均以吴茱萸汤温阳散寒，降逆止呕。

【原文】呕而发热者，小柴胡汤主之。(379)

【提要】论病邪由厥阴转出少阳的证治。

【精解】厥阴与少阳相表里，少阳病进，可入厥阴；厥阴病退，也可转出少阳，故有"实则少阳，虚则厥阴"之说。"呕而发热"，为胆热内郁，胆逆犯胃所致。厥阴病，脏邪还腑，里病达外，阴证转阳，转属少阳，故本证除呕而发热外，还可见口苦、咽干、心烦喜呕、不欲食、脉弦等症，当用小柴胡汤和解少阳，因势利导，达邪外出。

联系太阳病篇、少阳病篇的相关条文，可以看出少阳病形成的原因有多种形式，或由太阳病传经而入少阳，或因病邪侵入少阳，或从厥阴脏邪还腑，只要符合胆热内郁的

病机，即可用小柴胡汤，而不必拘泥于病邪来路的不同。

本证与厥阴病肝寒犯胃的吴茱萸汤证、阳虚阴盛的四逆汤证，虽都有呕吐，但伴见症却各不相同，病机各异，自当鉴别。本证伴见发热及相关少阳胆热内郁见症，吴茱萸汤证伴见畏寒喜暖、泛吐清水等胃中虚寒见症，四逆汤证虽亦属虚寒之呕，然为下焦肾阳大虚，病情更重，症状以下利清谷为主。

辨霍乱病脉证并治

【原文】霍乱，头痛发热，身疼痛，热多欲饮水者，五苓散主之；寒多不用水者，理中丸主之。（386）

理中丸方　下有作汤加减法　人参、干姜、甘草炙、白术各三两

上四味，捣筛，蜜和为丸，如鸡子黄许大。以沸汤数合，和一丸，研碎温服之，日三四，夜二服，腹中未热，益至三四丸，然不及汤。汤法：以四物依两数切，用水八升，煮取三升，去滓。温服一升，日三服。若脐上筑[1]者，肾气动也，去术，加桂四两；吐多者，去术，加生姜三两；下多者，还用术；悸者，加茯苓二两；渴欲得水者，加术，足前成四两半；腹中痛者，加人参，足前成四两半；寒者，加干姜，足前成四两半；腹满者，去术，加附子一枚。服汤后，如食顷，饮热粥一升许，微自温，勿发揭衣被。

【注释】

[1] 脐上筑：筑者，捣也。形容脐上跳动不安如有物捶捣。

【提要】辨霍乱有表里寒热不同的证治。

【精解】霍乱以吐利交作为主症，若并见头痛、发热、身疼痛等证，说明兼有表邪不解，此属表里俱病，当视表里寒热之轻重而遣方用药。

"热多欲饮水者"，为邪在阳分，既有表邪不解，又有里气不和，内停水湿之邪，以致气化不行，津液不能上承，水湿偏走胃肠，升降失常，故见吐利、小便不利、渴欲饮水；兼脉浮发热、头痛身疼等，是病证兼表。宜用五苓散外疏内利，表里两解，待汗出、小便利，表里通达，津液正常输布，胃肠无浸渍之患，而霍乱得愈。此为分利兼表散法，后世亦称为"急开支河"。

"寒多不用水者"，指吐利甚而寒多不渴，说明病证属里属阴，为中焦阳虚，寒湿内盛，升降紊乱所致。病属太阴脾脏虚寒，清阳不升，浊阴不降，故见霍乱吐利，其证当伴见腹中冷痛，喜温喜按，舌淡苔白，脉缓弱等。证虽属表里同病，但以里虚寒证为急，故以理中丸温中散寒，燮理阴阳，复其升降。

辨阴阳易差后劳复病脉证并治

【原文】伤寒解后，虚羸[1]少气，气逆欲吐，竹叶石膏汤主之。(397)

竹叶石膏汤方　竹叶二把，石膏一斤，半夏半升洗，麦门冬一升去心，人参二两，甘草二两炙，粳米半升

上七味，以水一斗，煮取六升，去滓，内粳米，煮米熟，汤成去米。温服一升，日三服。

【注释】

[1] 虚羸：虚弱消瘦。

【提要】论病后余热未清，津气两伤的证治。

【精解】伤寒热病解之后，大热虽去，但津气两伤，余热未尽。大病后津液损伤，不能滋养形骸，故见身体虚弱消瘦；元气不足，所以短气不足以息；余热内扰，胃失和降，故气逆欲吐。同时还常伴见发热、心烦、口渴、舌红少苔、脉虚数等症。治当清热和胃，益气生津，方用竹叶石膏汤。本方为白虎汤去知母，加人参、麦冬、竹叶、半夏，变大寒之剂为清补之方。方中竹叶、石膏清热除烦；人参、甘草益气生津；麦冬、粳米滋养胃阴；半夏降逆止呕，并行人参、麦冬之滞而调和胃气。

二级条文

辨太阳病脉证并治上

【原文】若发汗已，身灼热者，名风温[1]。风温为病，脉阴阳俱浮[2]，自汗出，身重，多眠睡，鼻息必鼾，语言难出。若被下者，小便不利，直视失溲[3]；若被火[4]者，微发黄色，剧则如惊痫[5]，时瘛疭[6]。若火熏之，一逆尚引日，再逆促命期。(6)

【注释】

[1] 风温：变证名，此言温病误用辛温而致之变证，与后世温病学之风温病不同。

[2] 脉阴阳俱浮：阴阳指尺寸，即寸关尺三部浮盛有力。

[3] 失溲 (sōu)：一般指大小便。《史记·扁鹊仓公列传》曰："令人不得前后溲。"因本条前有"小便不利"，故此处失溲指大便失禁。

[4] 被火：用火法治疗。火，此指灸、熨、熏、温针等治法。

[5] 惊痫 (xián)：易惊如癫痫样。

[6] 时瘛 (chì) 疭 (zòng)：瘛，收缩；疭，舒缓。时瘛疭，意指阵发性肢体抽搐。

【提要】论太阳温病误治变证。

【精解】温邪宜清解，乃治法之必然，若误用辛温发汗，必致变证丛生，而见身灼热者，名风温。此时热邪更盛，发热不仅不降，而反升高，故曰身灼热。热邪内外充斥，鼓动气血运行，故寸关尺三部脉浮盛有力。阳热太盛，蒸腾津液外泄，故自汗出。热伤元气，故身重。热伤气阴，影响神明，则多眠睡。邪热壅肺，呼吸不利，乃有鼾声。语言难出是因热邪内郁，气滞不畅，或与神昏有关。误用攻下，不仅热势不退，且因攻下而津伤更重；若再用火法误治，犹如抱薪救火，其势更重。说明治温病应在清热或兼养阴法中求之，反此，可致变证蜂起。感生灵之可贵，故郑重告诫曰："一逆尚引日，再逆促命期。"

【原文】太阳病，头痛至七日以上自愈者，以行其经尽[1]故也。若欲作再经[2]者，针足阳明，使经不传则愈。(8)

【注释】

[1] 行其经尽：经，此指太阳经。行其经尽，指病在太阳经的日期应该结束。

[2] 再经：此处意为病将传经于阳明。

【提要】论太阳病经尽自愈及预防传经之法。

【精解】太阳病从发生到痊愈有一个自然周期。今太阳病程已达七日，若此际头痛发热诸症减轻，则是将愈之兆。若病无自愈之象，其进一步发展的最大可能性，则是邪入阳明，伤津化燥。因此，及时针刺足阳明，促进气血运行通畅，抗病能力因之而增强，可望防其传变的发生。此条提出了预测太阳病自愈或传变的时日、传变趋势及预防传变的方法，具有十分重要的临床指导意义。

【原文】太阳病，得之八九日，如疟状，发热恶寒，热多寒少，其人不呕，清便欲自可[1]，一日二三度发。脉微缓者，为欲愈也；脉微而恶寒者，此阴阳俱虚[2]，不可更发汗、更下、更吐也；面色反有热色[3]者，未欲解也，以其不能得小汗出，身必痒，宜桂枝麻黄各半汤。（23）

桂枝麻黄各半汤方　桂枝一两十六铢去皮，芍药、生姜切、甘草炙、麻黄各一两去节，大枣四枚擘，杏仁二十四枚汤浸，去皮尖及两仁者

上七味，以水五升，先煮麻黄一二沸，去上沫，内诸药，煮取一升八合，去滓。温服六合。本云，桂枝汤三合，麻黄汤三合，并为六合，顿服。将息如上法。臣亿等谨按：桂枝汤方，桂枝、芍药、生姜各三两，甘草二两，大枣十二枚。麻黄汤方，麻黄三两，桂枝二两，甘草一两，杏仁七十个。今以算法约之，二汤各取三分之一，即得桂枝一两十六铢，芍药、生姜、甘草各一两，大枣四枚，杏仁二十三个零三分枚之一，收之得二十四个，合方。详此方乃三分之一，非各半也，宜云合半汤。

【注释】

[1] 清便欲自可：清，通"圊"，厕所，清便意为排便。欲，将要、接近之意。清便欲自可，即二便尚正常。

[2] 阴阳俱虚：阴阳，表里也。阴阳俱虚，即表里俱虚。

[3] 热色：红色。

【提要】论太阳表证日久之三种转归及表郁轻证的证治。

【精解】太阳表证日久，正虚邪微，其转归有三：一者，若脉转和缓之象，是正气来复，邪气将去之征，为病证欲愈；二者，若脉来微弱，恶寒更甚，表明表里阳气俱虚，不可更用汗吐下攻邪之法；三者，在发热恶寒、热多寒少、其人不呕、清便欲自可的基础上，更见面红而身痒，是欲汗不得、阳郁不伸、邪郁不解之兆，治之宜辛温小发其汗，方选桂枝麻黄各半汤。

【原文】服桂枝汤，大汗出，脉洪大者，与桂枝汤如前法；若形似疟，一日再发者，汗出必解，宜桂枝二麻黄一汤。（25）

桂枝二麻黄一汤方　桂枝一两十七铢去皮，芍药一两六铢，麻黄十六铢去节，生姜一两六铢切，杏仁十六个去皮尖，甘草一两二铢炙，大枣五枚擘

上七味，以水五升，先煮麻黄一二沸，去上沫，内诸药，煮取二升，去滓。温服一升，日再服。本云，桂枝汤二分、麻黄汤一分，合为二升，分再服。今合为一方，将息如前法。臣亿等谨按：桂枝汤方，桂枝、芍药、生姜各三两，甘草二两，大枣十二枚。麻黄汤方，麻黄三两，桂枝二

两，甘草一两，杏仁七十个。今以算法约之，桂枝汤取十二分之五，即得桂枝、芍药、生姜各一两六铢，甘草二十铢，大枣五枚。麻黄汤取九分之二，即得麻黄十六铢，桂枝十铢三分铢之二，收之得十一铢，甘草五铢三分铢之一，收之得六铢，杏仁十五个九分枚之四，收之得十六个。二汤所取相合，即共得桂枝一两十七铢，麻黄十六铢，生姜、芍药各一两六铢，甘草一两二铢，大枣五枚，杏仁十六个，合方。

【提要】 论太阳病服桂枝汤后两种转归及证治。

【精解】 太阳表证发汗不彻或太过，皆属不当。今大汗出，脉现洪大，而不见大渴、大烦、不恶寒、反恶热之阳明里热征象，且发热、恶寒、头痛诸症未除，说明表证仍在，其病未愈，宜续与桂枝汤解肌祛风。若服药后发热恶寒呈阵发性，一日数发，同时伴见面红、身痒等，说明汗后正虚邪微，属表郁轻证，是正邪相争更趋缓和，正虚邪微程度更明显，治之宜辛温解表，微发其汗，方用桂枝二麻黄一汤。

【原文】 服桂枝汤，大汗出后，大烦渴不解，脉洪大者，白虎加人参汤主之。（26）

白虎加人参汤方　知母六两，石膏一斤碎，绵裹，甘草二两炙，粳米六合，人参三两

上五味，以水一斗，煮米熟汤成，去滓。温服一升，日三服。

【提要】 论服桂枝汤后，热盛津伤，转属阳明的证治。

【精解】 服桂枝汤，大汗出，是发汗不得法。汗为阴液，又赖阳气的蒸化，大汗后导致津伤热盛，气阴两虚，故大烦、大渴，虽大量饮水而不能解。里热蒸腾，气血涌盛，脉见洪大。然里热盛而气液不足，故脉虽洪大，但按之较软。此时表证荡然无存，同时发热不退，身体灼热。不恶寒反恶热，舌苔黄燥等里热之征，必然并见。治宜清热益气生津，方用白虎加人参汤。

【原文】 太阳病，发热恶寒，热多寒少。脉微弱者，此无阳[1]也，不可发汗。宜桂枝二越婢一汤。（27）

桂枝二越婢一汤方　桂枝去皮、芍药、麻黄、甘草各十八铢炙，大枣四枚擘，生姜一两二铢切，石膏二十四铢碎，绵裹

上七味，以水五升，煮麻黄一二沸，去上沫，内诸药，煮取二升，去滓。温服一升。本云，当裁为越婢汤、桂枝汤合之，饮一升。今合为一方，桂枝汤二分、越婢汤一分。臣亿等谨按：桂枝汤方，桂枝、芍药、生姜各三两，甘草二两，大枣十二枚。越婢汤方，麻黄二两，生姜三两，甘草二两，石膏半斤，大枣十五枚。今以算法约之，桂枝汤取四分之一，即得桂枝、芍药、生姜各十八铢，甘草十二铢，大枣三枚。越婢汤取八分之一，即得麻黄十八铢，生姜九铢，甘草六铢，石膏二十四铢，大枣一枚八分之七，弃之。二汤所取相合，即共得桂枝、芍药、甘草、麻黄各十八铢，生姜一两三铢，石膏二十四铢，大枣四枚。合方。旧云桂枝三，今取四分之一，即当云桂枝二也。越婢汤方见仲景杂方中，《外台秘要》一云起脾汤。

【注释】

[1] 无阳：阳气虚弱。

【提要】 论太阳表郁内热轻证的证治及禁例。

【精解】 此条属倒装文法，"宜桂枝二越婢一汤"应置于"热多寒少"句后。以其

文辞简约，应以方测证加以分析。既用桂枝二越婢一汤，而见发热恶寒、热多寒少征象，则表郁邪微可知；方用越婢，则里有郁热可测，其证可伴见烦躁等热象。综而观之，本证乃日久邪微，闭郁于表，且内有阳郁化热之征，机制类于大青龙汤证，然其程度却不可同日而语。治之宜桂枝二越婢一汤，微发其汗，兼清里热。若发热恶寒诸症伴见脉微弱，则是阳气虚弱，不可发汗，否则易引起变证。

【原文】伤寒脉浮，自汗出，小便数，心烦，微恶寒，脚挛急[1]，反与桂枝欲攻其表，此误也。得之便厥[2]，咽中干，烦躁，吐逆者，作甘草干姜汤与之，以复其阳。若厥愈足温者，更作芍药甘草汤与之，其脚即伸。若胃气不和，谵语[3]者，少与调胃承气汤。若重发汗，复加烧针者，四逆汤主之。（29）

甘草干姜汤方　甘草四两炙，干姜二两

上二味，以水三升，煮取一升五合，去滓。分温再服。

芍药甘草汤方　白芍药、甘草各四两炙

上二味，以水三升，煮取一升五合，去滓。分温再服。

调胃承气汤方　大黄四两去皮，清酒洗，甘草二两炙，芒硝半升

上三味，以水三升，煮取一升，去滓，内芒硝，更上火微煮令沸。少少温服之。

四逆汤方　甘草二两炙，干姜一两半，附子一枚生用，去皮，破八片

上三味，以水三升，煮取一升二合，去滓。分温再服。强人可大附子一枚，干姜三两。

【注释】

[1] 挛急：筋肉拘急，伸展不利。

[2] 厥：此指四肢发凉。又称厥逆。

[3] 谵语：疾而寐语也。

【提要】论伤寒挟虚误汗的变证及随证施治之法。

【精解】阴阳两虚之人感受外邪，治当扶正解表，若反与桂枝汤攻其表，必犯虚虚之戒。误治后，表证不复存在，而阴阳之气更伤，阳愈虚则生厥逆；阴愈耗则咽中干。据"阳固则阴存，阳生则阴长"之理，先投甘草干姜汤以复其阳，待阳回厥愈足温之后，再与芍药甘草汤，酸甘化阴。如用热药过多，阳复太过，可更伤阴液，化燥化热，致成胃中燥热的谵语症，可少与调胃承气汤，泻热和胃而止谵语。若再用汗法攻表，或以烧针劫汗，致使阳气损伤更甚，其病传入少阴，而见厥逆吐利之症，当急用四逆汤回阳救逆为宜。

辨太阳病脉证并治中

【原文】太阳与阳明合病，不下利，但呕者，葛根加半夏汤主之。（33）

葛根加半夏汤方　葛根四两，麻黄三两去节，甘草二两炙，芍药二两，桂枝二两去皮，生姜二两切，半夏半升洗，大枣十二枚擘

上八味，以水一斗，先煮葛根、麻黄，减二升，去白沫，内诸药，煮取三升，去滓。温服一升。覆取微似汗。

【提要】论太阳伤寒兼阳明呕逆的证治。

【精解】本证与前证之机制及临床表现相似，唯阳明里证表现为不下利但呕。其呕缘于风寒束表，内迫阳明，导致胃气上逆。其病理重心仍在于表寒束闭，故治之以辛温发汗，解散风寒，更佐以降逆止呕，方选葛根加半夏汤。

【原文】太阳与阳明合病，喘而胸满者，不可下，宜麻黄汤。（36）

【提要】论太阳阳明合病重在表者可用麻黄汤。

【精解】本条提示太阳、阳明二阳合病，以太阳伤寒为其病机重心，可选麻黄汤汗之，如此则表气得通，里气因和，其病自去。设表解里未和者，微和胃气，当可作为其后续之治法。

【原文】太阳病，十日以去，脉浮细而嗜卧[1]者，外已解也。设胸满胁痛者，与小柴胡汤。脉但浮者，与麻黄汤。（37）

【注释】

[1]嗜卧：形容病邪初解，精神疲乏而喜睡。

【提要】辨太阳病日久的三种转归。

【精解】本条论述太阳病日久，可以出现三种不同转归：一是太阳病日久经过治疗，出现脉浮细而嗜卧，说明外邪已去，表证也随之消失，但由于患者汗解之后正气尚未全复，故疲倦而嗜卧，此属病趋痊愈之佳象。二是太阳病日久，患者出现胸满胁痛，胸胁为少阳经脉分布之区，说明表邪内传少阳，枢机不利，经气受阻，故可按少阳施治，与小柴胡汤和解少阳。三是太阳病程虽久，但仍见脉浮等太阳表证，而未见其他变化，证仍属太阳伤寒，治当发汗解表而与麻黄汤。

【原文】伤寒脉浮缓，身不疼但重，乍有轻时，无少阴证者，大青龙汤发之。（39）

【提要】补述太阳伤寒兼里热证的证治。

【精解】感受外邪有轻重，正邪相争有剧缓。今身不痛但重，脉不紧而缓，且无少阴畏寒肢厥、下利清谷、脉沉微等阳虚见症，说明本证并非少阴阳虚证，而是太阳伤寒兼内热烦躁证之感邪较轻、正邪相争不甚。仍宜大青龙汤发汗解表，清热除烦。

【原文】伤寒，心下有水气，咳而微喘，发热不渴。服汤已渴者，此寒去欲解也。小青龙汤主之。（41）

【提要】承前条论述小青龙汤的证治及服药后的机转。

【精解】服小青龙汤后，患者由不渴而变为口渴，是病愈的佳兆。病既向愈，何以反而出现口渴？因为发热之后，温解之余，一时津液敷布不周之故。此渴必饮水不多，非邪从热化，大渴引饮可比。病愈之后，气机通畅，正气恢复，自能水津四布而口渴自除。

【原文】太阳病，外证未解，脉浮弱者，当以汗解，宜桂枝汤。(42)

【提要】论太阳病脉浮弱者宜桂枝汤。

【精解】太阳病，表邪未解，治当发汗解表。若无汗脉浮紧，宜麻黄汤解表发汗；若汗出脉浮缓，则当用桂枝汤解肌祛风。现患者脉象浮弱，仍是"阳浮而阴弱"之意，故宜桂枝汤解肌祛风。

【原文】太阳病，脉浮紧，无汗，发热，身疼痛，八九日不解，表证仍在，此当发其汗。服药已微除，其人发烦，目瞑[1]，剧者必衄[2]，衄乃解。所以然者，阳气重[3]故也。麻黄汤主之。(46)

【注释】

[1] 目瞑：闭目不喜见光。

[2] 剧者必衄：此指病情严重者可发生鼻出血。

[3] 阳气重：指阳气郁遏较重。

【提要】补述伤寒证治及药后反应。

【精解】本条采用倒装文法写作，"麻黄汤主之"应接于"此当发其汗"之后；而"服药已微除"至"阳气重故也"，则属服麻黄汤后的反应。太阳病八九日不解，仍见无汗身痛、恶寒发热、脉浮而紧之表实征象，当以麻黄汤发汗。然毕竟邪闭日久，阳气郁滞较重，服药后可能出现两种机转：一者，阳郁较轻，患者心烦而闭目不喜见光，此乃正气得药力之助、奋起与邪气相争之兆；二者，阳郁较重，郁阳得辛温药之助，破络而出，导致鼻腔出血，此为郁阳得展之征兆，阳郁得伸，外邪松解，病证自除。此为药后得衄而解，亦称"红汗"。

【原文】伤寒，不大便六七日，头痛有热者，与承气汤，其小便清者，知不在里，仍在表也，当须发汗；若头痛者，必衄，宜桂枝汤。(56)

【提要】根据小便清否辨表里证治。

【精解】外感病不大便数日，并见头痛、发热等证，当辨其表里之属性而定汗下之治法。若见其人小便黄赤，以及腹满硬痛，蒸蒸发热或潮热、濈然汗出，脉沉实等，为里热结实，浊热上扰之证，可用承气汤攻下实热，使里实得去，腑气得通，则诸证可愈。若外感病不大便数日，见头痛，发热等，但其人小便清长，腹不硬满，知无里热，而病仍在表，虽不大便数日，当是病盛于表，而里气失和所致。治当辛温解表，用桂枝汤表解里和，则大便自通。

【原文】大下之后，复发汗，小便不利者，亡津液故也。勿治之，得小便利，必自愈。(59)

【提要】论误治津伤而小便不利者，禁利小便，俟津复自愈。

【精解】汗下津伤而小便不利，必须是病邪已去而津液未复者，始可善自调摄，俟其自身调节作用，使津液恢复化源充沛而愈。倘若病邪未去，而津液已伤者，则绝不可坐待自愈，应需积极采取措施，以祛邪扶正、促其康复。

【原文】下之后，复发汗，必振寒[1]，脉微细。所以然者，以内外俱虚[2]故也。(60)

【注释】

[1] 振寒：战栗恶寒。

[2] 内外俱虚：指表里阴阳俱不足。

【提要】论下后复汗，表里阴阳俱虚的脉证。

【精解】本条为亡阳而阴液不继的阴阳俱虚证，治当阴阳双顾，但须辨别阴阳之损伤孰重孰轻，而有所侧重。若阳虚为重者，则主以救阳之法，而兼顾阴液；若阴虚为重者，则主以救阴之法，而兼顾阳气；若两者之虚，相对均衡时，则以甘温和养为宜。

【原文】发汗，病不解，反恶寒者，虚故也，芍药甘草附子汤主之。(68)

芍药甘草附子汤方　芍药、甘草各三两炙，附子一枚炮，去皮，破八片

上三味，以水五升，煮取一升五合，去滓。分温三服。疑非仲景方。

【提要】论汗后阴阳两虚的证治。

【精解】今发汗后"反恶寒"，是恶寒较前更重，又不见发热、脉浮等证，则"病不解"是指病情起了变化，并非表不解。从"虚故也"之断语及用芍药甘草附子汤来看，本证当属阴阳俱虚。阳虚不能温煦肌表，故恶寒反剧；阴虚筋脉失于濡润，则可能见脚挛急；阳虚无力鼓动血行，阴虚不能充盈脉道，阴阳两虚，则脉微细。治宜芍药甘草附子汤扶阳益阴。方中附子辛热，温经复阳以实卫气；芍药、甘草酸甘化阴以养营血。三药配合，有阴阳双补之妙。

【原文】发汗，若下之，病仍不解，烦躁者，茯苓四逆汤主之。(69)

茯苓四逆汤方　茯苓四两，人参一两，附子一枚生用，去皮，破八片，甘草二两炙，干姜一两半

上五味，以水五升，煮取三升，去滓。温服七合，日二服。

【提要】论汗下后肾阴阳俱虚烦躁的证治。

【精解】误用汗下后，病仍不解，反增烦躁，是阴阳俱损，病已转属少阴，并非表证不解。阳虚而神气浮越，阴虚而阳无所恋，故生烦躁。本条叙证过于简略，若从茯苓四逆汤的药物组成加以推测，可知本证肾阴阳俱虚，但以肾阳虚为主并兼有水气为患，

除见烦躁外，还可能出现恶寒、肢厥、下利、脉沉微等。因茯苓四逆汤由四逆加人参汤再加茯苓而成，又寓干姜附子汤意。本方重用茯苓，可宁心、通阳、利水，因而可能兼有水气为患，故用本方回阳益阴，兼伐水邪。

【原文】发汗已，脉浮数，烦渴者，五苓散主之。(72)

【提要】补叙蓄水证的脉证。

【精解】脉浮数，指出发汗后表证仍在；烦渴皆系水气内停，气不化津所致。证属蓄水，故小便不利等当为必见，治当用五苓散利水解表。否则，单凭"脉浮数，烦渴"则很容易与发汗后邪热进入阳明的胃热烦渴相混淆。

【原文】伤寒汗出而渴者，五苓散主之；不渴者，茯苓甘草汤主之。(73)

茯苓甘草汤方　茯苓二两，桂枝二两去皮，甘草一两炙，生姜三两切

上四味，以水四升，煮取二升，去滓。分温三服。

【提要】五苓散证与茯苓甘草汤证的辨证要点。

【精解】本条以口渴与否辨五苓散证及茯苓甘草汤证，而省略了两证的主要表现。五苓散证口渴，为太阳之邪循经入腑，膀胱气化失职，水停下焦，气不化津，津不上承所致，故必兼小便不利。茯苓甘草汤证为胃阳不足，水饮停于中焦，水津尚能敷布，故口不渴，多兼心下悸（第127条）或有四肢厥逆（第356条）。两者均为水停为患，故都以温阳化水之法，不过前者重在通阳利水，后者重在温胃散水。

【原文】中风发热，六七日不解而烦，有表里证[1]，渴欲饮水，水入则吐者，名曰水逆[2]，五苓散主之。(74)

【注释】

[1] 表里证：指太阳表证与蓄水证同时存在，表里同病。

[2] 水逆：指饮邪内停，水不化津，以致口渴引饮，而饮入则吐的一种证候，为蓄水重证的表现。

【提要】论蓄水重证而致水逆的证治。

【精解】太阳中风经过数日，头痛、恶寒、发热、脉浮等表证仍然存在，而又出现心烦、小便不利等里证，故曰"有表里证"。更见渴欲饮水，水入即吐者，为水饮内蓄，气不化津，饮邪上逆胃腑，胃失和降，饮入之水，拒而不受，随饮随吐，吐后仍然欲饮，称为"水逆"，是蓄水的重证，故仍用五苓散化气行水，兼以解表。

【原文】发汗若下之，而烦热胸中窒[1]者，栀子豉汤主之。(77)

【注释】

[1] 胸中窒：胸中窒塞憋闷。

【提要】论热扰胸膈，胸中窒塞的证治。

【精解】发汗或泻下后，余热未尽，郁于胸膈，气机不畅，故出现心中烦闷而热、胸中窒闷不舒。本条"胸中窒"，较上条"心中懊憹"为重，但基本病机相同，故仍选用栀子豉汤清热除烦，宣通气机。

【原文】伤寒五六日，大下之后，身热不去，心中结痛[1]者，未欲解也，栀子豉汤主之。(78)

【注释】

[1] 心中结痛：心中结塞不通而伴有疼痛感。

【提要】论热扰胸膈，心中结痛的证治。

【精解】伤寒误用大下之后，既身热不去，又未见恶寒等表证，提示邪气化热入里，郁结于胸膈之间。热郁胸膈，气机壅滞较重，故见心中结痛。本证证情较上条"胸中窒"更甚，但病机仍属热郁胸膈，气机阻滞，故仍用栀子豉汤治之。

【原文】伤寒下后，心烦腹满，卧起不安者，栀子厚朴汤主之。(79)

栀子厚朴汤方　栀子十四个擘，厚朴四两炙，去皮，枳实四枚水浸，炙令黄

上三味，以水三升半，煮取一升半，去滓。分二服，温进一服。得吐者，止后服。

【提要】论热扰胸膈兼气滞腹满的证治。

【精解】本证心烦与栀子豉汤的虚烦一样，均为热郁胸膈所致，但本证尚有腹部胀满，卧起不安，可见本证更兼肠腑气机不通。方中栀子清热除烦，枳实、厚朴消胀除满。若邪热内郁日久，化燥成实，易栀子为大黄，即为小承气汤，可见栀子厚朴汤是仲景治疗热邪轻聚肠腑的一种方法。

【原文】伤寒，医以丸药大下之，身热不去，微烦者，栀子干姜汤主之。(80)

栀子干姜汤方　栀子十四个擘，干姜二两

上二味，以水三升半，煮取一升半，去滓。分二服，温进一服。得吐者，止后服。

【提要】论热扰胸膈兼中寒下利的证治。

【精解】伤寒本应发汗，若以丸药大下，不仅引邪入里，更有中焦虚寒之变。邪热不除则身热不去，热扰胸膈故微烦。此火郁于上，寒居于中，治宜栀子干姜汤，乃清温并施之法。心病而烦，非栀子不能清之；脾病生寒，非干姜不能温之。此处干姜合栀子，取火土相生之义也。

【原文】病发热头痛，脉反沉，若不差，身体疼痛，当救其里，四逆汤方。(92)

【提要】再论表里同病，先里后表的证治。

【精解】太阳病，发热头痛，身疼痛者，当脉浮，今脉沉主里，是脉证不符，故曰"反"，为表里同病。301条麻黄细辛附子汤证为表里同治之例。后言"若不差"，是指用表里同治之法而不应，提示此证偏于里虚，参第91条可知，此表里同病，当先治其

里，宜四逆汤。

【原文】太阳病，发热汗出者，此为荣弱卫强，故使汗出，欲救邪风[1]者，宜桂枝汤。（95）

【注释】

[1] 欲救邪风：救，乃解除、治疗之意。邪风，即风邪。欲救邪风，指拟治疗风邪引起的太阳中风证。

【提要】补述太阳中风的病因病机及证治。

【精解】太阳中风证，有头痛，发热，汗出，恶风寒等症。本条以"营弱卫强"概括其病机，即营卫不调。"卫强"指风寒袭表，卫气犹能奋起抗邪，正邪相争，呈现亢奋状态，故发热，非指卫气强健。"营弱"指当卫气受邪，开阖失职，营阴不能内守，而外泄为汗，与"卫强"相对，非营阴亏虚。本病由外感风寒所致，欲治此证，必解肌祛风以调营卫，宜桂枝汤。

【原文】血弱气尽，腠理开，邪气因入，与正气相搏，结于胁下，正邪分争，往来寒热，休作有时，嘿嘿不欲饮食。脏腑相连，其痛必下，邪高痛下，故使呕也。小柴胡汤主之。服柴胡汤已，渴者，属阳明，以法治之。（97）

【提要】论少阳病的病因病机及转属阳明的证治。

【精解】"血弱气尽，腠理开"言气血虚弱，腠理疏松，邪气乘虚直犯少阳，与正气相搏，结于少阳经脉循行部位"胁下"。说明体质强弱是少阳受邪与否的重要因素。也阐明了胸胁苦满的病机。因邪入少阳，正邪分争，故往来寒热，休作有时。少阳胆气被郁，疏泄不利，影响脾胃纳运，则见默默不欲饮食。肝胆相连，脾胃相关，肝木乘脾，脾络不和，则腹痛；胆热犯胃，则呕逆。因胆相对于腹部较高，故云"邪高痛下"。上述诸证，皆由邪入少阳所致，故治当和解，方用小柴胡汤。服柴胡汤后，若口渴，说明少阳邪气深入，化燥伤津，转属阳明。当以治阳明之法，或清或下，随证治之。

【原文】伤寒四五日，身热恶风，颈项强，胁下满，手足温而渴者，小柴胡汤主之。（99）

【提要】三阳证见，治从少阳。

【精解】伤寒四五日，病邪逐渐由表入里，散漫于三阳。身热，恶风乃邪郁太阳之表；胁下满为少阳枢机不利；手足温而渴为阳明热盛津伤。颈项强为三阳兼有之症，因足太阳之脉循头下项，行身之后；足阳明之脉下颈，行身之前；足少阳之脉从耳后下颈，行身之侧。但本条表邪已微，里热未盛，且少阳病禁用汗吐下法，故治从少阳，以小柴胡汤，运中枢而启开阖，使枢机运转，上下宣通，内外畅达，则三阳之邪均可得解。

伤寒论篇

183

【原文】凡柴胡汤病证而下之，若柴胡证不罢者，复与柴胡汤，必蒸蒸而振，却复发热汗出而解。（101）

【提要】论少阳证误下后再服小柴胡汤的机转。

【精解】凡小柴胡汤证，误下可有两种可能：一是邪气内陷，产生变证；二是正气尚旺，误下之后，小柴胡汤证仍在。本条属后者，但误下毕竟损伤正气，服汤后正气得药力之助与邪抗争，就有可能出现"战汗"作解。先剧烈的寒战，是邪与正争，阳气一时被抑而不能发挥温煦作用；随后出现发热，是正与邪争，阳气已能发挥抗邪作用；继而汗出，正胜邪却而病解。

【原文】伤寒二三日，心中悸而烦者，小建中汤主之。（102）

【提要】论里虚伤寒，心悸而烦的证治。

【精解】伤寒二三日，未经误治而见心中悸而烦者，责之正气不足，复被邪扰。太阳与少阴互为表里，太阳为外防，心主为宫城，里虚邪扰，气血不足，心无所主则悸，甚至不宁则烦。证属气血阴阳俱不足，治宜小建中汤，内益气血，外和营卫，安内以攘外，有表里兼顾之妙。

【原文】伤寒十三日，不解，胸胁满而呕，日晡所发潮热，已而微利，此本柴胡证，下之以不得利，今反利者，知医以丸药下之，此非其治也。潮热者，实也。先宜服小柴胡汤以解外，后以柴胡加芒硝汤主之。（104）

柴胡加芒硝汤方　柴胡二两十六铢，黄芩一两，人参一两，甘草一两炙，生姜一两切，半夏二十铢本云五枚，洗，大枣四枚擘，芒硝二两

上八味，以水四升，煮取二升，去滓，内芒硝，更煮微沸，分温再服，不解，更作。臣亿等谨按：《金匮玉函》方中无芒硝。别一方云，以水七升，下芒硝二合，大黄四两，桑螵蛸五枚，煮取一升半，服五合，微下即愈。本云柴胡再服，以解其外，余二升加芒硝、大黄、桑螵蛸也。

【提要】论少阳病兼阳明里实误下后的证治。

【精解】太阳病迁延不解，邪入少阳，证见"胸胁满而呕"；邪传阳明，则"日晡所发潮热"。已属少阳兼阳明里实，治宜和解少阳兼通下里实，可投大柴胡汤。阳明里实，当见大便燥结难下，今反微利，细究方知前医误用丸药攻下。丸药性缓力轻，但作用持久，不仅不能荡涤燥实，泻下之性反留中不去而致微利。"潮热者，实也"，说明虽用丸药攻下而微利，但里实尚在，仍属少阳兼阳明里实证，但毕竟误下正气已伤，故先用小柴胡汤和解枢机；若阳明燥热较甚，服汤后不愈者，再与柴胡加芒硝汤，和解少阳兼泻热软坚。

本方由1/3剂量小柴胡汤加二两芒硝组成。从药量来看，其和解、泻热之力均较轻，属和解泻热轻剂。

【原文】太阳病中风，以火劫发汗，邪风被火热，血气流溢，失其常度。两阳[1]相

熏灼，其身发黄。阳盛则欲衄，阴虚小便难。阴阳俱虚竭，身体则枯燥，但头汗出，剂颈而还，腹满微喘，口干咽烂，或不大便，久则谵语，甚者至哕[2]，手足躁扰，捻衣摸床[3]。小便利者，其人可治。（111）

【注释】

[1] 两阳：风邪和误用火劫产生的热邪，都属于阳，故称两阳。

[2] 哕：呃逆。

[3] 捻衣摸床：患者在神志昏迷的情况下，双手不自觉地摸弄衣被和床边。

【提要】论太阳中风误用火劫发汗的变证及预后。

【精解】太阳中风误用火劫发汗，不但风邪不解，反增火邪为害。气受热则动荡，血被火则流溢。"两阳相熏灼"，肝胆疏泄太过，胆汁外溢，则身发黄；火热迫血妄行则欲衄；邪热下灼津液则小便难；火劫发汗，耗气伤阴，肌肤筋脉失养，则身体枯燥；热盛迫津外泄，但津液匮乏，故但头汗出，齐颈而还；热火上灼伤津，则口干咽烂；燥热内结，腑气不通，肺气不降，则腹满而喘，不大便。久而不愈，热邪上扰心神，则发谵语；甚者胃津大伤，胃气衰败，而致呃逆；如未能及时治疗，更见手足躁扰不安，捻衣摸床，此为热极津枯，阴阳离决之危候。小便利者，表明津液虽伤，但未枯竭，生机尚存，故"可治"。

【原文】伤寒脉浮，医以火迫劫之[1]，亡阳[2]必惊狂，卧起不安者，桂枝去芍药加蜀漆牡蛎龙骨救逆汤主之。（112）

桂枝去芍药加蜀漆牡蛎龙骨救逆汤方　桂枝三两去皮，甘草二两炙，生姜三两切，大枣十二枚擘，牡蛎五两熬，蜀漆三两洗去腥，龙骨四两

上七味，以水一斗二升，先煮蜀漆，减二升，内诸药，煮取三升，去滓。温服一升。本云桂枝汤，今去芍药，加蜀漆、牡蛎、龙骨。

【注释】

[1] 火迫劫之：用温针、火熨等火法强行发汗。

[2] 亡阳：形容心阳损伤程度重，非指心阳亡失竭绝。

【提要】论心阳虚惊狂的证治。

【精解】伤寒脉浮应汗解。若用火法强行发汗，汗出过多则心阳外泄，心神浮动而不敛；加之心阳不足，水饮痰浊内生，乘虚上扰心神，故见惊狂、卧起不安。治当温通心阳，镇惊安神，祛痰化浊，用桂枝去芍药加蜀漆牡蛎龙骨救逆汤。

本方以桂枝汤为基础方，芍药不利于心阳恢复，故去之。桂枝、甘草辛甘合化，以复心阳。生姜、大枣甘温补中，调和营卫，并助恢复心阳。龙骨、牡蛎重镇安神定惊。蜀漆涤痰化浊。因本证属火劫致逆为病，故名"救逆汤"。

【原文】火逆[1]，下之，因烧针[2]烦躁者，桂枝甘草龙骨牡蛎汤主之。（118）

桂枝甘草龙骨牡蛎汤方　桂枝一两去皮，甘草二两炙，牡蛎二两熬，龙骨二两

上四味，以水五升，煮取二升半，去滓。温服八合，日三服。

【注释】

［1］火逆：误用火法治疗而发生变证。

［2］烧针：即温针。指在针刺过程中，烧灼针柄以加温的一种治疗方法，具有温通经脉、行气活血的功用，适用于寒湿痹痛等证。

【提要】论心阳虚烦躁的证治。

【精解】误用火法劫汗而损伤心阳，又行下法耗阴，再因火法而烦躁，一误再误，心阳受损，神失所养而心神浮越于外，故症见烦躁不安，治用桂枝甘草龙骨牡蛎汤温补心阳，镇潜安神。火法劫汗、损伤心阳的机制与64条基本相同，故心悸亦为主症之一。但因心阳虚损较重，心神浮越于外，故病情较重。方中桂枝、炙甘草辛甘合化以补益心阳；龙骨、牡蛎重镇收涩，安神镇潜以治烦躁。

【原文】太阳病六七日，表证仍在，脉微而沉，反不结胸[1]，其人发狂者，以热在下焦，少腹当硬满，小便自利者，下血乃愈。所以然者，以太阳随经，瘀热在里[2]故也。抵当汤主之。(124)

抵当汤方　水蛭熬，虻虫各三十个去翅足，熬，桃仁二十个去皮尖，大黄三两酒洗

上四味，以水五升，煮取三升，去滓。温服一升。不下更服。

【注释】

［1］结胸：证候名。为有形实邪结于胸膈脘腹部位，以胸膈脘腹部位之硬满疼痛为主症的一种病证。

［2］太阳随经，瘀热在里：指太阳本经之邪热，循经入里，与血相结于下焦。

【提要】论蓄血重证的证治。

【精解】本条"抵当汤主之"，应接在"下血乃愈"之后。太阳病数日表证仍在，脉反见沉，说明外邪已内陷入里。若不见结胸症状，则邪非结于中上二焦。又见发狂、少腹硬满之症，提示表邪循经入里，瘀热结于下焦。较106条更重。病在血分，膀胱气化正常，则小便自利；如此实证，脉见"微"，非里虚，而是瘀血结聚深重，气血阻滞较甚，脉道不利，故脉搏沉滞不起。"热在下焦""太阳随经，瘀热在里"乃仲景自注说明。本条为瘀热互结于下焦之蓄血重证，里证急重者急当治里，故不言解表，径用抵当汤破瘀泻热。

方中水蛭、虻虫直入血络，破血逐瘀之力尤强；桃仁活血化瘀；大黄导瘀热下行。服本方后瘀血当下，如未下血，可继续服用。但应注意中病即止，年老体弱、孕妇及溃疡患者应慎用本方。

【原文】太阳病，身黄，脉沉结，少腹硬，小便不利者，为无血[1]也。小便自利，

其人如狂者，血证谛[2]也。抵当汤主之。（125）

【注释】

［1］无血：此指无蓄血。

［2］谛：确实。

【提要】补充蓄血重证的脉证，并指出小便利否为辨蓄血有无的一个要点。

【精解】本条承124条补充了蓄血重证的症状，除脉象外，少腹硬、如狂或发狂、小便自利等与124条均类似。沉主里，结主邪气结聚，仍为血蓄于里，瘀阻脉道，脉搏沉滞不起之象。

身黄一症，盖瘀血内阻，脉道不利，营气不能敷布，肌肤失养所致。本证当与湿热发黄辨，前者病在血分，血热相结，故精神异常，而小便自利，肤色暗黄无泽，且无目黄、小便黄；后者病在气分，湿热相合，小便不利而无神志异常，身目尿俱黄。细心审辨，不难辨别。

辨太阳病脉证并治下

【原文】心下痞，而复恶寒汗出者，附子泻心汤主之。（155）

附子泻心汤方　大黄二两，黄连一两，黄芩一两，附子一枚炮，去皮，破，别煮取汁

上四味，切三味，以麻沸汤二升渍之，须臾绞去滓，内附子汁。分温再服。

【提要】论热痞兼表阳虚的证治。

【精解】本条承154条，亦属热痞。复见恶寒汗出，有两种可能，一是表证仍在，当见头痛发热等症；二则阳虚失煦。今不见头痛发热，故为阳虚失温、卫外不固。其治当用附子泻心汤泻热消痞，扶阳固表。大黄、黄连、黄芩泻热消痞，附子扶阳固表。本方仍用麻沸汤渍三黄，取气之轻清以泻心消痞。而附子则另煮取汁，取其辛热厚味以扶助阳气。

【原文】本以下之，故心下痞，与泻心汤。痞不解，其人渴而口燥烦，小便不利者，五苓散主之。（156）

【提要】论水痞的证治。

【精解】此心下痞因太阳病误下所致。心下痞证，常用泻心汤为治，然服后其痞不解，恐属误治。细审其症，除心下痞外，尚见口渴与小便不利，知此乃三焦气化不利，水饮内停所致，故用五苓散通阳化气行水，水邪祛则痞自消。

【原文】伤寒，发热，汗出不解，心中痞硬，呕吐而下利者，大柴胡汤主之。（165）

【提要】补述大柴胡汤证又一证候。

【精解】"伤寒"提示本证发生于外感风寒。发热而不恶寒，且汗出不解，自非太

阳表证。与心中痞硬、呕吐而下利并见，当系少阳郁火与阳明燥热共同蒸达于肌表，津液外泄。阳明燥实结滞，热结旁流，则利下稀水、色黄臭秽而不畅。"心中痞硬，呕吐"，与103条"呕不止，心下急"互参，病机相同，仍为主证。本证病机总属少阳枢机不利，兼阳明燥热结实，故仍用大柴胡汤和解少阳并通下里实。

【原文】伤寒无大热，口燥渴，心烦，背微恶寒者，白虎加人参汤主之。(169)

【提要】论阳明里热亢盛，津气两伤的证治。

【精解】伤寒无大热，是表无大热，而邪归阳明，里热太盛，热极汗多使然。阳明里热灼津，故口燥而渴。热盛于里，上扰心神，则心烦不安。背微恶寒者，知恶寒尚轻微，病处阳明大热之中，与口燥渴、心烦等证并见，且在大汗之后，可知是由热极汗多，津气俱伤，表气不固所致。与168条"时时恶风"病机略同，故治用白虎加人参汤辛寒清热，益气生津。

【原文】伤寒，脉浮滑，此以表有热，里有寒，白虎汤主之。(176)

白虎汤方　知母六两，石膏一斤碎，甘草二两炙，粳米六合

上四味，以水一斗，煮米熟汤成，去滓，温服一升，日三服。臣亿等谨按：前篇云，热结在里，表里俱热者，白虎汤主之。又云其表不解，不可与白虎汤。此云脉浮滑，表有热，里有寒者，必表里字差矣。又阳明一证云：脉浮迟，表热里寒，四逆汤主之。又少阴一证云：里寒外热，通脉四逆汤主之。以此表里自差，明矣。《千金翼方》云白通汤。非也。

【提要】辨阳明病表里俱热的脉象与证治。

【精解】伤寒脉浮滑，浮为热盛于外，即"表有热"。此表热为阳明里热外见证候，绝非太阳表热。其证当有身热，汗自出，不恶寒，反恶热。滑主热炽在里，为里有热，如《伤寒论》中第350条云："伤寒，脉滑而厥者，里有热。"可为一证。当可见舌苔黄燥、烦渴等证。本条以脉赅证，当指阳明表里俱热之证，又如第26条"大汗出后，大烦渴不解"，第168条"大渴，舌上干燥而烦"，第182条"身热，汗自出，不恶寒，反恶热也"等，皆是燥热炽盛之象，故用白虎汤辛寒清热。白虎汤具有清气泄热、生津润燥之功，是治疗阳明热证的主方。

辨阳明病脉证并治

【原文】伤寒三日，阳明脉大。(186)

【提要】论阳明病的主脉。

【精解】伤寒当指广义，非单指太阳伤寒证。三日为约略之数，不必拘泥。胃为水谷之海，阳明为多血多气之经，外邪入里，侵犯阳明，化热化燥，则病邪势盛，正气抗邪亦呈旺盛之象。里热亢盛，气血涌沸，故脉应之而大。大为阳盛内实之诊，《素问·

脉要精微论》谓"大则病进"，是与此义相合。然阳明病有热证与实证之分。如属热证，则脉象多呈洪大滑数；实证则脉象多为沉实有力。故此条脉大应为脉体阔大有力，无论阳明热证或实证，皆以脉大为其共同特征。

【原文】阳明病，口燥，但欲漱水，不欲咽者，此必衄。(202)

【提要】辨阳明热入血分致衄证。

【精解】阳明病，燥热炽盛于气分，消灼津液，故口渴欲饮水。燥热炽盛于血分，蒸逼血中营气敷布于外，营气乃血中之津液，故口燥、但欲漱水不欲咽。是以其又不能执饮水量多寡辨轻重，反以口燥、但欲漱水不欲咽为辨证要点。"此必衄"乃预断之辞。足阳明经脉起于鼻之交頞中，下循鼻外。阳明燥热循经迫血妄行，灼伤鼻之络脉则衄。阳明燥热迫血妄行非只一端，文中曰"必衄"，不过是就便举例而已，诸如吐血、便血、发斑、妇女经血妄行等症也都有可能发生。

【原文】阳明病，不吐不下，心烦者，可与调胃承气汤。(207)

调胃承气汤方　甘草二两炙，芒硝半升，大黄四两清酒洗

上三味，切，以水三升，煮二物至一升，去滓，内芒硝，更上微火一二沸。温顿服之，以调胃气。

【提要】论阳明内实，热郁心烦的证治。

【精解】阳明病，未曾使用吐下之法，而见心烦，此乃阳明燥屎，燥结于胃肠，浊热扰心所致。盖胃脉入通于心，胃中燥实，邪热上扰，则神明不安而心烦矣。然则本条既云阳明病，是除心烦外，必伴有身热、汗出、不恶寒、反恶热之外证，更当有蒸蒸发热、谵语、腹胀满、不大便等里实之证，故可与调胃承气汤泻热通腑，以解心烦。

【原文】阳明病，谵语发潮热，脉滑而疾[1]者，小承气汤主之。因与承气汤一升，腹中转气[2]者，更服一升。若不转气者，勿更与之。明日又不大便，脉反微涩[3]者，里虚也，为难治，不可更与承气汤也。(214)

【注释】

[1] 脉滑而疾：脉象圆滑流利，如盘走珠，谓之滑；脉跳快速，一息七八至，则曰疾。

[2] 转气：又称转矢气，俗称放屁。

[3] 脉反微涩：脉微无力，往来艰涩。

【提要】辨阳明腑实轻证的治法及禁例。

【精解】阳明病，谵语、发潮热，若与手足濈然汗出、脉沉实有力、腹满硬痛、大便不通等症并见，则为大承气汤证。今谵语、潮热、脉滑而疾，是里热虽盛，大便已硬，但尚未至燥坚程度，故用小承气汤以泻热通腑，理气消滞。服小承气汤后，腹中转矢气者，是肠中已有燥屎，因药物的荡涤推动，气机得以转动，胃肠浊气下趋，则可续

伤寒论篇

189

服承气汤原方一升，以泻下内结之燥屎。若不转矢气者，是肠腑无燥屎阻结，浊热之气不甚，则多属大便初硬后溏，不可再用承气汤。假若明日又不大便，其脉不见滑疾，反见微涩之阴脉，微为气虚，涩主血少，是"里虚"也。正虚而邪实，邪实当下，正虚则不可下，攻补两难，故曰难治。曰难治者，并非不治，可从攻补兼施立法，采用后世黄龙汤、增液承气汤等一类方剂。

【原文】阳明病，谵语有潮热，反不能食者，胃中[1]必有燥屎五六枚也；若能食者，但硬耳。宜大承气汤下之。(215)

【注释】

[1] 胃中：胃概肠而言，此处当指肠中。

【提要】以能食与否辨阳明腑实大便硬结微甚的证治。

【精解】阳明病，谵语是里热炽盛，上扰心神所致；潮热为邪热归于阳明，腑实已成的特征。但阳明里实有轻重之分，燥结程度有微甚之别，其辨别之法，在于能食与不能食。一般而言，胃热偏盛，当消谷饮食，今胃热有实，不能进食，故谓之"反"也。究其原因，是胃热亢盛，与有形之糟粕结为燥屎，肠道不通，胃气壅滞，受纳无权，宜用大承气汤攻下燥屎。"若能食者，但硬耳"，是谓虽见潮热、谵语等症，而尚能饮食，是大便虽硬，但未至燥坚程度，当以小承气汤轻下为宜。

【原文】阳明病，发潮热，大便溏，小便自可，胸胁满不去者，与小柴胡汤。(229)

【提要】少阳与阳明并病的辨治。

【精解】今虽见潮热，但无腹满硬痛、烦躁谵语，且大便溏泄，小便自调，可知虽病及阳明，但有燥热而未成腑实。之所以发潮热，仅仅是阳明热郁而已。再结合"胸胁满不去"，则知少阳之证未解，邪气郁滞在少阳尚未完全入里化燥成实。此为少阳与阳明并病，里实未成而以少阳病为主，故从少阳论治，予小柴胡汤和枢机，解郁结。

【原文】阳明病，下之，心中懊憹而烦，胃中有燥屎者，可攻。腹微满，初头硬，后必溏，不可攻之。若有燥屎者，宜大承气汤。(238)

【提要】辨阳明病可攻与不可攻的证治。

【精解】阳明病，若属里实之证，自可采用下法。若下后心中懊憹而烦，是邪热未全除，上扰神明所致。观"胃中有燥屎者，可攻"之意，其证除心中懊憹而烦之外，当有腹满痛拒按、大便不通、不能食、舌苔黄、脉沉实等症，故宜用大承气汤以泻热去实。若腹微满，大便初硬后溏，此乃胃热结滞不甚，腑未成实，已谈不上有燥屎，故曰"不可攻之"。

【原文】病人不大便五六日，绕脐痛，烦躁，发作有时者，此有燥屎，故使不大便

也。（239）

【提要】辨阳明腑实燥屎内结证。

【精解】今不大便五六日，伴有绕脐痛、烦躁，发作有时，是阳明燥屎已成之特征。因肠胃干燥，宿垢与燥热相结，阻塞肠道，腑气不通，故腹痛拒按，且尤以脐周为明显。盖脐之周围，皆肠也。燥屎内结，浊热上扰，心神不安，故见烦躁。燥屎阻塞，不得下泄，热浊之气随其旺时而攻冲，则腹痛、烦躁发作有时也，当用大承气汤泻热去实、攻下燥屎。

【原文】病人小便不利，大便乍难乍易，时有微热，喘冒[1]不能卧者，有燥屎也，宜大承气汤。（242）

【注释】

[1] 喘冒：即气喘而头昏目眩。

【提要】论阳明燥屎内结，喘冒不能卧的证治。

【精解】因阳明里实，燥屎内结，腑气不通，故大便乍难。燥热结实，津液耗损，然未至枯竭程度，一部分津液尚能还流于肠中，则所结之燥屎，尚有部分得以稍润，故小便不利时，大便乍易。燥屎阻结，热邪深伏于里，难以透发于外，故时有微热。腑气不通，浊热上迫于肺则喘。冒者，热邪上逆，扰乱清宫之地也。喘冒俱甚，故不能卧寐。既有燥屎，则腹满痛、烦躁等症亦可存在，故可用大承气汤以泻热去实。

【原文】伤寒六七日，目中不了了，睛不和，无表里证，大便难，身微热者，此为实也，急下之，宜大承气汤。（252）

【提要】伤寒目中不了了，睛不和，法当急下存阴。

【精解】伤寒六七日，是病程较久，然既无发热、恶寒、头痛等表证，又无潮热、谵语等里证，仅见大便难、身微热等症，似病情不急且不重，但目中不了了、睛不和之症已表明邪热深伏于里、阴精耗伤明显，为危急重证。治当急下，速从釜底抽薪，以泻阳热之实，而救欲亡之阴液。

【原文】阳明病，发热汗多者，急下之，宜大承气汤。（253）

【提要】阳明病发热汗多，法当急下存阴。

【精解】今言阳明病发热汗多，是里热蒸腾、迫津外泄的表现。腑实已成，热极汗多，津液过耗，则不大便、腹满疼痛拒按等症。当此之时，不急施救治，则热极津竭之候将接踵而至，是以目前虽无凶险证候，故宜急下，用大承气汤，泻阳救阴。

【原文】发汗不解，腹满痛者，急下之，宜大承气汤。（254）

【提要】论发汗后阳明腑实已成，津伤燥结者，治宜急下存阴。

【精解】本条发汗后治用下法，表明阳明腑实已成，燥屎阻结，腑气不通，故腹部

伤寒论篇

胀满疼痛、不大便、潮热、谵语等症亦自在其中。因发汗津伤，而肠腑燥实则立至，病势发展迅速，若不急于攻下，釜底抽薪，则肠胃气机阻滞，邪实热盛，火热莫制，阴液消灼，势急病危矣，故用急下之法，以大承气汤急救其里。

【原文】腹满不减，减不足言，当下之，宜大承气汤。（255）

【提要】论辨腹满当下的证治。

【精解】腹满不减，减不足言，是言腹满严重，终日不减，即令有所减轻，然程度亦甚微，不足以言其减，是阳明里实腹满的特征。病因阳明腑实，腑气不通，气机壅滞，当伴有腹痛拒按、大便不通、舌苔黄厚干燥等，故治宜大承气汤，以下其满实。

【原文】伤寒发汗已，身目为黄，所以然者，以寒湿在里，不解故也。以为不可下也，于寒湿中求之。（259）

【提要】论寒湿发黄的证治及禁例。

【精解】伤寒发汗太过，损伤脾胃之阳；或脾胃阳气素虚，内有寒湿，而发汗解表未曾顾及，以致表证虽解，阳虚寒湿益增。寒湿中阻，肝胆疏泄失常，胆汁不循常道而外溢肌肤，于是身目小便俱黄。寒湿为阴邪，性质沉滞，故其黄色以晦暗不泽为特征。当温中散寒，除湿退黄。禁用苦寒攻下以及汗、吐、清等有损中焦阳气之法。韩祗和的茵陈四逆汤（茵陈、附子、干姜、炙甘草）、程国彭之茵陈术附汤（茵陈、白术、附子、干姜、肉桂、炙甘草），可根据病情轻重选用。

【原文】伤寒七八日，身黄如橘子色，小便不利，腹微满者，茵陈蒿汤主之。（260）

【提要】补述阳明湿热蕴结偏里发黄证的证候特点。

【精解】伤寒七八日，身黄如橘子色，色泽鲜明，当属阳黄，为阳明湿热发黄。当用茵陈蒿汤，清利湿热退黄。

【原文】伤寒身黄发热，栀子柏皮汤主之。（261）

栀子柏皮汤方　肥栀子十五个擘，甘草一两炙，黄柏二两

上三味，以水四升，煮取一升半，去滓。分温再服。

【提要】论阳明湿热蕴结，热重湿轻发黄的证治。

【精解】身黄与发热并见，当是阳明湿热蕴结，熏蒸肝胆发黄的阳黄证。发热而不恶寒，可知伤寒表证已不在，发热乃是阳明湿热熏蒸于外所致。发热而不腹满，湿热胶结里实程度自不能和茵陈蒿汤证同日而语。可见本证无形之热重，有形之湿轻，二者氤氲郁蒸有余，结滞成实不足。因此，常伴有心烦懊憹、口渴、舌红苔黄、脉濡数或滑数等。故以栀子柏皮汤清热为主，兼以泄湿治之。

辨少阳病脉证并治

【原文】伤寒脉弦细，头痛发热者，属少阳。少阳不可发汗，发汗则谵语，此属胃。胃和则愈，胃不和，烦而悸。(265)

【提要】论少阳伤寒禁汗及误汗后的变证与转归。

【精解】本条原文点明病属少阳，可见此处头痛应以两侧疼痛为主。脉证合参，脉弦细，断为病属少阳。邪在少阳，胆火上炎，枢机不利，治宜和解，不可发汗。若见头痛发热，误从太阳，汗以发之，则津液外泄，化燥伤津，胃中干燥，促使邪气内传阳明，邪热上扰心神则谵语。此乃误治变证，宜看胃气能和与否。若胃气和，为热除津复，谵语自止；若胃气不和，则热盛津伤，阴血不足，心失所养，故见烦、悸之症。此为少阳误汗所致，故少阳病禁用汗法。

【原文】本太阳病不解，转入少阳者，胁下硬满，干呕不能食，往来寒热，尚未吐下，脉沉紧者，与小柴胡汤。(266)

【提要】论太阳病转入少阳的脉证治法。

【精解】少阳病既有本经受邪而发者，也有太阳病不解而传入少阳者。胁下硬满较之胸胁苦满程度更甚；干呕不能食与喜呕、不欲饮食同义；往来寒热是典型的少阳热象；"尚未吐下"是未经误治，正气未伤，一般无邪陷三阴之可能。"脉沉紧"，沉即不浮，说明病邪已离太阳之表；紧，为弦之甚，亦少阳主脉。沉紧并见，可知邪去太阳，而转少阳，治当和解，故与小柴胡汤。

辨少阴病脉证并治

【原文】少阴病，得之一二日，口中和[1]，其背恶寒者，当灸之，附子汤主之。(304)

附子汤方　附子二枚炮，去皮，破八片，茯苓三两，人参二两，白术四两，芍药三两

上五味，以水八升，煮取三升，去滓。温服一升，日三服。

【注释】

[1] 口中和：指口中不苦、不燥、不渴。

【提要】论少阴阳虚寒湿证的审证要点及治疗。

【精解】"口中和"是少阴阳虚寒湿证的审证要点，口中不苦、不燥、不渴，表明里无邪热。背属阳，督脉络肾贯心循行于背脊而总督一身之阳，少阴真阳不足，失于温煦，则全身阳气不振，恶寒以背部为甚。本条可作为305条的补充。在服用附子汤的同

时，配合灸法，可增强疗效。

【原文】少阴病，二三日至四五日，腹痛，小便不利，下利不止，便脓血者，桃花汤主之。(307)

【提要】补叙虚寒下利便脓血的证治。

【精解】上条只突出论述桃花汤的主症"下利便脓血"，使人明其枢要；本条则补述"下利不止，腹痛，小便不利"等症，使人对桃花汤证有更加全面具体的理解掌握。本证下利滑脱失禁，下之无度，故曰"不止"；络脉损伤，化腐成脓而腹痛；下利不止，津液消耗太过，则小便不利。

【原文】少阴病，吐利，手足逆冷，烦躁欲死者，吴茱萸汤主之。(309)

【提要】论肝胃寒盛，浊阴上逆的证治。

【精解】本条冠以"少阴病"，且吐利、手足逆冷，酷似四逆汤证，但治疗却用吴茱萸汤，提示本证并非真正的少阴病。其辨证关键在于"烦躁欲死"一症。"欲死"是形容患者心烦特甚，难以忍受，说明阴寒之邪虽重，但阳气尚能与之抗争。由于邪正相争剧烈，故患者烦躁欲死。肝寒犯胃，浊阴上逆，胃失和降故呕吐；阴寒内盛，清气下陷则下利；阳气被阴寒郁遏，不能外达于四末，则见手足逆冷。治用吴茱萸汤，暖肝温胃，降浊止呕。

【原文】少阴病二三日，咽痛者，可与甘草汤，不差者，与桔梗汤。(311)

甘草汤方　甘草二两

上一味，以水三升，煮取一升半，去滓。温服七合，日二服。

桔梗汤方　桔梗一两，甘草二两

上二味，以水三升，煮取一升，去滓。温分再服。

【提要】论少阴客热咽痛的证治。

【精解】少阴病二三日，表示少阴初病。咽痛，为邪热客于少阴之经，循经上犯于咽所致。因病属初起，邪热不甚，病变较轻，故咽部仅有轻微红肿疼痛，一般无全身症状。治用一味生甘草清热解毒、缓急止痛。若服后咽痛仍不愈，是为客热不去，肺气不宣，咽喉不利，病情较甘草汤证为重，故加桔梗以开肺气、利咽喉。

【原文】少阴病，下利，白通汤主之。(314)

白通汤方　葱白四茎，干姜一两，附子一枚生，去皮，破八片

上三味，以水三升，煮取一升，去滓。分温再服。

【提要】论少阴病阴盛戴阳的证治。

【精解】少阴病下利，以白通汤主之，则知本证下利亦是少阴虚寒证，以脾肾阳虚，阴寒内盛，下焦水谷不别所致。少阴虚寒证还应有但欲寐，手足厥逆，脉微细或沉

微等证。本证之下利脉微、面赤，乃少阴阴盛阳虚、虚阳被格于上所致，是为戴阳证。本证病情略轻于通脉四逆汤证，而比四逆汤证多戴阳证候，故选用白通汤。

【原文】少阴病，下利，脉微者，与白通汤。利不止，厥逆无脉，干呕烦者，白通加猪胆汁汤主之。服汤，脉暴出[1]者死，微续[2]者生。(315)

白通加猪胆汁汤方　葱白四茎，干姜一两，附子一枚生，去皮，破八片，人尿五合，猪胆汁一合

上五味，以水三升，煮取一升，去滓，内胆汁、人尿，和令相得。分温再服。若无胆，亦可用。

【注释】

[1] 脉暴出：脉搏突然浮大躁动。

[2] 微续：脉搏由小到大，逐渐浮起。

【提要】论少阴病阴盛戴阳证，服热药发生格拒的证治及预后。

【精解】本条当分三段理解：一是少阴病阴盛戴阳的证治。与314条相同，并补充了阴盛戴阳证的脉象，治宜白通汤破阴回阳，宣通上下。二是少阴病阴盛戴阳证服白通汤后发生格拒的证治。患者服白通汤后，下利未止，此非药不对证，而是病重药轻，阴寒太盛，格拒大热之药，以致出现厥逆无脉、干呕、心烦等病情加重之征象。三是服用白通加猪胆汁汤后的两种转归。其一为逆证，脉暴出，即突然出现浮大躁动之脉，此为阴液枯竭，孤阳无所附依，有暴脱之险，故曰"死"。其二为顺证，脉微续而调匀和缓，是阴液未竭，阳气渐复之佳象，故曰"生"。

【原文】少阴病，下利清谷，里寒外热，手足厥逆，脉微欲绝，身反不恶寒，其人面色赤，或腹痛，或干呕，或咽痛，或利止脉不出者，通脉四逆汤主之。(317)

通脉四逆汤方　甘草二两炙，附子大者一枚生用，去皮，破八片，干姜三两强人可四两

上三味，以水三升，煮取一升二合，去滓。分温再服。其脉即出者愈。面色赤者，加葱九茎；腹中痛者，去葱，加芍药二两；呕者，加生姜二两；咽痛者，去芍药，加桔梗一两；利止脉不出者，去桔梗，加人参二两。病皆与方相应者，乃服之。

【提要】论阴盛格阳的证治。

【精解】少阴病，下利清谷，手足厥逆，脉微欲绝，此乃阳气大虚，阴寒内盛之象。身反不恶寒，是虚阳被格于外；面色赤，是虚阳被格于上。故为"里寒外热"，真寒假热证。因病情重而变化多，故兼证多样：腹痛因脾肾阳虚，气血凝滞；干呕乃阴寒犯胃，胃气上逆；咽痛是虚阳上浮，郁于咽嗌；利止脉不出属阳气大虚，阴液内竭。此为阴盛格阳之证，非四逆汤药力所及，故增大其量，以通脉四逆汤主治。

【原文】少阴病，自利清水，色纯青，心下必痛，口干燥者，急下之，宜大承气汤。(321)

【提要】少阴热化成实，热结旁流，火炽津枯者，宜急下存阴。

【精解】自利清水，色纯青，非虚寒下利，乃少阴热化，津亏火炽，邪并阳明，燥实内结，逼迫肠中津液下趋所致。其所下为青黑色污水，其气臭秽异常，下而不爽，虽下利而丝毫不能减轻其腹部胀痛，呈结者自结，下者自下的状态，即所谓"热结旁流"。因燥实阻滞胃肠，腑气不通，故心下必痛。少阴热化，热灼津伤，故口干燥。本证阳明腑实以致热结旁流，证候较上条为重，故当急下燥结，通因通用，以救垂绝之阴液。

【原文】少阴病，六七日，腹胀不大便者，急下之，宜大承气汤。(322)

【提要】少阴热化，腑气壅塞者，宜急下存阴。

【精解】少阴病六七日，表明少阴病热化日久，腹胀不大便，是热化阴伤，邪并阳明，燥结成实，腑气不通所致。少阴热化既久，真阴耗伤，更加阳明燥结成实，故急用大承气汤攻下燥实，泄热存阴。

【原文】少阴病，脉沉者，急温之，宜四逆汤。(323)

【提要】少阴病脉沉，治当急温。

【精解】少阴病的提纲证是脉微细，但欲寐。参照提纲证表现，本条脉沉当为沉而微细，表明少阴心肾阳气大虚，阴寒内盛，治当急温之，宜四逆汤回阳救逆，否则将成亡阳重证。本条仅据脉沉，即提出"急温之"，寓有见微知著、既病防变、早期治疗的积极意义。因脉沉无论或微或紧，都已显露出少阴阳虚寒盛的本质，所以急用温法以救其阳，祛其寒。若不及时使用温法，就会延误病机，少阴厥逆、吐利等亡阳之证必将接踵而至。本条举脉略症，以脉定治，提出"急温之"，具有积极意义。

辨厥阴病脉证并治

【原文】伤寒一二日至四五日，厥者必发热，前热者后必厥，厥深者热亦深，厥微者热亦微。厥应下之，而反发汗者，必口伤烂赤。(335)

【提要】论热厥的证候特点与治疗宜忌。

【精解】热厥的形成，主要是邪热深伏，阳气内郁，以致阴阳气不相顺接，出现四肢厥冷的证候。热厥证在厥冷之前，必有发热症状，且厥冷之时，亦有里热内伏，而有某些热象。四肢厥冷愈甚，则表明邪热郁伏愈深；四肢厥冷较轻，则表明邪热郁伏亦浅。厥冷的轻重与里热郁伏的浅深相应，这就是热厥证的证候特点及辨证要领。

热厥既然由邪热内伏、阳郁不达所致，治疗原则应是清下里热。若为无形邪热亢盛所致，可用白虎汤清之；若为有形邪热内结所致，可用承气汤下之。若只见其厥冷，不辨其实热，误将厥冷当作表寒而用辛温发汗，则更加助热灼津，使火热上炎清窍，发生口舌红肿溃烂的变证。

【原文】若其人内有久寒者，宜当归四逆加吴茱萸生姜汤。（352）

当归四逆加吴茱萸生姜汤方　当归三两，芍药三两，甘草二两炙，通草二两，桂枝三两去皮，细辛三两，生姜半斤切，吴茱萸二升，大枣二十五枚擘

上九味，以水六升，清酒六升和，煮取五升，去滓。温分五服。一方水酒各四升。

【提要】论血虚寒厥兼脏腑久寒的证治。

【精解】本条承接上条而论，所谓"久寒"当指肝胃脏腑素有的陈寒痼冷，典型者见有腹痛、呕恶、便溏、纳呆等症状表现。患者不仅有血虚寒凝经脉，而且寒凝脏腑，治疗应在当归四逆汤的基础上，再加吴茱萸、生姜，温肝祛寒，和胃止呕，以经脏同治，新久兼顾。

【原文】伤寒厥而心下悸，宜先治水，当服茯苓甘草汤，却[1]治其厥。不尔[2]，水渍入胃，必作利也。（356）

【注释】

[1] 却：副词，表示继续，相当于再。

[2] 不尔：不这样。指不先治水。

【提要】论水饮致厥的证治。

【精解】厥与心下悸并见，辨证的关键应为心下悸。阳气不化，水停胃脘，上逆凌心，则心下悸；水阻阳气，不达四肢而致厥。本证之厥与悸均为水饮内停所致，如《金匮要略·痰饮咳嗽病脉证并治第十二》云："凡食少饮多水停心下。甚者则悸，微者短气。"治当温化水饮，用茯苓甘草汤温胃散水。

【原文】伤寒本自寒下，医复吐下之，寒格[1]，更逆吐下，若食入口即吐，干姜黄连黄芩人参汤主之。（359）

干姜黄连黄芩人参汤方　干姜、黄芩、黄连、人参各三两

上四味，以水六升，煮取二升，去滓。分温再服。

【注释】

[1] 寒格：指上热与下寒相格拒。

【提要】论素有寒热错杂误治致寒热相格、胃热脾寒的证治。

【精解】伤寒本自虚寒下利，医误用吐下，导致表热内陷于上，阳气更伤于下，形成寒热格拒的胃热脾寒证。胃热气逆不降而食入口即吐，脾寒阳虚失运而下利益甚。"若食入口即吐"是辨证关键，强调胃热的临床诊断要点。胃寒则朝食暮吐，胃热则食入即吐，不得以"寒下"认为此属纯寒证。

【原文】下利清谷，里寒外热，汗出而厥者，通脉四逆汤主之。（370）

【提要】论下利见阴盛格阳的证治。

【精解】下利清谷与厥并见，属少阴寒化证。若再见发热、汗出，则为阴盛格阳、虚阳外浮、元气脱散之真寒假热证。病势极危，非大力破阴回阳，难救垂危，主以通脉四逆汤。

【原文】下利，欲饮水者，以有热故也，白头翁汤主之。(373)

【提要】承接上条继论厥阴热利的证治。

【精解】本条承接上条，以"口渴"补述厥阴热利的辨证。厥阴热盛，灼伤津液，故渴而"欲饮水"。上条言"热利下重"，重在言热利的局部特征，可伴有腹痛、便下脓血，血色鲜红、肛门灼热、大便臭秽等；本条言"欲饮水"，是热利的全身症状，多伴有发热、舌红苔黄，脉数有力等症。惟前后合参，方得全面。

【原文】下利，谵语者，有燥屎也，宜小承气汤。(374)

【提要】论阳明病热结旁流的证治。

【精解】谵语多为热扰心神所致，下利与谵语并见，多属热利。因胃络上通于心，故阳明热实最多谵语。阳明热实，本当便硬，此下利必为燥屎内结，津液旁流所致，下利当为黑色臭秽黏液粪水。下利为假象，燥结是本质，治当通因通用，宜小承气汤通下里结以止利。

辨霍乱病脉证并治

【原文】问曰：病有霍乱者何？答曰：呕吐而利，此名霍乱。(382)

【提要】论霍乱病的主症。

【精解】本条以问答形式揭示霍乱病的主症。霍乱病的证候特点是起病急骤，吐利交作，有挥霍撩乱之势。多因饮食不节（洁），寒温失调，以致胃肠功能紊乱，清浊相干，脾胃升降失常，浊阴不降则呕吐，清阳不升则下利。此正如成无己《注解伤寒论》中所说："邪在中焦，则既吐且利。以饮食不节，寒热不调，清浊相干，阴阳乖隔，遂成霍乱。轻者，止曰吐利；重者，挥霍撩乱，名曰霍乱。"

【原文】恶寒脉微而复利，利止亡血[1]也，四逆加人参汤主之。(385)
四逆加人参汤方　甘草二两炙，附子一枚生，去皮，破八片，干姜一两半，人参一两。
上四味，以水三升，煮取一升二合，去滓，分温再服。

【注释】

[1] 亡血：此处作亡失津液解。

【提要】辨霍乱亡阳脱液的脉证与治疗。

【精解】见恶寒脉微，当属阳虚，非表实之证。因霍乱吐利交作，气随津泄，故而阳虚。阳虚不能温化水谷，敛摄津液，故泄利不止。若下利止，而见烦热欲去衣被，手足温者，为阳气来复，疾病向愈的佳兆。本证下利虽止，而仍见恶寒脉微、四肢厥冷等症，是阳气衰微，津液内竭，无物可下，非阳气来复之候，故曰"利止亡血也"。本证不但伤阳，而且伤阴，故急用四逆加人参汤，回阳救逆，益气生津。

【原文】吐已下断[1]，汗出而厥，四肢拘急不解，脉微欲绝者，通脉四逆加猪胆汤主之。（390）

通脉四逆加猪胆汤方　甘草二两炙，干姜三两强人可四两，附子大者一枚生，去皮，破八片，猪胆汁半合

上四味，以水三升，煮取一升二合，去滓，内猪胆汁，分温再服，其脉即来。无猪胆，以羊胆代之。

【注释】

[1] 吐已下断：即吐利停止之意。

【提要】论霍乱吐利阳亡阴竭的证治。

【精解】"吐已下断"，即吐利停止，若为阳回而欲愈之象，则必见四肢转温，脉渐和缓。今吐利虽止，但仍见四肢厥逆、脉微欲绝，则非阳回欲愈之兆，乃因吐利太甚，阳亡而阴竭，以致无物可吐而自已，无物可下而自断。阳亡欲脱，津液不摄，故而汗出淋漓；阳亡阴竭，四肢筋脉失于温养濡润，所以肢厥而拘急不解。阴竭而血脉不充，阳亡而推动无力，故脉来微而欲绝。此证不仅阳亡，更有液竭，病势危笃，故以通脉四逆汤回阳救逆，加猪胆汁益阴和阳。

辨阴阳易差后劳复病脉证并治

【原文】大病差后，劳复[1]者，枳实栀子豉汤主之。（393）

枳实栀子豉汤方　枳实三枚炙，栀子十四个擘，豉一升绵裹

上三味，以清浆水[2]七升，空煮取四升，内枳实、栀子，煮取二升，下豉更煮五六沸，去滓。温分再服。覆令微似汗。若有宿食者，内大黄，如博棋子[3]五六枚，服之愈。

【注释】

[1] 劳复：大病初愈，因劳累而病复发。

[2] 清浆水：即酸浆水。吴仪洛《伤寒分经》云："清浆水，一名酸浆水。炊粟米熟，投冷水中浸五六日，味酢，生白花，色类浆，故名。其性凉善走，能调中宣气，通

关开胃，解烦渴，化滞物。"又有以淘米泔水为清浆水者，徐灵胎《伤寒论类方》云："浆水即淘米泔水，久储味酸为佳。"

[3] 博棋子：作如围棋子讲。《千金方·服食门》云："博棋子长二寸，方一寸。"

【提要】大病新瘥劳复，余热复集胸脘的证治。

【精解】大病初愈，正气尚虚，阴阳未调，气血未复，余热未清，若妄动作劳，如过度思虑以劳其神，久立久坐以劳其形，皆可导致疾病的复发。本条虽未列脉证，但以方测证，此病之病机当属余热复聚，热郁胸膈，气机痞塞，当有低热、心中懊恼、纳呆、心下痞塞或胸腹满闷、舌苔薄黄略腻等症。治当清热除烦、行气宽中，方用枳实栀子豉汤。

【原文】伤寒差以后，更发热，小柴胡汤主之。脉浮者，以汗解之；脉沉实者，以下解之。（394）

【提要】论大病瘥后更发热的证治。

【精解】治疗瘥后劳复发热当分析具体原因辨证施治。如邪复少阳，发热多伴喜呕、胸胁满闷等症，用小柴胡汤枢转少阳之邪，使热除病愈。小柴胡汤是退热补虚之剂，最适用于瘥后劳复发热，故本条列之于前。如表邪未尽而复发，身热当伴脉浮、恶寒等表证，可用汗法解除表邪。如身热而见脉沉实，多是阳明积滞未尽，燥热复炽，大便复硬，治以下法解之。

【原文】大病差后，从腰以下有水气者，牡蛎泽泻散主之。（395）

牡蛎泽泻散方　牡蛎熬、泽泻、蜀漆暖水洗，去腥、葶苈子熬、商陆根熬、海藻洗去咸、栝楼根各等分

上七味异捣，下筛为散，更于臼中治之。白饮和服方寸匕，日三服。小便利，止后服。

【提要】大病瘥后，湿热下注，腰以下肿的证治。

【精解】本证属水气不行，滞留下焦，病证以腰以下水肿为特征。属水肿实证，临床可见膝胫足跗皆肿，或大腹肿满，伴小便不利，脉沉实有力。以方测证，可伴有烦渴、胁下痞坚、大便不爽、舌红苔黄腻等。虽见于大病之后，然此属湿热水肿实证，因本证水气壅塞较甚，一般利水剂恐力量不够，故治宜牡蛎泽泻散泄热逐水消肿。

【原文】大病差后，喜唾[1]，久不了了，胸上有寒，当以丸药温之，宜理中丸。（396）

【注释】

[1] 喜唾：时时泛吐涎沫。

【提要】大病瘥后中焦虚寒时时泛吐涎沫的证治。

【精解】大病瘥后，时时泛吐唾沫或痰涎，久久不已，此属脾肺虚寒，津液不摄，饮停膈上，时时上泛外溢。脾为生痰之源，肺为贮痰之器，脾虚则运化失职，津液不布，聚而生痰；肺虚则宣降失司，水道失于通调，津停为饮。脾肺俱虚，水津不能温化，凝结为痰饮涎沫，聚于胸膈，故曰"胸上有寒"，但其病本却在脾家虚寒。寒痰冷饮为患，当见涎唾稀薄、口不渴、喜温畏寒、小便清白、舌苔白滑等症。治宜理中丸补土生金，温运脾肺，使运化正常，津液得布，涎沫不生，诸症自愈。

三级条文

辨太阳病脉证并治上

【原文】伤寒一日，太阳受之，脉若静[1]者，为不传，颇欲吐，若躁烦脉数急[2]者，为传也。(4)

【原文】伤寒二三日，阳明、少阳证不见者，为不传也。(5)

【注释】

[1] 静：静者，不变动也。脉静意指脉证未发生变化，与症状相应而不悖。

[2] 脉数急：相对脉静而言，意指脉象发生明显变化。

【提要】根据脉证判断太阳病是否发生传变。

【精解】据《内经》逐日传经学说，一日太阳受病，二日阳明受邪，三日少阳为病。若脉浮不变者，意为他证皆未变化，是病情不发生传变的征象。虽受之一日，病程短暂，但欲呕明显，患者烦躁不安，脉象由浮转为数急，则是邪气盛实，正气不支，病邪已然由表入里，病情发生传变。若既不见阳明之恶热不寒、口渴脉大等症，复不见少阳之往来寒热、口苦脉弦等症，说明病证并未发生变化，病邪仍然羁留于太阳之表。

从上述二条可知，临床上判断疾病之变化，病程固然是一个重要因素，但决定性因素仍当以脉证为凭，不可拘泥于时日之多少。

【原文】风家[1]，表解而不了了[2]者，十二日愈。(10)

【注释】

[1] 风家：此指太阳表证患者。

[2] 不了了：了，结束之意。不了了，指病证缓解而未彻底痊愈，患者身体仍觉不爽。

【提要】预测太阳病解至痊愈的大致时间。

【精解】太阳病，经发汗治疗或借机体自我调控能力，病情得以解除，发热恶寒、头痛脉浮等症已然消除，然毕竟病后正气不充，或余邪未尽，是以患者仍觉身体不适，须再调养一段时间，乃可完全康复。

【原文】太阳病，下之后，其气上冲[1]者，可与桂枝汤，方用前法，若不上冲者，不得与之。(15)

【注释】

[1] 其气上冲：有两种理解，一指患者自觉症状，即患者自觉胸中有气上逆；一

指太阳经气上逆，与邪相争，表证仍在。

【提要】表证误下后气上冲者宜桂枝汤。

【精解】太阳表证，宜以汗解，不得妄用下法。今表证误下，邪欲内陷心胸部位，所幸正气尚未大伤，仍能抗邪于外，此即太阳经气上冲，则病有外解之机，因知太阳表证仍在，故可与桂枝汤以解外。太阳病误下之后，若正气受伤，抗邪无力，是为太阳经气不能上冲，则外邪必然内陷，表证必无，而变证丛生，故不可与桂枝汤，而应随证治之。

【原文】若酒客[1]病，不可与桂枝汤，得之则呕，以酒客不喜甘故也。(17)

【注释】

[1] 酒客：嗜酒之人。

【提要】湿热内蕴者禁用桂枝汤。

【精解】嗜酒之人，每多湿热内盛。其患中风，不宜单纯运用桂枝汤，而宜辛透清化相合。而桂枝汤为辛甘温剂，盖甘能助湿，温能生热故也。湿热内壅，升降失司，胃气上逆，多致呕吐。

【原文】凡服桂枝汤吐者，其后必吐脓血也。(19)

【提要】内热壅盛者禁用桂枝汤。

【精解】桂枝汤辛甘发散，宜于风寒侵袭于表。若内热壅盛而发热汗出者，禁用桂枝汤。即若里热炽盛而兼表寒者，亦宜清泻火热而微予发散。设若误用桂枝汤，必致里热更盛，胃逆而吐，甚或伤络而吐血。

【原文】太阳病，初服桂枝汤，反烦不解者，先刺风池、风府，却与桂枝汤则愈。(24)

【提要】太阳病初服桂枝汤，反烦不解者，针药并施。

【精解】太阳中风，主以桂枝汤，自应汗出病解。然临床之际，确有辨证准确，而用之不效者，乃病重而药轻或体质差异故也。服汤后正邪相争更为剧烈，汗不出而诸证未解，病者因之反觉烦闷不适。此时宜予针刺风池、风府，疏通经气，松解邪滞，再与桂枝汤，必一汗而解。

辨太阳病脉证并治中

【原文】太阳病，脉浮紧，发热，身无汗，自衄者，愈。(47)

【提要】太阳伤寒得衄者病愈。

【精解】太阳表实，证见发热恶寒、无汗、脉浮紧，邪闭阳郁，郁阳不得汗解，破络而出，导致鼻衄。血出之后，郁阳伸展，营卫流通，外寒得解。此为不汗而自衄者愈之例。

【原文】 二阳并病，太阳初得病时，发其汗，汗先出不彻，因转属阳明，续自微汗出，不恶寒。若太阳病证不罢者，不可下，下之为逆，如此可小发汗。设面色缘缘正赤者，阳气怫郁[1]在表，当解之熏之[2]。若发汗不彻，不足言，阳气怫郁不得越，当汗不汗，其人躁烦，不知痛处，乍在腹中，乍在四肢，按之不可得，其人短气，但坐[3]以汗出不彻故也，更发汗则愈。何以知汗出不彻？以脉涩故知也。（48）

【注释】

[1] 怫郁：郁遏或抑郁之意。

[2] 解之熏之：解之，指对患者发汗以解表。熏之，指对患者用药物熏蒸发汗。

[3] 坐：此处可解为"责"或"归咎"。

【提要】 论太阳病发汗不彻的三种转归及其证治。

【精解】 太阳病发汗不彻底，病邪渐入阳明，谓之太阳阳明并病。二阳并病若持续不解，可逐渐完全转属阳明，治宜清泄阳明里热。若误用清下，必然会导致表邪尽陷于里，而变证蜂起。此时之满面通红，多责之于余邪郁表，阳气闭遏，必伴发热恶寒脉浮等症，治当遵循先表后里之原则，予辛温发散之轻剂，小发其汗，解除在表之余邪。若汗后表解里未和者，更以清下之剂，攻泻其里热可也。若汗出不彻，表邪未尽，然病邪并不内传，始终羁留于太阳之表，形成邪微而正虚之表郁轻证，惟当归咎于发汗不彻，再与辛温发散之剂，小汗即安。

【原文】 脉浮数者，法当汗出而愈。若下之，身重，心悸者，不可发汗，当自汗出乃解。所以然者，尺中脉微，此里虚，须表里实，津液自和，便自汗出愈。（49）

【提要】 表证误下致虚，治宜补虚，禁用汗法。

【精解】 脉现浮数，其病属表，汗之自愈。若误与下法，徒伤正气。尺脉转微，而见身重心悸诸症，此皆正气已伤之征。无论其邪是否已解，皆不可妄汗，治之惟宜补虚扶正，则气血充沛、营卫畅运之际，即其阴阳调和、快然汗解之时。

【原文】 脉浮紧者，法当身疼痛，宜以汗解之。假令尺中迟者，不可发汗。何以知然？以荣气不足，血少故也。（50）

【提要】 营弱血少者禁用汗法。

【精解】 身痛而脉浮紧，原是伤寒之征，宜用麻黄汤汗之。若其脉来尺中迟而无力，显然营血虚少，虽有表证，不可妄汗，汗之则变证蜂起，难以预料。如此可据张路玉之言，频以小建中汤和之，俟气血得复，则其邪自解；若尺脉已转有力之象，邪虽未解，乃可与麻黄汤汗解之。

【原文】 伤寒发汗，已解。半日许复烦[1]，脉浮数者，可更发汗，宜桂枝汤。（57）

【注释】

［1］复烦：重新出现表证。

【提要】伤寒汗后复烦，宜桂枝汤。

【精解】伤寒汗后，病证已解，半日许复烦者，其因有二：一者，复感外邪，病证复作；一者，余邪未尽，移时复发。其证虽为伤寒无汗恶寒身疼，毕竟汗后腠理疏松，不宜再行峻汗，虑其伤阴耗阳故也。故以桂枝汤缓汗，既解外邪，且不伤正。

【原文】发汗后，恶寒者，虚故也；不恶寒，但热者，实也，当和胃气，与调胃承气汤。（70）

【提要】论汗后虚实不同的辨证。

【精解】发汗本为太阳表证的正治法，但若发汗不如法，可以伤阴，亦可伤阳。其变证每因体质的差异而有不同。阳虚之人，往往因过汗使阳气更虚，则温煦不足而见恶寒，必伴见口中和而不燥渴，脉沉微或微细等；阳旺之人发汗过多，则易化燥伤津，但见发热，而无恶寒，如出现燥热初结胃肠者，治当泻热和胃，用调胃承气汤。

【原文】未持脉[1]时，病人手叉自冒心，师因教试令咳而不咳者，此必两耳聋无闻也，所以然者，以重发汗虚故如此。发汗后，饮水多必喘，以水灌[2]之亦喘。（75）

【注释】

［1］持脉：诊脉。

［2］灌：浇也。即以水浇身之意。

【提要】论述重发汗损伤心阳及汗后水饮伤肺的证候。

【精解】心悸与耳聋都属重发汗，阳气虚损的表现，汗为心液，过度发汗使心阳外泄，导致心阳不足，空虚无主，故心悸。"手叉自冒心"，手少阴之络会于耳，心寄窍于耳，心阳虚则两耳失聪。严重者，伤及肾气，肾开窍于耳，肾气虚则"两耳聋无闻"。发汗过多，切忌暴饮多饮，以汗多不仅损伤津液，而且损伤阳气，致运化不利，水饮停聚。本条意在示人欲行发汗时，不可太过，发汗之后，正气或多或少受损，当注意调养护理，切不可恣意而行，否则必生他变。

【原文】咽喉干燥者，不可发汗。（83）

【提要】以咽喉干燥为例，示阴液不足者禁汗。

【精解】咽喉为三阴经所过之处，赖阴液以滋润。若阴津亏少，不能上滋，则咽喉干燥。本条以症代病机，提示阴液不足者，虽有风寒表证亦不宜单纯使用辛温峻剂发汗。盖阴液不足，勉强发汗，易致阴虚热炽，酿生变证，不可不戒。其治法可在滋阴解表中求之。

【原文】淋家[1]，不可发汗，发汗必便血[2]。（84）

【注释】

[1] 淋家：久患淋证的患者。

[2] 便血：此处指尿血。

【提要】以淋家为例，提示下焦湿热阴伤者禁汗。

【精解】淋证病机多为下焦湿热，病久又易伤阴。故淋家虽兼外感，若误发其汗，更伤其阴，邪热更炽，灼伤络脉，迫血妄行，则可发生尿血的变证。此时可根据情况采用清热滋阴利水，兼以表散之法。

【原文】疮家[1]，虽身疼痛，不可发汗，发汗则痉[2]。(85)

【注释】

[1] 疮家：久患疮疡的患者。

[2] 痉：指筋脉拘急，项背强直的病证。

【提要】以疮家为例，示气血不足者禁汗。

【精解】久患疮疡之人，因脓血流失而气血两伤。若复感外邪，出现头身疼痛，不可妄用辛温发汗。其身痛，是因风寒束表，经脉不利，还兼气血不足，余毒未尽。若误发其汗，必致营血更伤，筋脉失于濡养，而见肢体拘急、项背拘急等变证。疮家兼表，治宜调补气血、清解余毒、兼以解表。

【原文】衄家[1]，不可发汗，汗出，必额上陷脉[2]急紧，直视不能眴[3]，不得眠。(86)

【注释】

[1] 衄家：平素常患鼻衄之人。

[2] 额上陷脉：指额两侧凹陷处（相当于太阳穴）动脉，以候头角之气。

[3] 眴（shùn）：眼珠转动。

【提要】以衄家为例，示阴血亏虚者禁汗。

【精解】素患衄血之人，阴血日亏，若误用则阴血更虚，血虚生风，筋脉失养则额角两侧陷脉拘急；血不养目则目睛不能灵活转动而直视；心神失养则心烦失眠。故阴血亏虚者应禁用汗法，以养血滋阴解表为宜。

【原文】亡血家[1]，不可发汗，发汗则寒栗而振[2]。(87)

【注释】

[1] 亡血家：经常出血的患者。

[2] 寒栗而振：即寒栗发抖。

【提要】以亡血家为例，示气血亏虚者禁汗。

【精解】经常失血之人，阴血必亏。气随血耗，必成气血两虚之证。此类患者，每易外感，若挟表证，不可径予汗法，否则既伤阳，又耗阴。若误发其汗，必致气血更虚，气不足以温煦，血不足以濡养则发寒战。气血两虚兼表，治疗可考虑气血双补，兼以解表之法。

【原文】汗家[1]重发汗，必恍惚心乱[2]，小便已阴疼[3]，与禹余粮丸。（88）

【注释】

[1] 汗家：平素汗出过多之人。

[2] 恍惚心乱：神志恍惚，心中慌乱不安。

[3] 阴疼：尿道涩痛。

【提要】以汗家为例，示阳气虚弱者禁汗。

【精解】平素多汗之人，多为阳虚卫外不固，阴液易泄。即使兼表证，也应缓发其汗，或扶阳固表兼以发散，如桂枝汤、桂枝加附子汤类，否则易致阳气更伤，阴液益虚，心神失养、浮越，出现神识恍惚，心烦意乱；阴中滞涩则小便后阴疼。救治之法，当固涩敛阴，重镇安神，与禹余粮丸为其主方。

【原文】病人有寒，复发汗，胃中冷，必吐蛔。（89）

【提要】阳虚中寒者禁用汗法。

【精解】患者素有中寒，复感外邪，法当温中解表，如桂枝人参汤、小建中汤类，即使中虚不甚，亦只宜桂枝汤解肌祛风，调和营卫，而不可峻汗，如276条言。否则必致中焦阳气更虚，脾胃升降失常，胃气上逆而为呕吐。若肠内有蛔，因寒内动，上窜于胃，随逆而出，可见吐蛔。

【原文】得病六七日，脉迟浮弱，恶风寒，手足温，医二三下之，不能食，而胁下满痛，面目及身黄，颈项强，小便难者，与柴胡汤，后必下重[1]。本渴饮水而呕者，柴胡汤不中与也，食谷者哕[2]。（98）

【注释】

[1] 下重：大便时肛门有重坠感。

[2] 哕：呃逆。

【提要】表病里虚误下致变及中虚饮停禁用小柴胡汤。

【精解】病见脉浮弱，恶风寒，知表证未解。脉迟且手足温，则非纯属在表，当兼太阴之里。本证乃脾阳素虚，感受风寒，表里兼病，治宜温中解表。若屡用攻下，必致脾阳受损，寒湿内生。脾失健运，受纳无权，则不能食；寒湿郁滞，气机不利，则胁下满痛；寒湿内郁，则面目及身黄；脾失转输，水不下行，则小便难。其颈项强，乃是表邪郁滞经脉所致。此时应温中散寒除湿为主。若投以小柴胡汤，则苦寒伤中，必致脾虚气陷而泄利下重。

"本渴饮水而呕者"指脾虚饮停证。寒饮内停，气不化津则渴，饮邪犯胃则呕。其治宜温阳化气，健脾利水。若妄投小柴胡汤，苦寒伤阳，必致胃气衰败，发生食谷即呃逆等变证。

【原文】太阳病，当恶寒发热，今自汗出，反不恶寒发热，关上脉细数者，以医吐之过也。一二日吐之者，腹中饥，口不能食；三四日吐之者，不喜糜粥，欲食冷食，朝食暮吐。以医吐之所致也，此为小逆。（120）

【提要】论太阳病误吐损伤脾胃的变证。

【精解】太阳表证，当有恶寒发热，治宜发汗解表。今汗自出而不恶寒发热，恐非太阳表证。又关脉候中焦，细主阴虚，数主热，关脉细数提示阴虚火旺，故不可用桂枝汤。细问本病已用吐法，致脾胃气阴两伤，虚火妄动，若在得病一二日误吐，症见腹饥、口不能食，提示胃气已伤；若得病三四天误吐，则不喜稀粥，想进冷食却朝食暮吐，此胃中虚寒，假热外现之象。因病情尚不严重，故称"小逆"。

【原文】病人脉数，数为热，当消谷引食，而反吐者，此以发汗，令阳气微，膈气虚，脉乃数也。数为客热。不能消谷，以胃中虚冷，故吐也。（122）

【提要】论汗后致胃寒吐逆的变证。

【精解】患者脉数，若为胃火亢盛，当消谷多食，伴口渴、喜冷饮、舌质红等症；今反吐者，则非实热证。询之方知，本证已经发汗治疗，或因过汗伤阳，或胃气本弱，汗后更伤，致使胃阳不足，中焦升降失常而吐逆。胃寒不能消谷，吐逆而脉数，证属胃中虚冷，虚阳躁动，为"客热"，其脉当数而无力。

【原文】伤寒有热，少腹满，应小便不利；今反利者，为有血也，当下之，不可余药^[1]，宜抵当丸。（126）

抵当丸方　水蛭二十个熬，虻虫二十个去翅足，熬，桃仁二十五个去皮尖，大黄三两

上四味，捣分四丸，以水一升，煮一丸，取七合服之。晬时^[2]当下血，若不下者更服。

【注释】

[1] 不可余药：不可剩余药渣。

[2] 晬（zuì）时：即周时，一昼夜24小时。

【提要】论蓄血重证病势较缓的证治。

【精解】伤寒有热，为表证未解，又见少腹满，提示病在下焦。若伴小便不利，为蓄水证；今"小便自利"，知膀胱气化功能未受影响，则"为有血也"。本条未明神志症状，说明病势较缓，但用药仍以水蛭、虻虫为主，可知瘀血结聚仍重，故为病重而势缓之蓄血证。治当破血逐瘀，峻药缓图，方用抵当丸。本方乃抵当汤减少水蛭、虻虫用量，加大桃仁的比例，改汤为丸而成，使药效迅捷而药力轻缓持久。

【原文】太阳病，小便利者，以饮水多，必心下悸；小便少者，必苦里急^[1]也。（127）

【注释】

[1] 里急：少腹部胀满急迫不舒。

【提要】以小便利否辨水停中焦与水蓄下焦。

【精解】太阳病患者，若饮水过多，易水停于内。如小便通利，则膀胱气化正常，又见心下胃脘部悸动不宁，此为脾胃转输水液功能失常，说明水停在中焦；若小便量少，则是水蓄下焦，膀胱气化失职，可伴有小腹胀满急迫不舒之感。前者治宜桂枝甘草汤温胃散水，后者宜五苓散化气行水。

辨太阳病脉证并治下

【原文】病发于阳，而反下之，热入因作结胸；病发于阴，而反下之，因作痞也。所以成结胸者，以下之太早故也。结胸者，项亦强，如柔痉[1]状，下之则和，宜大陷胸丸。（131）

大陷胸丸方　大黄半斤，葶苈子半升熬，芒硝半升，杏仁半升去皮尖，熬黑

上四味，捣筛二味，内杏仁、芒硝，合研如脂，和散，取如弹丸一枚，别捣甘遂末一钱匕，白蜜二合，水二升，煮取一升。温顿服之，一宿乃下。如不下，更服，取下为效。禁如药法。

【注释】

[1]柔痉：即柔痉，痉病的一种。痉病是以项背强急，甚则角弓反张为主症的疾病。有汗出者名柔痉，无汗出者为刚痉。

【提要】论结胸与痞证的成因及热实结胸，病位偏上的证治。

【精解】病发于阳，指病发于表，治当解表，若过早误下致邪热内陷，与痰水结于胸膈，因成结胸证。病发于阴，指病发于里，里证不实，若误下必伤脾胃，致升降失常，气机滞塞于中，遂成痞证。结胸当见胸膈或心下硬满疼痛等。若水热互结，病位偏高，津液凝聚而失于滋润，或经气不利，可见项背强急。邪热迫津外泄而汗出，故曰"如柔痉状"。可伴有胸满、短气等症。治宜泻热逐水，峻药缓图，方用大陷胸丸。

本方由大陷胸汤加杏仁、葶苈子、白蜜而成。因病位偏上，肺为水之上源，故用葶苈子泻肺行水，杏仁利肺气，使水热之邪得下，津液畅达。本方峻下但变汤为丸，配有白蜜，可使泻下之力留于上焦，缓缓发挥作用。

【原文】太阳病，脉浮而动[1]数，浮则为风，数则为热，动则为痛，数则为虚，头痛发热，微盗汗出，而反恶寒者，表未解也。医反下之，动数变迟，膈内拒痛，胃中空虚，客气[2]动膈，短气躁烦，心中懊憹，阳气[3]内陷，心下因硬，则为结胸，大陷胸汤主之。若不结胸，但头汗出，余处无汗，剂颈而还[4]，小便不利，身必发黄。（134）

大陷胸汤方　大黄六两去皮，芒硝一升，甘遂一钱匕

上三味，以水六升，先煮大黄取二升，去滓，内芒硝，煮一两沸，内甘遂末。温服一升。得快利，止后服。

【注释】

[1] 动：指脉象，应指滑利，无头无尾，其形如豆。多主痛，又主惊。

[2] 客气：即邪气。

[3] 阳气：此指表邪而言。

[4] 剂颈而还：剂，通"齐"。指仅颈部以上有汗。

【提要】论太阳病误下而致结胸与发黄的证治。

【精解】本条脉象提示风邪在表，当见头痛发热、身体疼痛。"微盗汗出"反映阳热之邪较盛，有入里之势，"反恶寒者"提示阳热虽盛但尚未与有形实邪相结，既然表邪未解，治当解表。表证误下，外邪内陷，与水结于胸膈，阻滞气血运行，故脉迟。水热阻滞，不通则痛，因而"膈内拒痛"。胃中因误下而空虚，邪气乘犯胸膈，故云"客气动膈"。邪阻胸中，气机不利，故见短气。邪热扰心，故而烦躁，甚或懊憹不安。诸症提示结胸已成，故见心下硬痛。治宜泻热逐水，方用大陷胸汤。表证误下亦可致湿热郁蒸。湿邪郁遏，热不外越，故"但头汗出"，热邪蒸腾，湿不能下行，故小便不利。湿热郁蒸，故"身必发黄"，治当清热利湿。

甘遂为泻水逐饮之峻药，以末冲服，大黄泻热荡实，芒硝软坚破结。大陷胸汤泻下峻猛，应中病即止。

【原文】伤寒十余日，热结在里，复往来寒热者，与大柴胡汤；但结胸，无大热者，此为水结在胸胁也，但头微汗出者，大陷胸汤主之。（136）

【提要】论大陷胸汤证与大柴胡汤证的鉴别。

【精解】伤寒日久，表邪化热入里，一可伤津化燥，热结阳明，症见腹满痛、大便不通等，若兼往来寒热，则属少阳兼阳明热结，治用大柴胡汤，和解通下。二可因热与水结，形成结胸证，症见胸胁、心下疼痛，按之石硬等。今言"但结胸，无大热"，是因热为水郁而不能向外透发，但能上蒸，故在外无蒸蒸大热之势，仅见"头微汗出"。治宜泻热逐水破结，方用大陷胸汤。

【原文】太阳病，重发汗而复下之，不大便五六日，舌上燥而渴，日晡所[1]小有潮热[2]，从心下至少腹硬满而痛，不可近者，大陷胸汤主之。（137）

【注释】

[1] 日晡所：晡，申时，即午后三点至五点。日晡所，申时左右。

[2] 潮热：指发热盛衰起伏而有定时，犹如潮水一般。因潮热多发于傍晚，故有称"日晡潮热"者。

【提要】论热实结胸兼阳明腑实的证治。

【精解】太阳病重发汗则伤津，复下使邪热内陷。本已津伤胃燥，又有水热互结于胸膈，津液不能上达，故见舌燥口渴；阳明内结，腑气不通，故不大便，日晡潮热。今见"从心下至少腹硬满而痛不可近"，较典型的阳明腑实证疼痛范围扩大，程度也更重。究其原因，是既有阳明腑实，又兼水热互结于胸膈，实邪阻滞严重，弥漫全腹，气机不通所致。当用大陷胸汤泻热逐水破结。若与承气汤但下肠胃结热，恐遗水饮之邪于上，故于此证不宜。

【原文】寒实结胸，无热证者，与三物小陷胸汤，白散亦可服[1]。（141）

三物白散方　桔梗三分，巴豆一分去皮心，熬黑，研如脂，贝母三分

上三味为散，内巴豆，更于白中杵之，以白饮和服，强人半钱匕，羸者减之。病在膈上必吐，在膈下必利。不利，进热粥一杯；利过不止，进冷粥一杯。身热皮粟不解，欲引衣自覆，若以水潠之，洗之，益令热却不得出，当汗出而不汗则烦，假令汗出已，腹中痛，与芍药三两如上法。

【注释】

[1]与三物小陷胸汤，白散亦可服：考《金匮玉函经》《千金翼方》均无"陷胸汤"及"亦可服"六字，文义合理，故据此校正。

【提要】论寒实结胸的证治。

【精解】本证为寒邪与痰水结于胸膈脘腹，病性属寒、属实。"结胸"者，当有心下硬满疼痛，或膈内拒痛等症。因其性属寒，故不见舌燥、口渴、发热、心烦等热症。病机总属寒痰水饮内结、气机阻滞，治用三物白散，方中巴豆辛热大毒，善攻逐寒水、泻下冷积，贝母散结祛痰；桔梗祛痰开结，又可载药上行。三药相合，温下寒实，涤痰破结。本方药性峻猛，故用米汤和服顾护胃气，服药后，寒实之邪可因其高而吐，也可随其势而利。剂量因人制宜，可用粥的冷热调节药物作用，又可借水谷以保胃气存津液。

【原文】妇人中风，发热恶寒，经水适来，得之七八日，热除而脉迟身凉。胸胁下满如结胸状，谵语者，此为热入血室也，当刺期门，随其实而取之。（143）

【提要】论热入血室的针刺治法。

【精解】妇人中风，适逢月经来潮，血室空虚，表邪易乘虚内陷化热，致热与血相结于血室。因表证已罢，故外热去而身凉。热与血结，脉道阻滞，故脉迟。热入血室，致肝脉受阻，气血不利，故胸胁下满，如结胸状。血热上扰心神，故发谵语。此皆热入血室所致，治用针刺期门法。期门为肝经之募穴，刺之能疏畅肝络，清泄郁热，使热去瘀解而病愈。

【原文】妇人中风七八日，续得寒热，发作有时，经水适断者，此为热入血室，其

血必结，故使如疟状，发作有时，小柴胡汤主之。(144)

【提要】论热入血室，寒热如疟的证治。

【精解】妇人中风，初起当有发热恶寒之表证。因正值经期，血气较弱，邪热乘虚内陷，与血相结，血室瘀阻，气血不畅，以致七八日后，月经中断，寒热发作如疟状。治当因势利导，主用小柴胡汤和解枢机、扶正祛邪，邪去则寒热自止，血结可散。

【原文】妇人伤寒，发热，经水适来，昼日明了，暮则谵语如见鬼状者，此为热入血室，无犯胃气及上二焦，必自愈。(145)

【提要】论血室证治及禁例。

【精解】妇人伤寒发热，适值月经来潮，血室空虚，邪热乘虚内陷血室。血分之热与夜行于阴之阳相合，邪热增剧而扰乱心神，故患者白天神志尚明，夜暮则神志不清甚至妄言谵语"如见鬼状"。此谵语非阳明胃实所致，故不可泻下伤其胃气。又因其病不在上中二焦，亦不可妄用汗、吐等法。"必自愈"，说明瘀血尚有出路，病有自愈之机。

【原文】太阳中风，下利呕逆，表解者，乃可攻之。其人漐漐汗出，发作有时，头痛，心下痞硬满，引胁下痛，干呕短气，汗出不恶寒者，此表解里未和也，十枣汤主之。(152)

十枣汤方　芫花熬，甘遂，大戟

上三味等分，各别捣为散，以水一升半，先煮大枣肥者十枚，取八合，去滓，内药末。强人服一钱匕，羸人服半钱，温服之，平旦[1]服。若下少，病不除者，明日更服，加半钱。得快下利后，糜粥自养。

【注释】

[1] 平旦：指清晨。

【提要】论饮停胸胁的证治及与太阳中风证的鉴别。

【精解】"太阳中风"当有恶寒发热、头痛、汗出等症，参后文可知，下利、呕逆为水饮停于胸胁，阻碍气机所致，水饮犯胃则干呕，水饮下趋大肠则下利。表里同病，治当先表后里，即"表解者，乃可攻之"。

水饮内停，变动不居。结聚于胸胁，则致心下痞硬满，牵引胁下疼痛；饮邪犯肺，则呼吸气短；肺卫不和，开阖失司，则汗出；正邪相争，气机时畅时阻，故发作有时；饮邪上犯清窍，则头痛。汗出、头痛、呕逆等与中风证相同，但不伴恶寒发热，说明此时表证已解，里证未和，水饮泛滥，当用十枣汤攻逐水饮。芫花善消胸胁伏饮痰癖；甘遂善逐经隧之水湿；大戟善泄脏腑之水。三药峻下逐水，故用肥大枣煎汤调服，以顾护胃气。

服用本方要注意：①研末冲服；②用量因人而异；③清晨服药，每天只服一次，若不效，明日再服时，加半钱；④中病即止，服药下利后，需糜粥自养。

【原文】伤寒服汤药，下利不止，心下痞硬。服泻心汤已，复以他药下之，利不止，医以理中与之，利益甚。理中者，理中焦，此利在下焦，赤石脂禹余粮汤主之。复不止者，当利其小便。（159）

赤石脂禹余粮汤方　赤石脂一斤碎，太一禹余粮一斤碎

上二味，以水六升，煮取二升，去滓。分温三服。

【提要】论误下后导致心下痞硬，下利不止的证治。

【精解】伤寒当汗，若误下则外邪内陷，脾胃损伤；清气不升则下利不止，浊气不降则心下痞硬。此痞利兼表之证，宜用桂枝人参汤。若用甘草泻心汤，虽可和胃消痞止利，但方中芩、连苦寒易损脾阳。然医者复以为痞利为实邪内阻所致，再次误下，中阳虚衰，兼及少阴，故下利益甚。虽改用理中汤，但其为脾虚寒湿之方，此脾肾两亏，故治之不效。此下利不止，一则因病重药轻，二则为虚寒下利之必然发展。此时治当断其下利为要，否则有阴竭阳脱之虞，故用赤石脂禹余粮汤涩肠固脱止利。若下利仍不止，还可用分利之法，以利小便实大便。

【原文】下后，不可更行桂枝汤，若汗出而喘，无大热者，可与麻黄杏子甘草石膏汤。（162）

【提要】论下后邪热壅肺作喘的证治。

【精解】太阳病下后，若表证未去，可再用桂枝汤调和营卫。然本条因"汗出而喘，无大热者"，则不可再用桂枝汤。因误下致邪热内陷，肺气壅滞，宣降失司，则见喘逆。热壅于肺，迫津外泄，则有汗出。里热壅盛，而表无大热，并非热势不甚。常伴有咳嗽、口渴、脉数等症。

【原文】伤寒大下后，复发汗，心下痞，恶寒者，表未解也，不可攻痞，当先解表，表解乃可攻痞。解表，宜桂枝汤，攻痞，宜大黄黄连泻心汤。（164）

【提要】论痞证兼表的治疗原则。

【精解】外感表证，误用攻下，不但表邪未解，反致表邪入里化热，结于心下，形成热痞兼表证。如此表里同病，当遵先表后里之治则，表解方可治痞。因已经汗下，故不可峻汗，宜与桂枝汤。表解后，复与大黄黄连泻心汤治其热痞。

【原文】病如桂枝证，头不痛，项不强，寸脉微浮[1]，胸中痞硬，气上冲喉咽不得息者，此为胸有寒[2]也。当吐之，宜瓜蒂散。（166）

瓜蒂散方　瓜蒂一分熬黄，赤小豆一分

上二味，各别捣筛，为散已，合治之，取一钱匕，以香豉一合，用热汤七合，煮作稀糜，去滓，取汁和散，温顿服之。不吐者，少少加，得快吐乃止。诸亡血虚家，不可与瓜蒂散。

【注释】

[1] 微浮：此处"微"指轻度；"浮"代表有力的阳脉。指寸脉略显浮象。

[2] 胸有寒："寒"作"邪"解，此指痰饮、宿食等有形实邪停滞于胸膈。

【提要】 论痰阻胸膈的证治及提示病在上焦应与太阳病相鉴别。

【精解】 "病如桂枝证"可见发热、恶风、汗出等证，但头不痛、项不强，结合"寸脉微浮"和"胸有寒"，表明是痰实阻滞上焦，胸阳宣发失常，营卫失和，因此呈现类似中风之证。痰饮停滞胸膈，阻碍气机，则胸中痞硬；影响肺失肃降，则气上冲咽喉，呼吸不利。因病位在上，当因势利导，用瓜蒂散涌吐痰实。方中瓜蒂味极苦，涌吐力较强，赤小豆味苦酸，两药合用，有酸苦涌泄之功。香豉轻清宣泄，而助涌吐。本方为涌吐峻剂，易伤正气，体虚、亡血之人当禁用。

【原文】 伤寒脉浮，发热无汗，其表不解，不可与白虎汤。渴欲饮水，无表证者，白虎加人参汤主之。（170）

【提要】 论阳明热盛津伤的证治及禁例。

【精解】 伤寒脉浮，发热无汗，是表证不解，治宜发汗解表。若兼有内热烦渴，仍宜从表论治，如用大青龙汤、桂枝二越婢一汤类发表清里。而不可误用白虎汤，否则寒凉冰伏，徒损中阳，致表邪内陷，造成变证。

若表证已解，而邪热尽归阳明，热盛伤津耗气，症见烦渴引饮；或里热蒸腾，迫津外泄，而有身热等阳明外证，则当用白虎汤直清里热，加人参以益气生津。

辨阳明病脉证并治

【原文】 问曰：何缘得阳明病？答曰：太阳病，若发汗，若下，若利小便，此亡津液，胃中干燥，因转属阳明，不更衣[1]，内实，大便难者，此名阳明也。（181）

【注释】

[1] 不更衣：即不解大便之婉辞。

【提要】 辨太阳病误治伤津转属阳明的证候。

【精解】 太阳病汗下、利小便等，津液外亡，胃中干燥，病可转属阳明。但太阳转属阳明，其端有二：一为其转在阳明之经，第26条所谓"服桂枝汤，大汗出后，大烦渴不解，脉洪大者，白虎加人参汤主之"是也；一为其转在阳明之腑，如第248条"太阳病三日，发汗不解，蒸蒸发热者，属胃也，调胃承气汤主之"即是。此条言太阳病，法当汗解，若汗不如法，或发汗太过，或误用下法，或妄利小便，致使津液耗伤，胃肠干燥，而形成阳明病。然由于病机有差异，程度有轻重，故可见不更衣（脾约证）、内实（胃家实）、大便难三种证候，均属阳明病可下之证范畴。

【原文】本太阳，初得病时，发其汗，汗先出不彻[1]，因转属阳明也。伤寒发热无汗，呕不能食，而反汗出濈濈然[2]者，是转属阳明也。（185）

【注释】

[1] 彻：透也。

[2] 汗出濈（jí）濈然：形容汗出连绵不断的样子。

【提要】太阳病汗出不彻及伤寒里热亢盛均可转属阳明。

【精解】太阳病初起，当用汗法治疗，如发汗得当，则病邪可随之而去；若发汗不彻，病邪不能透达于外，而入里化热伤津，因而转属阳明。太阳病未经误治亦可转属阳明。伤寒发热无汗，属于太阳表寒实证，然若阳旺之体，胃阳偏盛，或素蕴内热，则表邪易入里化热，而转属阳明。内热炽盛，胃气上逆，故呕不能食。燥热成实，迫津外泄，故濈濈然汗出，其为转属阳明之典型外证。可知病机之演变，表病之传否，虽由于外来病邪，但内因实起决定之作用。

【原文】伤寒脉浮而缓，手足自温者，是为系在太阴。太阴者，身当发黄，若小便自利者，不能发黄。至七八日，大便硬者，为阳明病也。（187）

【提要】论太阴转出阳明的机转和特征。

【精解】第一句，伤寒脉浮而缓，与太阳中风脉象同，但无发热、恶风、头痛、汗出等表证，知太阳中风证涉及太阴。太阴为至阴，是三阴病的初始阶段，邪气外袭，正气尚有一定的抗邪能力，故脉浮。而脉缓则是太阴病主脉，说明脾阳不足同时存在。三阳病皆有发热，三阴病多无发热，今外邪初感，病关太阳、太阴之间，出入未定，故既无太阳之发热恶风，亦无太阴之腹满、呕吐等。因其邪正交争较为缓和，故仅见"手足自温"。若邪正相争较为剧烈，则其病必以太阳为主而见发热；若阳虚较甚，抗邪无力，则应有太阴虚寒之象，其手足未必温暖。此为动态观察所得之脉证，不可作为太阴病定局看待。第二句，太阴为湿土之脏，各种原因导致脾虚运化失职，寒湿内阻，影响肝胆疏泄，胆汁不循常道，溢于周身则发黄，故曰"太阴当发身黄"。但发黄一般均伴有小便不利。若小便自利，则湿有出路，寒湿不能郁阻于内，故不能发黄。可见小便利与不利，是判断能否发黄的重要指征。第三句，太阴虚寒之证，阳复太过，由湿化燥，由寒变热，由虚转实，由阴出阳，转为阳明病。"大便硬"是转为阳明病的主要标志，此是举一端而略其他，临床上可重点抓住关键证候，但同时也应兼顾其他症状，综合分析，凡转为阳明病者，当按阳明病辨证论治，治用清、下之法。

【原文】伤寒转系阳明者，其人濈然微汗出也。（188）

【提要】论伤寒转属阳明的证候。

【精解】伤寒转属阳明，自有阳明之典型外证，濈然汗出，即是阳明燥化，里热蒸腾，汗液外泄使然。汗出虽微，却连续不断，是阳明病的特征之一，故断为转系阳明。

阳明病濈然微汗出，既可见于阳明热证，也可见于阳明实证。如属热证，除前述者外，当有身大热、不恶寒、反恶热、烦渴不解、脉洪大等；如属实证，则可伴见潮热、谵语、腹满硬痛、不大便、脉沉实有力等。

【原文】阳明中风，口苦咽干，腹满微喘，发热恶寒，脉浮而紧。若下之，则腹满，小便难也。（189）

【提要】论阳明病，表邪未解，里实未成，禁用下法。

【精解】本条虽以阳明中风开头，实属三阳合病。阳明中风，症见发热恶寒，脉浮而紧，是太阳表邪未解。口苦咽干，是邪犯少阳，胆火上炎，热干清窍所致。腹满微喘，是病在阳明，但喘而见微，又无潮热、谵语等症，自是腑实未成。且表邪未解，故不可攻下。若误用下法，则表邪乘虚内陷，故腹满更剧；津液损伤，则小便难。此条治法，似以和解清热为宜，使病从少阳之枢外解。

【原文】阳明病，脉迟，食难用饱，饱则微烦头眩，必小便难，此欲作谷瘅[1]。虽下之，腹满如故，所以然者，脉迟故也。（195）

【注释】

[1] 谷瘅：谷疸，指饮食之谷气不消，湿浊不化，郁而发黄。其证分湿热与寒湿两型，本条所述当属寒湿。

【提要】辨阳明中寒欲作谷疸证及禁例。

【精解】阳明病，脉迟，食难用饱，是中焦有寒，胃阳虚弱。阳虚无力推动血行，故脉迟。胃弱受纳运化不及，故食难用饱。如强食求饱，则因胃阳虚弱而水谷不化，更令气机阻滞于中焦而见微烦。头眩是清阳不升，腹满是浊阴不降，小便难为湿浊不化内停。若此证进一步演变，将成为寒湿发黄（谷疸）。故曰"此欲作谷瘅"。"虽下之，腹满如故"，有两层含义，一是明言症状，虽行攻下，但谷疸腹满不减，甚至加重；二是暗示治法，不可用苦寒攻下，更伤中阳，而是以温中散寒祛湿为正法。

【原文】阳明病，法多汗，反无汗，其身如虫行皮中状者，此以久虚故也。（196）

【提要】论阳明病无汗，身如虫行皮中状的机制。

【精解】阳明病，胃家实，病则燥热炽盛于里，蒸迫津液外泄，因而汗濈濈自出，此言其常。本条论述的则是津气久虚之体而患阳明病，燥热虽蒸，汗源不足，故反无汗，热欲外越而不得。邪热郁于肌表，游行其间，欲出不能，欲罢不可，因而其身如虫行皮中状，此是其变。阳明病无汗非独此例，如236条之湿热发黄等，当予以辨别。

【原文】阳明病，无汗，小便不利，心中懊侬者，身必发黄。（199）

【提要】论阳明病湿热郁蒸发黄。

【精解】阳明为两阳合明，阳气旺，主燥化，太阴为至阴之脏，主湿化。若阳明燥热与太阴湿邪相合，则成湿热熏蒸之证。二者胶结难解，湿热无以外泄，因而无汗；水湿不得下行，故小便不利；湿热熏蒸，上扰心神，故心中懊憹；湿热蕴结，熏蒸肝胆，胆汁外溢，因而发黄。

【原文】伤寒呕多，虽有阳明证，不可攻之[1]。（204）

【注释】

[1] 攻之：此处指攻下。

【提要】论伤寒呕多，病机向上者，不可攻下。

【精解】伤寒，当指广义而言，即指外感热病。其在发病的过程中，向里传变，可形成诸多与呕吐相关的病证。如有阳明里热，又兼呕吐频繁，是胸膈有热，未结肠腑，胃气上逆所致，故不可妄用下法。又如病入少阳，出现喜呕，是胆热犯胃，胃气失和所致，故亦当禁用下法。若少阳兼阳明里实而出现呕不止、大便不通等症，亦当以和法与下法并用，不可纯用攻下。再者，狭义伤寒病邪不解，内传阳明，胃气失和而呕，病以表证为主，故治当发汗解表，兼以降逆止呕，第33条"太阳与阳明合病，不下利，但呕者，葛根加半夏汤主之"即是其例。

【原文】阳明病，心下硬满者，不可攻之，攻之利遂不止者死，利止者愈。（205）

【提要】论阳明病邪结偏高者，禁用下法。

【精解】本条阳明病，见心下硬满，而无腹部见症，说明病位偏上，由无形邪热壅聚心下，气机阻滞不通所致，故不可攻下。若误用攻下，脾气受伤，清气下陷，则下利不止，是中气衰败之象，多为预后不良。若正气尚旺，虽为误下所伤，而腐秽去尽，胃气恢复，利能自止，则有可生之机，故曰"利止者愈"。

【原文】阳明病，面合色赤[1]，不可攻之。必发热，色黄者，小便不利也。（206）

【注释】

[1] 面合色赤：即满面通红。

【提要】论阳明病面合色赤者禁下及误下后的变证。

【精解】足阳明之脉循行于面部。本条阳明病，症见满面通红，当为阳明热盛，邪热怫郁于经脉，不得宣透，而熏蒸于上所致。然邪热虽盛，但腑未成实，又无潮热谵语、腹满痛、不大便等症，故不可攻下，而可使用清法。若误用攻下，必损伤脾胃，胃虚则热邪相乘，脾虚则是水湿失运，以致热郁于里，不得宣达而发热；热与湿合，蕴结中焦，熏蒸肝胆，则有湿热发黄及小便不利等症。此等发黄，证属阳黄，可酌情予以茵陈蒿汤等方论治。

【原文】阳明病，潮热，大便微硬者，可与大承气汤，不硬者不可与之。若不大便六七日，恐有燥屎，欲知之法，少与小承气汤，汤入腹中，转失气[1]者，此有燥屎也，乃可攻之。若不转失气者，此但初头硬，后必溏，不可攻之，攻之必胀满不能食也。欲饮水者，与水则哕。其后发热者，必大便复硬而少也，以小承气汤和之。不转失气者，慎不可攻也。（209）

【注释】

[1] 失气：《玉函》卷三作"矢气"，可从。即肛门排出的臭气。

【提要】 辨大小承气汤的证治及误用攻下后的变证。

【精解】 阳明病，有潮热，为阳明腑实的重要标志之一，当是肠中大便硬结、腑气不通。上条潮热与不恶寒、手足濈然汗出、短气、腹满而喘、大便不通等症并见，本条则明确昭示潮热因大便硬结，自宜大承气汤攻下。若有潮热，而大便不硬，则不可贸然攻下。

如果不大便六七日，而潮热、腹满痛等症尚不显著，一时难以判断肠中是否有无燥屎，欲知之法，可与小剂量小承气汤做试探。如服小承气汤后，有矢气排出，是药力推动浊气下趋之故，当有燥屎。然因病重药轻，不能泻下燥屎，故可以放心使用大承气汤攻下。若服小承气汤后，不转矢气，是肠中并无燥屎。下后津伤大便复结，宜用小承气汤缓下。

【原文】 夫实则谵语，虚则郑声[1]。郑声者，重语也。直视谵语，喘满者死，下利者亦死。（210）

【注释】

[1] 郑声：症状名。其表现为语言重复，声音低微，多见于虚寒重证后期。

【提要】 辨谵语、郑声的虚实及谵语危候。

【精解】 "实则谵语"即示谵语多由热邪亢盛，扰乱神明所致，当见胡言乱语，声高气厉。云"虚则郑声"即示郑声由精气消亡，心神无主所致。谵语而直视，是热邪盛，阴液将竭，精气不能上注于目，邪实正虚，证情危殆。若再见喘满，则为阴竭而阳无所附，从上而脱，故主死；若再见下利，则是中气败坏，阴从下竭，故也主死。

【原文】 发汗多，重发汗者，亡其阳，谵语。脉短者死，脉自和者不死。（211）

【提要】 凭脉辨亡阳谵语的生死预后。

【精解】 谵语固多实证，然亦有虚证，不可一概而论，本条即是其例。汗为心之液，与心阳互根。本已发汗多，再重发汗，则气随津泄，阳气随汗外亡，因而病机转化为以阳亡为主。心气散乱，神明无主，故发谵语。若脉短，指脉搏前不及寸，后不及尺。是津血虚竭，阳亡不返，脉气已不能接续，生机微弱，故主死。若脉自和，则说明津血、阳气虽然严重消耗，但生机未泯，故曰不死。此处"自和"非平和之谓，而是指脉气尚能接续。

【原文】伤寒若吐若下后不解，不大便五六日，上至十余日，日晡所发潮热，不恶寒，独语如见鬼状。若剧者，发则不识人，循衣摸床[1]，惕而不安，微喘直视，脉弦者生，涩者死。微者，但发热谵语者，大承气汤主之。若一服利，则止后服。(212)

【注释】

[1] 循衣摸床：同"捻衣摸床"。即患者神识不清时，两手不自主地反复摸弄衣被床帐。

【提要】论阳明腑实重证的辨证治疗和预后。

【精解】伤寒表证，误施吐下，劫夺津液，邪从燥化，转属阳明，热结成实，非谓表证不解，乃指邪气不解。阳明胃实，燥屎阻结，腑气壅滞，故五六日至十余日不大便，尚可伴有腹胀而硬，疼痛拒按等症。阳明经气旺于申酉戌之时，阳明热炽，逢其旺时而增剧，则发热有定时增高，如潮水之定时而至。不恶寒，指阳明外证而言，即包括身热、汗自出、反恶热等症，亦指病亦脱离太阳之表，传入阳明之里。肠腑燥实，热盛火炎，心神被扰，故妄言妄语，若有所见，声音高亢，时作惊呼，谓之独语如见鬼状。此与谵语同类，而语言乖妄尤甚也。病已至此，阳明腑实重证已经毕露无余，必以攻下为法，主用大承气汤，以泻其燥热，夺其实滞，而免津枯火炽之忧。

所谓"若剧者"，是指若因循失治，热极津伤，则使病情进一步加重。若脉见短涩，则是正不胜邪，热极津枯，血气已绝，故属死证；若脉见弦长，则津液血气未至涸竭程度，尚有一线生机，故曰"脉弦者生"。此等危证，当采取攻补兼施，急下救阴之法，后世增液承气或新加黄龙合紫雪、安宫牛黄等方，可泻阳救阴，开窍清心，扶正祛邪，似更切合病情，又较大承气汤为妥善矣。"微者……则止后服"，谓相对之下，病不增剧，仅有不大便、潮热、谵语、腹满硬痛等腑实内结之候，是津液虽伤，然未至枯竭程度，故可单用大承气汤攻下燥结。"若一服利，则止后服"，仍是对于下法采取审慎之意，示人中病即止，勿过剂伤正。

【原文】阳明病，脉浮而紧，咽燥口苦，腹满而喘，发热汗出，不恶寒反恶热，身重。若发汗则躁，心愦愦[1]反谵语。若加温针，必怵惕[2]，烦躁不得眠。若下之，则胃中空虚，客气[3]动膈，心中懊恼，舌上苔者，栀子豉汤主之。(221)

【注释】

[1] 愦愦：即形容心中烦乱不安之状。

[2] 怵惕：即恐惧的样子。

[3] 客气：指邪气。

【提要】论阳明热证误治后的变证及下后热扰胸膈的证治。

【精解】自"阳明病……身重"为第一段，说明阳明热证的原有证候。阳明病以脉大为主脉。此言浮紧，为阳明脉象之变例。盖里热炽盛，充斥内外，鼓动气血，则脉按之而浮；燥热亢盛，邪盛于内，正邪相搏，则脉呈紧象。阳明热炽，胃火上炎，津液损伤，故咽燥口苦；热盛于里，气机壅滞，故腹满而喘；热盛伤气，气机不利，因而身重。治宜辛寒清热，可选用白虎汤类。

自"若发汗……栀子豉汤主之"为第二段，说明阳明热证误治后的变证，及热扰胸膈的证治。误治前乃阳明里热炽盛，有聚结成实之势。若因脉浮紧，误作伤寒表实，而妄用辛温发汗，则津液愈伤，里热愈炽。热扰心神则躁，心中愦愦然烦乱不安，甚则谵言乱语；若因脉浮紧身重，误认作寒湿为患，而施以温针，强发其汗，是以火助热，内劫心神，则有惊恐不安、烦躁不得眠等证。若误认腹满为燥实，而轻率攻下，则下后胃中空虚，邪热乘虚扰于胸膈，治宜栀子豉汤清宣胸膈郁热。

【原文】若渴欲饮水，口干舌燥者，白虎加人参汤主之。（222）

【提要】承接221条阐述热盛津伤的证治。

【精解】该条论述阳明热证误下余热未尽，热扰胸膈而见心中懊憹，舌上生苔之证，可用栀子豉汤清宣郁热。本条承上启下，论阳明病邪热炽盛，误用下法后，不独燥热不解，而且津气损伤更重，故见渴欲饮水、口干舌燥等症，用白虎加人参汤直清里热，益气生津。

【原文】阳明病，汗出多而渴者，不可与猪苓汤，以汗多胃中燥，猪苓汤复利其小便故也。（224）

【提要】论猪苓汤的禁例。

【精解】阳明病，燥热亢盛，热迫津液外泄，故汗出必多，即"阳明病，法多汗"之意。燥热伤津，复有汗多，胃中干燥，故见口渴引饮。阴津耗损，化源不足，则小便必少而不利，法当清热滋阴以治之，兼少量浆汤频饮以调之，则热除津充，小便自然通利。若误用猪苓汤利其小便，则必致津液重亡。因猪苓汤为水热相结、水气不化而设，以小便不利为主症，其虽兼育阴功能，然治以通利小便为主。

【原文】阳明病下之，其外有热，手足温，不结胸，心中懊憹，饥不能食[1]，但头汗出者，栀子豉汤主之。（228）

【注释】

[1] 饥不能食：胃脘嘈杂，似饥非饥，不能进食。

【提要】论阳明病下后余热留扰胸膈的证治。

【精解】此条言阳明病，热邪散漫，腑实未成，而下之过早；或腑实已成，下之燥实虽去，而余热尚存，致邪热乘虚入里，郁于胸膈而成栀子豉汤证。其外有热，手足温，是下后无形邪热未尽，散漫于表之故。心中懊憹，乃邪热内扰心神之故。胸膈毗邻胃脘，热既炎上，胃脘亦受其扰，故胃脘嘈杂，似饥非饥。邪热郁于胸膈，难以消谷，则不能进食。邪热蒸腾于上，不能全身作汗，故但头汗出。病之重点为热郁胸膈，故用栀子豉汤，清宣郁热。

【原文】阳明病，自汗出，若发汗，小便自利者，此为津液内竭，虽硬不可攻之，当须自欲大便，宜蜜煎导而通之。若土瓜根及大猪胆汁，皆可为导[1]。(233)

蜜煎方　食蜜[2]七合

上一味，于铜器内内，微火煎，当须凝如饴状，搅之勿令焦着，欲可丸，并手捻作挺[3]，令头锐，大如指，长二寸许，热时急作，冷则硬。以内内谷道[4]中，以手急抱，欲大便时乃去之。疑非仲景意，已试甚良。

又大猪胆一枚，泻汁，和少许法醋[5]，以灌谷道内内，如一食顷[6]，当大便出宿食恶物，甚效。

【注释】

[1] 导：有因势利导之意。如津伤便秘者，用滑润类药纳入肛门，引起排便，称为导法，为外治法中的一种。

[2] 食蜜：即蜂蜜。

[3] 挺：根也，量词。

[4] 谷道：即肛门。

[5] 法醋：即食用醋。

[6] 一食顷：约吃一顿饭的时间。

【提要】津伤便硬，便意频繁而不解者，宜用导法。

【精解】此因阳明病，本自汗出，更用发汗，损伤津液，加之小便自利，津液更伤，致使津液内竭而大便结硬，干涩难解。此与胃热燥实之承气证不同，故不可攻下。津液内竭，大便硬结，一般可用润下通便法。然若燥粪阻结于直肠下端，迫于肛门，便意频繁，欲出而不得出，呈常自欲大便状，则当因势利导，使用导下法。即以润滑之品，纳入肛内，就近滋润，则燥粪可下。本条蜜煎导方，治在润燥通便；土瓜根方，治在利气通便；猪胆汁方，治在清热导便，可酌情选择施用。

【原文】大下后，六七日不大便，烦不解，腹满痛者，此有燥屎也。所以然者，本有宿食故也，宜大承气汤。(241)

【提要】论下后燥屎复结的证治。

【精解】今大下后六七日，又不大便，症见烦不解、腹满痛，是下后燥屎虽去，而邪热未尽，津液未复，则六七日所进食物，未能消磨运化，变为宿食，又与肠中燥热相合变为燥屎。此虽在大下后，然燥屎复结，腑实证俱，故仍宜用大承气汤通腑泻热，下其燥屎。

【原文】伤寒吐后，腹胀满者，与调胃承气汤。(249)

【提要】论阳明燥实腹满的证治。

【精解】伤寒误用吐法，胃及上焦之邪可因涌吐而出，然肠腑之糟粕为吐法所不及，则依然留滞肠中。且因吐后津伤，易使邪热内陷，以致胃肠燥热，与糟粕搏结，形成燥屎，阻结于肠道，致使腑气不通，故有腹胀满之突出症状。可用调胃承气汤以泻热去实，润燥软坚。

【原文】太阳病，若吐若下若发汗后，微烦，小便数，大便因硬者，与小承气汤和之愈。（250）

【提要】论太阳病误治后津伤热结成实的证治。

【精解】太阳病，当发汗解表，若发汗太过，或误用吐下，使津液受伤，外邪深入阳明，化热成燥，而为阳明内实之证。其心烦微，则知大便虽硬，燥坚之程度亦微，自非大实大满之证，故治以轻下之法，用小承气汤下其邪热燥结，使胃肠气机通畅。

辨少阳病脉证并治

【原文】少阳中风，两耳无所闻，目赤，胸中满而烦者，不可吐下，吐下则悸而惊。（264）

【提要】论少阳中风证治、禁忌及误治后的变证。

【精解】少阳中风，是风邪侵入少阳之经。足少阳经脉起于目锐眦，走于耳中，下胸中，贯膈；手少阳之脉上耳后，入耳中，出耳前，止于目锐眦，其支者布胸中，络心包，下膈。少阳内寄相火，又为风邪所犯，风火相煽，循经上扰，清窍壅滞，故耳聋、目赤；邪滞少阳经脉，枢机不利，则胸中满而烦。可见本证是无形之风火上扰少阳经脉所致，应治以和解枢机，清降胆火。若误认胸满而烦为实邪阻滞，而用吐下之法，非但风火不除，势必耗伤气血，导致胆气内虚，心失所养，而出现心悸、惊惕等变证，故少阳病禁用吐下之法。

辨太阴病脉证并治

【原文】太阴中风，四肢烦疼，脉阳微阴涩[1]而长者，为欲愈。（274）

【注释】

[1] 阳微阴涩：即脉浮取微、沉取涩。

【提要】论太阴中风欲愈的脉证。

【精解】太阴外受风邪，应当脉浮，今浮取而微，说明邪气渐轻，外邪将解；脉沉取而涩，乃脾虚气弱夹有湿邪。此症较轻，经过适当治疗或自身阳气来复可转愈。预后可通过脉象的变化测知。《素问·脉要精微论篇第十七》谓"长则气治"，若阳微阴涩脉逐渐转变为长脉，说明脾阳渐复，气血渐充，乃正气来复，邪气将去之征。故言"脉阳微阴涩而长者，为欲愈"。

【原文】太阴病，脉浮者，可发汗，宜桂枝汤。（276）

【提要】论太阴兼表的证治。

【精解】太阴病，脉当缓弱，今脉反浮，说明里虚不甚且外兼有表邪，故可用汗法。既兼太阳表证，故除脉浮外，还可伴见头痛、恶寒、四肢疼痛、低热等；既曰"太阴病"，亦当有便溏，或脘腹胀，或食少纳差等。以桂枝汤治疗，既可调脾胃，又可和营卫，祛邪而不伤正，寓有建中之意，从而达到扶正祛邪的目的。

【原文】伤寒脉浮而缓，手足自温者，系在太阴。太阴当发身黄，若小便自利者，不能发黄。至七八日，虽暴烦下利日十余行，必自止，以脾家实[1]，腐秽[2]当去故也。（278）

【注释】

[1] 脾家实：即脾阳恢复之义。

[2] 腐秽：指肠中腐败秽浊之物。

【提要】论太阴病转愈的临床表现和机制。

【精解】"伤寒脉浮而缓……系在太阴"，阐明本病外感风寒，初起即外联太阳、内涉太阴。太阴为至阴，是三阴病的初始阶段，邪气外袭，正气尚有一定的抗邪能力，故脉浮。而脉缓则是太阴病主脉，说明脾阳不足同时存在。三阳病皆有发热，三阴病多无发热，今外邪初感，病关太阳、太阴之间，出入未定，故既无太阳之发热恶风，亦无太阴之腹满、呕吐等。因其邪正交争较为缓和，故仅见"手足自温"。"太阴当发身黄……不能发黄"，论述了太阴寒湿可能发黄的机制。太阴为湿土之脏，各种原因导致脾虚运化失职，寒湿内阻，影响肝胆疏泄，胆汁不循常道，溢于周身则发黄，故曰"太阴当发身黄"。

"至七八日……腐秽当去故也"，是言太阴病向愈的表现及机制。病至七八日，骤然发生烦扰不安，下利日十余行等表现，说明脾阳来复，正邪剧争，正胜邪却，腐秽随大便而出，是疾病向愈的佳兆，邪尽之后下利必自然停止。如何判断"暴烦下利日十余行"的预后呢？若伴有手足不温，神疲畏寒，苔腻不化等症，说明病情加重，则下利不能自止；反之，若伴手足温和，食欲转佳，精神慧爽，苔腻渐化，则说明脾阳恢复，疾病向愈，下利可自止。

【原文】太阴为病，脉弱，其人续自便利，设当行大黄、芍药者，宜减之。以其人胃气弱，易动故也。（280）

【提要】论脾虚气弱者当慎用攻伐之品。

【精解】太阴病，脉弱，为太阴病的主脉，乃太阴脾虚，正气不足所致。若阳虚加重，使脾胃升降失常，脾气不升，寒湿下注，出现下利。此时即使出现络脉不和、气滞血瘀的"腹满时痛"或"大实痛"，而当用桂枝加芍药汤或桂枝加大黄汤时，方中大黄、芍药的用量宜轻。本条强调应根据患者的体质及脉证来增减药量，使方药更适合病情，体现"因人制宜"的组方遣药思路。

辨少阴病脉证并治

【原文】病人脉阴阳俱紧，反汗出者，亡阳也，此属少阴，法当咽痛而复吐利。(283)

【提要】辨少阴亡阳的脉证。

【精解】脉阴阳俱紧，指寸、关、尺三部皆紧。如脉浮紧兼头痛发热，则为太阳伤寒；此当为脉沉紧，为少阴里寒偏盛。寒主收引，寒性凝滞，里寒之证不应有汗，今反汗出者，乃虚阳外亡之征象，故曰"亡阳也"。少阴经脉循咽喉，虚阳循经上扰，郁于咽嗌，故有咽痛之症，多不红不肿，与实热证迥异。阴寒内盛，中阳不守，升降失职，则上为吐逆，下为泄利。

【原文】少阴病，脉细沉数，病为在里，不可发汗。(285)

【提要】少阴病禁汗。

【精解】发汗为解表之法，少阴为里证，其脉沉，发汗自当禁用。少阴有热化和寒化之异：若热化证，脉沉而细数为阴虚有热，治当养阴清热，不可发汗，误汗则伤阴动血，导致下厥上竭；若寒化证，脉沉细之中兼数，但按之散而无力，为阳虚寒盛，虚阳浮越之象，治当驱寒回阳，更不可发汗，误汗则致亡阳。

【原文】少阴病，脉微，不可发汗，亡阳故也；阳已虚，尺脉弱涩者，复不可下之（286）

【提要】少阴病阴阳两虚，禁用汗下。

【精解】少阴病脉微，表明心肾阳气已衰，不可发汗，误汗则可亡阳。少阴病尺脉弱涩，则阴血亦虚，不但不能发汗，也不可攻下，误下则可竭阴。本条论阳虚禁汗，阴血虚禁下，意在前后对比，互文见义。汗、下等攻邪之法，对于少阴病无论阳虚、阴虚或阴阳两虚，均在禁用之列。

【原文】少阴病，脉紧，至七八日，自下利，脉暴微[1]，手足反温，脉紧反去者，为欲解也，虽烦，下利必自愈。(287)

【注释】

[1] 脉暴微：指脉象由紧突然变为微弱。

【提要】 少阴病，阳回自愈的辨证。

【精解】 "少阴病，脉紧"，是寒邪初犯少阴，正邪相争，胜负难料。"至七八日，自下利，脉暴微，手足反温，脉紧反去"，是正邪经过七八日剧烈相争，胜负已见分晓。由于烦、自下利、脉暴微三者发生均具备两面性，既可见于阳气虚衰，阴寒内盛，又可见于阳气来复，病情向愈。今虽下利，手足反见温暖，脉紧反去，是由紧脉转为和缓之脉，当是少阴阳气来复，阴寒退去之机转。

【原文】 少阴病，得之二三日，麻黄附子甘草汤微发汗。以二三日无证[1]，故微发汗也。(302)

麻黄附子甘草汤方　麻黄二两去节，甘草二两炙，附子一枚炮，去皮，破八片

上三味，以水七升，先煮麻黄一两沸，去上沫，内诸药，煮取三升，去滓。温服一升，日三服。

【注释】

[1] 无证：《金匮玉函经》及《注解伤寒论》均作"无里证"，当是。

【提要】 论少阴兼表轻证的证治。

【精解】 本条叙证简略，应与 301 条互参。301 条言"反发热，脉沉"，揭示了少阴阳虚兼表的证候特征。本条亦应有此二症。"无里证"，指无呕利、厥逆等里证，并非无阳虚脉沉之里证，即里虚不甚，未至下利厥逆的程度，这正说明了本证与麻黄细辛附子汤证的里虚不甚而兼外感的证候特点。

【原文】 少阴病，下利咽痛，胸满心烦，猪肤汤主之。(310)

猪肤汤方　猪肤一斤

上一味，以水一斗，煮取五升，去滓，加白蜜一升，白粉[1]五合，熬香，和令相得。温分六服。

【注释】

[1] 白粉：即米粉。

【提要】 论少阴阴虚，虚热上扰咽痛的证治。

【精解】 本条下利，是少阴阴虚内热，邪热下迫所致，且下利则阴液更伤，阴虚不能制阳，则虚热上犯，于是咽痛。今少阴阴亏，虚热循经上扰，经气不利，故除咽痛外，尚有胸满心烦。证以阴虚为本，然利久伤脾，脾虚则津液难复，故以猪肤汤滋阴润燥，扶脾止利。

【原文】 少阴病，咽中伤，生疮[1]，不能语言，声不出者，苦酒汤主之。(312)

苦酒汤方　半夏十四枚洗，破如枣核，鸡子一枚去黄，内上苦酒，着鸡子壳中

上二味，内半夏着苦酒[2]中，以鸡子壳置刀环[3]中，安火上，令三沸，去滓。少少含咽之。不差，更作三剂。

【注释】

[1] 生疮：指咽部受到损伤，局部发生溃烂。

[2] 苦酒：即米醋。

[3] 刀环：即刀柄一端之圆环。可架鸡蛋壳于环中，今可用粗铁丝作圆环带柄以置蛋壳。

【提要】 论少阴痰热阻闭，咽伤生疮的证治。

【精解】 少阴病证见咽部损伤，局部溃烂、言语困难而声音不出者，是邪热与痰浊阻闭咽喉所致。因痰热阻闭咽部，局部为之蒸腐，故咽中损伤，生疮。痰热阻闭咽喉，波及会厌，故不能语言，声不出。治用苦酒汤以清热涤痰、敛疮消肿。

【原文】 少阴病，咽中痛，半夏散及汤主之。(313)

半夏散及汤方　半夏洗，桂枝去皮，甘草炙

上三味等分，各别捣筛已，合治之。白饮和服方寸匕，日三服。若不能散服者，以水一升，煎七沸，内散两方寸匕，更煮三沸，下火，令小冷，少少咽之。半夏有毒，不当散服。

【提要】 论少阴客寒咽痛的证治。

【精解】 本条叙证简略，仅提"咽中痛"一症。但本方由半夏、桂枝、炙甘草组成，桂枝辛温以散风寒，半夏辛燥以涤痰散结，可知此证之咽痛乃风寒客于少阴之经并兼痰浊阻络所致。既是风寒兼湿客于咽喉，则其咽虽痛但红肿不甚，同时当伴见恶寒、气逆欲呕、咳嗽痰多、舌苔白滑等。故治用半夏散及汤散寒通阳，涤痰开结。

【原文】 少阴病，得之二三日，口燥咽干者，急下之，宜大承气汤。(320)

【提要】 少阴热化，燥实伤津，真阴将竭，宜急下存阴。

【精解】 少阴病，得之二三日，表明病属初起，而即见口燥咽干等，为邪入少阴，病从热化，灼伤肾阴，阴亏不能上润所致。本条既言急下，则必有胃家实可下之证，如腹满硬痛，不大便等，是为少阴热化，津伤肠燥，邪归阳明，燥结成实所致。若不急下，则炎炎之火有灼尽真阴之势，故用大承气汤急下燥热结实，以保存欲竭之阴液。

【原文】 少阴病，饮食入口则吐，心中温温[1]欲吐，复不能吐。始得之，手足寒，脉弦迟者，此胸中实，不可下也，当吐之；若膈上有寒饮，干呕者，不可吐也。当温之，宜四逆汤。(324)

【注释】

[1] 温(yùn)温：温，同愠。心中自觉烦愦不适。

【提要】 论少阴病膈上有寒饮与胸中实邪的辨证。

【精解】 饮食入口则吐，心中愠愠欲吐，复不能吐，是少阴阴寒上逆的临床表现。

本病初起，即见手足冷，而脉象弦迟，则不是少阴虚寒证，而是邪阻胸中的实证。由于痰食之邪阻滞胸膈，正气向上驱邪，故饮食入口则吐；不进食时，心中亦愠愠不适而上泛欲吐，然而实邪阻滞不行，故复不能吐。胸中阳气被实邪所阻，不得布于四末，故手足寒，邪结阳郁，故脉象弦迟。实邪在上，不可攻下，治当因势利导，"其高者，因而越之"，所以"当吐之"。如果是膈上寒饮而干呕，则为少阴阳虚，因为寒饮虽在膈上，其源实由于脾肾阳虚，不能化气布津而津液停聚所致。因此，切不可误诊为胸中实邪而用吐法，治宜四逆汤，温运脾肾之阳以化寒饮，阳复则饮去，而诸症自愈。痰食阻滞为实，寒饮留膈缘于阳虚，实则宜吐，虚则宜温。

辨厥阴病脉证并治

【原文】诸四逆厥者，不可下之，虚家亦然。(330)

【提要】论寒厥和虚证之厥不可用攻下之法。

【精解】寒厥为阳气衰微，阴寒内盛，治当急救回阳，若误用攻下，易致亡阳之变。"虚家亦然"言凡正气内虚之厥证，不论气虚、血虚、阳虚、阴虚，均不可用下法。335条"厥应下之"与本条"不可下之"看似矛盾，恰是对立的统一，因前者是热厥的治疗原则，后者则是虚寒厥的治禁。病机不同，治则相异，充分体现了辨证论治的思想。

【原文】伤寒热少微厥，指头寒，嘿嘿不欲食，烦躁。数日，小便利，色白者，此热除也，欲得食，其病为愈。若厥而呕，胸胁烦满者，其后必便血。(339)

【提要】论热厥轻证及其两种转归。

【精解】厥阴与少阳互为表里，少阳主外，厥阴主内，阳气外而不内则发热，病属少阳；阳气内而不外则厥逆，病属厥阴。因里热较轻，阳气内郁不甚，故仅表现为指头寒的微厥，阳郁于内，影响脾胃则不欲饮食，影响情志则神情默默、烦躁。

【原文】大汗出，热不去，内拘急[1]，四肢疼，又下利厥逆而恶寒者，四逆汤主之。(353)

【注释】

[1] 内拘急：腹中挛急不舒。

【提要】论阴阳两虚厥逆的辨治。

【精解】太阳病发汗太过，致表邪不尽，阳气外亡。热不去而恶寒，为表证仍在。厥逆下利，为阳虚寒盛。四肢疼痛，腹内拘急，为阳虚失温、阴虚失养。虽表里兼病，急当救里。虽阴阳两虚，因厥逆已见，阳亡在即，故急以四逆汤温阳救逆。

【原文】大汗，若大下利而厥冷者，四逆汤主之。(354)

【提要】论误治伤阳而致厥冷的治法。

【精解】大汗则阳亡于外，大下利则阳亡于内。汗下太过，阳衰阴盛，不能温养四肢脏腑则厥利并见，故当急温，回阳救逆，四逆汤主之。

【原文】伤寒六七日，大下后，寸脉沉而迟，手足厥逆，下部脉不至，喉咽不利，唾脓血，泄利不止者，为难治，麻黄升麻汤主之。(357)

麻黄升麻汤方　麻黄二两半去节，升麻一两一分，当归一两一分，知母十八铢，黄芩十八铢，葳蕤十八铢一作菖蒲，芍药六铢，天门冬六铢去心，桂枝六铢去皮，茯苓六铢，甘草六铢炙，石膏六铢碎，绵裹，白术六铢，干姜六铢

上十四味，以水一斗，先煮麻黄一两沸，去上沫，内诸药，煮取三升，去滓，分温三服。相去如炊三斗米顷令尽，汗出愈。

【提要】论伤寒误治后肺热脾寒的证治。

【精解】伤寒六七日，为邪气内传之时。本条是表证未除而误用苦寒攻下，如此不仅病不得愈，反使表邪内陷，阳气郁遏，以致伤阴伤阳而发生一系列的变证。上焦阳热之邪内郁，则寸部脉沉而迟；阴伤而阳热郁闭于上则咽喉痹阻，灼伤络脉，故咽喉不利而吐脓血；阳气内郁不达四肢则手足厥冷；阳气受损、寒邪在下，则下利不止，尺部脉不至。此阴阳上下并受其病，寒热错杂而又虚实兼见，若单治寒则遗其热，单治热则助其寒，补虚而助其实，泻实则碍其虚，故称"难治"。

【原文】下利腹胀满，身体疼痛者，先温其里，乃攻其表。温里，宜四逆汤；攻表，宜桂枝汤。(372)

【提要】论下利兼表的辨证论治。

【精解】下利腹胀满，是脾肾阳虚，清气不升，浊阴中阻，当伴见下利清谷，手足厥逆，脉微细无力等。身体疼痛，属表邪未尽。病为表里同病，里虚寒为急为重，治当先用四逆汤治里，后用桂枝汤治表。

【原文】呕而脉弱，小便复利，身有微热，见厥者难治，四逆汤主之。(377)

【提要】论阳虚阴盛呕逆的证治。

【精解】呕为临床常见症状，病性有寒热虚实之分，证情有轻重缓急之别，当结合脉证以综合判断。今症见"呕而脉弱"，脉弱为正虚阳弱之征象，本证是里阳虚，胃寒气逆而致呕。"小便复利"，即小便清长而利，是因阳虚失于固摄所致。结合呕而脉弱及小便通利来看，本证应属脾肾虚寒，火不生土之候。虚寒之证，出现"身有微热"，若属阳气回复之兆，当无肢厥表现，现仍见四肢厥冷，则非阳复，而是阴盛格阳，虚阳外越之象。阳虚阴寒内盛，格阳于外，故预测其证"难治"。

辨霍乱病脉证并治

【原文】问曰：病发热，头痛，身疼，恶寒，吐利者，此属何病？答曰。此名霍乱。霍乱自吐下，又利止，复更发热也。（383）

【提要】论霍乱兼表之证及其与伤寒的鉴别。

【精解】本条所述证候是霍乱兼表证。因霍乱可由感受外邪引发，故除见吐利交作外，亦可伴恶寒发热、头痛身疼的表证。此霍乱兼表之证与太阳伤寒证有所不同：太阳伤寒证，以恶寒发热、头身疼痛的表证为主，只有当表邪内迫，影响脾胃升降之时方见呕吐下利；而霍乱以吐利为主，往往起病即见吐利，且吐利证情较重，虽兼见表证，而吐利之势与伤寒有别。

【原文】吐利止，而身痛不休者，当消息[1]和解其外，宜桂枝汤小和之。（387）

【注释】

[1] 消息：斟酌的意思。

【提要】论霍乱里和表未解的证治。

【精解】吐利乃霍乱病的主症，"吐利止"，说明里气已和，脾胃升降之机已复，病自向愈。"身痛不休"，是营卫不和，表邪未尽之象。表不解，自当解表，但考虑此证在霍乱吐利之后，正气难免有所损伤，故当视邪正盛衰情况，斟酌用药以解其外，故云"当消息和解其外"。吐利之后，脾胃气弱，正气未复，不耐麻黄汤峻汗，宜用桂枝汤微发汗解肌表之邪。

【原文】吐利汗出，发热恶寒，四肢拘急[1]，手足厥冷者，四逆汤主之。（388）

【注释】

[1] 拘急：拘挛紧急，俗称抽筋。

【提要】辨吐利亡阳的证治。

【精解】霍乱吐利交作，极易损伤脾肾阳气。阳虚不固则汗出；阳虚阴盛，虚阳外越则恶寒发热；阳虚四末失温，则手足厥冷。本证吐利较甚，不但阳气外亡，阴液亦耗，即"液脱"，从而形成阴阳两虚之证，筋脉失其温养，故四肢拘挛紧急。

【原文】既吐且利，小便复利，而大汗出，下利清谷，内寒外热，脉微欲绝者，四逆汤主之。（389）

【提要】论霍乱吐利亡阳，里寒外热的证治。

【精解】"既吐且利"，即吐利交作。既吐且利，津液耗竭，小便本应短少而不利，今小便反利，则是元阳随吐利伤亡，也即282条"下焦虚有寒，不能制水"之意，所以小便清长而通利。阳虚不能固护肌表，腠理开泄，因而大汗出。少阴肾阳既虚，脾胃中阳亦衰，饮食水谷失于腐熟温化，故而下利清谷。上述见证表明真阳极虚，不能固摄阴液。若虚阳被盛阴格拒而外越，则形成"内寒外热"的真寒假热之象。心肾阳衰，无力鼓动血脉，则脉微欲绝，似有似无。本证临床当属危急重证，虽有津液之耗，但挽救一线之微阳刻不容缓，故以四逆汤急救回阳为先。

【原文】吐利发汗，脉平[1]，小烦[2]者，以新虚不胜谷气故也。(391)

【注释】

[1] 脉平：脉见平和之象。

[2] 小烦：微觉烦闷。

【提要】论霍乱病后的饮食调护。

【精解】霍乱病经治疗后，吐利已断，汗出亦止，且脉见平和，说明大邪已去，阴阳调畅，表里和合，病情向愈。若仍觉微烦不适，多为霍乱吐泻之后，大病新瘥之余，脾胃之气尚弱，饮食水谷不得消化所致，此时只需适当调节饮食，待脾胃气逐渐恢复即可。且不可仅凭"烦"误作邪气复结，而滥用攻伐之品。

辨阴阳易差后劳复病脉证并治

【原文】病人脉已解，而日暮微烦，以病新差，人强与谷，脾胃气尚弱，不能消谷，故令微烦，损谷[1]则愈。(398)

【注释】

[1] 损谷：即减少饮食。

【提要】论瘥后当注意饮食调养。

【精解】患者脉平热退，大病已去，唯日暮微烦，即每于傍晚时分见轻微的心烦，或见轻微的烦热，此乃大病初愈，其人脾胃功能尚弱，因勉强进食，食滞胃肠。日暮乃酉时（17~19时）前后，为阳明经气旺时，食滞阳明，胃气不和，积而化热，故日暮微烦。因此本证之微烦，是由"强与谷"所致，故不须服药治疗，只要适当节制饮食，即可自愈。

金匮要略篇

一级条文

脏腑经络先后病脉证第一

【原文】问曰：上工[1]治未病[2]，何也？师曰：夫治未病者，见肝之病，知肝传脾，当先实脾[3]，四季脾旺[4]不受邪，即勿补之。中工不晓相传，见肝之病，不解实脾，惟治肝也。

夫肝之病，补用酸，助用焦苦，益用甘味之药调之……肝虚则用此法，实则不在用之。

经曰：虚虚实实，补不足，损有余。是其义也。余脏准此。（1）

【注释】

[1] 上工：指高明的医生。

[2] 治未病：这里指治未病的脏腑。

[3] 实脾：即调补脾脏之意。

[4] 四季脾旺：即农历三、六、九、十二各月之末十八天，为脾土当旺之时。这里可理解为一年四季脾气都很旺盛之意。

【提要】本条从整体观念出发，论述了治未病的法则，包括已病防变和虚实异治。

【精解】杂病论治需注意脏腑之间的关系，一脏有病，可殃及他脏，治疗时须关注其未病之脏腑，以防疾病传变，此即治未病之意。如见肝实之病，当知肝病最易传脾，故治肝的同时，注意调补脾脏，使脾气充实，防止肝病蔓延。如果脾气本旺，则不必实脾。反之，见肝之病，不解实脾，惟治其肝，乃缺乏整体观念，难获疗效。

治病当分虚实。以肝虚证为例，补用酸，助用焦苦，益用甘味之药调之。酸入肝，补之以本味；焦苦入心，助心火以制约肺金；甘味之药能够调和中气；至于肝实病证，则须泻肝顾脾，不宜用此法。

最后引用经文总结了虚实异治的治疗法则：虚者补之，实者泻之。肝病如此，其他诸脏亦以此类推。

【原文】问曰：病有急当救里、救表者，何谓也？师曰：病，医下之，续得下利清谷[1]不止，身体疼痛者，急当救里；后身体疼痛，清便自调[2]者，急当救表也。（14）

【注释】

[1] 下利清谷：指泻下清稀，完谷不化。

[2] 清便自调：指大便已恢复正常。

【提要】本条论述表里同病时的先后缓急治则。

【释义】在表里证同时出现时，首先应分辨证情的先后缓急，急者先治，缓者后治。如病在表，若误下之，伤其脾胃，以致表证之身体疼痛未除，里证之下利清谷不止又起，此时正气已虚，不能抗邪，权衡表里轻重，应以里证为急，故应先救其里。后身体疼痛的表证仍然存在，又须救表以祛其邪，防止传变入里。

【原文】夫病痼疾[1]，加以卒病[2]，当先治其卒病，后乃治其痼疾也。（15）

【注释】

[1] 痼疾：难治的慢性久病。

[2] 卒病：突然发生的新病。

【提要】本条论述痼疾加卒病的先后缓急治则。

【精解】在新病与久病同时存在时，应首先分别证情的先后缓急，急者先治，缓者后治。一般来说，久病势缓，卒病势急；且痼疾难拔，卒病易治，因此当先治其卒病，后治其痼疾。

【原文】夫诸病在脏[1]，欲攻[2]之，当随其所得[3]而攻之。如渴者，与猪苓汤。余皆仿此。（17）

【校注】

[1] 在脏：此泛指在里的疾病。

[2] 攻：作"治"解。

[3] 所得：指病邪所合、所依附的意思。

【提要】本条举例说明治疗杂病须随其所得的治法。

【精解】病邪在里痼结不解，医者应审证求因，施以恰当的治法。例如渴而小便不利，审其因若为热与水结而伤阴者，当予猪苓汤清热育阴利水，水去而热除，渴亦随之而解。其他病证亦可依此类推。

痉湿暍病脉证治第二

【原文】太阳病，发热无汗，反恶寒[1]者，名曰刚痉。（1）

太阳病，发热汗出而不恶寒[2]，名曰柔痉。（2）

【注释】

[1] 反恶寒：《甲乙经》卷七第四无"反"字。《金鉴》疑"反"字为衍文。

[2] 不恶寒：《脉经》卷八第二"而不恶寒"下有细注"一云恶寒"，据文义，可从。

【提要】 上两条论述外感痉病的分类及鉴别要点。

【精解】 痉病由外感所致，初期病在表，故言"太阳病"。风寒表实者发热恶寒无汗，风寒表虚者发热汗出恶风。痉病初期兼风寒表实者，名为刚痉；兼中风表虚者，名为柔痉。既名为"痉"，须具备项背强急、口噤等筋脉拘急之症。

【原文】 太阳病，其证备，身体强，几几然[1]，脉反沉迟，此为痉，栝楼桂枝汤主之。(11)

栝楼桂枝汤方　栝楼根二两，桂枝三两，芍药三两，甘草二两，生姜三两，大枣十二枚

上六味，以水九升，煮取三升，分温三服，取微汗。汗不出，食顷，啜热粥发之。

【注释】

[1] 几几 (shū) 然：比喻项背强急，俯仰不能自如的样子。几，鸟之短羽。几几，小鸟伸颈欲飞貌。

【提要】 本条论述柔痉的证治。

【精解】 太阳表虚诸症俱备，如头项强痛、发热、汗出、恶风等。今见全身强急而几几然，即全身筋脉拘急的表现；太阳中风脉当浮缓，今反见沉迟，是体内津液不足，筋脉失养而拘急之象。以上诸症具有太阳表虚和痉病早期表现，故为柔痉。病属素体津液不足，感受风邪，营卫不利，筋脉失养。治用栝楼桂枝汤解肌祛邪，生津柔筋。方中栝楼根生津柔筋，合桂枝汤解肌祛邪，调和营卫。本方证可与《伤寒论》太阳病桂枝加葛根汤证鉴别。彼为邪盛于表，兼项背强几几，故以桂枝汤加葛根解肌祛邪为主。此是柔痉，素体津伤于里，故重用栝楼根生津柔筋。

【原文】 太阳病，关节疼痛而烦，脉沉而细一作缓者，此名湿痹[1]。《玉函》云中湿。湿痹之候，小便不利，大便反快，但当利其小便。(14)

【注释】

[1] 湿痹：湿邪流注关节，闭阻筋脉气血，出现关节疼痛的病证。

【提要】 本条论述湿痹证候及治法。

【精解】 湿为六淫之一，首犯太阳之表而见太阳病；湿易痹着筋脉关节，导致阳气不通，故关节痛剧而烦。湿从外来，脉应浮缓，今脉沉而细，沉主里，细主湿，说明里有湿。里湿之症如小便不利者，由湿阻于中，阳气不化；大便反快者，为湿趋于肠。故本证为内外合邪，痹阻阳气。法当利小便，先祛里湿。所谓"治湿不利小便，非其治也"。

【原文】 风湿相搏，一身尽疼痛，法当汗出而解，值天阴雨不止，医云此可发汗，汗之病不愈者，何也？盖发其汗，汗大出者，但风气去，湿气在，是故不愈也。若治风湿者，发其汗，但微微似欲出汗者，风湿俱去也。(18)

【提要】本条论述风湿在表的发汗法。

【精解】风湿相合侵及体表，郁于肌腠，流注关节，筋脉不利，故一身尽痛。若逢天阴雨不止，两湿相合，外湿更甚。外湿当汗，但汗之病仍不愈，这是汗不得法的缘故。风为阳邪，其性轻扬，表散迅速。湿为阴邪，其性重浊黏滞，难以骤除。如发汗太过，则风去湿存，且阳气损伤，故病不愈。风湿在表的治法应是微汗，以使阳气缓缓蒸腾而不致骤泄，则营卫畅通，风湿俱去。

【原文】湿家身烦疼，可与麻黄加术汤发其汗为宜，慎不可以火攻[1]之。(20)

麻黄加术汤方　麻黄三两去节，桂枝二两去皮，甘草一两炙，杏仁七十个去皮尖，白术四两

上五味，以水九升，先煮麻黄，减二升，去上沫，内诸药，煮取二升半，去滓，温服八合，覆取微似汗。

【注释】

[1] 火攻：指艾灸、温针、熨、熏等外治法。

【提要】本条论述寒湿表实的证治。

【精解】湿病之人身体疼痛而烦扰不宁，这是寒湿痹阻，阳郁不通所致。以方测证，当有恶寒、发热、无汗等表寒证。故用麻黄加术汤，发汗散寒除湿，温通经脉止痛。表证当从汗解，且遵循微汗法，故加白术。此处麻黄汤得术，虽发汗不致多汗，术合麻黄，并行表里之湿，故为寒湿表实的正治之剂。本证不宜火攻发汗，否则既可令大汗淋漓，风去湿存，又可使火热内攻，与湿相合，引起发黄、衄血等变证。

【原文】病者一身尽疼，发热，日晡[1]所剧者，名风湿。此病伤于汗出当风，或久伤取冷所致也。可与麻黄杏仁薏苡甘草汤。(21)

麻黄杏仁薏苡甘草汤方　麻黄半两去节，汤泡，甘草一两炙，薏苡仁半两，杏仁十个去皮尖，炒

上锉麻豆大，每服四钱匕，水盏半，煮八分，去滓，温服，有微汗，避风。

【注释】

[1] 日晡：指下午3~5时。

【提要】本条论述风湿表实的病因和证治。

【精解】风湿在表，故一身尽疼痛。风与湿合，渐趋化热，故每到下午阳明气旺之时，正邪相争，发热加重。其病多由汗出时外受风邪，汗液滞留为湿，或贪凉生湿，风湿相合，侵犯肌腠所致。病属风湿表实，有化热之势。治当以麻杏苡甘汤轻清宣化，解表祛湿。方中麻黄、甘草微发其汗；杏仁宣肺利气以助汗解；薏苡仁甘淡微寒，一可淡渗利湿、通络止痛，二使辛温发散中兼具凉解之用。

【原文】风湿，脉浮，身重，汗出，恶风者，防己黄芪汤主之。(22)

防己黄芪汤方　防己一两，甘草半两炒，白术七钱半，黄芪一两一分去芦

上剉麻豆大，每抄五钱匕，生姜四片，大枣一枚，水盏半，煎八分，去滓，温服，良久再服。喘者，加麻黄半两；胃中不和者，加芍药三分；气上冲者，加桂枝三分；下有陈寒者，加细辛三分。服后当如虫行皮中，从腰下如冰，后坐被上，又以一被绕腰以下，温令微汗，差。

【提要】本条论述风湿兼气虚的证治。

【精解】脉浮身重，是风湿在表。汗出恶风，是气虚卫表不固。风湿在表，法当汗解，但表气已虚，故用防己黄芪汤祛风除湿，益气固表。方中黄芪益气固表，除湿，托邪于表；防己辛散苦泄，祛风除湿；白术协黄芪助卫气，合防己祛湿邪；生姜、大枣、甘草调和营卫。本方扶正祛邪、标本兼顾。方后云"服后当如虫行皮中"，是卫阳振奋，风湿欲解的征兆。如患者兼气喘加麻黄以宣肺平喘，兼胃中不和加芍药以调肝理脾胃，兼气上冲者加桂枝降逆平冲，下有陈寒者加细辛通阳散寒。服药后强调"坐被上"，"又以一被绕腰以下"，旨在助之以温，远之以寒，助药力以使病愈。

【原文】伤寒八九日，风湿相搏，身体疼烦，不能自转侧，不呕不渴，脉浮虚而涩者，桂枝附子汤主之；若大便坚，小便自利者，去桂加白术汤主之。(23)

桂枝附子汤方　桂枝四两去皮，生姜三两切，附子三枚炮，去皮，破八片，甘草二两炙，大枣十二枚擘

上五味，以水六升，煮取二升，去滓，分温三服。

白术附子汤方　白术二两，附子一枚半炮，去皮，甘草一两炙，生姜一两半切，大枣六枚

上五味，以水三升，煮取一升，去滓，分温三服。一服觉身痹，半日许再服，三服都尽，其人如冒状[1]，勿怪，即是术、附并走皮中逐水气，未得除故耳。

【注释】

[1] 如冒状：此指瞑眩，即头晕眼花，为服药后的反应。

【提要】本条论述风湿在表兼表阳虚的证治。

【精解】伤寒八九日不解，是因风寒与湿相合，病情缠绵。风寒湿痹着于肌表，经脉不利，故见身体疼烦，不能自转侧。其人不呕不渴，是病邪尚未传里犯胃，亦未郁而化热。风寒夹湿为患，且阳气不振，故脉浮虚而涩。治用桂枝附子汤温阳散寒，除湿止痛。方中桂枝辛温，祛在表的风邪，又温经止痛；附子温经助阳，散寒除湿止痛，为治风寒湿痹要药；生姜、大枣调和营卫，甘草和中缓急。风湿为病，常与素有内湿有关。内湿不化，当小便不利，大便不实。若其人"大便坚，小便自利者"，说明湿气在表，并无里湿，治疗只需驱除表湿。风邪已除，故去桂枝，而加走皮内、逐水气、去湿痹的白术。

百合狐惑阴阳毒病脉证治第三

【原文】论曰：百合病者，百脉一宗[1]，悉致其病也。意欲食复不能食，常默默，欲卧不能卧，欲行不能行，饮食或有美时，或有不用闻食臭时，如寒无寒，如热无热，口苦，小便赤，诸药不能治，得药则剧吐利，如有神灵者，身形如和[2]，其脉微数。每溺时头痛者，六十日乃愈；若溺时头不痛，淅然[3]者，四十日愈；若溺快然，但头眩者，二十日愈。其证或未病而预见，或病四五日而出，或病二十日，或一月微见者，各随证治之。（1）

【注释】

[1] 百脉一宗：百脉，泛指全身之脉；宗，根本。

[2] 身形如和：和，和顺，安和，引申为无病。此言患者看上去无明显病态。

[3] 淅（xī）然：形容怕风、寒栗之状。

【提要】本条论述百合病的病因病机、证候、治疗原则和预后，是百合病的总纲。

【精解】心主血脉，肺朝百脉，心肺为百脉之宗，心肺阴虚则百脉受累，证候百出，故言"百脉一宗，悉致其病"。百合病的临床表现分为两个方面：一是心神不宁证，包括精神、饮食、行为和感觉异常，皆由心阴不足，神无所主所致。二是阴虚内热证，即口苦、小便赤、脉微数等。"如有神灵""诸药不能治，得药则剧吐利"，是言本病辨治颇难，误治则易引起吐泻。肺主通调水道，下输膀胱，膀胱外应皮毛，其脉上行至头，入络脑。故原文以小便时有无头痛、恶寒、头眩来判断百合病的愈期。六十日、四十日、二十日可作为判断疾病轻重或痊愈时间的参考，约略之词，不必拘泥。百合病多为热病之后，余热未清，或因情志不遂，郁火伤阴所致，应根据不同病因，给予恰当的治疗，故曰"各随证治之"。

【原文】百合病不经吐、下、发汗，病形如初者，百合地黄汤主之。（5）

百合地黄汤方　百合七枚擘，生地黄汁一升

上以水洗百合，渍一宿，当白沫出，去其水，更以泉水二升，煎取一升，去滓，内地黄汁，煎取一升五合，分温再服。中病，勿更服，大便当如漆。

【提要】本条论述百合病的正治法。

【精解】百合病未经吐、下、汗等误治，证情如第一条所言，就用百合地黄汤治疗。方以百合清心润肺安神；生地黄汁滋肾水、益心阴、清血热；泉水下热气、利小便，用以煎百合，共成润养心肺，凉血清热之剂。阴复热退，百脉调和，病自可愈。服药后大便呈黑色，为服生地黄汁所致，停药后便会消失。

【原文】狐惑之为病，状如伤寒，默默欲眠，目不得闭，卧起不安，蚀[1]于喉为惑，蚀于阴为狐。不欲饮食，恶闻食臭，其面目乍赤、乍黑、乍白。蚀于上部则声喝[2]，一作嗄[3]。甘草泻心汤主之。（10）

甘草泻心汤方　甘草四两，黄芩、人参、干姜各三两，黄连一两，大枣十二枚，半夏半升

上七味，水一斗，煮取六升，去滓，再煎，温服一升，日三服。

【注释】

[1] 蚀：腐蚀溃烂。

[2] 声喝：说话声音噎塞或嘶哑。

[3] 嗄：指声音嘶哑。

【提要】本条论述狐惑病的临床表现及内服方。

【精解】狐惑病由湿热虫毒内蕴脾胃所致。咽喉及二阴溃烂是其主要临床表现。湿热熏蒸于上，则口咽部蚀烂，声音嘶哑；湿热下注，则二阴溃烂；湿热内蕴，营卫失和，则状如伤寒，默默欲眠；胃失和降，则不欲饮食，恶闻食臭；热扰心神，则目不得闭，卧起不安。面目乍赤、乍黑、乍白提示患者面目之色时有变化，概由邪正相争，气血不和所致，以甘草泻心汤治之。方中生甘草清热解毒，黄连、黄芩苦寒清热解毒，干姜、半夏辛温燥湿，人参、大枣、甘草扶正和胃。本方辛开苦降，共奏清热除湿，扶正解毒之功。

疟病脉证并治第四

【原文】病疟，以月一日发，当以十五日愈；设不差，当月尽解；如其不差，当如何？师曰：此结为癥瘕[1]，名曰疟母[2]，急治之，宜鳖甲煎丸。（2）

鳖甲煎丸方　鳖甲十二分炙，乌扇三分烧，黄芩三分，柴胡六分，鼠妇三分熬，干姜三分，大黄三分，芍药五分，桂枝三分，葶苈一分熬，石韦三分去毛，厚朴三分，牡丹五分去心，瞿麦二分，紫葳三分，半夏一分，人参一分，蜃虫五分熬，阿胶三分炙，蜂窠四分熬，赤消十二分，蜣螂六分熬，桃仁二分

上二十三味为末，取锻灶下灰一斗，清酒一斛五斗，浸灰，候酒尽一半，着鳖甲于中，煮令泛烂如胶漆，绞取汁，内诸药，煎为丸，如梧子大，空心服七丸，日三服。《千金方》用鳖甲十二片，又有海藻三分，大戟一分，蜃虫五分，无鼠妇、赤消二味，以鳖甲煎和诸药为丸。

【注释】

[1] 癥瘕：是腹中有积聚结块的统称，这里指胁下有结块。

[2] 疟母：指疟病迁延日久，反复发作，正气渐衰，疟邪假血依痰，结成痞块，

居于胁下的一种病证。

【提要】本条论述疟母的形成及证治。

【精解】古人认为天气十五日为一更。人与自然相应，天气更移，人身之气亦随之更移。更移时正气旺而胜邪气，则病易愈，说明人与自然界息息相关，疾病的转归与天气变化有关，但对此应灵活看待。如疟病迁延日久，反复发作，必致正气渐衰，疟邪可假血依痰结成痞块，居于胁下而成疟母。疟母不消，正气更衰，故应及时治疗。方用鳖甲煎丸。方中鳖甲软坚散结消癥；乌扇（即射干）、桃仁、牡丹皮、芍药、紫葳（即凌霄花）、赤硝（即硝石）、大黄、鼠妇、䗪虫、蜂窠、蜣螂活血化瘀，杀虫止疟；葶苈、石韦、瞿麦利湿；柴胡、桂枝、干姜、半夏、厚朴、黄芩清热散寒，理气化痰；疟病日久必耗伤气血，故用人参、阿胶益气养血，扶助人体正气。锻灶下灰、清酒为使药，引经入血分，加强活血消癥之功。全方寒热并用，攻补兼施，行气化瘀，除痰消癥。

中风历节病脉证并治第五

【原文】邪在于络，肌肤不仁；邪在于经，即重不胜；邪入于腑，即不识人；邪入于脏，舌即难言，口吐涎。（2）

【提要】本条论述了中风病在络、在经、入腑、入脏的不同特征。

【精解】邪中络脉，比较轻浅，络脉瘀阻，营气不能畅行于肌表，故肌肤麻木不仁，此为中风之轻证。邪痹经脉，气血不能运行于肢体，则肢体重滞难举，此比中络脉较重。邪深入脏腑，浊气蒙闭清窍，神失清灵，志无所主，故出现昏不识人，不能言语，口吐涎等严重症状。此处为后世中风病分中经络和中脏腑立论奠定基础。

【原文】诸肢节疼痛，身体魁羸[1]，脚肿如脱[2]，头眩短气，温温[3]欲吐，桂枝芍药知母汤主之。（8）

桂枝芍药知母汤方 桂枝四两，芍药三两，甘草二两，麻黄二两，生姜五两，白术五两，知母四两，防风四两，附子二枚炮

上九味，以水七升，煮取二升，温服七合，日三服。

【注释】

[1] 身体魁羸：形容关节肿大，身体瘦弱。

[2] 脚肿如脱：脚，《说文·肉部》云："脚，胫也。"该句形容小腿肿胀，且又麻木不仁，似乎和身体要脱离一样。

[3] 温温：作"愠愠"解，指心中郁郁不舒。

【提要】本条论述风湿历节（化热）的证治。

【精解】本证以历节病程日久，风湿渐次化热，湿浊下注，正气已衰为特征。风湿

流注于筋脉关节，气血通行不畅，则诸肢节疼痛，尤以下肢关节肿胀疼痛为甚。全身进行性消瘦，乃病久正衰所致。湿阻中焦，气机不利而上犯，则头目昏眩，短气，心中愠愠欲吐，湿热下注则下肢双足肿胀似脱。治宜桂枝芍药知母汤，祛风除湿，温经散寒，佐以滋阴清热。桂枝芍药知母汤乃桂枝汤去大枣加麻黄、知母、白术、附子、防风而成。方中仍以桂枝、芍药冠名，重在调和营卫气血，其中桂枝、麻黄、防风辛温祛风散寒，附子、白术温阳除湿，知母、芍药养阴清热，生姜和胃降逆，散寒化湿，甘草调和诸药，又以芍药、甘草缓急止痛，以解诸肢节疼痛之苦。

血痹虚劳病脉证并治第六

【原文】血痹阴阳俱微[1]，寸口关上微，尺中小紧，外证身体不仁[2]，如风痹状，黄芪桂枝五物汤主之。（2）

黄芪桂枝五物汤方　黄芪三两，芍药三两，桂枝三两，生姜六两，大枣十二枚

上五味，以水六升，煮取二升，温服七合，日三服。一方有人参。

【注释】

［1］阴阳俱微：指营卫气血俱不足。

［2］不仁：肌肤麻木或感觉迟钝。

【提要】本条论述血痹重证的证治。

【精解】血痹病营卫气血不足，寸口关上微是阳气甚虚；尺中小紧为重感风寒。表现为以肢体局部麻木不仁为特征，如受邪较重，可兼酸痛感，故"如风痹状"，治宜黄芪桂枝五物汤温阳行痹。方用黄芪甘温补气，桂枝、芍药通阳行痹，生姜、大枣调和营卫，共奏益气通阳行痹之效。此乃遵《灵枢·邪气脏腑病形》"阴阳形气俱不足，勿取以针，而调以甘药"之意。

【原文】夫男子平人[1]，脉大为劳，极虚亦为劳。（3）

【注释】

［1］平人：指外形看似无病，其实内脏气血已经虚损之人。

【提要】本条论述虚劳病的脉象总纲。

【精解】此处脉大当大而无力，为有余于外，不足于内之象，是真阴不足，虚阳外浮所致，如浮大或芤脉等；极虚，是轻按觉软，重按则极无力的脉象，为精气内损，元阳不足所致，如沉迟或微等。脉大与极虚，虽形态不同，但都是虚劳病的脉象，所以说："脉大为劳，极虚亦为劳。"此条提示虚劳病的病机多为阴阳两虚证。

【原文】夫失精家[1]，少腹弦急，阴头寒，目眩一作目眶痛，发落，脉极虚芤迟，为清谷，亡血，失精。脉得诸芤动微紧，男子失精，女子梦交[2]，桂枝加龙骨牡蛎汤主之。(8)

桂枝加龙骨牡蛎汤方《小品》云：虚羸浮热汗出者，除桂，加白薇、附子各三分，故曰二加龙骨汤。

桂枝、芍药、生姜各三两，甘草二两，大枣十二枚，龙骨、牡蛎各三两

上七味，以水七升，煮取三升，分温三服。

【注释】

[1] 失精家：指经常梦遗、滑精之人。

[2] 梦交：夜梦性交。

【提要】本条论述虚劳失精的证治。

【精解】久患失精之人，阴精损耗太过，阴损及阳，下焦失于温煦，故少腹弦急，前阴寒冷；精衰血少，则目眩发落。极虚脉乃阳气亏虚，鼓动无力所因，芤迟脉乃精血亏少，虚阳浮越所致。故虚劳失精属于阴阳两虚证。"脉极虚芤迟，为清谷，亡血，失精"是插笔，意指极虚芤迟的脉象既能见于失精患者，也可见于失血或下利清谷的患者。芤动为阳，是阴虚阳浮之象；微紧为阴，是阳虚内寒之征，在男子表现为失精，在女子则见夜梦性交，此由阳无阴的滋养致火浮不敛；阴失阳的固摄而精不内守，属阴阳两虚，心肾不交证。治当调和阴阳，潜镇摄纳，用桂枝加龙骨牡蛎汤。方中用桂枝汤辛甘化阳、酸甘化阴，调和阴阳，加龙骨、牡蛎潜镇摄纳，使阳能固摄，阴能内守，则失精、梦交自愈。

【原文】天雄散方 天雄三两炮，白术八两，桂枝六两，龙骨三两

上四味，杵为散，酒服半钱匕，日三服，不知，稍增之。

【提要】此乃阳虚失精的证治。

【精解】虚劳失精重证，阴精不固之中本于阳虚，故急当顾阳为先。天雄散温阳摄精，方中天雄能壮命门之火以补先天之本，白术健脾以培精气之源，桂枝助天雄补心之阳，龙骨收敛浮阳，固摄阴精。天雄散未载治何病。据《方药考》云："此为补阳摄阴之方，治男子失精，腰膝冷痛。"可见本方偏于治疗阳虚失精。

【原文】虚劳里急[1]，悸，衄，腹中痛，梦失精，四肢酸疼，手足烦热，咽干口燥，小建中汤主之。(13)

小建中汤方 桂枝三两去皮，甘草三两炙，大枣十二枚，芍药六两，生姜三两，胶饴一升

上六味，以水七升，煮取三升，去滓，内胶饴，更上微火消解，温服一升，日三服。呕家不可用建中汤，以甜故也。《千金》疗男女因积冷气滞，或大病后不复常，苦四肢沉重，骨肉疼痛，吸吸少气，行动喘乏，胸满气急，腰背强痛，心中虚悸，咽干唇燥，面体少色，或饮食无味，胁肋腹胀，头重不举，多卧少起，甚者

积年，轻者百日，渐致瘦弱，五脏气竭，则难可复常，六脉俱不足，虚寒乏气，少腹拘急，羸瘠百病，名曰黄芪建中汤，又有人参二两。

【注释】

[1] 里急：是指腹中拘急，但按之不硬。

【提要】 本条论述阴阳两虚之虚劳里急的证治。

【精解】 中焦虚弱，失于温煦，则患者脘腹拘挛急迫不舒，喜得温按。气血乏源，心营不足则心悸。脾不统血则衄血。脾主四肢，若阳虚不达四末则四肢酸痛。中焦不足，气血亏损，阴血内亏，失于濡养，或阴虚生热，手足烦热、咽干口燥。阴虚精不内守，阳虚精关不固，故梦遗失精。总之，本证之虚劳皆与中焦大损，阴阳两虚有关，阳虚生寒，阴虚生热，故呈一派阴阳失调而虚寒虚热并见的复杂证候。治疗当建立中气，以化生气血阴阳，才能使阴平阳秘、阴阳协调，故用小建中汤。小建中汤即桂枝汤原方倍芍药加饴糖而成。饴糖甘温质润，温中补虚、益气养阴、缓急止痛；芍药重用，敛阴和营，柔肝缓挛止痛，与饴糖相伍，有酸甘合化之妙；桂枝、生姜温阳益中，与饴糖相伍，有辛甘合化之功；大枣、甘草调补脾胃。诸药相合，本方辛甘化阳，酸甘化阴，气血双补，协调阴阳，中气健、气血充、阴阳调，虚劳寒热诸症得以消除。正如《金匮要略心典》谓："欲求阴阳之和者，必于中气，求中气之立者，必以建中也。"

【原文】 虚劳诸不足，风气百疾[1]，薯蓣丸主之。(16)

薯蓣丸方　薯蓣三十分，当归、桂枝、曲、干地黄、豆黄卷各十分，甘草二十八分，人参七分，芎劳、芍药、白术、麦门冬、杏仁各六分，柴胡、桔梗、茯苓各五分，阿胶七分，干姜三分，白敛二分，防风六分，大枣百枚为膏

上二十一味，末之，炼蜜和丸，如弹子大，空腹酒服一丸，一百丸为剂。

【注释】

[1] 风气百疾：风气泛指外感病邪。因风为百病之长，入侵人体，能引起多种疾病。

【提要】 本条论述虚劳风气百疾的证治。

【精解】 虚劳诸不足，是人体气血阴阳皆不足。由于人体诸虚不足，抗病力弱，易受外邪侵袭而形成虚损兼夹外邪之证。治疗应以扶正为主，兼顾祛邪，方用薯蓣丸。薯蓣即山药，补脾胃、益肺肾，人参、白术、茯苓、干姜、大枣、甘草助其益气健脾，当归、地黄、芍药、川芎、麦冬、阿胶滋阴养血，柴胡、桂枝、防风祛风散邪，杏仁、桔梗、白敛宣肺开郁，神曲、豆黄卷健脾理滞。诸药合用，扶正健脾，益气养血，兼疏风散邪、理气开郁。脾胃健运，气血生化之源充足，则诸虚可复。可见本方有三个特点：一是气血阴阳俱补，重在健脾；二是以扶正为主，祛风散邪为辅；三是补中兼消，补而不滞。

【原文】虚劳虚烦不得眠[1]，酸枣仁汤主之。(17)

酸枣仁汤方　酸枣仁二升，甘草一两，知母二两，茯苓二两，芎䓖二两。《深师》有生姜二两。

上五味，以水八升，煮酸枣仁，得六升，内诸药，煮取三升，分温三服。

【注释】

[1] 虚烦不得眠：因虚而致心中烦乱，虽卧而不得熟睡。

【提要】本条论述虚劳不寐的证治。

【精解】心肝阴血不足，虚热内扰心神导致虚烦不寐。肝藏魂，人卧血归于肝，人能入寐。肝体阴而用阳，故不寐当调肝养肝为要。治以酸枣仁汤养阴清热，宁心安神。方中酸枣仁养肝阴，益心血；与甘草酸甘合用，以增养阴之力；知母清虚热，川芎理血疏肝，茯苓宁心安神，共奏养阴清热，宁心安神之效。《伤寒论》栀子豉汤证亦有虚烦不得眠之症，但与本证病机不同。前者是无形之邪热郁于胸膈，其"虚"指无形之邪，是与有形之实邪比较而言，非正气虚；本证是阴血不足，虚热内扰。两者一虚一实，注意区别。

【原文】五劳[1]虚极羸瘦，腹满不能饮食，食伤、忧伤、饮伤、房室伤、饥伤、劳伤、经络营卫气伤，内有干血，肌肤甲错，两目黯黑。缓中补虚[2]，大黄䗪虫丸主之。(18)

大黄䗪虫丸方　大黄十分蒸，黄芩二两，甘草三两，桃仁一升，杏仁一升，芍药四两，干地黄十两，干漆一两，蟅虫半升，水蛭百枚，蛴螬一升，虻虫一升

上十二味，末之，炼蜜和丸小豆大，酒饮服五丸，日三服。

【注释】

[1] 五劳：五劳有两种解释，一指心劳、肝劳、脾劳、肾劳、肺劳；一指"久视伤血，久卧伤气，久坐伤肉，久立伤骨，久行伤筋"（《素问·宣明五气篇第二十三》）。

[2] 缓中补虚：指大黄䗪虫丸寓破血逐血峻药中加入养血药，全方取其峻剂丸服，意在缓攻慢消，从而达到破血逐瘀不伤正，扶正补虚不留瘀之目的，故称"缓中补虚"。

【提要】本条论述虚劳干血的证治。

【精解】五劳七伤使人体正气不足，脏腑虚损，以致形体消瘦。腹满不能饮食、肌肤甲错、两目黯黑是虚劳夹干血的证候。虚劳日久不愈，经络气血运行受阻，则产生瘀血，瘀血久留体内遂成"干血"。瘀血内停，则两目黯黑；妨碍新血生成，肌肤失养，故粗糙如鳞甲状。本证因瘀血不去，致新血不生，治宜大黄䗪虫丸祛瘀生新，缓中补虚，方中用大黄、蟅虫、桃仁、虻虫、水蛭、蛴螬、干漆活血化瘀；芍药、地黄养血补虚；杏仁理气；黄芩清热；甘草、白蜜益气和中，制成丸剂，意在峻药缓用，使祛瘀不伤正，扶正不留瘀，达到攻补兼施的目的，此即"缓中补虚"之意。

肺痿肺痈咳嗽上气病脉证治第七

【原文】肺痿吐涎沫而不咳者，其人不渴，必遗尿，小便数，所以然者，以上虚不能制下[1]故也。此为肺中冷，必眩，多涎唾，甘草干姜汤以温之。若服汤已渴者，属消渴。(5)

甘草干姜汤方　甘草四两炙，干姜二两炮

上咬咀，以水三升，煮取一升五合，去滓，分温再服。

【注释】

[1] 上虚不能制下：肺气虚寒不能制约下焦。

【提要】本条论述虚寒性肺痿的证治。

【精解】上焦阳虚，肺气虚冷，不能敷布津液，故吐涎沫、多涎唾；上焦虚寒，肺气痿弱不振，故不咳不渴；肺冷气弱，"上虚不能制下"，故遗尿或小便频数；肺气虚寒，清阳不升，故见头眩。治用甘草干姜汤温肺复气，温阳散寒。方中炙甘草甘温补中益气；炮干姜辛苦温，守而不走，温复脾肺之阳。"若服汤已渴者，属消渴"，谓服本方后小便仍频数量多，且增口渴者，则非肺痿而属消渴。

【原文】咳而上气，喉中水鸡声[1]，射干麻黄汤主之。(6)

射干麻黄汤方　射干十三枚一法三两，麻黄四两，生姜四两，细辛、紫菀、款冬花各三两，五味子半升，大枣七枚，半夏八枚大者，洗，一法半升

上九味，以水一斗二升，先煮麻黄两沸，去上沫，内诸药，煮取三升，分温三服。

【注释】

[1] 水鸡声：水鸡，即青蛙，俗名田鸡；水鸡声，形容喉中痰声犹如蛙鸣，连连不绝。

【提要】本条论述寒饮郁肺咳嗽上气的证治。

【精解】寒饮郁肺，肺失清肃，气逆不降，故咳而上气；寒饮随气上逆，阻塞气道，痰气相击，故喉中水鸡声。治用射干麻黄汤温肺散寒化饮、开结降逆平喘。方中射干消痰开结，利咽喉；麻黄发散风寒，宣肺平喘；生姜、细辛散寒行水，且生姜走而不守，可宣利胸中气机；紫菀、款冬花温肺化痰止咳；半夏降逆化痰；五味子收敛肺气；大枣安中和药，使邪祛而不伤正。

【原文】大逆上气，咽喉不利，止逆下气者，麦门冬汤主之。(10)

麦门冬汤方　麦门冬七升，半夏一升，人参二两，甘草二两，粳米三合，大枣十二枚

上六味，以水一斗二升，煮取六升，温服一升，日三夜一服。

【提要】本条论述虚热咳喘或虚热肺痿的证治。

【精解】肺胃津液耗损、虚火上炎所致。津伤则阴虚，阴虚火旺，虚火上炎，肺胃气逆，故见咳喘；咽喉为肺胃的门户，肺胃津伤，津不上承，故咽喉干燥不利，咳痰不爽。治宜麦门冬汤清养肺胃，止逆下气。方中重用麦冬，以其甘寒润肺养胃、清虚热为主；辅以人参、甘草、大枣、粳米益气生津，以滋胃阴，胃得养则气能生津，使肺得滋养，此即"培土生金"之意；佐以半夏降逆化痰。

【原文】肺痈，喘不得卧，葶苈大枣泻肺汤主之。（11）

葶苈大枣泻肺汤方　葶苈熬令黄色，捣丸如弹大，大枣十二枚

上先以水三升，煮枣取二升，去枣，内葶苈，煮取一升，顿服。

【提要】论述肺痈邪实气闭，痰热壅肺的证治。

【精解】热毒炽盛，肺气壅闭，则喘促气急，不能平卧。肺痈必有咳嗽，咯吐黏稠腥臭痰，胸痛，发热寒战，口舌干燥，舌红苔黄腻，脉滑数等。急用葶苈大枣泻肺汤，以泻肺逐实，开宣肺气。葶苈泻肺逐邪，又恐其峻猛伤正，佐以大枣安中正气。

【原文】《千金》苇茎汤：治咳有微热，烦满，胸中甲错，是为肺痈。

苇茎二升，薏苡仁半升，桃仁五十枚，瓜瓣半升

上四味，以水一斗，先煮苇茎，得五升，去滓，内诸药，煮取二升，服一升，再服，当吐如脓。

【提要】本条论述肺痈成脓的证治。

【精解】痰热蕴肺，肺气不利，故咳嗽、胸满；热入营分，内扰心神，故微热、心烦；瘀血内结，新血不生，肌肤失养，故胸中皮肤甲错。治以苇茎汤清肺化痰、活血排脓。方中苇茎清肺泄热，瓜瓣、薏苡仁排脓消痈，桃仁活血化瘀。诸药合用，组成治疗肺痈的常用方剂。

【原文】咳而上气，此为肺胀，其人喘，目如脱状[1]，脉浮大者，越婢加半夏汤主之。（13）

越婢加半夏汤方

麻黄六两，石膏半斤，生姜三两，大枣十五枚，甘草二两，半夏半升

上六味，以水六升，先煮麻黄，去上沫，内诸药，煮取三升，分温三服。

【注释】

［1］目如脱状：是形容两目胀突，有如脱出之状。

【提要】本条论述饮热郁肺之肺胀的证治。

【精解】外感风寒与水饮郁闭于表，内热不得外泄，饮热内停相结于表，内外合邪，则肺气胀满，故致肺胀。患者可见咳嗽喘急，胸中憋闷，喉中痰鸣，咯吐不利，因剧烈喘咳而两目鼓突如脱出状，此乃喘脱表现，同时伴有烦闷不安，脉象浮大。用

越婢加半夏汤宣肺化饮泄热，降逆平喘止咳。越婢加半夏汤即越婢汤加半夏而成。麻黄、石膏疏风清热，发越水气；生姜、半夏宣肺化饮，降逆平喘；甘草、大枣安中顾正。

【原文】肺胀，咳而上气，烦躁而喘，脉浮者，心下有水，小青龙加石膏汤主之。(14)

小青龙加石膏汤方《千金》证治同，外更加胁下痛引缺盆。

麻黄、芍药、桂枝、细辛、甘草、干姜各三两，五味子、半夏各半升，石膏二两

上九味，以水一斗，先煮麻黄，去上沫，内诸药，煮取三升。强人服一升，羸者减之，日三服，小儿服四合。

【提要】本条论述寒饮夹热之肺胀的证治。

【精解】外感风寒，内伏饮热，肺气胀满，表现为咳嗽喘逆，痰多胸满，倚息不得平卧，烦躁不安，表无汗，脉浮而紧数等。治宜小青龙加石膏汤，解表化饮，清热除烦，即小青龙汤加二两石膏而成。

奔豚气病脉证治第八

【原文】师曰：奔豚病，从少腹起，上冲咽喉，发作欲死，复还止，皆从惊恐得之。(1)

【提要】本条论述奔豚气病的病因和主症。

【精解】奔豚病是一种发作性疾病，发作时患者自觉有气从少腹起，向上冲逆，至胸或咽喉，发作时痛苦至极，缓解后却如常人，因病发突然，气冲如豚奔跃，故名奔豚气病。"从少腹起，上冲咽喉，发作欲死，复还止"为其特征。病因与惊恐等情志因素有关。条文所言的惊恐是泛指七情诸类过极的致病因素，惊伤心神，恐伤肾志，故惊恐是诱发本病的重要原因。惊则气乱，恐则气下，伤及心肝肾。或肝气郁结，化热上逆；或心肾阳虚，下焦寒水之气上逆，循冲脉上冲至心、胸、咽喉部而发生奔豚气病。

【原文】奔豚气上冲胸，腹痛，往来寒热，奔豚汤主之。(2)

奔豚汤方 甘草、芎䓖、当归各二两，半夏四两，黄芩二两，生葛五两，芍药二两，生姜四两，甘李根白皮一升

上九味，以水二斗，煮取五升，温服一升，日三夜一服。

【提要】本条论述肝气奔豚的证治。

【精解】此证多因忧思不解、恼怒过度，肝气郁结，郁久化火，气机逆乱而发。肝木乘脾，可见腹中疼痛，少阳枢机不利，则往来寒热。治用奔豚汤清热平肝，养血降逆。李根白皮是治疗奔豚气病的专药，又以黄芩、葛根清热平肝，半夏、生姜降逆和胃，当归、川芎、芍药养血调肝，芍药、甘草缓急止痛。

胸痹心痛短气病脉证治第九

【原文】师曰：夫脉当取太过不及[1]，阳微阴弦[2]，即胸痹而痛，所以然者，责其极虚也。今阳虚知在上焦，所以胸痹、心痛者，以其阴弦故也。(1)

【注释】

[1] 太过不及：指脉象改变。盛于正常为太过，弱于正常为不及。太过主邪盛，不及主正虚。

[2] 阳微阴弦：阳微，指关前之寸脉微；阴弦，指关后之尺脉弦。

【提要】本条是以脉论述胸痹、心痛的总病机。

【精解】诊脉应首辨其太过与不及。太过之脉主邪盛，不及之脉主正虚。"阳微"指寸脉微，寸脉主上焦，故阳微主上焦阳气不足、胸阳不振，为不及之脉。"阴弦"指尺脉弦，尺脉主下焦，故阴弦主下焦阴寒盛、水饮内停，为太过之脉。"阳微阴弦"指明了上焦阳虚，下焦阴寒水饮之邪得以乘虚上居阳位，邪正相搏，胸阳痹阻，不通则痛，故导致胸痹心痛。邪之所凑，其气必虚，阴寒之邪痹阻心胸，是胸中阳气"极虚"的缘故，但极虚非虚衰至极，只是虚弱较甚之意。"今阳虚知在上焦，所以胸痹、心痛者，以其阴弦故也"指出了上焦胸阳之虚与下焦阴邪之盛是构成胸痹心痛不可或缺的两个方面，二者共同导致胸痹、心痛。若仅有前者而无后者，或仅有后者而无前者，胸痹、心痛都不会发生。胸痹、心痛属本虚标实、虚实夹杂之病，故首当分清标本虚实，急则治标，缓则治本。

【原文】胸痹之病，喘息咳唾，胸背痛，短气，寸口脉沉而迟，关上小紧数，栝楼薤白白酒[1]汤主之。(3)

栝楼薤白白酒汤方　栝楼实一枚捣，薤白半升，白酒七升

上三味，同煮，取二升，分温再服。

【注释】

[1] 白酒：米酒初熟者称为白酒。

【提要】本条论述胸痹病的典型证候和治疗。

【精解】胸阳不振，阴邪上乘，胸阳被阻，胸背之气痹而不通，故胸背痛；邪阻气滞，肺失宣降，故短气、喘息咳唾。寸候上焦，寸口脉沉而迟是主上焦阳虚，胸阳不振；关候中焦，关上小紧主中焦停饮，阴寒内盛。此脉象与"阳微阴弦"同义，符合胸痹病阳微阴弦的基本病机。其中喘息咳唾、胸背痛、短气是胸痹病的主症。治法当通阳宣痹。主方用栝楼薤白白酒汤，方中栝楼实，苦寒滑利，豁痰下气，宽畅胸膈；薤白辛温，通阳散结以止痹痛；白酒辛温轻扬，宣散通阳，可助药势。

【原文】胸痹不得卧，心痛彻背者，栝楼薤白半夏汤主之。(4)

栝楼薤白半夏汤方　栝楼实一枚捣，薤白三两，半夏半斤，白酒一斗

上四味，同煮，取四升，温服一升，日三服。

【提要】本条论述痰饮壅盛胸痹重证的证治。

【精解】在胸痹基础上，若痰浊壅盛，痹阻胸阳甚者，气机不利，导致胸闷如窒，难以平卧，心痛加重，痛彻胸背前后，治宜豁痰通阳，方用栝楼薤白半夏汤。因痰浊壅盛，故减薤白至三两，加入半夏半斤，加强逐痰降逆的力量，白酒用至一斗，从一般日二服改至三服。

【原文】胸痹缓急[1]者，薏苡附子散主之。(7)

薏苡附子散方　薏苡仁十五两，大附子十枚炮

上二味，杵为散，服方寸匕，日三服。

【注释】

[1] 缓急：偏义复词，其义偏在"急"字，在古文中常用来表述情势急迫、困危之意。

【提要】本条论述胸痹急证的治疗。

【精解】胸痹急性发作时，胸背彻痛，伴面色苍白，肢冷汗出，舌淡苔白滑，脉沉伏等。此乃阳虚寒盛所致，故急用薏苡附子散温经通阳，散寒除湿，宣痹止痛。方中重用附子温里散寒，通阳行痹；薏苡仁除湿宣痹，缓解筋脉拘挛。采用散剂以为速效。

【原文】心痛彻背，背痛彻心[1]，乌头赤石脂丸主之。(9)

乌头赤石脂丸方　蜀椒一两一法二分，乌头一分炮，附子半两炮，一法一分，干姜一两一法一分，赤石脂一两一法二分

上五味，末之，蜜丸如梧子大，先食服一丸，日三服。不知，稍加服。

【注释】

[1] 心痛彻背，背痛彻心：是指心胸部疼痛牵引到肩背部，肩背疼痛又牵引至心胸，形成心背疼痛相互牵引的症状。

【提要】本条论述阴寒痼结心痛的证治。

【精解】阴寒痼结心下，痹阻阳气，则心痛彻背、背痛彻心，疼痛程度较剧烈，伴见面青汗出，四肢逆冷，舌淡苔白，脉象沉紧等证。治宜乌头赤石脂丸温阳散寒，峻逐阴邪。该方由乌头、附子、蜀椒、干姜、赤石脂、蜜组成。此乃乌头与附子并用方，加之蜀椒、干姜皆大辛大热，峻逐阴寒；赤石脂温中敛阳；蜜既缓解乌头、附子燥烈毒性，又使药力作用持久。因此方温热，服用时每次仅服一丸，根据用药后的具体反应，适当调整用量。

腹满寒疝宿食病脉证治第十

【原文】病腹满，发热十日，脉浮而数，饮食如故，厚朴七物汤主之。(9)

厚朴七物汤方　厚朴半斤，甘草、大黄各三两，大枣十枚，枳实五枚，桂枝二两，生姜五两

上七味，以水一斗，煮取四升，温服八合，日三服。呕者加半夏五合，下利去大黄，寒多者加生姜至半斤。

【提要】本条论述里实腹满兼表的证治。

【精解】发热十日，仍见脉浮，为表邪未解；脉不浮紧而浮数，腹部又见胀满，说明病邪趋向于里。因病变重点在肠，未影响脾胃，故饮食如故。证属太阳表邪未解而阳明实热，治宜表里双解，用厚朴七物汤治疗。本方由厚朴三物汤合桂枝汤去芍药组成，方中取桂枝汤解表邪、和营卫，因腹满不痛，故去芍药之酸敛；厚朴三物汤行气除满，泻热去实。若呕是胃气上逆，加半夏降逆止呕；下利，为腑气已通，故去大黄；寒多者应在去大黄的基础上，加重生姜量，以温散寒邪。提示表里同病，有三种治疗原则：一是先解表，后治里；二是先治里，后解表；三是表里同治。决定表里何先何后的原则是辨表里缓急轻重。

【原文】腹中寒气，雷鸣切痛[1]，胸胁逆满，呕吐，附子粳米汤主之。(10)

附子粳米汤方　附子一枚炮，半夏半升，甘草一两，大枣十枚，粳米半升

上五味，以水八升，煮米熟汤成，去滓，温服一升，日三服。

【注释】

[1] 雷鸣切痛：形容肠鸣重，如同雷鸣，腹痛剧烈，如刀切之状。

【提要】本条论述寒饮逆满之腹满痛的证治。

【精解】脾胃阳虚，寒气攻冲，则脘腹胀满如刀割，肠鸣如雷鸣，寒气上逆，则胸胁胀满，伴随呕恶。治宜附子粳米汤温中散寒，降逆止痛。方用附子温阳散寒止痛，半夏降逆和胃，粳米、大枣、甘草补脾益气，缓急止痛。

【原文】痛而闭[1]者，厚朴三物汤主之。(11)

厚朴三物汤方　厚朴八两，大黄四两，枳实五枚

上三味，以水一斗二升，先煮二味，取五升，内大黄，煮取三升，温服一升。以利为度。

【注释】

[1] 闭：指大便闭结不通。

【提要】本条论述里实腹满胀重于积的证治。

【精解】实热内结，腑气不通，气机壅塞，腹部胀满较甚，疼痛，而且大便闭结不通。治用厚朴三物汤行气泄满，通腑泻实。此方用厚朴、枳实、大黄，其中厚朴、枳实行气消胀除满，大黄后下以荡热泻实。本方与小承气汤药物组成完全相同，只因药物用量不同，不仅方名相异，功效也有别。

【原文】按之心下满痛者，此为实也，当下之，宜大柴胡汤。(12)

大柴胡汤方　柴胡半斤，黄芩三两，芍药三两，半夏半升洗，枳实四枚炙，大黄二两，大枣十二枚，生姜五两

上八味，以水一斗二升，煮取六升，去滓，再煎，温服一升，日三服。

【提要】本条论述里实腹满兼少阳证的证治。

【精解】心下痞满，且按之作痛，当属里实，实邪当下。结合《伤寒论》中大柴胡汤有关条文，尚可有呕而下利，郁郁微烦，往来寒热，胸胁逆满，舌苔黄，脉弦有力等脉证，证属少阳阳明合病，实热内结胆胃。治宜大柴胡汤和解少阳，通腑泄热。本方为小柴胡汤去人参、甘草增生姜之量加芍药、大黄、枳实而成。方中以柴胡为主，配黄芩以和解少阳，半夏、生姜、大枣降逆和胃安中，枳实、大黄清泻阳明热结，芍药缓急止痛。

【原文】胁下偏痛，发热，其脉紧弦，此寒也，以温药下之，宜大黄附子汤。(15)

大黄附子汤方　大黄三两，附子三枚炮，细辛二两

上三味，以水五升，煮取二升，分温三服；若强人煮取二升半，分温三服。服后如人行四五里，进一服。

【提要】本条论述寒实内结之腹满痛的证治。

【精解】患者素体脾阳不足，温运失司，实积内结，或暴寒伤阳，寒实内阻。寒实偏结于一侧，寒凝气滞，腑气不通，可见胁下、腹中偏痛。发热乃阴寒内盛，阳气被郁，营卫失调所致。脉紧而弦，主寒主痛。患者还可伴见大便闭结，腹部胀满，恶寒肢冷，舌苔白等。治宜大黄附子汤温下寒实。方由大黄、附子、细辛组成。方中大黄泻下力强，但系苦寒，配伍附子、细辛，去性存用，泻下实邪而无伤阳之碍；附子、细辛温阳、散寒、止痛，共奏温药下之。

【原文】寒疝腹中痛，及胁痛里急者，当归生姜羊肉汤主之。(18)

当归生姜羊肉汤方　当归三两，生姜五两，羊肉一斤

上三味，以水八升，煮取三升，温服七合，日三服。若寒多者，加生姜成一斤；痛多而呕者，加橘皮二两、白术一两。加生姜者，亦加水五升，煮取三升二合，服之。

【提要】本条论述血虚寒疝的证治。

【精解】寒疝腹中痛连及胁肋，并有拘急之象，是由血虚引起的。两胁属肝，肝主藏血，血不足则气亦虚，血失濡养，气失温煦，因而胁腹拘急疼痛；病属虚，故痛势较

缓，得温得按可减。本条病机为血虚生寒，经脉失养。用当归生姜羊肉汤，养血散寒。方中当归养血，行血中之滞；羊肉乃血肉有情之品，能养血补虚；生姜重用以温散寒邪。本条是《素问·阴阳应象大论篇第五》"形不足者，温之以气；精不足者，补之以味"治法的体现。

五脏风寒积聚病脉证并治第十一

【原文】肝着[1]，其人常欲蹈其胸上[2]，先未苦时，但欲饮热，旋覆花汤主之。臣亿等校诸本旋覆花汤方，皆同。（7）

旋覆花汤[3]方　旋覆花三两，葱十四茎，新绛少许

上三味，以水三升，煮取一升，顿服之。

【注释】

[1] 着（zhuó）：留滞附着之义。

[2] 蹈其胸上：蹈，原为足踏之意。蹈其胸上，可理解为用手推揉按压或捶打胸部。

[3] 旋覆花汤：邓珍本此处原缺方名、药物及服法，此据《妇人杂病》篇所载旋覆花汤增补。

【提要】本条论述肝着病的证治。

【精解】肝着是肝经气血郁滞，着而不行的病证。肝之经脉布胁络胸，寒邪侵犯肝经，致肝经气血郁滞，阳气痹结，加之金不制木，寒邪循肝经反注于肺，故患者感到胸胁部痞闷不舒，甚或胀痛、刺痛，喜用手按揉或捶打胸部，以舒展气机，使气血运行，来减轻痛苦。气血得寒则凝，得热则行。本病初起，气血郁滞尚不明显，病情较轻，故只欲饮热，以助阳散寒，通畅气血。肝着既成，经脉凝滞，阳气不通，气血不畅，虽热饮亦不足以愈病，故治宜旋覆花汤行气活血，通阳散结。方中旋覆花苦辛咸温，善通肝络而散结降气；葱白辛温芳香，通阳散寒，宣浊开闭；新绛少许，活血化瘀。三药合用，使气行血畅，阳通寒散，则肝着自愈。方后提示"顿服之"，目的在于使药力集中，以得速效。

【原文】肾着[1]之病，其人身体重，腰中冷，如坐水中，形如水状，反不渴，小便自利，饮食如故，病属下焦，身劳汗出，衣一作表里冷湿，久久得之，腰以下冷痛，腹重[2]如带五千钱，甘姜苓术汤主之。（16）

甘草干姜茯苓白术汤方　甘草、白术各二两，干姜、茯苓各四两

上四味，以水五升，煮取三升，分温三服，腰中即温。

【注释】

[1] 着：音义同肝着之"着"。

[2] 腹重：《脉经》《千金》为"腰重"。

【提要】 本条论述肾着病的成因和证治。

【精解】 肾着，即寒湿痹着于腰部的病证，因腰为肾之外府，故名肾着。"身劳汗出，衣里冷湿，久久得之"论肾着病的成因。过劳伤阳，卫外不固，反复汗出，冷汗变为寒湿，久渍腰部，或寒湿之邪乘虚而入，浸淫腰部经脉，痹着阳气，日久形成肾着病。"身体重，腰中冷""腰以下冷痛"论肾着病的主症。湿性重浊，侵犯腰腿部肌肉经脉，故觉身体沉重；寒湿痹阻，阳气不通，故腰及腰以下冷痛。"如坐水中""形如水状""腹重如带五千钱"形容腰中寒湿之盛。"反不渴，小便自利，饮食如故，病属下焦"是鉴别诊断。如果肾气亏虚，膀胱气化失常，既不能蒸腾津液于上，又不能化气行水于下，则必有口渴、小便不利。今反口不渴，小便自利，说明病不在肾之本脏。饮食如故，说明中焦胃气尚和。病属下焦，是说本病与脾肾无直接关系，不属水气病，病位在躯体下部，肾之外府腰部肌肉经脉。本证治法上不必温肾，而应温化肌肉经络间之寒湿，以甘草干姜茯苓白术汤主治。方中干姜配甘草，辛甘化阳，温中散寒，燠土制水；茯苓配白术，甘淡渗水，健脾利湿。诸药合用，使寒去湿除，阳气温行，"腰中即温"，肾着遂愈。

痰饮咳嗽病脉证并治第十二

【原文】 问曰：夫饮有四，何谓也？师曰：有痰饮，有悬饮，有溢饮，有支饮。(1)

【提要】 本条论述饮病的分类。

【精解】 痰饮病根据饮停部位分为四类：痰饮（狭义）、悬饮、溢饮、支饮。

【原文】 问曰：四饮何以为异？师曰：其人素盛今瘦，水走肠间，沥沥有声，谓之痰饮。饮后水流在胁下，咳唾引痛，谓之悬饮。饮水流行，归于四肢，当汗出而不汗出，身体疼重，谓之溢饮。咳逆倚息，短气不得卧，其形如肿，谓之支饮。(2)

【提要】 本条论述饮病的主要症状。

【精解】 饮走肠间，与气相击，故沥沥有声；饮停在胃，妨碍饮食化生精微，肌肉失于充养，则形体消瘦。饮积胁下，阻碍肝肺气机升降，见咳唾引胸胁疼痛者，属悬饮。饮流四肢肌肤，影响肺气宣发，致当汗出却无汗，身体疼痛沉重者，属溢饮。饮聚胸膈，致肺失宣降，心阳阻遏，出现咳喘倚息，短气不能平卧，外形如肿者，属支饮。

【原文】 病痰饮者，当以温药和之。(15)

【提要】 本条论述痰饮病的治疗原则。

【精解】饮由水聚，其性属阴，易伤阳遏阳，遇寒则凝，得温则行。若脾阳能运、肺气能宣、肾气能化，饮邪遂除。故治痰饮病之本需"温药和之"。"温药"能振奋阳气、开发腠理、通行水道；"和之"寓两层含义：一是不可太过温燥；二是勿专于温补。即用温药时，应视病情恰当配合行、消、开、导、清之品。

【原文】心下有痰饮，胸胁支满，目眩，苓桂术甘汤主之。(16)

苓桂术甘汤方　茯苓四两，桂枝三两，白术三两，甘草二两

上四味，以水六升，煮取三升，分温三服，小便则利。

【提要】本条论述脾阳虚饮停心下的证治。

【精解】"心下有痰饮"指饮停之处，心下，相当于胃脘部位。饮停胃脘，波及胸胁，妨碍气机通达，故胸胁支满；饮阻中焦，清阳不升，浊阴不降，则头晕目眩。病机为脾胃阳虚，饮停心下。治宜苓桂术甘汤温阳蠲饮，健脾利水。方中茯苓配桂枝温阳利水消饮，白术携甘草培土制水。四药合用，振奋脾阳，通畅水道，导饮从小便下出，故方后谓"小便则利"。

【原文】病者脉伏，其人欲自利，利反快，虽利，心下续坚满，此为留饮欲去故也，甘遂半夏汤主之。(18)

甘遂半夏汤方　甘遂（大者）三枚，半夏十二枚以水一升，煮取半升，去滓，芍药五枚，甘草（如指大）一枚炙，一本作无

上四味，以水二升，煮取半升，去滓，以蜜半升，和药汁煎取八合，顿服之。

【提要】本条论述留饮的证治。

【精解】饮留日久且深，阻遏阳气，妨碍血行，故脉伏。未经攻下而下利，且利后反畅快，为饮邪随下利外出，是留饮有欲去之势。但饮留既久，根深蒂固，终难尽去，加之新饮复积，故心下续坚满。此属留饮邪实，欲去未尽，治宜因势利导，攻逐水饮，方用甘遂半夏汤。方中甘遂攻逐水饮，半夏散结化饮，芍药顾脾阴，甘草与甘遂相反相成，可激荡留饮以尽除之。加蜜同煎，能缓急解毒。本方峻逐饮邪，非平常之剂，"顿服"之，寓中病即止。

【原文】病悬饮者，十枣汤主之。(22)

十枣汤方　芫花熬、甘遂、大戟各等分

上三味，捣筛，以水一升五合，先煮肥大枣十枚，取八合，去滓，内药末。强人服一钱匕，羸人服半钱，平旦温服之；不下者，明日更加半钱。得快下后，糜粥自养。

【提要】本条论述悬饮邪实证的治疗。

【精解】胁下饮停，肝络失和，则胁下痛。此属饮积胁下，气机不利之实证，当用十枣汤泻下逐饮。方中三药味苦，其中芫花性温，能破水饮窠囊，消胸中痰水；甘遂、大戟性寒，分别攻逐经隧、脏腑之水饮；另配十枚肥大枣，顾正护中。因该证病位在

金匮要略篇

肝，而平旦乃木旺之时，正气最盛，故要求平旦时服药，以利于驱邪。得快下后，需食粥调养脾胃，避免水饮再积。本方每服药量因体质强弱而异；若未得泻下，次日可稍加量，以防损伤正气。

【原文】病溢饮者，当发其汗，大青龙汤主之；小青龙汤亦主之。(23)

大青龙汤方　麻黄六两_{去节}，桂枝二两_{去皮}，甘草二两_炙，杏仁四十个_{去皮尖}，生姜三两，大枣十二枚，石膏如鸡子大_碎

上七味，以水九升，先煮麻黄，减二升，去上沫，内诸药，煮取三升，去滓，温服一升，取微似汗。汗多者，温粉粉之。

小青龙汤方　麻黄_{去节}三两，芍药三两，五味子半升，干姜三两，甘草三两_炙，细辛三两，桂枝三两_{去皮}，半夏半升_{汤洗}

上八味，以水一斗，先煮麻黄，减二升，去上沫，内诸药，煮取三升，去滓，温服一升。

【提要】本条论述溢饮的治法与主方。

【精解】饮流四肢，卫气郁闭，故身体疼重、当汗出而不汗出。病位近于表，故当发汗，使饮邪随汗出而解。此溢饮一证立二方，其病机主症必然有别。若兼郁热者，必伴发热恶寒，烦躁，脉浮紧，宜大青龙汤发汗散饮，兼清郁热。方中重用麻黄，配伍桂枝、杏仁、生姜，发汗解表，宣肺散饮；石膏清透郁热，炙甘草、大枣和中实脾，以资汗源。溢饮虽当汗，只宜微似汗，否则汗多伤阳，不利饮除。若药后汗多者，可用"温粉粉之"止汗。若里夹水饮，症见咳嗽喘逆，痰多稀白，恶寒发热，脉弦紧者，宜小青龙汤发汗宣肺，温化寒饮。方中麻黄配桂枝发汗解表，宣肺散饮；干姜合细辛、半夏温化寒饮，降逆止咳；另配伍酸敛的芍药、五味子以防辛散太过耗气，酸甘的芍药、炙甘草避免温燥太过伤津。

【原文】膈间支饮，其人喘满，心下痞坚[1]，面色黧黑[2]，其脉沉紧，得之数十日，医吐下之不愈，木防己汤主之。虚者[3]即愈，实者[4]三日复发，复与不愈者，宜木防己汤去石膏加茯苓芒硝汤主之。(24)

木防己汤方　木防己三两，石膏十二枚[5]_{如鸡子大}，桂枝二两，人参四两

上四味，以水六升，煮取二升，分温再服。

木防己去石膏加茯苓芒硝汤方　木防己、桂枝各二两，人参、茯苓各四两，芒硝三合

上五味，以水六升，煮取二升，去滓，内芒硝，再微煎。分温再服，微利则愈。

【注释】

[1] 心下痞坚：胃脘部位有痞塞坚实感。

[2] 黧（lí）黑：黧，黑中带黄的颜色。黧黑，面色黑而晦黄。

254

［3］虚者：指心下痞坚变虚软。

［4］实者：指心下痞坚结实如故。

［5］十二枚：《述义》云："旧本作'十二枚'，今从《外台》改（本书编者注：《外台》作'石膏鸡子大，三枚'）。又按，'三枚'三字，盖衍文也。"

【提要】本条论述支饮喘满痞坚的证治。

【精解】饮在胸膈，肺气不降，心阳不展，故喘急胸满；饮阻气滞，则心下痞坚；饮聚胸中，妨碍营卫运行，所以面色黧黑；内有寒饮，脉乃沉紧；得病数十日，邪愈缠绵而正气耗伤，又经吐下法攻邪，故其病难愈。此属水饮夹热，结聚胸膈，正气已虚的支饮重证，当通阳利水、清热补虚，用木防己汤。方中木防己利水，桂枝通阳并通血脉，两药合之，通阳利水消饮，使气血畅行；石膏清热，人参补虚。全方共奏攻补兼施，消饮扶正之功。经木防己汤治疗后，若心下痞坚变虚软，表明饮消气行，其病将愈；若仍觉心下痞坚结实，寓示水饮结聚未消，其病多有反复；再予此方，仍未愈者，说明饮邪痼结难消，当在通阳利水补虚之中，兼以软坚散结，故于木防己汤中加芒硝咸寒软坚、散结清热，茯苓淡渗利水，又恐寒凉太过，有碍阳气，故去石膏、木防己减量。经此化裁，俾结聚之饮邪，前后分消，故方后指出"微利则愈"。

【原文】心下有支饮，其人苦冒眩，泽泻汤主之。（25）

泽泻汤方　泽泻五两，白术二两

上二味，以水二升，煮取一升，分温再服。

【提要】本条论述水饮冒眩的证治。

【精解】心下水饮上泛，蒙蔽清阳，故苦于头昏目眩。治当利水消饮，健脾制水，用泽泻汤。方中重用泽泻淡渗利水，引浊阴下行；轻取白术温补培土，以制水饮。

【原文】支饮胸满者，厚朴大黄汤主之。（26）

厚朴大黄汤方　厚朴一尺，大黄六两，枳实四枚

上三味，以水五升，煮取二升，分温再服。

【提要】本条论述支饮胸满兼腑实的证治。

【精解】饮停胸膈，阻滞气机，故胸满。治用涤饮通腑、行气导滞的厚朴大黄汤，表明该证属于饮邪壅肺，腑气不通。推之，尚应见咳喘、痰多、便秘等症。方以厚朴行滞除满、下气平喘，大黄荡实通腑，枳实破结逐饮。

【原文】腹满，口舌干燥，此肠间有水气，己椒苈黄丸主之。（29）

防己椒目葶苈大黄丸方，防己、椒目、葶苈熬、大黄各一两

上四味，末之，蜜丸如梧子大。先食饮服一丸，日三服，稍增，口中有津液。渴者，加芒硝半两。

【提要】本条论述肠间饮结成实的证治。

【精解】肠间饮停气滞，故腹满；饮阻气结，津不上承，则口舌干燥；水走肠间，故有沥沥之声。证属肠间饮结成实，气机壅阻，治当涤饮泻实，前后分消，用防己椒目葶苈大黄丸主治。方中苦寒的防己、葶苈合辛温的椒目，利水导饮从小便而去；大黄泻实，涤饮从大便而出；葶苈尚能降泄肺气，以助大肠传导。病在肠腑，宜饭前服药，俾药力直达病所。本方为攻坚决壅之剂，服药量宜渐增。"口中有津液"，是药后饮去气行，津液上达之征；"渴者"为肠间饮结难消，故加芒硝软坚散结，协助大黄荡涤饮邪。

消渴小便不利淋病脉证并治第十三

【原文】男子消渴，小便反多，以饮一斗，小便一斗，肾气丸主之。(3)

【提要】本条主要论述下消的证治。

【精解】本条首言"男子"意在强调本证与房劳伤肾，精气亏损有关，非但男子，女子亦然。肾气亏虚，既不能蒸腾津液以上润，又不能化气以摄水，因而饮一斗，小便一斗。故用肾气丸补益肾气之虚，该方滋阴补阳，温化肾气，以恢复其蒸津化气之功，则消渴病解。

【原文】小便不利者，有水气，其人若渴[1]，用栝楼瞿麦丸主之。(10)

栝楼瞿麦丸方　栝楼根二两，茯苓、薯蓣各三两，附子一枚炮，瞿麦一两

上五味，末之，炼蜜丸梧子大。饮服三丸，日三服，不知，增至七八丸，以小便利，腹中温为知。

【注释】

[1]若渴：若，《医统正脉》本作"苦"，宜从。

【提要】本条论述上燥下寒水停小便不利的证治。

【精解】肾阳虚，不能化气行水，故小便不利；下焦阳虚，气不化水，津不上承，则出现上焦燥象，故其人苦渴。在上口渴多饮，在下小便不利，必致水液潴留而发生水肿，故云"有水气"。本证病机为肾阳不足，水气内停，下寒上燥。由方后注"腹中温为知"说明肾阳虚、下焦虚寒是本病的关键。治当温阳化气，利水润燥。方用栝楼瞿麦丸，方中栝楼根生津润燥以治其渴；瞿麦、茯苓淡渗行水，以利小便；薯蓣固护脾阴，使利水而不伤脾之阴液；附子温肾化气，使津液上承，则肺之肃降复常，上焦燥热自解。肾阳得温，小便通利，则下寒自除。

【原文】小便不利，蒲灰散主之；滑石白鱼散、茯苓戎盐汤并主之。(11)

蒲灰散方　蒲灰七分，滑石三分

上二味，杵为散，饮服方寸匕，日三服。

滑石白鱼散方　滑石二分，乱发二分烧，白鱼二分

上三味，杵为散，饮服方寸匕，日三服。

茯苓戎盐汤方　茯苓半斤，白术二两，戎盐弹丸大一枚

上三味，先将茯苓、白术煎成，入戎盐，再煎，分温三服[1]。

【注释】

[1] 先将茯苓、白术煎成，入戎盐，再煎，分温三服：邓珍本及赵开美本均无，据《四部备要》本补。

【提要】本条论述小便不利的三种治法。

【精解】原文仅提出小便不利一症而并列三方，说明三方都可治小便不利。但本条详方略证，故需以方测之。蒲灰散由蒲灰、滑石组成，蒲灰即蒲黄粉。方中蒲黄生用，凉血消瘀，滑石清利湿热，合用有清热利湿，化瘀利窍之功。适用于下焦湿热并兼瘀血的小便不利。其症当见小便不利、尿色黄赤、尿道疼痛、小腹拘急等。滑石白鱼散由滑石、乱发、白鱼组成。白鱼，又名衣鱼、蠹鱼，乃衣帛、书纸中的蠹虫。方中滑石通利小便，清利湿热，乱发（烧炭）止血消瘀，白鱼消瘀行血、疗淋通便，三药合之，具有通利小便、止血散瘀之功。适用于下焦湿热夹瘀，瘀血较重的小便不利。其证候当有小便不利、尿血、小腹拘急、痛引脐中等。茯苓戎盐汤由茯苓、白术、戎盐组成。戎盐即青盐，性味咸寒，此取其走血分、入肾、泄热之功；茯苓、白术健脾利湿，合之具有健脾利湿泄热之功。以方测证，当有小便不利、腹部胀痛，或尿后余沥等症。

水气病脉证并治第十四

【原文】师曰：病有风水、有皮水、有正水、有石水、有黄汗。风水，其脉自浮，外证骨节疼痛，恶风；皮水，其脉亦浮，外证胕肿[1]，按之没指，不恶风，其腹如鼓[2]，不渴，当发其汗；正水，其脉沉迟，外证自喘；石水，其脉自沉，外证腹满不喘；黄汗，其脉沉迟，身发热，胸满，四肢头面肿，久不愈，必致痈脓。(1)

【注释】

[1] 胕（fū）肿：胕，通"肤"。胕肿，指肌肤浮肿。如《素问·水热穴论篇第六十一》云："上下溢于皮肤，故曰胕肿。胕肿者，聚水而生病也。"

[2] 其腹如鼓：《诸病源候论》作"其腹如故而不满"。

【提要】本条提出了风水、皮水、正水、石水以及黄汗的主要脉证以便鉴别，同时提及相关病证的治法及预后。

【精解】风水起于外邪袭表犯肺，肺气失宣，通调失司，以致水湿泛溢肌表，故风水初起有明显的脉浮、恶风、骨节疼痛等表证。皮水与肺脾二脏密切相关，为肺失宣肃，脾失运化所致水停肌肤，外证可见肢体肿甚，按之没指。不恶风说明无表证，据此

可与风水相鉴别；其腹如故而不满，说明水湿尚未壅聚成盛，发汗可使水从肌表而走，属因势利导之法。正水由于脾肾阳虚，水气内停，并可上逆犯肺，故见腹满、浮肿、气喘、脉沉迟，其病位主要在肾，可波及肺。石水则因肾阳衰微，寒水凝结在下所致，外证可见腹满、少腹硬满如石、不喘、脉沉，病位主在肾。黄汗乃由水湿浸淫肌腠，湿郁化热，湿热熏蒸，营卫失调所致，外证可见汗出色黄沾衣、四肢头面肿、身热、胸满、脉沉迟，病位在肌腠、营卫，与肺脾有关。黄汗若病久不愈，可转化为痈脓。

【原文】里水[1]者，一身面目黄肿[2]，其脉沉，小便不利，故令病水。假如小便自利，此亡津液，故令渴也。越婢加术汤主之。方见下。（5）

【注释】

[1] 里水：应作"皮水"，《脉经》注"一云皮水"，可知里水为皮水。

[2] 黄肿：《脉经》作"洪肿"。

【提要】本条论述了皮水夹热的脉证及治疗。

【精解】皮水之为病，与肺失通调，脾失健运密切相关，肺气不宣，水道不通；脾失健运水湿，故见面目周身肿甚，脉沉，小便不利。病属水湿内停，郁而化热。故治宜越婢加术汤发汗利水，兼清里热。"假如小便自利，此亡津液，故令渴也"是强调如果小便自利而渴，此时津液已伤，不宜再发汗利水。

【原文】脉得诸沉，当责有水，身体肿重。水病脉出[1]者死。（10）

【注释】

[1] 脉出：此指水气病之沉脉暴出而无根，上有而下绝无。

【提要】本条论述水气病的脉证及预后。

【精解】水气为病，脉以沉为主，这是由于水气停滞，阳气受阻不能外达。然而阴寒内盛亦多沉脉，当以"身体肿重"区别之。脉出则说明虽浮而躁盛，按之无根，轻取有脉，重按则散，此为阴盛格阳，真气涣散于外。水气病患者一般脉沉，若水肿未消，突然脉浮而无根，脉与证悖，提示预后不良。

【原文】师曰：诸有水者，腰以下肿，当利小便，腰以上肿，当发汗乃愈。（18）

【提要】本条论述了水气病发汗和利小便的治疗方法。

【精解】一般的水气病患者，如果腰部以下肿，说明水湿之邪在下在里，当用利小便之法，使水湿从尿液而出；如果腰部以上肿，则说明水湿之邪在上在表，当用发汗之法，使水湿随汗液而走，如此水肿可愈。

【原文】风水，脉浮身重，汗出恶风者，防己黄芪汤主之。腹痛加芍药。（22）

【提要】本条论述了风水表虚的证治。

【精解】风水起于风邪袭表，见脉浮；水泛肌表见身重；因表虚不固而有汗出恶风。所以治疗以防己黄芪汤益气固表，利水除湿。如有腹痛，可加芍药。

【原文】 风水恶风，一身悉肿，脉浮不渴[1]，续自汗出，无大热，越婢汤主之。(23)

越婢汤方　麻黄六两，石膏半斤，生姜三两，大枣十五枚，甘草二两

上五味，以水六升，先煮麻黄，去上沫，内诸药，煮取三升，分温三服。恶风者加附子一枚（炮）。风水加术四两。古今录验。

【注释】

[1] 不渴：《金匮要略心典》作"而渴"，宜从。

【提要】 本条提出了风水夹热的证治。

【精解】 风水为病，因风而起，初病在表，故可见恶风、脉浮等症；水为风所激而泛溢周身，故见周身浮肿；口渴提示已有化热趋势；续自汗出而无大热，说明风性开泄且表郁有热，热迫津泄，故见汗出，而热亦随汗出，故无表大热，然内之郁热并未尽去。方用越婢汤发越水气，清热散邪。方中重用麻黄，配以生姜发越宣散，石膏清解郁热，大枣、甘草和中调药。"恶风者加附子"，此处恶风是指因发散太过，损伤卫阳，致恶风加重或不解，故以附子温经助阳；"加术"是指风水，水湿过盛者，宜加白术健脾除湿，与麻黄相配，并行表里之湿，可增强利水消肿的效果。

【原文】 皮水为病，四肢肿，水气在皮肤中，四肢聂聂动者，防己茯苓汤主之。(24)

防己茯苓汤方　防己三两，黄芪三两，桂枝三两，茯苓六两，甘草二两

上五味，以水六升，煮取二升，分温三服。

【提要】 本条论述皮水气虚阳郁的证治。

【精解】 皮水与脾的关系密切，脾主四肢，脾虚失运，水湿停于皮下，故见四肢浮肿；卫阳被郁于四肢而不得通行，故肿处肌肤有轻微颤动。此属水气过盛而郁阳于内，治宜防己茯苓汤通阳化气，分消水湿。方中防己除湿，桂枝通阳，黄芪益气，甘草调中。防己与黄芪相配，气行于表而祛湿；桂枝与茯苓相配，通阳化气利水。诸药合用，使水湿由表里分消。

【原文】 里水，越婢加术汤主之；甘草麻黄汤亦主之。(25)

甘草麻黄汤方　甘草二两，麻黄四两

上二味，以水五升，先煮麻黄，去上沫，内甘草，煮取三升。温服一升，重覆汗出，不汗，再服。慎风寒。

【提要】 本条论述了皮水表实证的治疗。

【精解】 皮水夹热者，方用越婢加术汤。皮水如果里热不明显，而表实无汗者，方用甘草麻黄汤发汗，使水随汗而走。方中麻黄宣肺，发汗，利水；甘草健脾和中，调和诸药。

【原文】水之为病，其脉沉小，属少阴；浮者为风；无水虚胀者为气；水，发其汗即已。脉沉者宜麻黄附子汤；浮者，宜杏子汤。(26)

麻黄附子汤方　麻黄三两，甘草二两，附子一枚炮

上三味，以水七升，先煮麻黄，去上沫，内诸药，煮取二升半。温服八分，日三服。

【提要】本条论述了风水与正水的证治及水气病和虚胀的鉴别。

【精解】水气病如果脉见沉小，属少阴，为正水；若脉象浮，则与肺相关，为风水。此二者均可见水气在表之证候，故都可使用发汗之法。具体来说，脉沉小而喘之正水者，方选麻黄附子汤；脉浮之风水者，宜用杏子汤。此外，因阳虚寒凝气滞而胀满者，此非水肿，切不可以汗法治之。麻黄附子汤具有温肾发汗，利水平喘之功。方中麻黄宣肺发汗，利水平喘；附子温阳化水；甘草和中调药。

黄疸病脉证并治第十五

【原文】寸口脉浮而缓，浮则为风，缓则为痹。痹非中风，四肢苦烦，脾色必黄，瘀热以行。(1)

【提要】本条论述湿热黄疸的病机。

【精解】"寸口脉浮而缓"，寸口脉浮意指阳热邪气外熏，因风为阳邪，此以风指代阳热，故言"浮则为风"；缓脉主湿而应于脾，湿邪呆滞，故脉道不利而见缓脉。脉浮缓并见，说明湿与热相合，闭阻于脾，影响脾之转输，故曰"痹"。"痹非中风"为仲景自注，强调"痹"为湿热闭阻于脾，并非太阳中风表证，更非经脉痹阻的中风病。湿热困脾，则四肢疲乏困顿、重滞不舒，故曰"四肢苦烦"，此为湿热黄疸常见之临床症状。"脾色必黄，瘀热以行"强调黄疸病位在脾，发病与血分相关。湿热蕴郁于脾，不能外泄下行，由气分入于血分，血行不畅，湿热郁蒸，脾色外现于体表，故发为黄疸。若湿热不入于血分则不能发黄，故湿热是否入于血分是黄疸形成的关键病机。

【原文】趺阳脉紧而数，数则为热，热则消谷，紧则为寒，食即为满。尺脉浮为伤肾。趺阳脉紧为伤脾。风寒相搏，食谷即眩，谷气不消，胃中苦浊[1]，浊气下流，小便不通，阴被其寒，热流膀胱，身体尽黄，名曰谷疸。额上黑，微汗出，手足中热，薄暮即发，膀胱急，小便自利，名曰女劳疸；腹如水状不治。心中懊憹而热，不能食，时欲吐，名曰酒疸。(2)

【注释】

[1] 苦浊：苦，作"病"解。浊，指湿热。下文中"浊气"亦为湿热。

【提要】本条论述了黄疸的病机、分类及主症。

【精解】本条首先论述谷疸的病机、主症及谷疸与女劳疸的区别。趺阳脉候脾胃之气，趺阳脉紧主脾阳虚而寒湿内生，输化失职，若勉强进食则致腹满，故曰"紧则为寒，食即为满"；趺阳脉数主胃热亢盛，热盛则"消谷"而善饥。"风寒相搏"中"风"与首条"寸口脉浮"所主之"风"相同，即"热"之互辞；"寒"则泛指阴邪，如寒湿之邪等。胃热与脾寒相合，蕴积于脾胃，进食后加重其湿热，其气上熏而清阳不升，致"食谷即眩"；食物虽被腐熟，但脾不能转输而成"浊气"，留滞于胃则变生湿热；湿热之邪下注，致膀胱气化不利故小便不通。"阴"指太阴脾，太阴寒湿夹胃中湿热流注下焦，壅塞肾与膀胱以及三焦水道，湿热不能从小便外出，而蕴结膀胱。湿热蕴蒸，内迫血分，则身体尽黄。此因饮食不洁所致，故称谷疸。"尺脉浮为伤肾。趺阳脉紧为伤脾"乃插笔，提示女劳疸与谷疸之不同。女劳疸因房劳过度，肾阴亏耗，阳浮于外，故"尺脉浮"；谷疸因脾阳寒邪内生，故"趺阳脉紧"，两者有别。其次论述女劳疸的主症与病机。前额乃心所辖，由于肾阴亏损，水不济火，心火迫津外泄，肾色上泛，则额上黑，微汗出；肾阴虚，其虚热既循足少阴肾经下注至涌泉穴及其周围，又随手厥阴心包经上行至劳宫穴及其附近，故手足中热；肾阴虚火旺，薄暮经气流注于肾经，两阳相合，阴不胜阳，故"薄暮即发"；虚热内迫膀胱，则见小腹拘急；肾气亏虚，固摄无权则小便自利。因系房劳伤肾所致，故称女劳疸。若肾病反侮及脾，脾肾两败，腹部胀大则难治。再则论述酒疸的主症与病机。酒性湿热，长期大量饮酒，酒热蕴积于胃，上熏于心，故有心中烦郁难堪、卧起不安、莫可名状等感觉。湿热蕴积脾胃，升清降浊失常，故不能食，若勉强进食则加重了胃之热邪，致胃气上逆而欲吐。湿热蕴蒸，入于血分，瘀热以行，形成黄疸。因系饮酒太过所致，故名酒疸。

【原文】谷疸之为病，寒热不食，食即头眩，心胸不安，久久发黄，为谷疸，茵陈蒿汤主之。(13)

茵陈蒿汤方　茵陈蒿六两，栀子十四枚，大黄二两

上三味，以水一斗，先煮茵陈，减六升，内二味，煮取三升，去滓，分温三服。小便当利，尿如皂角汁状，色正赤，一宿腹减，黄从小便去也。

【提要】本条论述谷疸的证治。

【精解】饮食不节，湿热蕴积脾胃，导致营卫生化之源壅滞而形寒发热，但此"寒热"与外感表证之寒热不同；湿热困阻脾胃，运化失司，则不能饮食；若勉强进食则脾胃湿热更盛，上熏则头眩、心胸不安，日久湿热波及血分则发为谷疸。治宜茵陈蒿汤以清利湿热，活血退黄。方中茵陈蒿清热利湿退黄；栀子清热除烦，泄三焦湿热而退黄；大黄泄热逐瘀，通利大便。三药合用，祛邪以复脾运之功，使湿热从前阴而出，故方后言"小便当利，尿如皂角汁状，色正赤，一宿腹减，黄从小便去也"。此反证本条当具

腹满、小便不利等症。

【原文】酒黄疸，心中懊憹，或热痛，栀子大黄汤主之。（15）

栀子大黄汤方　栀子十四枚，大黄一两，枳实五枚，豉一升

上四味，以水六升，煮取二升，分温三服。

【提要】本条论述酒疸的证治。

【精解】酒疸，若酒热特盛，不但心中懊憹而热，因热壅气滞，可发展为胸脘疼痛，此乃酒疸实热瘀结之重证。治宜栀子大黄汤，清心除烦，上下分消。方中栀子清热利湿除烦，大黄泄热逐瘀。大黄与枳实相合，使部分酒毒湿热从二便而出；栀子与淡豆豉相伍，使部分酒热经口鼻而散。

【原文】诸病黄家，但利其小便；假令脉浮，当以汗解之，宜桂枝加黄芪汤主之。（16）

【提要】本条论述黄疸的基本治则及黄疸兼表虚证的证治。

【精解】由于"黄家所得，从湿得之"，无论湿热发黄或寒湿发黄或湿瘀发黄，总离不开一个"湿"字。湿邪往往贯穿黄疸始终，利小便可使湿邪从小便外泄，有利于黄疸消退，故言"诸病黄家，但利其小便"。若黄疸初期见表虚证，脉浮、自汗、恶风或恶寒者，为卫表气虚，湿郁于表，营卫不和。此时不可拘泥于利小便法，仍当发汗解表，调和营卫，扶正祛邪，以桂枝加黄芪汤治之。方中桂枝汤发汗解肌、调和营卫，加黄芪固表除湿，助正托邪。

【原文】黄疸腹满，小便不利而赤，自汗出，此为表和里实，当下之，宜大黄硝石汤。（19）

大黄硝石汤方　大黄、黄柏、硝石各四两，栀子十五枚

上四味，以水六升，煮取二升，去滓，内硝，更煮取一升，顿服。

【提要】本条论述热盛里实之黄疸的证治。

【精解】黄疸病，由于里热蕴结成实，壅滞气机，则腹满；湿热郁阻，气化失司，故小便不利而赤；热盛于湿，迫津外出，故自汗出。"此为表和里实"，示人此汗出非表虚所致，乃里热成实，故应用下法攻泄湿热，方用大黄硝石汤。方中大黄、硝石通腑泄热，攻下瘀热结滞；栀子清利三焦之湿热；黄柏清泄里热，并能除湿。方后注强调"顿服"，以速取攻泄湿热之效。

惊悸吐衄下血胸满瘀血病脉证治第十六

【原文】病人胸满，唇痿舌青，口燥，但欲漱水不欲咽，无寒热，脉微大来迟，腹

不满，其人言我满，为有瘀血。（10）

【提要】本条论述瘀血的脉证。

【精解】瘀血阻滞，气机痞塞，故胸部满闷；瘀血内阻，新血不生，血不外荣，故唇痿舌青；血瘀津液不布，不能上濡，故口燥，但病由瘀血，并非津亏，故虽口燥却只欲漱水而不欲咽；此非外感为患，故无寒热之表证。脉微大来迟，谓脉体虽大，但脉势不足，往来涩滞迟缓，为瘀血阻滞之象。腹满为患者自觉症状，由于瘀血内结，影响气机运行不畅，而非宿食、水饮留于肠胃，故患者自觉腹部胀满，而察其外形并无胀满之征。

【原文】心下悸者，半夏麻黄丸主之。（13）

半夏麻黄丸方　半夏、麻黄等分

上二味，末之，炼蜜和丸，小豆大，饮服三丸，日三服。

【提要】本条论述水饮致悸的治法。

【精解】心下指胃脘部，水饮内停，胃阳被遏，故心下悸动。治宜通阳蠲饮，降逆定悸，方用半夏麻黄丸。方中半夏蠲饮降逆，麻黄宣发阳气，阳气得宣，饮邪得降，则悸动自宁。因郁遏之阳不能过发，凌心之水不易速去，故以丸剂小量，缓缓图之。

【原文】吐血不止者，柏叶汤主之。（14）

柏叶汤方　柏叶、干姜各三两，艾三把

上三味，以水五升，取马通汁一升，合煮，取一升，分温再服。

【提要】本条论述虚寒吐血的证治。

【精解】吐血日久不止，如为中气虚寒，血不归经所致，治宜柏叶汤。方取柏叶之清降，折其逆上之势而收敛止血；干姜辛热，温阳守中；艾叶苦辛温，温经止血；马通汁微温，引血下行以止血。四药合用，共奏温中止血之效。

【原文】下血，先便后血，此远血也，黄土汤主之。（15）

黄土汤方_{亦主吐血、衄血}

甘草、干地黄、白术、附子_炮、阿胶、黄芩各三两，灶中黄土半斤

上七味，以水八升，煮取三升，分温二服。

【提要】本条论述虚寒便血的证治。

【精解】下血，指大便出血。先见大便，便后出血，出血部位来自直肠以上，距肛门较远，故称为远血。病由中焦虚寒，脾失统摄而血渗于下所致，治宜黄土汤温脾摄血。方中灶心黄土又名伏龙肝，温中涩肠止血；配以附子、白术、甘草温阳散寒，健脾以摄血；地黄、阿胶滋阴养血以止血；黄芩反佐，苦寒坚阴止血，并制白术、附子，以防温燥动血。诸药刚柔相济，温阳不伤阴，滋阴不损阳，共奏温中止血之功。

【原文】下血，先血后便，此近血也，赤小豆当归散主之。（16）

【提要】本条论述湿热便血的证治。

【精解】便血在先，大便在后，出血部位距肛门较近，故称为近血。其病机多因湿热蕴结大肠，灼伤阴络，迫血下行所致。治宜赤小豆当归散清热利湿，活血止血。

呕吐哕下利病脉证治第十七

【原文】诸呕吐[1]，谷不得下者，小半夏汤主之。方见痰饮中。（12）

【注释】

[1] 诸呕吐：指各种原因的呕吐，病机皆为胃失和降，胃气上逆。

【提要】本条论述寒饮停胃的呕吐治法。

【精解】从方测证，本证当属胃寒停饮所致，因寒饮上逆，脾胃升降失调，故以呕吐清稀的痰涎为特点。故治应散寒化饮，和胃止呕。方中半夏开饮结而降逆气，生姜散寒和胃以止呕吐。小半夏汤被后世誉为止呕祖方，临床凡寒、热、虚、实所致的各种呕吐，经适当配伍皆可治疗。

【原文】胃反[1]呕吐者，大半夏汤主之。《千金》云：治胃反不受食，食入即吐。《外台》云：治呕，心下痞硬者。（16）

大半夏汤方　半夏二升洗完用，人参三两，白蜜一升

上三味，以水一斗二升，和蜜扬之二百四十遍，煮取二升半，温服一升，余分再服。

【注释】

[1] 胃反：朝食暮吐，暮食朝吐，宿谷不化。

【提要】本条论述虚寒性胃反呕吐的治法。

【精解】“胃反呕吐”，病属脾胃虚寒，运化失司，不能腐熟水谷，阴津亏损。由于胃气不降则呕吐，脾不转输，肠失濡润则便结如羊屎状。治用大半夏汤和胃降逆，补虚润燥。方中重用半夏和胃降逆，以治其标，人参益气补虚，白蜜养血润燥，以治其本。

【原文】食已即吐[1]者，大黄甘草汤主之。《外台》方又治吐水。（17）

大黄甘草汤方　大黄四两，甘草一两

上二味，以水三升，煮取一升，分温再服。

【注释】

[1] 食已即吐：指食入于胃，旋即尽吐而出。

【提要】本条论述胃肠实热之呕吐的证治。

【精解】病由实热壅滞胃肠，腑气不通，胃气不得通降，反逆而上行而致，并伴便

秘、腹满、腹胀、舌红苔黄、脉滑有力等症状。因病位在肠，故治应通腑泻实，方用大黄甘草汤泻热通腑，使实热去，大便通，胃气和，则呕吐自止。方中大黄通泄实热，甘草和胃安中，旨在祛邪不伤正。

【原文】干呕，吐逆，吐涎沫，半夏干姜散主之。(20)

半夏干姜散方　半夏、干姜各等分

上二味，杵为散，取方寸匕，浆水一升半，煎取七合，顿服之。

【提要】本条论述中阳不足，寒饮内盛之呕逆的证治。

【精解】因中阳不足，寒饮内停，胃气上逆，则干呕、吐逆；寒饮不化，聚而为痰，故口吐涎沫。治用半夏干姜散即小半夏汤以干姜易生姜。因本证既有中阳不足，又有寒饮内停，本虚标实，故治应温中散寒，化饮降逆。方中半夏辛燥以降逆止呕，干姜辛热以温胃散寒。二味相伍，既温胃止呕，又温肺化饮，标本同治。配浆水之甘酸，以助半夏干姜散而安中。"顿服"者，意在集中药力取效迅速。

半夏干姜散证与吴茱萸汤证都有干呕、吐涎沫，但前证是中阳不足，寒饮上逆，故专治于胃，侧重化饮降逆。后证为胃寒停饮兼挟肝气上逆，伴有头痛，故肝胃同治，偏于散寒补虚。

【原文】病人胸中似喘不喘，似呕不呕，似哕不哕，彻心中愦愦然无奈[1]者，生姜半夏汤主之。(21)

生姜半夏汤方　半夏半斤，生姜汁一升

上二味，以水三升，煮半夏，取二升，内生姜汁，煮取一升半，小冷，分四服，日三夜一服。止，停后服。

【注释】

[1] 彻心中愦愦然无奈：胸中烦闷不堪，难以忍受，其痛苦无可名状，使人有无可奈何之感。

【提要】本条论述寒饮搏结胸胃的证治。

【精解】胸为气海，内藏心肺，为呼吸往来之所，清气出入之道。寒饮搏结胸胃，胸阳阻滞，气机不能正常升降出入，故似喘不喘；饮扰于胃，则似呕不呕，似哕不哕，以致心胸中苦闷不堪，难以忍受。治宜生姜半夏汤宣散寒饮，舒展气机。因病在胸中，以气机阻滞，升降不畅为苦，因此方中重用生姜汁辛散寒饮，通阳开结，配半夏化饮降逆。姜汁辛烈，用量且大，为防突进热药，拒而不纳，故需小冷服。此即《内经》中"治寒以热，凉而行之"的反佐法。

小半夏汤、生姜半夏汤、半夏干姜散三方均由姜、夏二味组成，都主治寒饮内停的病证。不同的是，小半夏汤证以饮为主，偏于标实，用"走而不守"的生姜，且重用半夏，降饮化逆；半夏干姜散取干姜"守而不走"，且与半夏相等分，重在温中散寒，化饮降逆，标本同顾，其病证中焦阳虚较重；生姜半夏汤用生姜汁，用量倍于半夏，取其通散之力，证以气机阻滞为重。

【原文】哕逆者，橘皮竹茹汤主之。(23)

橘皮竹茹汤方　橘皮二升，竹茹二升，大枣三十枚，生姜半斤，甘草五两，人参一两

上六味，以水一斗，煮取三升、温服一升，日三服。

【提要】本条论述胃虚有热之呕逆的治法。

【精解】原文叙证简略，以方测证，可知本条所论呃逆，是胃中虚热，气逆上冲所致，见于久病体弱，或大吐下后，呃声低频而不连续，并伴有虚烦不安、少气、口干、手足心热、脉虚数等症。故治宜橘皮竹茹汤补虚清热，和胃降逆。方中橘皮、生姜理气和胃，降逆止哕，竹茹清热安中，人参、甘草、大枣补虚益气。诸药合用，气虚复，虚热除，胃气降，哕逆自平。

疮痈肠痈浸淫病脉证并治第十八

【原文】肠痈之为病，其身甲错[1]，腹皮急[2]，按之濡[3]，如肿状，腹无积聚，身无热，脉数，此为腹内有痈脓，薏苡附子败酱散主之。(3)

薏苡附子败酱散方　薏苡仁十分，附子二分，败酱五分

上三味，杵为末，取方寸匕，以水二升，煎减半，顿服，小便当下。

【注释】

[1] 身甲错：指肌肤甲错。

[2] 急：紧张。

[3] 濡：柔软。

【提要】本条论述肠痈脓已成的证治。

【精解】此证营血结聚于肠内，气血郁滞于里，故腹皮紧张拘急；痈脓已成，按之柔软，腹内"积聚"坚硬者不同；由于热毒聚于局部而影响血分，故全身发热不明显而脉数；营血内耗，不能营养肌肤，故其身甲错。治宜薏苡附子败酱散排脓消痈，清热解毒，通阳散结。方中重用薏苡仁排脓消痈利肠；败酱草清热解毒，祛瘀排脓；轻用附子为佐者，辛散温通，振奋阳气以行滞散结。

【原文】肠痈者，少腹肿痞，按之即痛，如淋，小便自调，时时发热，自汗出，复恶寒。其脉迟紧者，脓未成，可下之，当有血。脉洪数者，脓已成，不可下也。大黄牡丹汤主之。(4)

大黄牡丹汤方　大黄四两，牡丹一两，桃仁五十个，瓜子半升，芒硝三合

上五味，以水六升，煮取一升，去滓，内芒硝，再煎沸，顿服之，有脓当下；如无脓，当下血。

【提要】本条论述肠痈脓未成的证治。

【精解】此证由于热毒营血瘀结于肠中，气血瘀阻，经脉不通，故少腹肿痞，按之即疼痛，如淋疾似疼痛；因病在肠而不在膀胱，故小便正常；热毒结聚，正邪相争于里，营卫失调于表，故时时发热、恶寒、自汗出；脉迟紧指有力的脉象，说明热伏血瘀，营卫通行阻滞，不够通畅。上述脉证表明热毒壅聚，营卫瘀结，脓尚未成，治宜大黄牡丹汤清热逐瘀，解毒消痈，使脓毒污血从大便泄出，故曰"可下之，当有血"。方中大黄、芒硝荡涤实热，宣通壅滞；牡丹皮、桃仁凉血逐瘀；瓜子（冬瓜仁、甜瓜子或栝楼仁均可）排脓消痈。诸药合用有泻下瘀结热积的作用，用于肠痈实热壅结的急证。

妇人妊娠病脉证并治第二十

【原文】妇人宿有癥病[1]，经断未及三月，而得漏下不止，胎动在脐上者，为癥痼害。妊娠六月动者，前三月经水利时，胎也。下血者，后断三月，衃[2]也。所以血不止者，其癥不去故也。当下其癥，桂枝茯苓丸主之。（2）

桂枝茯苓丸方　桂枝、茯苓、牡丹去心、桃仁去皮尖，熬、芍药各等分

上五味，末之，炼蜜和丸，如兔屎大，每日食前服一丸。不知，加至三丸。

【注释】

[1]癥病：病名。指腹内有瘀阻积块的疾病。

[2]衃（pēi）：指色紫而黯的瘀血。

【提要】本条论述癥病与妊娠的鉴别及癥病的证治。

【精解】妇人素有癥病，现停经未及三月又漏下不止，并觉脐上似有胎动，是由于癥病阻碍气机所致。若前三个月，经水失常，后三个月又停经，胞宫亦未按月长大，复见漏下不止者为癥病。同时与正常妊娠鉴别，经停六个月，自觉有胎动，且经停前三月月经正常，此后胞宫又按月逐渐增大，按之柔软不痛者为妊娠。今下血不止，是瘀血内阻，血不归经所致。治当化瘀消癥。方中桂枝温通血脉，芍药和营调血脉，丹皮、桃仁化瘀消癥，茯苓健脾渗湿。用蜜为丸长期服用，并从小剂量开始服，以缓攻其癥，攻邪而不伤正。

【原文】师曰：妇人有漏下[1]者，有半产[2]后因续下血都不绝者，有妊娠下血者。假令妊娠腹中痛，为胞阻[3]，胶艾汤主之。（4）

芎归胶艾汤方　一方加干姜一两。胡洽治妇人胞动无干姜。

芎蒡、阿胶、甘草各二两，艾叶、当归各三两，芍药四两，干地黄四两

上七味，以水五升，清酒三升，合煮取三升，去滓，内胶，令消尽，温服一升，日三服。不差，更作。

【注释】

[1] 漏下：指非经期阴道流血，量少淋漓不止。

[2] 半产：即小产，指妊娠第12~28周内，胎儿自然陨堕者。

[3] 胞阻：以妊娠期间下血腹痛为主症。"胞"言其病位，"阻"概其病机。

【提要】 本条论述冲任虚寒所致妇人三种下血的证治。

【精解】 女子以肝为先天，以血为用。此条文曰妇人三种下血：一为经水淋漓不断的漏下；二为半产后下血不止；三为妊娠下血腹痛，名为胞阻。妇人此三种下血病机均属冲任脉虚，阴气不能内守。治当调补冲任，养血温宫，祛寒止血，方用胶艾汤。方中阿胶养血止血，艾叶温经暖宫止血，二药合用调经安胎，为治崩漏之要药；干地黄、芍药、当归、川芎养血和血；甘草调和诸药，清酒以行药力。诸药合用，既和血止血，又暖宫调经，并能安胎。

【原文】 妇人怀妊，腹中疙痛[1]，当归芍药散主之（5）

当归芍药散方 当归三两，芍药一斤，茯苓四两，白术四两，泽泻半斤，芎蒡半斤一作三两

上六味，杵为散，取方寸匕，酒和，日三服。

【注释】

[1] 疙痛：腹中急痛。

【提要】 本条论述妊娠肝脾不和之腹痛的证治。

【精解】 妇人妊娠后，胎为孕妇气血所养，故可见全身气血相对不足。肝血不足，则血行迟滞；脾气不足，则湿由内生。肝脾不和，血虚湿生，气血运行不畅，胎失所养，故腹中拘急作痛。此外，尚可见小便不利、头昏、面唇少华等症。予以当归芍药散养血调肝，健脾利湿。方中重用芍药养血柔肝，缓急止痛，当归、川芎调肝和血，茯苓、白术、泽泻健脾利湿，使肝血足而气条达，脾运健而湿邪除，肝脾调和，则诸证自愈。

【原文】 妊娠呕吐不止，干姜人参半夏丸主之。（6）

干姜人参半夏丸方 干姜、人参各一两，半夏二两

上三味，末之，以生姜汁糊为丸，如梧子大，饮服十丸，日三服。

【提要】 本条论述胃虚寒饮盛者的恶阻重证。

【精解】 本证呕吐不止，为妊娠反应较重，而且持续时间长，方用干姜人参半夏丸治疗。以方测证，可知本证病机是胃虚寒饮，气机上逆而致，其呕吐多有清稀痰涎，口

干不渴，或渴而喜热饮，故治应温补脾胃，蠲饮降逆止呕。方中干姜温中散寒，人参扶正补虚，半夏、生姜汁蠲饮降逆，和胃止呕。以丸药服之，取和缓补益之效。

【原文】妊娠小便难，饮食如故，当归贝母苦参丸主之。(7)

当归贝母苦参丸方 男子加滑石半两。

当归、贝母、苦参各四两

上三味，末之，炼蜜丸如小豆大，饮服三丸，加至十丸。

【提要】本条论述妊娠血虚热郁之小便不利的证治。

【精解】妊娠妇女小便不利，常伴灼热疼痛，亦称子淋。由于怀孕之后，血虚有热，气郁化燥，湿热内蕴膀胱，使其气化不利，所以小便难而不爽。故治宜当归贝母苦参丸养血润燥，清利湿热。方中当归养血润燥，贝母利气解郁，兼清水之上源，苦参利湿除热。合而用之，使血得濡养，湿热得清，则小便畅利。

【原文】妇人妊娠，宜常服当归散主之。(9)

当归散方 当归、黄芩、芍药、芎䓖各一斤，白术半斤

上五味，杵为散，酒饮服方寸匕，日再服。妊娠常服即易产，胎无疾苦，产后百病悉主之。

【提要】本条论述血虚湿热致胎动不安的治法。

【精解】妇人妊娠最重肝脾二脏。妊娠后气血聚于冲任以孕育胎儿。肝血不足，脾气虚弱，湿自内生，郁而化热，致胎失所养引起胎动不安，伴见腰酸腹痛、下腹坠胀，或伴有少量阴道出血。故用当归散养血补肝，清除湿热，健脾益气。方中当归、芍药、川芎补肝养血，白术健脾除湿，黄芩坚阴清热。合而用之，使血虚得补，湿热可除，而奏祛病养胎之效。原文"常服"二字须活看。主要指妊娠而肝脾虚弱兼有湿热者宜常服之，并非妊娠无病常服之药。

妇人产后病脉证治第二十一

【原文】问曰：新产妇人有三病，一者病痉，二者病郁冒[1]，三者大便难，何谓也？师曰：新产血虚，多汗出，喜中风，故令病痉；亡血复汗，寒多，故令郁冒；亡津液，胃燥[2]，故大便难。(1)

【注释】

[1] 郁冒：头昏眼花，郁闷不舒。

[2] 胃燥：泛指胃与大肠。由于津液耗伤，胃肠失濡而致燥结成实。

【提要】本条论述新产妇人常见三证及病机。

【精解】产后三证，病机均与亡血伤津有关，治疗当以养血生津为要。产后痉病由于产时失血过多，营卫俱虚，腠理不固，汗出过多，筋脉失养所致，主要表现为肢体痉挛抽搐，甚至角弓反张，口噤不开。郁冒是由于产后既伤津血，又损阳气，腠理不固，寒邪乘袭，阳气不能伸展外达，气逆上冲所致，主要表现为郁闷、眩晕或有表证。大便难由于产后失血，津液重伤，肠道失濡所致，主要表现为大便秘结。

【原文】产后腹中疞痛，当归生姜羊肉汤主之。并治腹中寒疝，虚劳不足。(4)

【提要】本条论述产后血虚里寒之腹痛的证治。

【精解】当归生姜羊肉汤具有补虚养血，散寒止痛之功，为《内经》中"形不足者温治以气，精不足者补之以味"的具体运用。羊肉为血肉有情之品，当归养血补虚、通经止痛，生姜温中散寒。亦可用于寒疝及虚劳不足。

【原文】产后腹痛，烦满不得卧，枳实芍药散主之。(5)

枳实芍药散方　枳实烧令黑，勿太过、芍药等分

上二味，杵为散，服方寸匕，日三服，并主痈脓，以麦粥下之。

【提要】本条论述气血郁滞之产后腹痛的证治。

【精解】本条以腹痛与烦满不得卧为特点，当属里实有瘀证，产后恶露不尽，瘀阻产道，气机痹阻不通，故胀满疼痛较甚，拒按，以致难以安卧。治用枳实芍药散行气散结，和血止痛。方中枳实破气散结，炒黑并能行血中之气；芍药和血止痛；大麦粥和胃安中。"并主痈脓"，意指若气血郁滞日久，有血腐酿脓成痈的可能。本方行气活血散结，可预防痈脓的形成。

【原文】产后中风发热，面正赤[1]，喘而头痛，竹叶汤主之。(9)

竹叶汤方　竹叶一把，葛根三两，防风、桔梗、桂枝、人参、甘草各一两，附子一枚炮，大枣十五枚，生姜五两

上十味，以水一斗，煮取二升半，分温三服，温覆使汗出。颈项强，用大附子一枚，破之如豆大，煎药扬去沫。呕者，加半夏半升洗。

【注释】

[1] 面正赤：指面部潮红，乃虚阳上浮所致。

【提要】本条论述产后中风兼阳虚的证治。

【精解】本证为产后中风兼阳虚的虚实夹杂证。产后气血亏虚，卫外不固而风邪袭表，则发热头痛；阳气亏虚，虚阳上浮则面红而赤，气喘。若只解表则虚阳易脱，若纯扶阳则表邪不解，故治用竹叶汤扶正祛邪，表里同治。方中竹叶、葛根、防风、桔梗、桂枝疏解外邪，人参、附子温阳益气，甘草、生姜、大枣调和营卫。

妇人杂病脉证并治第二十二

【原文】妇人咽中如有炙脔[1]，半夏厚朴汤主之。（5）

半夏厚朴汤方《千金》作胸满，心下坚，咽中帖帖，如有炙肉，吐之不出，吞之不下。

半夏一升，厚朴三两，茯苓四两，生姜五两，干苏叶二两

上五味，以水七升，煮取四升，分温四服，日三夜一服。

【注释】

[1] 炙脔：即烤肉块。形容咽中异物感，梗阻不适，吞之不下，咯之不出，无碍吞咽。

【提要】本条论述气郁痰凝之梅核气的证治。

【精解】本病由于情志不遂，肝失条达，气机郁结，导致津行不畅，聚而成痰，气滞痰凝上逆于咽喉故致此病。方用半夏厚朴汤。方中半夏、厚朴、生姜辛以散结，苦以降逆；茯苓下气化痰降逆；苏叶芳香宣气解郁。诸药合用，理气降逆，化痰散结。

【原文】妇人脏躁，喜悲伤欲哭，象如神灵所作，数欠伸，甘麦大枣汤主之。（6）

甘草小麦大枣汤方 甘草三两，小麦一升，大枣十枚

上三味，以水六升，煮取三升，温分三服。亦补脾气。

【提要】本条论述脏躁的证治。

【精解】妇女由于情志不舒，肝郁化火，耗伤阴液或者思虑过度，暗耗营血，心脾两伤，以至于脏阴不足，虚热内扰，主要表现为精神失常，症如"喜悲伤欲哭"，以哭笑无常，情绪变幻无常，频作伸欠等主症。方用甘麦大枣汤补益心脾，缓急安神。方中小麦养心安神，甘草、大枣甘润补中。

【原文】问曰：妇人年五十所，病下利[1]数十日不止，暮即发热，少腹里急，腹满，手掌烦热，唇口干燥，何也？师曰：此病属带下。何以故？曾经半产，瘀血在少腹不去。何以知之？其证唇口干燥，故知之，当以温经汤主之。（9）

温经汤方 吴茱萸三两，当归、芎䓖、芍药各二两，人参、桂枝、阿胶、牡丹去心、生姜、甘草各二两，半夏半升，麦门冬一升去心

上十二味，以水一斗，煮取三升，分温三服。亦主妇人少腹寒，久不受胎，兼取崩中去血，或月水来过多，及至期不来。

【注释】

[1] 下利：多数注家认为当是"下血"。

【提要】本条论述妇人冲任虚寒夹瘀致崩漏的证治。

【精解】妇人年五十所，冲任脉虚，月经应当停止，但今下血数十日不止，乃属崩漏。究其病因，证属冲任虚寒夹瘀，血不归经。冲任虚损，气血不畅，瘀血内留，则胞宫失养，故见崩漏下血，并伴少腹里急、腹满等症；阴血虚则生内热，故见暮即发热、手掌烦热等症；瘀血不去则新血不生，津液失于濡润，故见唇口干燥。治用温经汤温经散寒，养血行瘀，调补冲任。方中吴茱萸、生姜、桂枝温经散寒，以暖胞宫；阿胶、川芎、当归、芍药、丹皮滋阴养血，和血行瘀；人参、甘草益气补虚；半夏、麦冬润燥相合，养阴和中。诸药合用，使经寒得温，虚者得补，瘀者得行，则新血自生。

【原文】妇人少腹满如敦[1]状，小便微难而不渴，生后[2]者，此为水与血并结在血室也，大黄甘遂汤主之。(13)

大黄甘遂汤方　大黄四两，甘遂二两，阿胶二两

上三味，以水三升，煮取一升，顿服之，其血当下。

【注释】

[1] 敦（duì）：是古代盛食物的器具，上下稍锐，中部肥大。形容少腹胀满隆起如球形。

[2] 生后：即产后。

【提要】本条论述妇人水血并结血室的证治。

【精解】本证多为有形实邪凝结于下焦，以少腹胀满，轻微小便不利为主症。从方测证可知证属水血结于血室，故以大黄甘遂汤破血逐水，水血并治。方中大黄攻瘀，甘遂逐水，阿胶滋阴养血以扶正。诸药合用，祛邪不伤正，但仍不可多用，故方后云："顿服之"。

二级条文

脏腑经络先后病脉证第一

【原文】夫人禀五常[1]，因风气[2]而生长，风气虽能生万物，亦能害万物，如水能浮舟，亦能覆舟。若五脏元真[3]通畅，人即安和。客气邪风[4]，中人多死。千般疢难[5]，不越三条：一者，经络受邪，入脏腑，为内所因也；二者，四肢九窍，血脉相传，壅塞不通，为外皮肤所中也；三者，房室、金刃、虫兽所伤。以此详之，病由都尽。

若人能养慎，不令邪风干忤经络；适中经络，未流传脏腑，即医治之。四肢才觉重滞，即导引[6]、吐纳[7]、针灸、膏摩[8]，勿令九窍闭塞；更能无犯王法[9]、禽兽灾伤；房室勿令竭乏，服食[10]节其冷、热、苦、酸、辛、甘，不遗形体有衰，病则无由入其腠理。腠者，是三焦通会元真之处，为血气所注；理者，是皮肤脏腑之纹理也。（2）

【注释】

[1] 人禀五常：禀，受的意思。五常，即五行。

[2] 风气：此指自然气候。

[3] 元真：指元气或真气。

[4] 客气邪风：外至曰客，不正曰邪，指能够令人致病的不正常的气候。

[5] 疢（chèn）难：即疾病。

[6] 导引：指自我按摩。

[7] 吐纳：是调整呼吸的一种养生却病方法。

[8] 膏摩：用药膏摩擦体表一定部位的外治方法。

[9] 无犯王法：王法，即国家法令。古代王法中有体罚的规定。无犯王法，即遵守国法免受刑伤之意。

[10] 服食：即衣服、饮食。

【提要】本条从人与自然密切相关的整体观念出发，论述了发病、摄生防病及早期治疗。

【精解】首先指出正常的自然界气候能生长万物，不正常的气候能伤害万物，对人体亦不例外。但同时又指出只要人体五脏元真通畅，抗病力强，人即安和。疾病的产生虽有多种原因，但不外三条：一是经络受邪，传入脏腑，此为邪气乘虚入内；二是皮肤受邪，仅在血脉传注，使四肢九窍壅塞不通，其病在外；三是房室、金刃、虫兽所伤。后段重申若人能养生防病，邪气就难以侵犯经络；倘一时不慎，外邪入中经络，即应乘其未传脏腑之时，及早施治。比如四肢才觉重滞，便用导引、吐纳、针灸、膏摩等方法治疗，勿使九窍闭塞不通。如果平素注意调节房室、饮食、起居等各方面，又能防备意外灾伤，使身体强壮，一切致病因素自然无从侵袭腠理。腠理为三焦所主，与皮肤、脏腑关系密切，它既是元真相会之处，又是血气流注的地方。当人体对外抗御能力减退时，它可以成为外邪入侵的门户。

【原文】师曰：病人脉浮者在前[1]，其病在表；浮者在后，其病在里。腰痛背强不能行，必短气而极[2]也。(9)

【注释】

[1] 脉浮者在前：指浮脉见于关前寸部。

[2] 极：疲倦乏力。

【提要】本条论述同一脉象，出现部位不同，主病也不同。

【精解】若浮脉当见于寸部，因寸部属阳主表，故寸脉浮其病在表，为正气抗邪于表的现象。如果浮脉见于尺部，因尺部属阴主里，故尺脉浮其病在里，一般是肾阴不足，虚阳外浮，阳气不能潜藏的现象。此外，在凭脉辨病时，尚需结合其他症状全面考虑。如尺脉浮，又伴腰痛背强和呼吸短促时，肾虚精髓不充，腰脊失养，故腰痛、背强、骨痿不能行走，若肾虚不能纳气归元，则短气而疲惫虚乏，可诊断为病在里而属肾虚。

【原文】问曰：脉脱[1]入脏即死，入腑即愈，何谓也？师曰：非为一病，百病皆然。譬如浸淫疮[2]，从口起流向四肢者，可治，从四肢流来入口者，不可治；病在外者可治，入里者即死。(12)

【注释】

[1] 脉脱：指脉乍伏不见。是邪气阻遏正气，血脉一时不通所致。

[2] 浸淫疮：皮肤病的一种，能从局部遍及全身。

【提要】本条上承第11条原文续论邪气入脏、入腑的病机和预后。

【精解】病由外传内的难治，由内传外的易治。这是一般规律，即使属于皮肤病的浸淫疮，其传变情况也是如此。

【原文】清邪居上，浊邪居下。大邪中表，小邪中里。櫱饪[1]之邪，从口入者，宿食也。五邪中人，各有法度，风中于前，寒中于暮，湿伤于下，雾伤于上，风令脉浮，寒令脉急，雾伤皮腠，湿流关节，食伤脾胃，极寒伤经，极热伤络。(13)

【注释】

[1] 櫱（gǔ）饪（rèn）：指饮食。櫱，同"谷"。饪，熟食也。

【提要】论述五邪中人的一般规律。

【精解】关于五邪，首先指出清邪为雾露之邪，故居于上；浊邪谓水湿之邪，故居于下。大邪谓风邪，其性散漫，多中肌表；小邪谓寒邪，其性紧束，常中经络之里。檠饪之邪即宿食，从口而入。继而阐明五邪中人各有一定的规律，如风为阳邪中于午前，脉多浮缓；寒为阴邪中于日暮，脉多紧急；湿为重浊之邪，故伤于下而流入关节；雾为轻清之邪，故伤于上而连及皮腠；脾主运化，故饮食不节，则伤脾胃。经脉在里为阴，络脉在外为阳；寒气归阴，所以"极寒伤经"，热气归阳，所以"极热伤络"。

【原文】师曰：五脏病各有所得[1]者愈，五脏病各有所恶[2]，各随其所不喜者为病。病者素不应食，而反暴思之，必发热也。(16)

【注释】

[1] 所得：指适合患者的饮食居处。

[2] 所恶：指患者厌恶或不适应的饮食、气味、住所等。

【提要】本条论述临床应根据五脏喜恶进行治疗和护理。

【精解】由于五脏的生理特性不同，故五脏病的性质不同，因而各有其适宜的治法。在安排患者饮食居处等护理方面，也应这样。所以要根据五脏特性和其病理特点，近其所喜，远其所恶，适当选用药味，给予恰当调护，才能使疾病获得痊愈。此外，遇到患者突然想吃平素不喜的食物，这是脏气为邪气所改变，食后可能助长病气而引起发热，须多加注意。

痉湿暍病脉证治第二

【原文】病者身热足寒，颈项强急，恶寒，时头热，面赤目赤，独头动摇，卒口噤，背反张者，痉病也。(7)

【提要】本条论述外感痉病的主要证候。

【精解】风寒之邪侵及太阳，既有太阳表证之恶寒、项背强急，又见邪郁入里化热的面赤目赤、时头热。足寒是阳郁过重，不能达于四末的表现。颈项强急、背反张、突然口闭不能言语、独头动摇均为痉病的典型症状。太阳邪郁不解，入里化热化燥动风，故由太阳经筋不利的颈项强急，进一步发展为全身筋脉拘急而背反张；阳明之脉夹口入齿中，邪入阳明，筋脉强急则口噤不开；热盛风动，故独头动摇。

【原文】太阳病，无汗而小便反少，气上冲胸，口噤不得语，欲作刚痉，葛根汤主之。(12)

葛根汤方　葛根四两，麻黄三两去节，桂枝二两去皮，芍药二两，甘草二两炙，生姜三两，大枣十二枚

上七味，㕮咀，以水七升，先煮麻黄、葛根，减二升，去沫，内诸药，煮取三升，去滓，温服一升，覆取微似汗，不须啜粥，余如桂枝汤法将息及禁忌。

【提要】本条论述欲作刚痉的证治。

【精解】太阳病无汗属表实,由风寒束表,卫气郁闭所致,一般无汗小便应多,有汗则小便少,本证无汗却小便少,是因寒束肌表,肺卫失宣,不能敷布津液之故。表实气郁,既不外达,又不下行,势必逆而上冲,所以出现气上冲胸;邪滞经络,强急不利,故口噤不得语,这是发痉预兆,若病情继续发展,必将出现卧不着席、脚挛急、龂齿等症。所以说"欲作刚痉"。此属表实气郁,津液失布,筋脉不利。病位在表与筋脉,治宜葛根汤发汗散寒,升津舒筋。本方由桂枝汤加麻黄、葛根组成。恐其发汗太峻而伤津,故用桂枝汤减量加麻黄发散风寒;重用葛根,取其味甘气凉,能起阴气而升津液,舒筋脉而缓挛急。诸药合用,表邪得解,津液得输,筋急得缓,则痉病自止。

【原文】痉为病一本痉字上有刚字,胸满口噤,卧不着席,脚挛急,必龂齿[1],可与大承气汤。(13)

大承气汤方　大黄四两酒洗,厚朴半斤炙,去皮,枳实五枚炙,芒硝三合

上四味,以水一斗,先煮二物,取五升,去滓,内大黄,煮取二升,去滓,内芒硝,更上火微一二沸,分温再服,得下止服。

【注释】

[1]龂(xiè)齿:指上下牙齿相磨,切磋有声。

【提要】本条论述阳明热盛痉病的证治。

【精解】太阳病不解,入里化热,阳明热盛,故胸满、心烦;阳明经环口入齿,其支脉可下至足,热盛津伤,经脉失养而筋脉挛急,故出现口噤、卧不着席、脚挛急、龂齿等症。卧不着席为角弓反张之甚,龂齿为口噤之甚。可见,本证由热盛津伤,化燥动风,病情急重。故急下存阴,用大承气汤,使热退津保,痉挛可解。

【原文】湿家[1]之为病,一身尽疼一云疼烦,发热,身色如熏黄[2]也。(15)

【注释】

[1]湿家:患湿病较久的患者。

[2]熏黄:黄如烟熏而不明润。

【提要】本条论述湿病发黄的证候。

【精解】病湿之人,由于湿邪浸渍肌肉关节,所以一身尽痛。湿邪郁久化热,湿热蕴蒸,故身热发黄。因湿多热少,故其黄色晦黯如烟熏状。

【原文】风湿相搏,骨节疼烦,掣痛不得屈伸,近之则痛剧,汗出短气,小便不利,恶风不欲去衣,或身微肿者,甘草附子汤主之。(24)

甘草附子汤方　甘草二两炙,白术二两,附子二枚炮,去皮,桂枝四两去皮

上四味,以水六升,煮取三升,去滓,温服一升,日三服,初服得微汗则解,能食,汗出复烦者,服五合。恐一升多者,服六七合为妙。

【提要】本条论述风湿表里阳气俱虚的证治。

【精解】风湿已由肌肉侵入关节，病情较上条严重，故骨节疼烦，掣痛，不得屈伸，近之则痛剧。表阳虚，故汗出，恶风不欲去衣。里阳虚，气不化水，故短气，小便不利，或身微肿。上症由风寒湿盛、内外阳气皆虚所致。当用甘草附子汤祛风散寒除湿，温助表里阳气。方中甘草配附子，缓急止痛；附子、桂枝、白术并用，兼走表里，助阳祛风化湿。

【原文】太阳中热者，暍是也。汗出恶寒，身热而渴，白虎加人参汤主之。(26)

白虎加人参汤方　知母六两，石膏一斤碎，甘草二两，粳米六合，人参三两

上五味，以水一斗，煮米熟汤成，去滓，温服一升，日三服。

【提要】本条论述伤暑热盛的证治。

【精解】"暍"是伤暑病，"太阳中热"是暑热邪气侵犯太阳肌表。暑热熏蒸，则大汗出，汗多腠理空疏，故汗后恶寒，此与一般表证发热恶寒并见不同。暑热邪盛，故必发热；热盛伤津，则口渴。此外，尚可见心烦、气喘、尿赤、口舌干燥、倦怠少气、脉虚等暑伤气津之症。病属暑热内盛，津气两伤，治用白虎加人参汤清热祛暑，益气生津。方中石膏辛寒清热，知母苦寒清热养阴，人参益气生津，甘草、粳米和胃补中。

百合狐惑阴阳毒病脉证治第三

【原文】百合病发汗后者，百合知母汤主之。(2)

百合知母汤方　百合七枚擘，知母三两切

上先以水洗百合，渍一宿，当白沫出，去其水，更以泉水二升，煎取一升，去滓；别以泉水二升煎知母，取一升，去滓，后合和，煎取一升五合，分温再服。

【提要】本条论述百合病误汗后的治法。

【精解】医者若将百合病之如寒无寒、如热无热误作外感表证，妄用辛温发汗，可致阴液更伤，燥热更甚。此时，应加强清热养阴之效，用百合知母汤。方中仍以百合为主药，配知母养阴清热，除烦润燥，并以泉水煎药，三者相合，共具养阴清热、补虚润燥之功。

【原文】百合病下之后者，滑石代赭汤主之。(3)

滑石代赭汤方　百合七枚擘，滑石三两碎，绵裹，代赭石如弹丸大一枚碎，绵裹

上先以水洗百合，渍一宿，当白沫出，去其水，更以泉水二升，煎取一升，去滓；别以泉水二升煎滑石、代赭，取一升，去滓；后合和重煎，取一升五合，分温服。

【提要】本条论述百合病误下后的治法。

【精解】若将百合病饮食异常视为里实热证，误用攻下法，是犯"虚虚"之戒，下

后津液更伤，内热加重，并伤胃气，使和降失常。法当养阴清热，降逆和胃，方用滑石代赭汤。方以百合为主药，滑石、泉水清热，代赭石降逆和胃，合奏清养心肺，和降胃气之效。

【原文】百合病吐之后者，百合鸡子汤主之。（4）

百合鸡子汤方　百合七枚擘，鸡子黄一枚

上先以水洗百合，渍一宿，当白沫出，去其水，更以泉水二升，煎取一升，去滓，内鸡子黄，搅匀，煎五分，温服。

【提要】本条论述百合病误吐后的治法。

【精解】若将百合病认为是宿食停滞而误用吐法，不仅心肺之阴愈损，燥热愈增，还伤胃阴扰胃气，故以百合鸡子汤滋养肺胃，润燥除烦。方中百合养阴清热，鸡子黄滋阴润燥。

【原文】百合病渴不差者，栝楼牡蛎散主之。（7）

栝楼牡蛎散方　栝楼根、牡蛎熬等分

上为细末，饮服方寸匕，日三服。

【提要】本条论述"百合病渴不差"的治法。

【精解】热盛津伤，药不胜病，内服外洗后口渴仍不解，故用栝楼牡蛎散生津止渴，潜降浮阳。方中栝楼根生津止渴，清养肺胃，牡蛎益阴潜阳，引热下行，则口渴自解。

【原文】百合病变发热者一作发寒热，百合滑石散主之。（8）

百合滑石散方　百合一两炙[1]，滑石三两

上为散，饮服方寸匕，日三服。当微利[2]者，止服，热则除。

【注释】

[1] 炙：作炒、烘、晒，使焦燥易于研末。

[2] 微利：小便通利，尿量适度。

【提要】本条论述"百合病变发热"的治法。

【精解】百合病里热较盛，外达肌肤可见发热，或伴有小便短涩不利，治用百合滑石散养阴清热。方中百合养阴清润心肺，伍以滑石清热而利小便，使阴虚得复，里热得除。

【原文】百合病，见于阴者，以阳法救之；见于阳者，以阴法救之。见阳攻阴，复发其汗，此为逆；见阴攻阳，乃复下之，此亦为逆[1]。（9）

【注释】

[1] 逆：治法与病情相违背。

【提要】本条论述百合病的治疗原则。

【精解】心肺阴虚内热是百合病的主要病机，治当补其阴，即所谓"见于阳者，以阴法救之"。阴虚为甚或阴虚日久，可阴损及阳，出现畏寒、乏力等阳虚证候，治疗时就应该"见于阴者，以阳法救之"，酌情加用温阳之品。病见于阳，复发汗，则阴更伤；病见于阴，复下之，则更伤其阳，两者都是错误的。

【原文】蚀于下部[1]则咽干，苦参汤洗之。（11）

苦参汤方　苦参一升

以水一斗，煎取七升，去滓，熏洗，日三服。

【注释】

［1］下部：前阴。

【提要】本条论述狐惑病蚀于前阴的治法。

【精解】湿热下注，则前阴溃烂，足厥阴肝经绕阴器，上循于咽，湿热循经上冲，津不上承，则咽干。方以苦参煎汤熏洗局部，杀虫解毒化湿。

【原文】蚀于肛者，雄黄熏之。（12）

雄黄

上一味为末，筒瓦二枚合之，烧，向肛熏之。

【提要】本条论狐惑病蚀于后阴的治法。

【精解】湿热虫毒下注，肛门蚀烂，用雄黄熏患处，杀虫解毒燥湿，就近治之。

【原文】病者脉数，无热[1]，微烦，默默但欲卧，汗出，初得之三四日，目赤如鸠眼[2]；七八日，目四眦[3]一本此有黄字黑。若能食者，脓已成也，赤豆当归散主之。（13）

赤豆当归散方　赤小豆三升浸令芽出，曝干，当归[4]

上二味，杵为散，浆水[5]服方寸匕，日三服。

【注释】

［1］无热：无寒热，是无表证的互词。

［2］鸠眼：此处以之喻患者之目色。鸠，斑鸠，其目珠色赤。

［3］四眦（zì）：两眼内外眦。眦，即眼角。

［4］当归：当归剂量，邓珍本、赵刻本均阙。《千金要方·卷十》作"三两"。《论注》《金匮要略心典》（双白燕堂本）作"十两"，《金匮要略今释》据宋本及俞桥本亦补作"十两"。

［5］浆水：浆，酢也。浆水，《本草纲目》又名酸浆。具有解烦渴，化滞物之效。

【提要】本条论述狐惑病酿脓的证治。

【精解】里热表和，见脉数，无寒热而汗出；湿热内蕴扰心，则微烦而默默欲卧；

湿热随肝经上注于目，故目赤如鸠眼，此乃蓄热不解，湿毒不化，即将成脓之象。四眦色黑表明瘀血内积，脓已成熟。病势局限，胃气无扰，故能食。治用赤豆当归散清热渗湿，活血排脓。方中赤小豆渗湿，和血解毒；当归活血，祛瘀生新；浆水清凉解毒。

疟病脉证并治第四

【原文】温疟者，其脉如平，身无寒但热，骨节疼烦，时呕，白虎加桂枝汤主之。(4)

白虎加桂枝汤方　知母六两，甘草二两炙，石膏一斤，粳米二合，桂枝去皮三两

上剉，每五钱，水一盏半，煎至八分，去滓，温服，汗出愈。

【提要】本条论述温疟的证治。

【精解】"其脉如平"是指脉象和平时常见的温疟脉象一样，多见"弦数"。"身无寒但热"是强调温疟偏热盛，相对而言，患者发热重而恶寒轻。"骨节疼烦"，说明表证未解，但邪已入里化热并伤胃气，故身无寒但热，时时呕吐。治疗用白虎汤清热生津止呕，加桂枝以解表邪。

【原文】疟多寒者，名曰牝疟，蜀漆散主之。(5)

蜀漆散方　蜀漆烧去腥、云母烧二日夜、龙骨等分

上三味，杵为散，未发前，以浆水服半钱。温疟加蜀漆半分，临发时服一钱匕。一方云母作云实。

【提要】本条论述牝疟的证治。

【精解】牝疟多由内有痰饮，阳气为痰饮所阻，疟邪侵入人体留于阴分导致，病性偏阴偏寒，故发病以寒多热少为特征。蜀漆散乃祛痰截疟之剂，方中蜀漆（即常山苗）祛痰止疟为主药；云母、龙骨助阳扶正，镇逆安神。

中风历节病脉证并治第五

【原文】夫风之为病，当半身不遂[1]；或但臂不遂者，此为痹。脉微而数，中风使然。(1)

【注释】

[1] 半身不遂：患者左侧或右侧肢体不能随意运动。

【提要】本条论述中风的主要脉证、中风与痹证的鉴别。

【精解】中风病主症是半身不遂，痹证主症则为肌肉、筋骨、关节疼痛，甚则屈伸不利，故但臂不遂。脉微为正气不足，脉数为邪气有余，临床上并不一定表现为数脉。

本条指出中风病的诱因是外邪侵袭，病机是正虚邪中。

【原文】寸口脉浮而紧，紧则为寒，浮则为虚，寒虚相搏，邪在皮肤；浮者血虚，络脉空虚；贼邪不泻[1]，或左或右；邪气反缓，正气即急，正气引邪，喎僻不遂[2]。(2)

【注释】

[1] 贼邪不泻：虚邪贼风侵入人体后留滞不出。

[2] 喎僻不遂：指口眼喎斜，不能随意运动。

【提要】本条论述了中风喎僻不遂的机制以及中风病在络、在经、入腑、入脏的不同表现。

【精解】从"寸口脉浮而紧"到"喎僻不遂"为第一部分，是以脉论中风病喎僻不遂机制。寸口脉浮而紧，浮主气血亏虚，脉络不充，紧主外寒侵袭，提示中风的发生与正气亏虚密切相关。寒虚相搏，邪正交争，邪在皮肤，比较轻浅。若气血不足，络脉空虚，外卫不固，邪气就会乘虚而入。"贼邪不泻，或左或右"指邪气盛，侵袭左或右半身。"邪气反缓，正气即急"指受邪的一侧，因络脉之气闭塞，经络缓而不用，故见松弛状态；相反无病的一侧血气运行正常，皮肤肌肉正常有力，因此相对的紧张拘急，故"正气即急"。"正气引邪，喎僻不遂"指缓者为急者所牵引，于是出现口眼喎斜。向左者，病反在右；向右者，病反在左。

【原文】寸口脉沉而弱，沉即主骨，弱即主筋，沉即为肾，弱即为肝。汗出入水中，如水伤心[1]，历节黄汗[2]出，故曰历节。(4)

【注释】

[1] 如水伤心：心主血脉，如水伤心，犹言水湿伤及血脉。

[2] 黄汗：此指历节病的并发症状，即关节痛处溢出黄汗，故曰"历节黄汗出"。与黄汗病全身汗出色黄不同。

【提要】本条论述肝肾不足，寒湿内侵的历节病机。

【精解】寸口脉沉而弱，沉为病在里，主肾精气不足，肾主骨，故曰"沉即主骨""沉即为肾"；弱主肝血虚，肝主筋，故曰"弱即主筋""弱即为肝"。肝肾精血亏虚，不能充养筋骨，这是历节发病的内因。汗出腠理开泄，又入于水中，寒湿之邪乘虚内侵，郁为湿热，伤及血脉，浸淫筋骨，滞留关节，气血运行不畅，遂致关节肿大疼痛，甚或溢出黄汗，形成历节病。提示肝肾不足是历节病的内因，为病之本，寒湿外侵是历节病外因之一。

【原文】病历节不可屈伸，疼痛，乌头汤主之。(10)

乌头汤方：治脚气疼痛，不可屈伸。

麻黄、芍药、黄芪各三两，甘草三两炙，川乌五枚㕮咀，以蜜二升，煎取一升，即出乌头

上五味，㕮咀四味，以水三升，煮取一升，去滓，内蜜煎中，更煎之，服七合。不

知，尽服之。

【提要】本条论述寒湿历节的证治。

【精解】寒湿邪气乘肝肾之虚，深入筋骨，留着于关节，痹阻经脉气血，当寒湿较重，筋骨气血痹阻程度极重，故以诸肢节剧烈疼痛为特征。其疼痛部位多固定不移，剧痛而肢体活动受限，不可屈伸，如屈伸则疼痛增剧。治用乌头汤温经散寒，除湿止痛。方中麻黄祛风发汗宣痹，乌头温经散寒止痛。乌头有毒，白蜜能解乌头之毒，同时可甘缓止痛，还可使药力发挥持久。黄芪益气行气，与麻黄相合有利水祛湿之效。芍药与甘草缓急止痛。

血痹虚劳病脉证并治第六

【原文】问曰：血痹病从何得之？师曰：夫尊荣人[1]，骨弱肌肤盛，重因疲劳汗出，卧不时动摇，加被微风，遂得之。但以脉自微涩，在寸口，关上小紧，宜针引阳气，令脉和紧去则愈。（1）

【注释】

[1] 尊荣人：养尊处优的人。

【提要】本条论述血痹病因及轻证的治法。

【精解】凡养尊处优的人，虽看似身体丰盈，却筋骨脆弱、腠理不固，有余于外而不足于内。每因稍事劳动即疲劳汗出，或夜卧时辗转反侧，极易受风，感受微微风邪，即成血痹。脉象也反映了血痹的成因，脉微主卫阳不足，涩为血滞，紧为外受风寒，使阳气痹阻，血行涩滞，但正虚不甚，受邪较浅，所以微涩而紧之脉仅见于寸口和关上。治宜用针刺通引阳气，俾阳气行，风寒邪去，血脉调和，血痹则愈。

【原文】虚劳里急，诸不足[1]，黄芪建中汤主之。于小建中汤内，加黄芪一两半，余依上法。气短胸满者加生姜；腹满者去枣，加茯苓一两半；及疗肺虚损不足，补气，加半夏三两。（14）

【注释】

[1] 诸不足：指气血阴阳俱不足。

【提要】本条承上条续论虚劳阴阳两虚里急的证治。

【精解】五脏体用俱虚，阴阳气血不足。诸不足以虚劳里急为特征，当从建中。又因以治气为先，故小建中汤加黄芪一两半，增强其温中益气补虚之功。黄芪建中汤加减有三：一者，"气短胸满者加生姜"，气短胸满乃痰湿阻滞于上焦所致，故重用生姜，温化痰饮，宣畅气机；二者，"腹满者去枣，加茯苓一两半"，湿滞中焦而脘痞腹满甚者，则去大枣，加茯苓以健脾渗湿；三者，"及疗肺虚损不足，补气，加半夏三两"，若土不生金，脾肺两虚，痰湿内生，肺气不降，则加半夏以健脾和胃，降逆化痰。

肺痿肺痈咳嗽上气病脉证治第七

【原文】问曰：热在上焦者，因咳为肺痿。肺痿之病，何从得之？师曰：或从汗出，或从呕吐，或从消渴，小便利数，或从便难，又被快药[1]下利，重亡津液，故得之。曰：寸口脉数，其人咳，口中反有浊唾涎沫[2]者何？师曰：为肺痿之病。若口中辟辟燥[3]，咳即胸中隐隐痛，脉反滑数，此为肺痈，咳唾脓血。脉数虚者为肺痿，数实者为肺痈。（1）

【注释】

[1] 快药：指作用峻猛的攻下药。

[2] 浊唾涎沫：浊唾指稠痰，涎沫指稀痰。

[3] 辟辟燥：形容口中干燥状。

【提要】本条论述肺痿病的成因及其与肺痈的鉴别诊断。

【精解】原文有两层含义，从段首到"故得之"为第一层，论述了肺痿的成因。由于热在上焦，熏灼于肺，肺失肃降，气逆而咳，久则肺气痿弱不振，发为肺痿。究其成因，或发汗过多，或呕吐频作，或因消渴、小便频数，或因便难，又使用峻猛攻下药，导致津液重伤，津亏阴虚，虚热灼肺，故成本病。自"寸口脉数"至"咳唾脓血"为第二层，"寸口脉数"，为热在上焦。虚热灼肺，肺气上逆则咳。阴虚内热，本应干咳无痰，而反吐浊唾涎沫者，是因肺气痿弱，通调失职，不能敷布脾气上散之津，津被热灼，则为稠痰；若肺气虚冷，气不布津，则为稀痰。如果症见口中干燥不适，咳嗽则胸中隐隐作痛，脉滑数者，为热蕴在肺，结聚成痈。由于热壅气滞，津伤不布，故见上述肺痈脉证。肺痿、肺痈病位在肺，均与热有关，脉数，但肺痿是虚热证，故脉数而虚；肺痈是热聚成痈，为实热证，故脉数而实。

【原文】咳逆上气，时时吐唾浊[1]，但坐不得眠，皂荚丸主之。（7）

皂荚丸方　皂荚八两刮去皮，用酥炙[2]

上一味，末之，蜜丸梧子大，以枣膏和汤取三丸，日三夜一服。

【注释】

[1] 吐唾浊：指吐出浊黏稠痰。

[2] 酥炙：用牛羊乳制成的奶油涂在药物上，用火烘烤，以减缓其燥烈之性。

【提要】本条论述痰浊壅肺之咳喘的证治。

【精解】痰浊壅滞于肺，肺失清肃，气逆不降，故咳逆上气。肺中稠痰，不断随上逆之气而出，故时时吐出黏稠浊痰；痰浊壅盛，虽吐而咳逆喘满依然不减，卧则气逆更甚，故但坐不得眠。此胶痰，非一般药能化，故用涤痰峻剂皂荚丸主治，使稠痰祛除而咳喘自止。方中皂荚辛咸，宣壅导滞，涤痰开窍，由于药力峻猛，故用酥炙蜜丸，以缓其峻猛燥烈之性；枣膏调服，又可顾护脾胃，使痰除而正不伤。方后注："酥炙，蜜丸"，是为了缓其峻猛燥烈有毒之性；以"枣膏和汤"则是安胃补脾，调理善后之意。服药时间"日三夜一服"，体现了昼夜给药的方法，使药力持续。

【原文】咳而脉浮者，厚朴麻黄汤主之。(8)

厚朴麻黄汤方　厚朴五两，麻黄四两，石膏如鸡子大，杏仁半升，半夏半升，干姜二两，细辛二两，小麦一升，五味子半升

上九味，以水一斗二升，先煮小麦熟，去滓，内诸药，煮取三升，温服一升，日三服。

【提要】本条论述寒饮夹热上迫于肺之咳嗽上气的证治。

【精解】饮邪内盛，上逆迫肺，肺气胀满而不降，咳嗽喘逆，胸中满闷，烦躁不安，脉浮提示饮邪偏上趋表。此乃饮邪夹热迫肺所致，故用厚朴麻黄汤散饮降逆，清热平喘。方以厚朴、麻黄、杏仁，宣肺降气，平喘除满。半夏、细辛、干姜化饮降逆。石膏清热除烦。小麦安中扶正，养心除烦。五味子敛肺止咳。

【原文】脉沉者，泽漆汤主之。(9)

泽漆汤方　半夏半升，紫参五两一作紫菀，泽漆三斤以东流水五斗，煮取一斗五升，生姜五两，白前五两，甘草、黄芩、人参、桂枝各三两

上九味，㕮咀，内泽漆汁中，煮取五升，温服五合，至夜尽。

【提要】本条论述寒饮夹热内结胸胁之咳嗽上气的证治。

【精解】水饮内结，上逆胸中，郁迫于肺，肺失宣降，而致咳嗽喘促，胸中满闷。从脉沉可知水饮内结，病势偏里。故治用泽漆汤逐水通阳，止咳平喘。方中以泽漆为主药，逐水下饮，与紫参合用去寒热邪气，利大小便；半夏、生姜化饮降逆；白前泻肺降气，化痰止嗽；桂枝振奋心阳，平冲降逆；黄芩苦寒泄热；人参、甘草益气健脾，培土制水。

【原文】咳而胸满，振寒脉数，咽干不渴，时出浊唾腥臭[1]，久久吐脓如米粥者，为肺痈，桔梗汤主之。(12)

桔梗汤方亦治血痹。

桔梗一两，甘草二两

上二味，以水三升，煮取一升，分温再服，则吐脓血也。

【注释】

[1] 浊唾腥臭：吐出脓痰，气味腥臭。

【提要】本条论述肺痈脓成痈溃的证治。

【精解】风热蕴肺，肺气不利，故咳而胸满；营郁卫阻，正邪相争，故振寒脉数；

热在血分，蒸腾营阴，故咽干不渴；热壅毒蓄，血败肉腐，酿成痈脓，故时出浊唾，其味腥臭，状如米粥。以桔梗汤排脓解毒为主。方中桔梗宣肺利咽，祛痰排脓，甘草清热解毒。

【原文】肺痈胸满胀，一身面目浮肿，鼻塞清涕出，不闻香臭酸辛，咳逆上气，喘鸣迫塞，葶苈大枣泻肺汤主之。方见上，三日一剂，可至三四剂。此先服小青龙汤一剂，乃进。小青龙汤方见咳嗽门中。（15）

【提要】论述肺痈痰饮壅盛，肺气壅逆的证治。

【精解】邪壅于肺，宣降失司，气逆不降，故喘不得卧、胸中胀满、咳逆上气、喘鸣迫塞；肺窍不利，则鼻塞清涕出、不闻香臭酸辛；肺失通调，水湿内停，泛溢肌肤，故一身面目浮肿。治用葶苈大枣泻肺汤泻肺开闭。方中葶苈子辛开苦降，泄肺下气，消痰平喘，利水消肿；因其性峻猛，恐伤正气，故佐大枣缓和药性，安中护正，使邪去而正不伤。

胸痹心痛短气病脉证治第九

【原文】胸痹心中痞[1]，留气结在胸，胸满，胁下逆抢心[2]，枳实薤白桂枝汤主之；人参汤亦主之。（5）

枳实薤白桂枝汤方 枳实四枚，厚朴四两，薤白半斤，桂枝一两，栝楼实一枚捣

上五味，以水五升，先煮枳实、厚朴，取二升，去滓，内诸药，煮数沸，分温三服。

人参汤方 人参、甘草、干姜、白术各三两

上四味，以水八升，煮取三升，温服一升，日三服。

【注释】

[1] 心中痞：指心胸或胃脘部有痞塞不通感。

[2] 胁下逆抢心：抢，撞、冲之意。胁下逆抢心，是指胁下气逆上冲心胸。

【提要】本条论述胸痹气结虚实异治的证治。

【精解】枳实薤白桂枝汤治胸痹气机壅滞之实证。若胸痹以气滞、气逆为主，则出现胸中满闷加重，两胁气逆上冲心胸等症，若以阴邪上乘，留结胸中，胸阳痹阻，气机壅滞较甚者，属实证，则以枳实薤白桂枝汤，通阳开结，泄满降逆。

枳实薤白桂枝汤乃栝楼薤白白酒汤去白酒，加枳实、厚朴、桂枝而成。方中栝楼实、薤白宣痹通阳，涤痰开结；枳实、厚朴行气宽胸，消痞散结；桂枝振奋心阳，平冲降逆。因白酒轻扬上行，不利于治疗气逆，故去除。

人参汤治胸痹气机壅滞之虚证。若胸痹心中痞气，留结在胸，胸满，形寒肢冷，四肢欠温，少气体倦，语音低微，脘痞便溏，舌质淡，脉沉虚弱等，治宜人参汤"塞因塞用"，温中益气，扶助中阳。本条提示胸痹虚实有别，同病症似，但辨证不同，用方亦异。

【原文】胸痹，胸中气塞，短气，茯苓杏仁甘草汤主之；橘枳姜汤亦主之。(6)

茯苓杏仁甘草汤方　茯苓三两，杏仁五十个，甘草一两

上三味，以水一斗，煮取五升，温服一升，日三服。不差，更服。

橘枳姜汤方　橘皮一斤，枳实三两，生姜半斤

上三味，以水五升，煮取二升，分温再服。《肘后》《千金》云：治胸痹，胸中愊愊如满，噎塞习习如痒，喉中涩燥，唾沫。

【提要】本条论述胸痹轻证的不同证治。

【精解】茯苓杏仁甘草汤治胸痹轻证偏于水饮所致者。患者以胸中气塞、短气为主症。治用茯苓杏仁甘草汤宣肺化饮。方中杏仁宣肺降气化饮，茯苓健脾化饮，甘草和中化饮。橘枳姜汤治胸痹轻证偏于气滞所致者。患者表现仍以胸中塞滞、憋闷不适，呼吸短促为主。治宜宽胸理气，和胃降逆，方用橘枳姜汤。重用橘皮宣通气机，枳实下气消痞，生姜温中降逆。胸痹轻证以胸中气塞、短气为主症，茯苓杏仁甘草汤证以饮阻于肺明显，橘枳姜汤证则偏重于气滞在胃。因饮阻气滞可互为因果，亦可同时并见，故临证时，两方可分可合。

【原文】心中痞，诸逆[1]，心悬痛[2]，桂枝生姜枳实汤主之。(8)

桂枝生姜枳实汤方　桂枝、生姜各三两，枳实五枚

上三味，以水六升，煮取三升，分温三服。

【注释】

[1] 诸逆：指停留胃脘的寒邪、痰饮向上冲逆。

[2] 心悬痛：形容从心窝部位向上牵引疼痛感。

【提要】本条论述寒饮气逆致心痛的证治。

【精解】寒饮之邪停聚胃脘而痞闷不舒，故曰"心中痞"，胃气因寒饮闭塞不能通降下行，反与寒邪、痰饮一同向上冲逆，致胸阳不展，遂见心窝部位向上牵引的悬痛症状。治用桂枝生姜枳实汤通阳化饮、降逆消痞。方中桂枝通阳散寒；生姜散寒化饮，和降胃气；枳实下气开结，消痞除满。

本证与枳实薤白桂枝汤证均有心中痞、气逆等症，但彼证属胸痹，兼心中痞，病势由胸膺向下扩展至胃和两胁，故治法上既用桂枝、枳实、厚朴通阳开结下气，也用栝楼（即瓜蒌）、薤白开胸通痹。此属心痛轻证，以心下痞、心悬痛为主，故不用栝楼（即瓜蒌）、薤白，而以桂枝、生姜、枳实化饮降逆。

桂枝生姜枳实汤与橘枳姜汤均有枳实、生姜，但前证为心痛病，故以气逆、心悬痛为主，治用桂枝配枳实、生姜，偏于化饮降逆，通阳止痛；后者属胸痹病，故以胸中气塞、短气为主，方用橘皮配枳实、生姜，偏于理气散结、宽胸除满。

腹满寒疝宿食病脉证治第十

【原文】趺阳脉微弦，法当腹满，不满者必便难，两胠[1]疼痛，此虚寒从下上也，当以温药服之。（1）

【注释】

[1] 胠（qū）：《广雅》云："胁也。"《说文解字》云："亦（腋）下也。"即腋下胁上，是胁肋的总称。

【提要】本条论述虚寒性腹满的病因、辨证与治法。

【精解】趺阳脉微，为中阳不足，脉弦属肝，主寒主痛。脾胃虚寒，下焦肝寒之气上犯，致中气痞塞，当有腹满。假如腹不满，则当见大便难、两胠部疼痛。这是脾胃虚寒，运化无权，肝寒上逆，气滞胁下所致。上述脉证，总属虚寒，故当用温药治之。

【原文】病者腹满，按之不痛为虚，痛者为实，可下之。舌黄未下者，下之黄自去。（2）

【提要】本条论述腹满虚实的辨证和实证腹满的治则。

【精解】虚证腹满由脾阳虚寒凝气聚所致，内无有形实邪积滞，故按之不痛；实证腹满为胃肠有燥屎、宿食等有形实邪积结，腑气不通，故按之疼痛。实证腹满可用攻下法治疗。若苔黄厚干燥者，是实热内结；未经攻下，则正气未虚，攻之后，实热去，病遂愈。

【原文】腹满时减，复如故，此为寒，当与温药。（3）

【提要】本条论述虚寒性腹满的辨证与治则。

【精解】脾胃虚寒，运化失司，气机痞塞则为腹满，往往呈间歇性，遇温痛减，但因脾阳不足，暂时缓解后必反复。这与实热性腹满特点"腹满不减，减不足言"不同。当用温药治疗。

【原文】心胸中大寒痛，呕不能饮食，腹中寒，上冲皮起，出见有头足[1]，上下痛而不可触近，大建中汤主之。（14）

　　大建中汤方　蜀椒二合去汗，干姜四两，人参二两

　　上三味，以水四升，煮取二升，去滓，内胶饴一升，微火煎取一升半，分温再服；如一炊顷[2]，可饮粥二升，后更服，当一日食糜[3]，温覆之。

【注释】

[1] 上冲皮起，出见有头足：指腹部皮肤因寒气攻冲而起伏，出现犹如头足般的块状肠型蠕动。

[2] 如一炊顷：约当烧一餐饭的时间。

[3] 食糜：指喝粥。

【提要】 本条论述脾胃虚寒之腹满痛的证治。

【精解】 脾胃阳衰，中焦寒甚。其病变部位广泛，由腹部上至心胸，从脏腑外涉经络。因寒气上下奔迫，充斥内外，故腹部可见有如头足状之包块，移动起伏；虽痛势剧烈而不可触近，但痛处不定，其状似实而非实证；阴寒之邪冲逆犯胃，则呕不能饮食。总属阳虚阴寒内盛，横行腹中，上逆胸胃，故用大建中汤温中散寒，缓急止痛。方中蜀椒、干姜温中散寒，人参、饴糖温补建中。诸药合用，使中阳得运，阴寒自散。

【原文】 寒气厥逆，赤丸主之。（16）

赤丸方　茯苓四两，乌头二两炮，半夏四两洗，一方用桂，细辛一两《千金》作人参

上四味，末之，内真朱[1]为色，炼蜜丸如麻子大，先食酒饮下三丸，日再夜一服；不知，稍增之，以知为度。

【注释】

[1] 真朱：即朱砂。

【提要】 本条论述寒饮上逆之腹满痛的证治。

【精解】 脾肾阳虚，阴寒内盛，水饮上逆，则腹痛腹满。阳气不振，不达四末，则四肢逆冷。寒饮上逆，可见呕吐等症。用赤丸温阳散寒止痛，化饮降逆止呕。方中乌头、细辛温阳散寒止痛，茯苓、半夏化饮降逆，朱砂重镇宁心定悸。

【原文】 腹痛，脉弦而紧，弦则卫气不行，即恶寒，紧则不欲食，邪正相搏，即为寒疝。绕脐痛，若发则白汗[1]出，手足厥冷，其脉沉弦者，大乌头煎主之。（17）

大乌头煎方　乌头大者五枚熬，去皮，不㕮咀

上以水三升，煮取一升，去滓，内蜜二升，煎令水气尽，取二升，强人服七合，弱人服五合。不差，明日更服，不可一日再服。

【注释】

[1] 白汗：因剧烈疼痛而出的冷汗。

【提要】 本条论述阴寒痼结之寒疝的病机和证治。

【精解】 腹痛而脉弦紧，主寒邪凝结。此处脉弦主里阳虚，卫气不能行于外，故恶寒；紧脉主外寒侵袭，寒邪入里，影响脾胃纳运，则不欲食；阳虚里寒，与外寒相合，凝结三阴经脉所过之脐部，正邪相争，则发为寒疝。可知素体阳虚阴盛是发病的内因，

外感寒邪是发病的诱因。寒疝发作时，由于内外皆寒，寒气攻冲，阳气闭阻，故见腹部绕脐剧痛，冷汗出，手足厥冷，脉象由弦紧转为沉紧。证属阴寒内结，寒气极盛，故用大乌头煎破积散寒止痛。方中乌头大辛大热，善驱沉寒痼冷而止痛；用蜜煎，既能制乌头毒性、延长药效，还可缓急止痛。方后云"强人服七合，弱人服五合。不差，明日更服，不可一日再服"。提示本方药力峻猛，药量宜因人而异。

【原文】寒疝腹中痛，逆冷，手足不仁，若身疼痛，灸刺诸药不能治，抵当乌头桂枝汤主之。(19)

乌头桂枝汤方　乌头

上一味，以蜜二斤，煎减半，去滓，以桂枝汤五合解之[1]，得一升后，初服二合，不知，即取三合；又不知，复加至五合。其知者，如醉状，得吐者，为中病。

桂枝汤方　桂枝三两去皮，芍药三两，甘草二两炙，生姜三两，大枣十二枚

上五味，剉，以水七升，微火煮取三升，去滓。

【注释】

[1] 解之：即稀释之意。

【提要】本条论述寒疝兼有表证的证治。

【精解】本条寒疝腹痛，为内外俱寒。内之阳气亏虚，阴寒内结，故腹中痛；阳虚寒凝血滞，四末失于温煦濡养，则四肢逆冷、手足不仁；外有寒袭肌表，营卫不和，所以身痛。本证总属阳气虚衰，内外皆寒，表里同病，单用灸法、刺法或一般的药物散里寒或祛外寒，均难获效，唯有用乌头桂枝汤峻逐阴寒，两解表里之邪，方可奏效。本方实为大乌头煎与桂枝汤合方，取大乌头煎峻逐痼结之沉寒以止痛，合用桂枝汤调和营卫，散肌表之寒邪，表里同治。方后"初服二合，不知，即服三合，又不知，复加至五合"，因乌头毒性较强，仲景用之谨慎，先从小量开始，根据服药后的反应情况，逐渐加大药量。所谓"知者"，即服药后"如醉状，得呕吐"，为药已中病的瞑眩现象，中病即止。

痰饮咳嗽病脉证并治第十二

【原文】夫心下有留饮，其人背寒冷如手大。(8)

【提要】本条论述心下留饮的证候。

【精解】饮留心下，阻遏阳气，使之不能通达背部，且饮邪又流注于背俞穴，遂致背冷如手大。

【原文】留饮者，胁下痛引缺盆，咳嗽则辄已。一作转甚。(9)

【提要】本条论述胁下留饮的证候。

【精解】饮留胁下，郁遏气机，肝络失和，则胁下痛引缺盆；咳嗽时振动病所，故痛尤甚。

【原文】夫病人饮水多，必暴喘满。凡食少饮多，水停心下。甚者则悸，微者短气。脉双弦者寒也，皆大下后善虚。脉偏弦者饮也。（12）

【提要】本条论述痰饮病的成因和脉证。

【精解】患者饮水过多，脾胃运化不及，可致津聚成饮。若上逆犯肺，肺失宣降，可突发喘满。凡食少者，必脾胃素虚，运化不健，若"饮多"，更妨碍脾胃运化，致水谷不能化生精微，反滞留成饮，停于心下。重则凌心致悸，轻则妨碍呼吸之气而短气。两手脉俱弦者，主里寒，为峻猛攻下致虚；一手脉弦者，属饮病，由饮邪停积一处所为。

【原文】夫短气有微饮，当从小便去之，苓桂术甘汤主之；肾气丸亦主之。（17）

【提要】本条论阳虚微饮的证治。

【精解】微饮，即水饮轻微者。饮邪虽微，若妨碍呼吸之气，可致短气。治当温阳利水，导饮邪从小便而出。若脾阳不足兼微饮者，用苓桂术甘汤温阳健脾，利水消饮；肾气不足有微饮者，宜肾气丸温肾化气，俾气化水行。

【原文】支饮不得息，葶苈大枣泻肺汤主之。方见肺痈中。（27）

【提要】本条论述支饮壅肺的证治。

【精解】不得息，即呼吸困难，为饮阻胸中，肺气不降所致，此属水饮壅肺的支饮急证，当用葶苈大枣泻肺汤开泄肺气，利水逐饮。

【原文】呕家本渴，渴者为欲解；今反不渴，心下有支饮故也，小半夏汤主之。《千金》云：小半夏加茯苓汤。（28）

小半夏汤方　半夏一升，生姜半斤

上二味，以水七升，煮取一升半，分温再服。

【提要】本条论心下饮逆致呕的预后及治疗。

【精解】"呕家"指水饮致呕者，若见口渴，是饮邪随呕尽去，胃阳渐复，为病欲解之征；呕后不渴，为心下仍有饮，故以小半夏汤温化寒饮，降逆止呕。方中半夏、生姜温化水饮，降逆止呕；生姜并制半夏之毒。两药"用水七升，煮取一升半"，寓久煎浓取，以减半夏毒并增强药效。

【原文】假令瘦人，脐下有悸，吐涎沫而癫眩，此水也，五苓散主之。（31）

五苓散方　泽泻一两一分，猪苓三分去皮，茯苓三分，白术三分，桂枝二分去皮

上五味，为末。白饮服方寸匕，日三服，多饮暖水，汗出愈。

【提要】本条论下焦饮逆致悸吐眩的证治。

【精解】痰饮病因水谷不能化生精微充养形体，可见形瘦。下焦水饮扰动，故脐下悸；饮泛中焦，乃吐涎沫；饮阻清阳上达，则癫眩，此"癫"宜作"颠"解。以上诸症皆由下焦水饮作祟，故用五苓散化气利水，导饮下出。方中泽泻、猪苓、茯苓淡渗利水，祛饮于下；白术性温健脾制水，桂枝辛温通阳化气。诸药合用，共奏通阳化气利水之功。药取白饮（即米汤）送服，以充养胃气；多饮暖水，一可补充水津，增益汗源，二可温助胃阳，鼓舞卫气，以助药力。

【原文】《外台》茯苓饮：治心胸中有停痰宿水，自吐出水后，心胸间虚，气满不能食，消痰气，令能食。

茯苓、人参、白术各三两，枳实二两，橘皮二两半，生姜四两

上六味，水六升，煮取一升八合，分温三服，如人行八九里，进之。

【提要】本条论述脾气虚兼痰饮的证治。

【精解】痰饮停滞胸膈胃脘，妨碍胃气和降遂呕吐，呕后水饮虽减，但脾胃必伤。脾胃气虚，纳运失常，故脘腹胀满，不能食。证属饮滞胸胃，脾胃气虚。治当消饮行滞，益气健脾，用《外台》茯苓饮。方中人参、茯苓、白术益气健脾，以绝痰饮生成之源；橘皮、枳实行气化痰；茯苓与生姜消饮邪；橘皮合生姜降胃气。方后注"煮取一升八合，分温三服，如人行八九里，进之"，似有别于常规用法，一是每服药量偏少，二是服药间隔时间缩短。

【原文】咳逆倚息不得卧，小青龙汤主之。（35）

【提要】本条论述支饮兼外寒咳逆的证治。

【精解】咳逆倚息不得卧为支饮主症，此由饮停胸膈，复感外寒，内外合邪，阻遏肺气，气逆不降所致。故用小青龙汤散寒宣肺，温化里饮。

水气病脉证并治第十四

【原文】问曰：病有血分，水分，何也？师曰：经水前断，后病水，名曰血分，此病难治；先病水，后经水断，名曰水分，此病易治。何以故？去水，其经自下。（20）

【提要】本条论述病血分与水分的区别，并将其预后加以比较。

【精解】先有经闭而后有水肿的，称为血分，此由经血阻闭不通，影响水液之运行，病在血分，病位较深，故为难治；先有水肿而后经闭者，称为水分，此由水液内停，进而影响水液运行，病位较轻浅，故去其水则经血自通。

【原文】厥而皮水者，蒲灰散主之。（27）

【提要】本条论述了皮水湿热内壅的证治。

【精解】皮水见手足厥冷，此为水气外盛而湿热壅内，阳气受阻不能达于四肢之故。治宜蒲灰散利湿清热，通利小便。使水湿去阳气通，厥冷自除。方中以蒲黄清热利水活血，滑石清利湿热。此即后世叶天士"通阳不在温，而在利小便"之范例也。

【原文】问曰：黄汗之为病，身体肿—作重，发热汗出而渴，状如风水，汗沾衣，色正黄如柏汁，脉自沉，何从得之？师曰：以汗出入水中浴，水从汗孔入得之，宜芪芍桂酒汤主之。(28)

黄芪芍药桂枝苦酒汤方　黄芪五两，芍药三两，桂枝三两

上三味，以苦酒一升，水七升，相和，煮取三升，温服一升，当心烦，服至六七日乃解；若心烦不止者，以苦酒阻故也。一方用美酒醯代苦酒。

【提要】本条论述黄汗的病机与证治。

【精解】黄汗为病，身体浮肿，发热汗出而渴，其症状与风水相类。但是黄汗的特征是：其汗液沾湿内衣，颜色正黄，像黄柏汁，且脉象沉。其形成原因是汗出入水中，水湿之邪从汗孔浸淫肌腠，水湿内蕴，阻遏阳气，导致营卫不畅，卫郁不能行水，水湿滞留于肌腠间，则身体肿；营郁化热，湿热交蒸而成黄汗。治宜用黄芪芍药桂枝苦酒汤固表祛湿，调和营卫，兼泄营热。方中重用黄芪益气实卫，走表祛湿，桂枝、芍药调和营卫，苦酒（即米醋）泄营中郁热。须注意的是该方药性偏于酸敛，初服药时，邪气暂无出路，患者可能感觉心烦；待服药六七天后，营卫调和，营热外泄，则心烦自解。

【原文】气分，心下坚大如盘，边如旋杯[1]，水饮所作。桂枝去芍药加麻辛附子汤主之。(31)

桂枝去芍药加麻黄细辛附子汤方　桂枝三两，生姜三两，甘草二两，大枣十二枚，麻黄、细辛各二两，附子一枚炮

上七味，以水七升，煮麻黄，去上沫，内诸药，煮取二升。分温三服，当汗出，如虫行皮中，即愈。

【注释】

[1] 旋杯：《灵枢·邪气脏腑病形》《难经·五十六难》和《金匮要略·五脏风寒积聚病脉证并治》都作"覆杯"，谓心下坚大如盘，形状中高边低，按之虽外坚而内如无物，故曰覆杯。

【提要】本条论述气分病阳虚阴凝的证治。

【精解】由于阳虚阴凝，大气不转，水饮停聚，导致气分病，症见心下痞结而坚，以手触之，状如盘大，中高边低，外坚而内空。治宜桂枝去芍药加麻黄细辛附子汤温通阳气，散寒化饮。本方即桂枝汤去酸寒阴柔之芍药，加辛散温通的麻黄、细辛、附子所组成。方中桂枝、甘草温振心阳，附子、细辛温肾散陈寒，麻黄、细辛、生姜辛散温通化饮，大枣、甘草补脾益气，诸药共奏温阳散寒，宣通气机，温化水饮之功。服药后阳

气通行，推动阴凝之邪，故可见"如虫行皮中"状。

【原文】心下坚大如盘，边如旋盘，水饮所作，枳术汤主之。（32）

枳术汤方　枳实七枚，白术二两

上二味，以水五升，煮取三升，分温三服，腹中软，即当散也。

【提要】本条论述气分脾虚气滞的证治。

【精解】此处未见"气分"二字，属省文笔法。由于脾虚气滞，转输失职，以致水饮内聚，痞结于心下，故见心下坚，边如圆盘，并有痞胀脘痛等。治宜枳术汤行气散结，健脾化饮。方中枳实行气散结消痞，白术健脾燥湿化饮。

黄疸病脉证并治第十五

【原文】黄家，日晡所发热，而反恶寒，此为女劳得之。膀胱急，少腹满，身尽黄，额上黑，足下热，因作黑疸。其腹胀如水状，大便必黑，时溏，此女劳之病，非水也。腹满者难治，用硝石矾石散主之。（14）

硝石矾石散方　硝石、矾石烧等分

上二味，为散。以大麦粥汁，和服方寸匕，日三服，病随大小便去，小便正黄，大便正黑，是候也。

【提要】本条论述女劳疸兼瘀血的证治。

【精解】本条前三句为湿热发黄的谷疸、酒疸与女劳疸的鉴别。"黄家"为久患黄疸之人，"黄家"如属于湿热郁结阳明，因阳明经旺于申酉，此时正邪相争，故傍晚时分发热或发热加重。但实热不应恶寒，现"反恶寒"，故知非阳明热证，乃女劳疸阴虚及阳所致。"日晡所发热"为肾阴虚阳亢所致；"恶寒"则因瘀血湿浊蕴结在肾，导致肾阳气化不利，影响太阳膀胱表气卫外而致。"膀胱急""额上黑""足下热"均为肾阴虚阳亢所致；血瘀热结，扰及下焦，故少腹满、腹胀如水状，因为瘀热所致，故曰"非水也"；瘀血下行，兼湿邪陷于大肠，则大便必黑、时溏。因肾阴亏虚，血瘀热结兼湿浊，其发展趋势有成黑疸之可能，故以硝石矾石散治之。"硝石矾石散"乃倒装笔法，应承"非水也"之后。"腹满者难治"为脾肾衰败之候，故难治。此句置其前，强调不可掉以轻心。方中硝石即火硝，味苦咸性寒，能入血分消瘀活血；矾石入气分化湿兼活血，以大麦粥调服，使邪去而不伤正。诸药合用，共奏消瘀退黄，化湿散结之功，可使病邪从前后二阴分消而去，故方后云："病随大小便去，小便正黄，大便正黑，是候也。"

【原文】黄疸病，茵陈五苓散主之。一本云茵陈汤及五苓散并主之。（18）

茵陈五苓散方　茵陈蒿末十分，五苓散五分

上二物和，先食饮方寸匕，日三服。

【提要】本条论述湿重于热的黄疸的证治。

【精解】茵陈五苓散即痰饮病篇五苓散加茵陈。以方测证，本条为湿重于热之黄疸，可见形寒发热，纳呆呕恶，小便不利，腹胀便溏，不渴，四肢困倦及苔腻等。故用茵陈五苓散利湿清热退黄。方中茵陈利湿清热退黄，五苓散通阳化气利小便，两者相合，可使湿热之邪从小便而出。正合"诸病黄家，但利其小便"的主旨。

【原文】诸黄，腹痛而呕者，宜柴胡汤。（21）

【提要】本条论述湿热反侮少阳的黄疸的证治。

【精解】"诸黄"概指湿热发黄而言。若少阳胆经正气有虚，则中焦脾胃之湿热甚至于寒皆可乘虚反侮之，致胆经之气不利，而见胁下腹痛、呕吐甚或往来寒热等症。因其反侮之势，治宜柴胡汤和解少阳，扶正达邪退黄。

【原文】男子黄，小便自利，当与虚劳小建中汤。（22）

【提要】本条论述脾胃虚弱萎黄的证治。

【精解】条首虽曰"男子黄"，但本证并非只见于男子，女性亦可见之。"小便自利"为鉴别谷疸、酒疸和女劳疸之关键。谷疸、酒疸为湿热瘀结，故小便不利；女劳疸为肾阴虚瘀结，小便自利而兼有额黑、手足中热等症。本条所言之黄为萎黄，不论男女老少，妇女或经病、产后、大失血之后，气血虚损等均可引起。故治宜小建中汤，建立中气，补益气血，使纳谷增加，则萎黄自愈。

惊悸吐衄下血胸满瘀血病脉证治第十六

【原文】心气不足[1]，吐血，衄血，泻心汤主之。（17）

泻心汤方　大黄二两，黄连、黄芩各一两

上三味，以水三升，煮取一升，顿服之。

【注释】

[1] 心气不足：《千金方》作"心气不定"。可从，即心烦不安之意。

【提要】本条论述热盛吐衄的证治。

【精解】心藏神，主血脉，若心火亢盛，扰乱心神于内，迫血妄行于上，故见心烦不安、吐血、衄血，治宜泻心汤清热泻火而止血。方中黄连长于清心、胃之火，黄芩清泄上焦之火，大黄通腑泄热，引血下行。三药合奏苦寒泄降、泻火宁血之效。该方忌用于阳虚失血及脾虚不统血之失血。

呕吐哕下利病脉证治第十七

【原文】呕而胸满者，茱萸汤主之。(8)

茱萸汤方　吴茱萸一升，人参三两，生姜六两，大枣十二枚

上四味，以水五升，煮取三升，温服七合，日三服。

【提要】论述肝胃虚寒，寒饮上逆的呕吐的证治。

【精解】因胃阳不足，寒饮内阻，胃失和降所致。寒饮内盛，气机不利，胸阳不展，则胸满不舒。方中吴茱萸暖肝温胃，散寒止痛，降逆止呕，为治疗厥阴头痛之要药；生姜温胃散寒化饮；人参、大枣益气补虚。

【原文】呕而肠鸣，心下痞者，半夏泻心汤主之。(10)

半夏泻心汤方　半夏半升洗，黄芩、干姜、人参各三两，黄连一两，大枣十二枚，甘草三两炙

上七味，以水一斗，煮取六升，去滓，再煮，取三升，温服一升，日三服。

【提要】本条论述寒热错杂之呕吐的证治。

【精解】寒指中焦虚寒，热指胃肠湿热，由于寒热互结中焦，脾胃升降失调，气机阻滞所致。胃气上逆则呕，脾失升健则肠鸣、泄泻，中焦气结则心下痞。虽然上有呕吐，中有心下痞，下有肠鸣，但因病机重点在中焦，因此本病虽三焦俱病却不治上下而治其中，方用半夏泻心汤开结消痞，和胃降逆。方中半夏、干姜辛温散寒降逆，温胃止呕；黄芩、黄连苦寒泄热，散结消痞；人参、甘草、大枣补益中气之虚。诸药合用辛开苦降，使升降有权，痞结开散。

半夏泻心汤与黄芩加半夏生姜汤均有胃肠症状，但半夏泻心汤治胃兼治肠，黄芩加半夏生姜汤治肠兼治胃。

【原文】胃反[1]，吐而渴欲饮水者，茯苓泽泻汤主之。(18)

茯苓泽泻汤方《外台》云：治消渴脉绝，胃反吐食之。有小麦一升。

茯苓半斤，泽泻四两，甘草二两，桂枝二两，白术三两，生姜四两

上六味，以水一斗，煮取三升，内泽泻，再煮取二升半，温服八合，日三服。

【注释】

[1] 胃反：指反复呕吐之意，与虚寒胃反名同而证异。

【提要】本条论述脾虚饮停，呕渴并见的证治。

【精解】本病因脾虚饮停于胃，气逆不降而致呕吐；同时由于饮阻气化，津不上承而出现渴欲饮水；又因渴饮水多，更助饮邪，则愈吐愈渴，愈饮愈吐，呕吐和口渴交替

反复出现，并伴浮肿、大便溏薄或不畅、精神不振、头眩、心悸、舌红苔薄、脉缓滑等症。病机在于中阳不运，饮停于胃，治宜茯苓泽泻汤健脾温胃，化饮降逆。方中茯苓、泽泻淡渗利水，桂枝通阳，生姜温胃降逆，白术、甘草健脾补中。

【原文】干呕，哕，若手足厥者，橘皮汤主之。(22)

橘皮汤方　橘皮四两，生姜半斤

上二味，以水七升，煮取三升，温服一升，下咽即愈。

【提要】本条论述寒邪客胃之呃逆的证治。

【精解】胃寒气逆，失于和降，故干呕而哕；寒气闭阻于胃，中阳被郁遏，阳气不达四末，故手足厥冷。治用橘皮汤散寒理气，和胃降逆。方中橘皮理气和胃降逆，生姜散寒通阳止呕，合而用之，使阳通寒去，胃气和降。因病情轻浅易治，故方后云"下咽即愈"。

【原文】下利气[1]者，当利其小便。(31)

【注释】

[1] 下利气：指泄泻与矢气并见，病由肠道湿阻气滞所致。

【提要】本条论述脾虚湿困，气机被阻的下利气的治法。

【精解】由于脾虚湿困，故大便溏泄；由于湿阻气机，故腹胀窜痛，矢气则舒，且气滞乘腑开之时，下利之机乘隙外泄，故为下利气。治用利小便法，"利小便以实大便"，以分利肠中湿邪，使小便利，湿邪去，气机通畅，则下利已，矢气除。

【原文】气利[1]，诃黎勒散主之。(47)

诃黎勒散方　诃黎勒十枚煨

上一味，为散，粥饮和[2]，顿服。疑非仲景方。

【注释】

[1] 气利：指下利滑脱，大便随矢气而排出。

[2] 粥饮和：用米粥之汤饮调和。

【提要】本条论述虚寒肠滑气利的证治。

【精解】久病泄泻，滑脱不禁，大便随矢气而出，多由中气下陷，气虚不固所致。故治用诃黎勒散涩肠止泻固脱。诃黎勒即诃子，煨用则专以涩肠固脱，以粥饮和服，取其益肠胃而健中气。

本条与前文31条均为气利之证，但其见症、治法各不同。前条是湿阻气滞在肠道，所以通过利小便使得湿邪去，小便通，属气利实证；本条是气虚而利，所以取涩肠固脱法，属气利虚证。

疮痈肠痈浸淫病脉证并治第十八

【原文】师曰：诸痈肿，欲知有脓无脓，以手掩肿上，热者为有脓，不热者为无脓。（2）

【提要】本条论述辨别痈肿有脓无脓的诊察法。

【精解】凡诊痈肿，欲知其有脓或无脓，可用手掩于痈肿上，若有热感，即为有脓的征象，因为脓的形成是营卫阻遏于局部，气血郁而生热，热毒炽盛，血肉腐败；反之，则为无脓。正如《灵枢·痈疽》所说："热盛则肉腐，肉腐则为脓。"在临床上，单凭触及痈肿发热与否作为有脓无脓的诊断是不够的，尚应结合局部其他征象，综合判断。

趺蹶手指臂肿转筋阴狐疝蛔虫病脉证治第十九

【原文】阴狐疝气[1]者，偏有小大，时时上下，蜘蛛散主之。（4）

蜘蛛散方　蜘蛛十四枚熬焦，桂枝半两

上二味，为散，取八分一匕，饮和服，日再服。蜜丸亦可。

【注释】

[1] 阴狐疝气：简称"狐疝"，指腹股沟处阴囊肿大，时有时无，时上时下的病证，如狐之出没无定。

【提要】本条论述阴狐疝气的证治。

【精解】狐疝病每因起立或走动时坠入阴囊，当平卧时则缩入腹内，严重的由阴囊牵引少腹剧痛，轻则仅有重坠感，为寒气凝结厥阴肝经所致，治疗应以辛温通利为主，暖肝破结，方用蜘蛛散。蜘蛛善于破结利气，配桂枝辛温，引入厥阴经以散寒气。但蜘蛛有毒性，用时宜慎。后世对本病常用疏肝理气药，如川楝子、延胡索、木香、香附、乌药等。

妇人妊娠病脉证并治第二十

【原文】师曰：妇人得平脉[1]，阴脉小弱[2]，其人渴[3]，不能食，无寒热，名妊娠，桂枝汤主之。方见下利中。于法六十日当有此证，设有医治逆[4]者，却一月，加吐下者，则绝之。（1）

【注释】

[1] 平脉：平和无病之脉。

[2] 阴脉小弱：指尺脉微小细弱，多见于妊娠之时。

[3] 渴：《金匮要略心典》作"呕"解，亦通。

[4] 治逆：一是指治疗已逆之症，二是指误治。

【提要】 本条论述妊娠的诊断及恶阻轻证的调治。

【精解】 凡值生育年龄的已婚妇女，无任何原因而月经过期一月不至者，见尺脉较关脉稍见小弱，并伴呕吐、不能食等症，而无外感寒热之象，这是早期妊娠的表现。若在孕育胎儿过程中，体内阴阳气血一时失调，冲脉之气上逆犯胃导致不能食、呕吐等症。治宜桂枝汤调和阴阳，温胃降逆。若医者误治过一个月之后，再加用吐下之法治之，则脾胃受损，气血生化乏源，胎失荣养，则应暂停服药，治以饮食调养为主或随证施治，以绝病根，否则有可能损伤胎气，导致流产。

【原文】 妊娠有水气，身重，小便不利，洒淅恶寒，起即头眩，葵子茯苓散主之。(8)

葵子茯苓散方　葵子一斤，茯苓三两

上二味，杵为散，饮服方寸匕，日三服，小便利则愈。

【提要】 本条论述妊娠水气的证治。

【精解】 本证因气化不利，水湿停聚所致，重者可出现身肿，称"子肿"。湿阻而阳气不能行于外，故洒淅恶寒；清阳不升则头眩。病机关键在于水气内停，阳气受阻，故以葵子茯苓散利水通阳。方中葵子滑利通窍行水，茯苓利水渗湿健脾，使小便通利而水湿去，阳气自通，症状缓解。

【原文】 妊娠养胎，白术散主之。(10)

白术散方见《外台》。

白术、芎䓖各四分，蜀椒三分去汗，牡蛎二分[1]

上四味，杵为散，酒服一钱匕，日三服，夜一服。但苦痛，加芍药；心下毒痛，倍加芎䓖；心烦吐痛，不能食饮，加细辛一两，半夏大者二十枚。服之后，更以醋浆水服之。若呕，以醋浆水服之；复不解者，小麦汁服之；已后渴者，大麦粥服之。病虽愈，服之勿置。

【提要】 本条论述脾虚寒湿所致胎动不安的治法。

【精解】 妊娠期间素有阴阳气血偏盛偏衰之别，本条为阳虚之体脾虚生湿，湿从寒化则易伤胎，伴见脘腹时痛，呕吐清涎，不思饮食，白带时下等症。故治宜白术散温中除湿，健脾安胎。方中白术健脾燥湿，川芎和血疏肝，蜀椒温中散寒，牡蛎敛摄固胎。

当归散与白术散安胎之剂，治法都为调理肝脾，两者的区别在于：当归散侧重于调补肝血，多用于血虚湿热之证；白术散侧重于温中健脾，多用于脾虚寒湿之证。

妇人产后病脉证治第二十一

【原文】师曰：产妇腹痛，法当以枳实芍药散，假令不愈者，此为腹中有干血[1]着脐下，宜下瘀血汤主之。亦主经水不利。(6)

下瘀血汤方　大黄二两，桃仁二十枚，䗪虫二十枚熬，去足

上三味，末之，炼蜜合为四丸，以酒一升，煎一丸，取八合，顿服之。新血[2]下如豚肝。

【注释】

[1] 干血：由瘀血久留进一步演变而成的一种病理性产物。

[2] 新血：新下之瘀血。

【提要】本条论述瘀血内结的产后腹痛的证治。

【精解】产后腹痛拒按，恶露紫黯有块，如属于气血郁滞的，用枳实芍药散行气和血，治之不愈，这是因为有干血凝结于脐下，病重药轻，当改用下瘀血汤破血逐瘀。方中大黄荡逐瘀血，桃仁活血化瘀，䗪虫逐瘀通络。用蜜为丸，缓其药性。服药后如见恶露下如豚肝，说明药已中病，干血已化。

【原文】产后风，续之数十日不解，头微痛，恶寒，时时有热，心下闷，干呕汗出。虽久，阳旦证[1]续在耳，可与阳旦汤。即桂枝汤，方见下利中。(8)

【注释】

[1] 阳旦证：指太阳中风表证，即桂枝汤证。

【提要】本条论述产后中风营卫不和的证治。

【精解】产后营卫俱虚，卫外不固，复感风寒外邪致太阳中风表证。正气虽不能驱邪外出，但邪亦不甚，故持续数十日不解，可见头微痛、恶寒、时发热、胸脘闷、干呕、汗出等症，故用桂枝汤解表驱邪，调和营卫。本条治产后病不拘泥于温补，而以证为主，所谓有是证则用是药。

【原文】妇人乳中[1]虚，烦乱呕逆，安中益气，竹皮大丸主之。(10)

竹皮大丸方　生竹茹二分，石膏二分，桂枝一分，甘草七分，白薇一分

上五味，末之，枣肉和丸，弹子大，以饮服一丸，日三夜二服。有热者，倍白薇；烦喘者，加柏实一分。

【注释】

[1] 乳中：指产后。

【提要】本条论述产后虚热烦呕的证治。

【精解】妇人产后阴血本虚,加上哺乳育儿,乳汁为精血所化,去多则阴血更虚。产后血虚阴亏,虚热内扰心神,则烦躁不安;热邪犯胃,胃失和降,则呕逆不安。治用竹皮大丸清热降逆,安中益气。方中重用甘草为君,与桂枝、枣肉相配伍,意在扶阳建中;竹茹、石膏清胃热以止呕逆;白薇退虚热。

【原文】产后下利虚极,白头翁加甘草阿胶汤主之。(11)

白头翁加甘草阿胶汤方 白头翁二两,黄连、柏皮、秦皮各三两,甘草二两,阿胶二两

上六味,以水七升,煮取二升半,内胶,令消尽,分温三服。

【提要】本条论述产后热利伤阴的证治。

【精解】"虚极"指产后有气血亏虚,又兼下利伤阴则气血更虚。从方测证,可知下利是由湿热下注所致,以便下脓血、腹满痛、里急后重、肛门灼热、身热口渴、舌红苔黄为特点,治用白头翁加甘草阿胶汤清热利湿,养血和中。方中以白头翁汤清利湿热,阿胶补益阴血,甘草益气和中。本方体现了攻邪不伤正,扶正不恋邪的攻补兼施精神。

妇人杂病脉证并治第二十二

【原文】妇人经水不利下,抵当汤主之。亦治男子膀胱满急有瘀血者。(14)

抵当汤方 水蛭三十个熬,虻虫三十个熬,去翅足,桃仁二十个去皮尖,大黄三两酒浸

上四味,为末,以水五升,煮取三升,去滓,温服一升。

【提要】本条论述经闭不行之瘀结成实的证治。

【精解】原文述证简略,先由经行不畅进而经闭不行,从方测证当属瘀血结滞的经闭,伴有少腹硬满结痛拒按,脉象沉涩等症,方用抵当汤攻下瘀血。方中水蛭、虻虫破血攻瘀,大黄、桃仁活血祛瘀。

【原文】妇人腹中诸疾痛,当归芍药散主之。(17)

当归芍药散方:见前妊娠中。

【提要】本条论述妇人肝脾不调之腹痛的治疗。

【精解】当归芍药散亦主治肝脾不和,气郁血滞湿阻的妊娠腹痛,本证表明妇人腹痛的原因虽与寒热虚实、气血不调有关,但临证以肝脾失调、气郁不畅较为多见,故仍以当归芍药散治疗。其证候、方药分析参见妊娠病篇第5条。

【原文】妇人腹中痛,小建中汤主之。(18)

小建中汤方:见前虚劳中。

【提要】本条论述妇人中焦脾虚之腹痛的治疗。

【精解】本条所论腹痛脉证不全，以方测证当属脾胃虚寒，气血不足，经脉失于温养之证。其证候、方药分析参见虚劳病篇第 13 条，体现了仲景异病同治的精神。

【原文】问曰：妇人病，饮食如故，烦热不得卧，而反倚息者，何也？师曰：此名转胞[1]，不得溺也，以胞系了戾[2]，故致此病，但利小便则愈，宜肾气丸主之。(19)

肾气丸方　干地黄八两，薯蓣四两，山茱萸四两，泽泻三两，茯苓三两，牡丹皮三两，桂枝、附子炮各一两

上八味，末之，炼蜜和丸梧子大，酒下十五丸，加至二十五丸，日再服。

【注释】

[1] 转胞（pāo）：病证名，胞同"脬"，即膀胱。以小便不通，脐下急痛为主症。因与膀胱扭转不顺有关，故得此名。

[2] 胞系了戾：了，通"缭"。戾，指扭曲。了戾，即纠缠扭曲。胞系了戾，即膀胱及其相连的脉络等组织回旋曲折，以致排尿功能失常。

【提要】本条论述妇人转胞的证治。

【精解】以方测证，本证病机为肾阳不足，气化失司，导致膀胱及其脉络等组织回旋曲折，导致排尿异常；小便不利，浊气上逆，肺失宣降，故烦热不得卧而反倚息，治宜肾气丸温阳化气。该方阴阳并调，补阴之虚可以生气，助阳之弱可以化水，肾气充，膀胱气化正常，则小便不利诸症可解。转胞的病机较复杂，肾气虚、膀胱气化不行仅为其中之一，此外尚有中气下陷、肺虚通调失职、下焦湿热阻滞、妊娠胎气上迫或忍溺入房等均可致本病。当审证求因，审因论治。

三级条文

脏腑经络先后病脉证第一

【原文】问曰：病人有气色见[1]于面部，愿闻其说。师曰：鼻头色青，腹中痛，苦冷者死。一云腹中冷，苦痛者死。鼻头色微黑者，有水气[2]。色黄者，胸上有寒。色白者，亡血也。设微赤，非时[3]者，死。其目正圆者，痉，不治。又色青为痛，色黑为劳，色赤为风，色黄者便难，色鲜明者有留饮[4]。（3）

【注释】

[1] 见：显露之意。

[2] 水气：指水液内停的病证。

[3] 非时：非当令之时。

[4] 留饮：痰饮病的一种，水饮留而不行谓之留饮。

【提要】本条论述面部望诊在临床上的应用。

【精解】鼻内应于脾，鼻部出现青色，青是肝色，又见腹中痛症，为肝乘脾；若再见极度怕冷，则属阳气衰败。鼻部现微黑色，黑为水色，此属肾水反侮脾土之象，主有水气。色黄指面色黄，不单指鼻部。黄为脾色，多系脾病不能散精四布，因而水饮停于胸膈之间，所以色黄者胸上有寒饮。面色白是血不能上荣于面，失血过多之征，所以主亡血。目正圆是两眼直视不能转动，为风邪强盛，五脏之精气亡绝，多见于痉病，证属不治。"色青为痛"之后，仍论面部望诊。青为血脉凝涩之色，所以主痛。黑为肾色，劳则肾精不足，其色外露，所以主劳。风为阳邪，多从火化，火色赤，所以面赤主风。黄为脾色，若其色鲜明是湿热蕴结，脾气郁滞，多有大便难之症。面色鲜明为体内停积水饮，上泛于面，形成面目浮肿，所以反见明亮光润之色。

【原文】师曰：病人语声寂然[1]喜惊呼者，骨节间病；语声喑喑然不彻[2]者，心膈间病；语声啾啾然[3]细而长者，头中病。一作痛。（4）

【注释】

[1] 语声寂然：指患者安静无语寂，与"静"同义。

[2] 喑喑然不彻：指声音低微而不清澈。喑喑，指不能语言的发声。

[3] 啾啾（jiū）然：形容声音细小而长。啾啾，《说文》训："小儿声也。"

【提要】本条论闻诊在临床上的具体应用。

【精解】骨节间病，指关节疼痛一类的病证。由于病在关节，转动不利，动则作痛，故患者常喜安静，但偶一转动，其痛甚剧，故又突然惊呼。心膈间病，指结胸、心痞、懊恼一类病证，由于气道不畅，所以发声低微而不清澈。头中病指头中痛，如作大声则震动头部，其痛愈甚，所以声不敢扬，但胸膈气道正常无病，所以声音虽细小而长。病痛在于内而语声发于外，故闻患者语声改变，可以判断病位。

【原文】师曰：息摇肩[1]者，心中坚；息引胸中上气[2]者，咳；息张口短气[3]者，肺痿唾沫。（5）

【注释】

[1] 息摇肩：指呼吸困难。

[2] 上气：气机上逆。

[3] 短气：呼吸短促而急，自觉气息不能接续。

【提要】本条论述察呼吸、望形态以诊断疾病的方法。

【精解】原文中"息"，指呼吸。息摇肩，是呼吸困难，两肩上耸的状态，在病情上有虚有实。条文所指"心中坚"即是实证，由实邪壅塞在胸，以致胸部气闭，肺失宣降，呼吸困难，常伴有鼻翼扇动、胸闷咳喘等症；但也有因肾不纳气，元气耗散于上导致的"息摇肩"，往往伴有肢冷汗出。息引胸中上气者咳，为胸中有邪，阻塞气道，以致肺气不降，呼吸时气上逆而致咳，这种情况多见于感冒、咳嗽的病例。呼吸时张口短气、唾沫者，为肺痿，由肺气萎弱不振，司呼吸功能失职，不能敷布津液所致。

【原文】师曰：寸口[1]脉动者，因其旺时而动。假令肝旺色青，四时各随其色。肝色青而反色白，非其时色脉，皆当病。（7）

【注释】

[1] 寸口：一名气口，又名脉口。本条的寸口，则包括两手的六部脉。

【提要】本条论述脉象与四时五色相结合的诊病方法。

【精解】四时季节改变，脉象和色泽也随之发生变动。如春时肝旺，脉弦、色青是为正常。如此时色反白、脉反浮，是非其时而有其色脉，属不正常的现象。所谓相应者万全，不相应者病态也。

【原文】问曰：有未至而至[1]，有至而不至，有至而不去，有至而太过，何谓也？师曰：冬至之后，甲子[2]夜半少阳[3]起，少阳之时阳始生，天得温和。以未得甲子，天因温和，此为未至而至也；以得甲子而天未温和，此为至而不至也；以得甲子而天大寒不解，此为至而不去也；以得甲子而天温如盛夏五六月时，此为至而太过也。（8）

【注释】

[1] 未至而至：前面的"至"字是指时令到，后面的"至"字是指与时令相应的气候到。

[2] 甲子：是古代用天干、地支配合起来计算年月日的方法。天干十个（即甲、

乙、丙、丁、戊、己、庚、辛、壬、癸），地支十二个（即子、丑、寅、卯、辰、巳、午、未、申、酉、戌、亥），相互配合，始于甲子，终于癸亥，共六十个。"甲子"是其中第一个。这里是指冬至后六十日第一个甲子夜半，此时正当雨水节。

[3] 少阳：此为古代用来代表时令的名称。

【提要】 本条论述节令和气候应该相应，太过或不及，都会引起疾病的发生。

【精解】 冬至之后的雨水节，是少阳当令的时候，阳气开始生长，气候逐渐转为温和，这是正常的规律；如未到雨水节，而气候提早温暖，这是时令未到，气候已到；如已到雨水节，气候还未温和，这是时令已到，而气候未到；如已到雨水节，气候仍然很冷，这是时令已到，而严寒气候当去不去；如已到雨水节，气候变得像盛夏那样炎热，这是气候至而太过。总之，异常气候容易导致疾病发生。

【原文】 问曰：寸脉沉大而滑，沉则为实，滑则为气，实气相搏，血气入脏即死，入腑即愈，此为卒厥[1]。何谓也？师曰：唇口青，身冷，为入脏，即死；如身和，汗自出，为入腑，即愈。（11）

【注释】

[1] 卒厥：突然昏倒、不省人事的病证。

【提要】 本条论述卒厥的病机和预后。

【精解】 条文从脉象解释卒厥的病理，即沉大则为血实，滑则为气实，血实与气实相并。左寸候心主血，右寸候肺主气，本证血气相并，故脉应于寸部。血气既相并而成实，已为病邪而非正常的血气，故云"入脏即死，入腑即愈"。但入脏入腑是假设之词，犹言在外在里。即死即愈也是相对而言，因为前人认为脏是藏而不泻的，腑是泻而不藏的。病邪入腑尚有出路，故云"即愈"；入脏则病邪无从排泄，故云"即死"。判断卒厥入脏、入腑，主要是结合证候。当患者猝然昏倒之后，如伴有唇口青、身冷，是血液郁滞不流，阳气涣散之内闭外脱的证候，此即为入脏，病情严重；如伴有身和、汗自出，是血气恢复正常运行的征兆，此即为入腑，病情转愈。

痉湿暍病脉证治第二

【原文】 夫痉脉，按之紧如弦[1]，直上下行。（9）

【注释】

[1] 紧如弦：《二注》《脉经》皆作"紧而弦"，宜从。

【提要】 本条论述痉病的主脉。

【精解】 痉病是由筋脉拘急而致，所以其脉亦见强直弦劲之象。"直上下行"，谓从寸到尺，上下三部，皆见强直而弦之脉。

【原文】湿家，病身疼发热，面黄而喘，头痛鼻塞而烦，其脉大，自能饮食，腹中和无病，病在头中寒湿，故鼻塞，内药鼻中则愈。(19)

【提要】本条论述头中寒湿的证治。

【精解】寒湿袭表，郁遏卫阳，故身疼发热；寒湿上犯头部清窍，肺气不宣，鼻窍不通，则头痛鼻塞而烦、喘；湿郁于表，故面黄；湿邪尚未传里，故能饮食，腹中和；病位在上在表，所以脉大。本证重点是头中寒湿，故只需局部用药。纳药鼻中，以宣泄上焦寒湿，使肺气通利，诸症自愈。

百合狐惑阴阳毒病脉证治第三

【原文】百合病一月不解，变成渴者，百合洗方主之。(6)

百合洗方　上以百合一升，以水一斗，渍之一宿，以洗身。洗已，食煮饼[1]，勿以盐豉[2]也。

【注释】

[1] 煮饼：即熟面条。饼，古代面食的通称。

[2] 盐豉：盐与豆豉，食"煮饼"时用以调味。

【提要】本条论述百合病经久变渴的外治法。

【精解】百合病经一月之久而不愈，阴虚内热加甚，出现口渴的变症，单服百合地黄汤药力不够，当内服与外洗并用，配合百合洗方，渍水洗身。肺合皮毛，其气相通，百合水洗身，以助养阴润燥。洗罢，食煮饼，以调养胃气、生津，忌用味咸之盐豉，以免耗津增渴。

【原文】阳毒之为病，面赤斑斑如锦纹[1]，咽喉痛，唾脓血。五日可治，七日不可治，升麻鳖甲汤主之。(14)

升麻鳖甲汤方　升麻二两，当归一两，雄黄半两研，蜀椒炒去汗[2]一两，甘草二两，鳖甲手指大一片炙

上六味，以水四升，煮取一升，顿服之，老小再服[3]，取汗。

【注释】

[1] 锦纹：丝织品的花纹。此处形容面部色斑。

[2] 去汗：指去油。

[3] 老小再服：老人与小孩分两次服。

【提要】本条论述阳毒病的证治和预后。

【精解】血分热盛，故面部红斑状如锦纹，热灼咽喉，故咽痛；热盛肉腐成脓，故吐脓血。"五日可治，七日不可治"，强调早期治疗的重要意义。治用升麻鳖甲汤，方

中升麻、甘草清热解毒；鳖甲、当归滋阴散瘀；雄黄、蜀椒解毒，以阳从阳，共奏清热、解毒、散瘀之功。方后云"取汗"，意在宣散毒疠之气，透达外出，不致疫毒内陷。

【原文】阴毒之为病，面目青，身痛如被杖[1]，咽喉痛。五日可治，七日不可治，升麻鳖甲汤去雄黄、蜀椒主之。（15）

【注释】

[1] 身痛如被杖：杖，棍棒。形容身体如遭棍棒击打一样疼痛。

【提要】本条论述阴毒病的证治和预后。

【精解】疫毒侵袭血脉，瘀血凝滞，出现面目色青；经脉阻塞，血液流行不畅，故遍身疼痛；疫毒结喉，故作痛。方仍以升麻鳖甲汤解毒散瘀，去雄黄、蜀椒以防损其阴气。阴毒和阳毒在病变部位、感邪轻重、证候表现方面虽有所差异，但同为疫疠热毒引起的血分病证，总以解毒散瘀为法，故均用升麻鳖甲汤为主治疗。

疟病脉证并治第四

【原文】师曰：疟脉自弦，弦数者多热，弦迟者多寒。弦小紧者下之差，弦迟者可温之，弦紧者可发汗、针灸也，浮大者可吐之，弦数者风发[1]也，以饮食消息止之。（1）

【注释】

[1] 风发：是指感受外邪，内郁化热。风，泛指邪气。

【提要】本条从脉象论述疟病的病机和治法。

【精解】"疟脉自弦"有两层含义：一者疟病以往来寒热，发作有时为特征，符合邪踞半表半里之少阳的特点，故脉多弦；二者强调疟病以邪实为要，邪实郁阻气机，故脉弦。由于患者体质和兼邪不同，故在弦脉基础上可伴其他兼脉。如兼数者为热重，兼迟者为寒盛。脉弦小而紧者是病偏于里，多兼有食滞，可酌用攻下法。脉弦迟者为里寒，可用温热药物以祛寒。脉弦紧而兼表证者为风寒在表，可用发汗法或结合针灸治疗。脉浮大者又兼食积证候，为病变在上，可用催吐法。脉弦数者为感受外邪，郁而化热，除用药物治疗外，也可用甘寒饮食调治，以利疟病恢复。

【原文】牡蛎汤：治牝疟。

牡蛎四两熬，麻黄四两去节，甘草二两，蜀漆三两

上四味，以水八升，先煮蜀漆、麻黄，去上沫，得六升，内诸药，煮取二升，温服一升。若吐，则勿更服。

【提要】治牝疟方。

【精解】方中除蜀漆祛痰截疟外，还配麻黄专开阴邪之痼闭，牡蛎敛阴助阳、增强化痰之力，似蜀漆散中用龙骨之意；甘草甘缓，调和诸药。从方测之，本证当属痰饮填塞胸中，心阳不得外通，并兼外寒，当见恶寒重而发热、胸闷作胀、头身疼痛、骨节酸痛、无汗或少汗等症。方中疏散外寒之力较强，用之可使得汗而解，体现了疟病"可发汗"之精神。方后强调"若吐，则勿更服"，提示中病即止。

【原文】柴胡去半夏加栝楼汤：治疟病发渴者，亦治劳疟。

柴胡八两，人参、黄芩、甘草各三两，栝楼根四两，生姜二两，大枣十二枚

上七味，以水一斗二升，煮取六升，去滓，再煎取三升，温服一升，日二服。

【提要】治疟病发渴及劳疟方。

【精解】疟病邪踞少阳者，可用和解少阳的小柴胡汤化裁治疗。由于热盛津伤，出现口渴，故去辛燥的半夏，而易以生津润燥的栝楼根。全方具有和解少阳，驱疟生津之效。凡久疟不愈，反复发作，以致气血虚弱之疟病，谓之劳疟。方中有人参、甘草补虚，生姜、大枣调营益胃，成攻补兼施之剂，故可治劳疟。此方煮药方法与一般不同，是将药先煮去滓，然后再煎，意在和解。

【原文】柴胡桂姜汤：治疟寒多微有热，或但寒不热。服一剂如神。

柴胡半斤，桂枝三两去皮，干姜二两，栝楼根四两，黄芩三两，牡蛎二两熬，甘草二两炙

上七味，以水一斗二升，煮取六升，去滓，再煎取三升，温服一升，日三服。初服微烦，复服汗出，便愈。

【提要】治寒多之疟病方。

【精解】本方所治疟病特点是"寒多微热"或"但寒不热"，说明系寒偏重的疟病，类似牝疟。结合方药分析，病机当属邪踞少阳，兼有痰饮，以疟疾发作，寒多热少，或但寒不热，胸胁满闷，口渴，舌淡苔薄白，脉弦或弦缓为特点。方以柴胡、黄芩和解少阳为主药，配栝楼根清热生津，桂枝、干姜温化痰饮，牡蛎化痰软坚，甘草调和诸药。共奏和解少阳，截疟化痰之功。

中风历节病脉证并治第五

【原文】侯氏黑散：治大风，四肢烦重，心中恶寒不足者。《外台》治风癫。

菊花四十分，白术十分，细辛三分，茯苓三分，牡蛎三分，桔梗八分，防风十分，人参三分，矾石三分，黄芩五分，当归三分，干姜三分，芎䓖三分，桂枝三分

上十四味，杵为散，酒服方寸匕，日一服。初服二十日，温酒调服，禁一切鱼肉大蒜，常宜冷食，六十日止，即药积在腹中不下也，热食即下矣，冷食自能助药力。

【提要】论述风邪乘虚入中经络的证治。

【精解】中风乃正虚邪中所致。风邪乘虚入中经络，其病情重，传变迅速，故称大风。风邪与痰湿相合，痹阻经脉，郁而化热，故四肢苦烦而重滞。中阳不足，风邪直中于里，则心中恶寒。证属阳虚气血不足，风寒痰热阻络，治宜温阳补虚，祛风散寒，化痰清热，用侯氏黑散治疗。方中人参、白术、茯苓、干姜益气温阳，当归、川芎补血活血，桂枝、防风、细辛温经祛风散寒，桔梗、牡蛎、矾石祛痰除湿，菊花、黄芩清风化郁遏之热。大风发病急剧，故用散剂。用酒送服，藉其温通血脉，利于血行。禁忌鱼肉，是因鱼肉滋腻碍邪。服药时宜冷食，并忌大蒜，以使药物积于腹中缓缓发挥作用，不致药力耗散下走。

【原文】风引汤：除热瘫痫[1]。

大黄、干姜、龙骨各四两，桂枝三两，甘草、牡蛎各二两，寒水石、滑石、赤石脂、白石脂、紫石英、石膏各六两

上十二味，杵，粗筛，以韦囊[2]盛之，取三指撮，井花水[3]三升，煮三沸，温服一升。治大人风引，少小惊痫瘛疭，日数十发，医所不疗，除热方。巢氏云：脚气宜风引汤。

【注释】

[1]瘫痫：瘫，指半身不遂；痫，指癫痫。

[2]韦囊：古代用皮革制成的药袋。

[3]井花水：又称井华水，为清晨最先汲取的井泉水，其质洁净。

【提要】此论阳热内盛，肝风内动的证治。

【精解】因感受风阳邪气，或热极生风，产生抽搐，治当清热泻火，平肝息风，以风引汤治疗。方中紫石英、龙骨、牡蛎、赤石脂、白石脂平肝息风、重镇潜阳；寒水石、石膏、滑石清阳盛之热；大黄苦寒攻下，泻内实之热；干姜、桂枝温通血脉，防止石类药重坠、寒凉伤胃；甘草调和诸药。上药合用，适用于热盛动风之证。

【原文】防己地黄汤：治病如狂状，妄行[1]，独语[2]不休，无寒热，其脉浮。

防己一分，桂枝三分，防风三分，甘草二分

上四味，以酒一杯，浸之一宿，绞取汁，生地黄二斤，㕮咀，蒸之如斗米饭久，以铜器盛其汁，更绞地黄汁，和，分再服。

【注释】

[1]妄行：指行为反常。

[2]独语：独自一人胡言乱语。

【提要】此论血虚夹风所致癫狂的证治。

【精解】患者素体阴血亏虚，复感风邪，营中化热，故病如狂状、妄行、独语不休、无热而脉浮。脉浮而无寒热，提示此非表证脉浮，而是阴虚血热，风火内炽之脉。

治用防己地黄汤滋阴降火，养血息风，透表通络。本方重用地黄滋阴养血兼清营热，辅以桂枝、防风祛风散邪，防己利水除湿，甘草调和诸药。本方煎服法特殊，以酒浸泡防己、甘草、桂枝、防风四药一夜，取浸出液，促进其行血气、散风邪的作用。另取大量生地黄，蒸熟取浓汁，目的在于滋阴养血清营热，最后将两处药汁兑和分服。

【原文】《古今录验》续命汤：治中风痱[1]，身体不能自收持，口不能言，冒昧不知痛处，或拘急不得转侧。<small>姚云：与大续命同，兼治妇人产后出血者及老人小儿。</small>

麻黄、桂枝、当归、人参、石膏、干姜、甘草各三两，芎劳一两，杏仁四十枚

上九味，以水一斗，煮取四升，温服一升，当小汗，薄覆脊，凭几坐，汗出则愈。不汗，更服。无所禁，勿当风。并治但伏不得卧，咳逆上气，面目浮肿。

【注释】

[1] 中风痱：亦称风痱，即中风偏枯证，以手足痿废不用而命名。

【提要】此论气血两虚夹风寒痰热之中风偏枯的证治。

【精解】气血不足，风寒入中脏腑，窒塞清窍，神失清灵，心无所主，故口不能言语，冒昧不知痛处；风寒痹阻经脉，气血不畅，筋脉失养而不能屈伸，故身体不能自收持，或拘急不得转侧。治宜益气养血，祛风散寒，用《古今录验》续命汤。方中人参、甘草、干姜益气温阳，当归、川芎养血活血，麻黄、桂枝祛风散寒行痹，石膏、杏仁清热宣肺化痰。诸药合用，风寒外散，痰化热清，营卫通调，气血畅旺，则风痱痊愈。

【原文】《千金》三黄汤：治中风，手足拘急，百节疼痛，烦热心乱，恶寒，经日不欲饮食。

麻黄五分，独活四分，细辛二分，黄芪二分，黄芩三分

上五味，以水六升，煮取二升，分温三服，一服小汗，二服大汗。心热加大黄二分；腹满加枳实一枚；气逆加人参三分；悸加牡蛎三分；渴加栝楼根三分；先有寒加附子一枚。

【提要】本条论述中风偏枯者卫虚外受风寒湿，郁而化热的证治。

【精解】卫阳不足，风寒湿外袭而见恶寒；风寒湿痹阻经脉关节，气血不通，故手足拘急，百节疼痛；风寒湿外闭，阳郁化热，湿热蕴阻，故烦热心乱，不欲饮食。治当祛风散寒胜湿，益气固表清热，用《千金》三黄汤。方中麻黄、独活、细辛祛风散寒，胜湿止痛；黄芪益气固表；黄芩清热燥湿。若胃肠实热积滞，加大黄通腑泄热；腹满加枳实行气除满；胃虚气逆加人参补中益胃；心悸加牡蛎重镇安神；口渴者加栝楼根生津止渴；先有寒，即素有寒也，故加附子峻逐阴寒。

【原文】《近效方》术附汤：治风虚[1]头重眩，苦极，不知食味，暖肌补中，益精气。

白术二两，甘草一两_炙，附子一枚半_{炮，去皮}

上三味，剉，每五钱匕，姜五片，枣一枚，水盏半，煎七分，去滓，温服。

【注释】

[1] 风虚：指阳虚畏寒恶风。

【提要】 论述阳虚夹风寒之头眩的证治。

【精解】 脾肾阳虚，水湿不化，清阳不升，浊阴不降，故头部畏风寒，苦于重着昏眩；寒湿困于中焦，故饮食乏味。治宜温肾助阳，健脾除湿，用术附汤。方中附子温助肾阳，散寒除湿；白术、甘草健脾益气除湿；生姜、大枣温胃散寒，调和营卫。喻嘉言云："此方全不用风药，但以附子暖其水脏，术草暖其土脏。水土一暖，则浊阴之气尽趋于下，而头重苦眩及食不知味之证除矣。"

【原文】 崔氏八味丸：治脚气上入，少腹不仁。

干地黄八两，山茱萸、薯蓣各四两，泽泻、茯苓、牡丹皮各三两，桂枝、附子_炮各一两

上八味，末之，炼蜜和丸，梧子大。酒下十五丸，日再服。

【提要】 本条论述肾气虚脚气病的证治。

【精解】 肾气不足，气化不利，水湿毒浊下注，故腿脚肿胀，发为脚气；少腹失于温养则不仁。治宜温肾化气行水，用崔氏八味丸主治。方中桂枝、附子助阳之弱以化气；地黄、山茱萸滋阴益血，以益肾阴；丹皮消瘀；山药、茯苓、泽泻健脾泄湿。

【原文】《千金方》越婢加术汤：治肉极[1]，热则身体津脱，腠理开，汗大泄，厉风气，下焦脚弱。

麻黄六两，石膏半斤，生姜三两，甘草二两，白术四两，大枣十五枚

上六味，以水六升，先煮麻黄，去上沫，内诸药，煮取三升，分温三服。恶风加附子一枚，炮。

【注释】

[1] 肉极：病名，指肌肉极度消瘦。

【提要】 本条指出肉极的证治。

【精解】 风湿外侵，渐次化热，迫津外出，津伤液脱，日久肌肉消灼，则形体消瘦，下肢软弱无力；腠理开，汗大泄，风邪疠气乘虚客于营血，营卫气血壅滞不利，则为疠风气。治当疏风清热，除湿健脾，调和营卫，用《千金方》越婢加术汤。方中麻黄宣散风湿，白术健脾除湿，二者相伍，并行表里之湿；石膏清郁热；生姜、大枣、甘草调和营卫而益脾胃。

血痹虚劳病脉证并治第六

【原文】《千金翼》炙甘草汤一云复脉汤：治虚劳不足，汗出而闷，脉结悸，行动如常，不出百日，危急者，十一日死。

甘草四两炙，桂枝、生姜各三两，麦门冬半升，麻仁半升，人参、阿胶各二两，大枣三十枚，生地黄一斤

上九味，以酒七升，水八升，先煮八味，取三升，去滓，内胶消尽，温服一升，日三服。

【提要】本条论述虚劳不足脉结悸的证治。

【精解】本方即《伤寒论》中的炙甘草汤。虚劳不足，指阴阳气血不足。阳气虚，卫外不固，则汗出；气血两虚，脉道不充，血行不畅，心失所养，则脉结代，胸闷心悸。轻者行动如常人，重者可危及生命。炙甘草汤中甘草、人参、大枣补中益气，麦冬、麻仁养阴润燥，地黄、阿胶养血复脉，桂枝、生姜温阳通脉，共奏滋阴养阳，补益气血之效。

【原文】《肘后》獭肝散：治冷劳[1]，又主鬼疰[2]，一门相染。

獭肝一具

炙干末之，水服方寸匕，日三服。

【注释】

[1] 冷劳：指寒性虚劳。

[2] 鬼疰：疰，同"注"，形容病邪具有传染性，一人方死，另一人复得。其病邪隐蔽难见，似有鬼邪作祟，故名鬼疰。《太平圣惠方》卷五十六云："人先天地痛，忽被鬼邪所击，当时心腹刺痛，或闷绝倒地，如中恶之类。其得差之后，余气不歇，停住积久，有时发动，连滞停住，乃至于死。死后注易傍人。故谓之鬼疰也。"

【提要】本条论述冷劳、鬼疰的证治。

【精解】獭肝，《名医别录》载味甘，主治鬼疰蛊毒，止久嗽。《药性论》谓味咸，微热，"治上气咳嗽，劳损疾"。可见，獭肝甘温能补虚，尤能止咳宁嗽，故用治冷劳和鬼疰。

肺痿肺痈咳嗽上气病脉证治第七

【原文】《外台》炙甘草汤：治肺痿涎唾多，心中温温液液[1]者。方见虚劳中。

【注释】

[1] 温温液液：温温，作"愠愠"解，即郁郁不舒。温温液液，此指郁郁不舒，泛泛欲吐。

【提要】本条为肺痿阴阳俱虚的证治。

【精解】肺气萎弱，气不布津，聚而成涎，上逆外出，故涎唾多；肺胃阴虚，胃气失于和降，则郁郁不舒，泛泛欲吐。既以炙甘草汤主治，提示本证属肺痿阴阳两虚证，故治宜滋补阴液，助阳益气。方中重用炙甘草合人参、大枣补中益气，培土生金；炙甘草配桂枝、生姜又可温助阳气，合之以温复肺气；重用生地黄合麦冬、阿胶、麻仁滋养阴液，以补益肺胃之阴津。待肺胃阴足，肺脾气振，则肺痿则愈。

【原文】《千金》生姜甘草汤：治肺痿，咳唾涎沫不止，咽燥而渴。

生姜五两，人参三两，甘草四两，大枣十五枚

上四味，以水七升，煮取三升，分温三服。

【提要】本条论述肺痿气阴两虚证的证治。

【精解】肺气萎弱不振，不能敷布津液，聚而为痰，随肺气上逆，故咳吐涎沫不止；肺之阴津不足，不能上润，故咽燥而渴。治用生姜甘草汤，使肺气复，津液生，则肺痿可愈。沈明宗云："即炙甘草汤之变方也。甘草、人参、大枣益气扶脾而生津，以生姜辛温宣气行滞化涎沫。俾胃中津液，溉灌于肺，则泽槁回枯，不致肺热叶焦，为治肺痿之良法也。"

【原文】《千金》桂枝去芍药加皂荚汤：治肺痿，吐涎沫。

桂枝、生姜各三两，甘草二两，大枣十枚，皂荚一枚 去皮子，炙焦

上五味，以水七升，微微火煮，取三升，分温三服。

【提要】本条论述虚寒肺痿痰涎不止的证治。

【精解】方取桂枝汤去芍药，恐其味酸微寒对肺气虚寒、痰涎壅滞不利；加皂荚涤痰利涎通窍；桂枝、生姜辛甘而温以振奋肺阳。此方补脾益气，补肺生津，化痰止咳。

【原文】《外台》桔梗白散：治咳而胸满，振寒脉数，咽干不渴，时出浊唾腥臭，久久吐脓如米粥者，为肺痈。

桔梗、贝母各三分，巴豆一分 去皮，熬，研如脂

上三味，为散，强人饮服半钱匕，羸者减之。病在膈上者吐脓血，膈下者泻出，若下多不止，饮冷水一杯则定。

【提要】本条论述肺痈之邪实肺气闭郁较重的证治。

【精解】此方载于《外台秘要·卷十》，即《伤寒论》三物小白散方。肺痈病势较轻者，用桔梗汤排脓解毒；病势较重，且形体壮实者，则宜用本方。其中桔梗开提肺气，祛痰排脓；贝母清化热痰；巴豆逐脓下出。药后，若下之太过，可饮冷水以减巴豆峻下之势。

胸痹心痛短气病脉证治第九

【原文】九痛丸：治九种心痛。

附子三两炮，生狼牙一两炙香，巴豆一两去皮心，熬，研如脂，人参、干姜、吴茱萸各一两

上六味，末之，炼蜜丸如桐子大，酒下。强人初服三丸，日三服；弱者二丸。兼治卒中恶[1]，腹胀痛，口不能言；又治连年积冷，流注心胸痛[2]，并冷冲上气，落马坠车血疾等，皆主之。忌口如常法。

【注释】

[1] 卒中恶：指因感受外来的邪气而突然发作的疾病。

[2] 流注心胸痛："流"指移动，"注"指集中、固定；此指心胸部疼痛可表现为时而集中，时而移动。

【提要】本条论述九痛丸的适应证、组成及用法。

【精解】九种心痛是泛指多种原因，如寒冷、积聚、痰饮、虫注、宿食、血结等引起的心胸及胃脘痛证，《备急千金要方》第十三卷"心痛"中有："一虫心痛，二注心痛，三风心痛，四悸心痛，五食心痛，六饮心痛，七冷心痛，八热心痛，九来去心痛。"九痛丸具有温通散寒，化饮逐阴，活血散结，杀虫，消食等功效。九痛丸中附子、干姜温散寒邪，吴茱萸开郁，人参补脾扶正，巴豆峻猛攻逐饮、痰、水、食之结聚。方中生狼牙可能为生狼毒之误，狼毒可杀虫破积聚，除寒热、水气。魏荔彤云："凡结聚太甚，有形之物参杂其间，暂用此丸，政刑所以济德礼之穷也。"

腹满寒疝宿食病脉证治第十

【原文】《外台》乌头汤：治寒疝腹中绞痛，贼风入攻五脏，拘急不得转侧，发作有时，使人阴缩，手足厥逆。方见上。

【提要】本条论述寒疝表里寒盛的证治。

【精解】此方是从《外台》《千金》而来，由仲景乌头桂枝汤化裁而成。主要用于素有里寒，复感风寒之邪，直入五脏，外内合邪，寒凝腹中，致腹中绞痛拘急，不能转侧的寒疝病。由于正气未复，故发作有时；寒凝肝脉，故阴器上缩；阳不能外达于四末，则手足厥冷。可见本证比乌头桂枝汤症状更重。方中用乌头大辛大热以祛沉寒，桂心辛热，治腹中冷痛，两药合用散寒止痛；芍药、甘草合之以缓急止痛；生姜、大枣能和中温脾胃，共奏温中通阳，散寒止痛之功。

【原文】《外台》柴胡桂枝汤方：治心腹卒中痛者。

柴胡四两，黄芩、人参、芍药、桂枝、生姜各一两半，甘草一两，半夏二合半，大枣六枚

上九味，以水六升，煮取三升，温服一升，日三服。

【提要】本条论述外寒波及少阳的胸胁腹痛治疗。

【精解】本方出于仲景《伤寒论》太阳病下篇136条的柴胡加桂枝汤，治疗表寒未解，邪结少阳，外有发热恶寒，肢节烦痛，内有微呕，心下支结之证。《外台》用本方治寒疝腹中痛。外有表邪而内寒重的寒疝当用乌头桂枝汤，若外有表邪而里寒不甚的寒疝，或内夹郁热的心腹卒中痛，则须用柴胡桂枝汤治疗。因外感风寒，内传少阳，气血不畅，故心腹猝痛，并当有气郁化热的表现，如寒热往来，心烦喜呕，胸胁疼痛，脉弦等。《外台》柴胡桂枝汤乃小柴胡汤与桂枝汤两方各半合剂而成，治疗少阳兼太阳病，具有和解少阳，发散太阳之功效。

【原文】《外台》走马汤[1]：治中恶，心痛腹胀，大便不通。

巴豆二枚去皮心，熬，杏仁二枚

上二味，以绵缠，捶令碎，热汤二合，捻取白汁饮之，当下。老小量之。通治飞尸[2]鬼击[3]病。

【注释】

[1] 走马汤：形容病情及药效急速，捷如奔马，故名。

[2] 飞尸：其病突然发作，迅速如飞，表现为心腹刺痛，气息喘急，胀满上冲心胸。

[3] 鬼击：是指不正之邪气突然袭击人体，而致胸胁腹内绞急切痛，或兼有吐血、下血者。

【提要】本方治疗中恶，通治飞尸、鬼击病。

【精解】《诸病源候论》的《中恶候》谓："将摄失宜，精神衰弱，便中鬼毒之气。其状：卒然心腹刺痛，闷乱欲死。"《飞尸候》谓："飞尸者，发无由渐，忽然而至，若飞走之急疾，故谓之飞尸。其状：心腹刺痛，气息喘急胀满，上冲心胸者是也。"《鬼击候》谓："鬼击者，谓鬼厉之气击着于人也，得之无渐，卒着如人以刀矛刺状，胸胁腹内绞急切痛，不可抑按，或吐血，或鼻中出血，或下血。"可见此三病，发作急剧，均有剧烈心胸腹部疼痛症状。文中"心痛腹胀，大便不通"，为其共同症状，主要因臭秽恶毒之气，从口鼻而入于心肺肠胃，气血不行，脏腑被寒浊秽毒壅塞。此为寒实内结，升降受阻，所以用走马汤，速攻寒实以开闭结，取峻烈温通的巴豆破积攻坚，开通闭塞为主，佐以苦温之杏仁，宣利肺与大肠之气机，使秽毒从下而泄，二药合用，通行闭塞腑气，泻下胃肠沉寒痼结。

【原文】脉数而滑者，实也，此有宿食，下之愈，宜大承气汤。(22)

【提要】本条进一步论述宿食在下的脉因证治。

【精解】脉数为胃肠有热，脉滑为宿食新停，此为宿食初滞，胃肠气机壅滞不甚，可用大承气汤荡涤肠胃积热食滞。

【原文】下利不欲食者，有宿食也，当下之，宜大承气汤。(23)

大承气汤方：见前痉病中。

【提要】本条论述宿食下利的证治。

【精解】宿食病见到下利，本可使食浊积滞从下而去，但仍不欲食，是宿食尚未悉去，故恶食。可用大承气汤因势利导，使积滞从下全部排出。

【原文】宿食在上脘，当吐之，宜瓜蒂散。(24)

瓜蒂散方　瓜蒂一分熬黄，赤小豆一分煮

上二味，杵为散，以香豉七合煮取汁，和散一钱匕，温服之。不吐者，少加之，以快吐为度而止。亡血及虚者不可与之。

【提要】本条论述宿食在上脘的治疗。

【精解】宿食停积于胃上脘，有胸脘痞闷，泛泛欲吐之症，是正气驱邪外出的表现，应当根据《素问·阴阳应象大论》中"其高者，因而越之"的精神，因势利导，用瓜蒂散以吐之。瓜蒂味苦，赤小豆味酸，合之能酸苦涌泄，涌吐胸中实邪；佐以香豉汁以开郁结、和胃气。因催吐之力强，且有一定毒性，故每服一钱匕，从小量开始，视情况逐渐增加药量。

【原文】脉紧如转索无常者，有宿食也。(25)

【提要】本条论述宿食的脉象。

【精解】脉紧如转索无常，是形容紧脉兼有滑象，乍紧乍滑，如绳索转动之状。此为宿食停滞，气机壅滞之象。

五脏风寒积聚病脉证并治第十一

【原文】师曰：热在上焦者，因咳为肺痿；热在中焦者，则为坚；热在下焦者，则尿血，亦令淋秘[1]不通，大肠有寒者，多鹜溏[2]；有热者，便肠垢。小肠有寒者，其人下重便血，有热者，必痔。(19)

【注释】

［1］淋秘：淋，指小便淋沥涩痛；秘，指小便癃闭不通。

［2］鹜溏：鹜，即鸭。鹜溏，形容大便水粪杂下，状如鸭粪。

【提要】本条论述热在三焦及大小肠的寒热证。

【精解】热在上焦，肺失清肃则气逆而咳，久咳津气俱伤，肺叶失润，肺叶萎弱而成肺痿。热在中焦，脾胃津伤，肠道失润，故大便燥结坚硬。热在下焦，肾与膀胱受累，热灼络脉，迫血妄行，故尿血；热结气分，气化不行，故小便淋沥涩痛，或尿闭；内热煎熬津液，则成石淋。大肠为传导之官，其病则传导失职。临证应分辨其寒热，大肠有寒，水谷不分，则水粪杂下。大肠有热，燥伤肠液，涩滞不行，则为大便黏滞垢腻而不爽。小肠为受盛之官，病则受盛化物功能失常。故小肠有寒，浊阴停滞，阳虚气陷而不能统摄阴血，则见下重便血；小肠有热，热移广肠，蓄于肛门，则为痔疮。

【原文】问曰：病有积、有聚、有䅽气[1]，何谓也？师曰：积者，脏病也，终不移；聚者，腑病也，发作有时，展转痛移，为可治；䅽气者，胁下痛，按之则愈，复发为䅽气。（20）

【注释】

[1] 䅽气：即谷气，指水谷之气停积留滞之病。

【提要】本条论述积、聚、䅽气的区别。

【精解】积和聚皆为腹部之肿块，但二者有所区别：积病在脏，病在血分，由于气滞血瘀，阴凝积结所致，所形成的痞块，推之不移，痛有定处。为气血渐积，积块可由小到大，按之硬，病位较深难治；聚病在腑，病在气分，由气郁而滞，感寒而聚，故痛无定处，发作有时，推之能移，时聚时散。聚块大小不定，按之柔，病位较浅易治。䅽气即水谷之气停积留滞之病，由于谷气壅塞脾胃，土壅木郁，肝郁不舒，故胁下痛，腹满嗳气或呕恶，若按揉则胸胁气机暂时得以舒展，胁痛可缓，但不久因气滞而复结，胁痛再作。

痰饮咳嗽病脉证并治第十二

【原文】胸中有留饮，其人短气而渴，四肢历节痛。脉沉者，有留饮。（10）

【提要】本条论述胸中留饮的证候。

【精解】饮留胸中，妨碍呼吸之气，则短气，气不布津故渴。饮留四肢筋脉骨节，阻滞气血流通，故四肢历节痛，其脉沉。

【原文】膈上病痰，满喘咳吐，发则寒热，背痛腰疼，目泣自出，其人振振身瞤剧，必有伏饮。（11）

【提要】本条论述膈上伏饮及其发作时的表现。

【精解】伏饮，指痰饮伏于胸膈，难以根除者。饮伏膈上胸中，心阳被阻，肺失肃降，则胸满气喘、咳吐痰涎等。一旦外邪侵袭，辄引发内饮，加重病情。风寒袭表，正邪相争，太阳经脉不利，故恶寒发热，背痛腰疼；外寒里饮，郁闭肺气，气逆不降，则满喘咳吐加剧，并见涕泪自出，甚者因喘甚而身体振动。

【原文】卒呕吐，心下痞，膈间有水，眩悸者，小半夏加茯苓汤主之。(30)

小半夏加茯苓汤方　半夏一升，生姜半斤，茯苓三两一法四两

上三味，以水七升，煮取一升五合，分温再服。

【提要】本条论述膈间饮停呕吐兼痞眩悸的证治。

【精解】膈间，概指胸膈胃脘等处。膈间停饮，影响胃气和降，可突然呕吐；饮阻气滞，则心下痞塞；上凌心胸，遂心悸；妨碍清阳上达，故眩晕。诸症由膈间饮盛上逆，阻碍气机升降所致。用小半夏加茯苓汤利水蠲饮，降逆止呕。本方在小半夏汤基础上，加一味茯苓淡渗利水，导饮下出。

【原文】青龙汤下已，多唾口燥，寸脉沉，尺脉微，手足厥逆，气从小腹上冲胸咽，手足痹，其面翕热如醉状[1]，因复下流阴股[2]，小便难，时复冒者，与茯苓桂枝五味甘草汤，治其气冲。(36)

桂苓五味甘草汤方　茯苓四两，桂枝四两去皮，甘草三两炙，五味子半升

上四味，以水八升，煮取三升，去滓，分温三服。

【注释】

[1] 面翕热如醉状：形容面部微红乍热如酒醉样子。

[2] 阴股：指大腿内侧。

【提要】本条论述服小青龙汤后引发冲气上逆的证治。

【精解】小青龙汤本治正气未虚的支饮咳喘证，若体虚者用之，虽寒饮暂化，但阳耗阴伤，必生变证。服小青龙汤后，上焦停饮未尽，故多唾、寸脉沉；饮阻气滞，津不上承则口燥；肾阳不足，失于温煦，故尺脉微、手足厥逆；气血耗伤，手足筋脉失养，所以麻木不仁；肾阳已虚，复用辛散，致肾气不能固守下焦，冲气挟虚阳上逆，故气从小腹上冲胸咽，面翕热如醉状；冲气下降，大腿内侧遂有热感；肾阳虚不能化气行水，所以小便难；饮邪阻遏清阳上达，则时眩冒。上述脉证，总由阳虚饮停，冲气上逆所致。宜治标为先，兼顾其本。故用桂苓五味甘草汤以敛气平冲为主。方中桂枝平冲降逆，茯苓利水趋下，合之可引逆气下行；甘草配桂枝辛甘化阳，五味子收敛浮阳归肾，皆可助桂枝平冲气。

【原文】冲气即低，而反更咳，胸满者，用桂苓五味甘草汤，去桂加干姜、细辛，以治其咳满。(37)

苓甘五味姜辛汤方　茯苓四两，甘草、干姜、细辛各三两，五味子半升

上五味，以水八升，煮取三升，去滓。温服半升，日三服。

【提要】本条论述支饮冲气已平而寒饮复动的证治。

【精解】经桂苓五味甘草汤治疗，冲气虽平，但咳嗽胸满却转剧，此为肺中寒饮复

动，肺气上逆，胸阳阻遏所致，当散寒蠲饮止咳，用苓甘五味姜辛汤。因由上证变化而来，所以从上方化裁。冲气既平，故去平冲降逆的桂枝；肺有寒饮，乃加干姜、细辛温肺化饮止咳，仍用茯苓利水消饮，甘草培土制饮；正气已虚，故以五味子配细辛、干姜，避免辛散耗气、温燥伤津。诸药合用，待寒饮渐去，咳满自止。

【原文】咳满即止，而更复渴，冲气复发者，以细辛、干姜为热药也。服之当遂渴，而渴反止者，为支饮也。支饮者，法当冒，冒者必呕，呕者复内半夏，以去其水。(38)

桂苓五味甘草去桂加干姜细辛半夏汤方　茯苓四两，甘草、细辛、干姜各二两，五味子、半夏各半升

上六味，以水八升，煮取三升，去滓。温服半升，日三服。

【提要】本条论述服苓甘五味姜辛汤的转归及兼冒呕的治疗。

【精解】服苓甘五味姜辛汤后，若病未愈，可有两种转归：①肺中寒饮渐化，咳满止，但却见口渴、冲气复发。此由干姜、细辛温燥伤津、辛散耗气，引发冲气上逆。仲景未出方，寓意辨证治之。②口不渴，据此推之，当为支饮未愈。因苓甘五味姜辛汤能温肺化饮，若饮化阳复，理应口渴。饮既未尽，又犯胃作祟，妨碍气机升降，必见冒眩、呕吐，故用苓甘五味姜辛汤化裁治之。方中除加半夏化饮降逆、和胃止呕外，还减少了干姜、细辛、甘草之量。一是防止干姜、细辛温燥伤正，引发冲气；二是避免甘草甘缓滞中，加重呕吐。

【原文】水去呕止，其人形肿者，加杏仁主之。其证应内麻黄，以其人遂痹，故不内之。若逆而内之者，必厥。所以然者，以其人血虚，麻黄发其阳故也。(39)

苓甘五味加姜辛半夏杏仁汤方　茯苓四两，甘草三两，五味子半升，干姜三两，细辛三两，半夏半升，杏仁半升去皮尖

上七味，以水一斗，煮取三升，去滓，温服半升，日三服。

【提要】本条论述体虚支饮兼形肿的治疗。

【精解】服桂苓五味甘草去桂加干姜细辛半夏汤后，胃中寒饮得化而呕止，但肺中寒饮未尽，可引起通调失职，饮溢肌表，则形肿。遂于前方加杏仁，宣降肺气，俾水道通调，形肿自消。肺卫郁滞，饮泛肌表，本应首选麻黄发汗宣肺散饮，但虑其手足痹，气血已虚，故未用之。若不顾其虚而加之，必致厥逆等变症，因麻黄发散开泄之力峻，更耗阳伤阴。方中除加杏仁外，还将干姜、细辛、甘草之量增至三两，以增强温肺化饮、兼培脾土之功。

【原文】若面热如醉，此为胃热上冲，熏其面，加大黄以利之。(40)

苓甘五味加姜辛半杏大黄汤方　茯苓四两，甘草三两，五味子半升，干姜三两，细辛三两，半夏半升，杏仁半升，大黄三两

上八味，以水一斗，煮取三升，去滓。温服半升，日三服。

【提要】本条论述支饮兼胃肠实热上冲的证治。

【精解】如果见面热如醉，此为肺中尚有寒饮，兼胃肠实热上冲。故于温肺化饮、宣肺降逆的苓甘五味加姜辛半夏杏仁汤中再加大黄以清泻实热。

消渴小便不利淋病脉证并治第十三

【原文】寸口脉浮而迟，浮即为虚，迟即为劳；虚则卫气不足，劳则营气竭。趺阳脉浮而数，浮即为气，数即消谷而大坚[1]一作紧，气盛则溲数，溲数即坚，坚数相搏，即为消渴。（2）

【注释】

[1] 大坚：《金鉴》《本义》等注本均作"大便坚"。

【提要】本条论述消渴分属虚劳和胃热的病机。

【精解】消渴病虽可见热证实证的一面，但究其成因，乃内伤积渐而病，正气已伤。故这里的浮脉，当浮而无力，为阳虚气浮之征，故曰"浮即为虚""虚则卫气不足"；迟乃营血不足、血脉不充之象，故曰"迟即为劳""劳则营气竭"。可见劳伤营血，阴血虚少，阳气浮动，燥热内生，可导致消渴病。趺阳脉主候胃气盛衰，今见浮数，是胃气亢盛，胃热有余；胃热盛则消谷善饥；热盛津伤，则大便干结；中焦有热，津液转输不利，偏渗膀胱，则小便频数。"坚数相搏，即为消渴"概括了消渴病的形成机制，即胃热亢盛，致肠燥便坚，溲数津亏；而津亏肠燥，阳亢无制，则胃热更炽。二者相互影响，遂形成消渴病。

【原文】渴欲饮水不止者，文蛤散主之。（6）

文蛤散方　文蛤五两

上一味，杵为散，以沸汤五合，和服方寸匕。

【提要】本条论述肾阴津耗伤、渴饮不止的治法。

【精解】肾为水脏，藏五脏之阴，为阴之根。肾阴不足，则肺阴不济，故燥热口干、渴欲饮水不止。治当咸寒滋阴补肾，以生阴津。方用文蛤一物，制成散剂，缓缓服之。文蛤味咸性寒，可入肾、清热，取之滋阴润燥，潜敛虚火，于病相益。

【原文】淋之为病，小便如粟状[1]，小腹弦急[2]，痛引脐中。（7）

【注释】

[1] 小便如粟状：小便排出粟状之物。

[2] 弦急：即拘急。

【提要】本条论述淋病的症状。

【精解】淋病是以小便淋沥涩痛为主症的病证。膀胱热盛，煎熬津液，炼结成石，故小便中有结石如粟米之状；粟状物阻滞膀胱或尿道，则小便涩而难出；膀胱居于小腹，因砂石停积，阻滞气机，故小腹拘急疼痛并牵引脐部。

水气病脉证并治第十四

【原文】寸口脉沉滑者，中有水气，面目肿大，有热，名曰风水。视人之目窠上微拥[1]，如蚕[2]新卧起状，其颈脉[3]动，时时咳，按其手足上，陷而不起者，风水。（3）

【注释】

［1］目窠上微拥：目窠，指眼胞。拥，通"壅"，义同"肿"。指两眼胞微肿。

［2］如蚕：《脉经·卷八》无"蚕"字。

［3］颈脉：指足阳明人迎脉，在喉结两旁。

【提要】本条指出了风水发展到严重阶段的脉证。

【精解】风水初起，邪在表，人体之正气与风邪相争于肌表，故脉浮；此处脉象沉滑，说明水气已盛，为风水肿势加剧之象。患者面目肿大，此为风与水邪犯于胸颈以上所致；卫气被水湿郁遏而化热，则伴有热。望之眼胞浮肿如刚睡醒的样子，颈部人迎脉搏动明显。目胞属脾属土，颈部人迎脉由肺胃所主，风水邪气上凑，土不制水，经络为水气所阻遏，故目胞微肿，且颈脉跳动明显；水气射肺，肺气上逆，故时时咳；水气泛溢四肢肌表，而正气不足，无法复聚，故按其手足肿处凹陷不起。

【原文】太阳病，脉浮而紧，法当骨节疼痛，反不疼，身体反重而酸，其人不渴，汗出即愈，此为风水。恶寒者，此为极虚，发汗得之。渴而不恶寒者，此为皮水。身肿而冷，状如周痹[1]，胸中窒，不能食，反聚痛，暮躁不得眠，此为黄汗，痛在骨节。咳而喘，不渴者，此为肺胀，其状如肿，发汗即愈。然诸病此者，渴而下利，小便数者，皆不可发汗。（4）

【注释】

［1］周痹：病名，痹之一种，以周身上下游走作痛为特点。

【提要】本条论述水气病的辨证、鉴别、治疗原则和禁忌。

【精解】可将本条分作五部分加以理解。第一部分，太阳病表有寒者，本应筋骨疼痛而脉浮紧。如果脉如伤寒而无骨节疼痛，反见肢体酸重、口不渴，说明此非伤寒表实，而是风水，故当发汗，使水湿之邪随汗而出。发汗后恶寒者，为水气病本就阳气不足在先，发汗不得法，再损阳气，致阳气极虚之故。第二部分，将皮水与第一部分风水相鉴别。此类皮水出现口渴是因水湿困脾，气不化津，津不上承；不恶寒是因病属水湿在里、在脾肺。第三部分，将黄汗与第二部分皮水相鉴别。全身浮肿而冷，且周身上下游走性疼痛，此为水湿停聚肌表，经脉气血运行不畅所致；阳气郁遏于胸中，故胸中窒塞；湿寒之邪入里损伤脾胃阳气，故不能食，且拘挛疼痛；暮时阴气盛而阳气更衰，诸证加重，故躁不得眠。第四部分，鉴别风水与肺胀。《肺痿肺痈咳嗽上气病脉证治第七》有云："咳而上气，此为肺胀。"肺胀为病，外受寒邪，内停水饮，肺失宣肃，故而咳喘；又因内外皆寒，故不渴；肺失通调，故可见身肿。形证与风水相类，治疗可用汗法，使水寒之邪随汗而走。第五部分，为风水、皮水、肺胀、黄汗等病使用汗法的禁忌证。若有渴而下利、小便频数，表明体内津液已有耗损，均不可发汗。

【原文】夫水病人，目下有卧蚕，面目鲜泽，脉伏，其人消渴。病水腹大，小便不利，其脉沉绝者，有水，可下之。(11)

【提要】本条论述水气病可用攻下逐水法的适应脉证。

【精解】如果水气病患者，目胞、面部浮肿，鲜泽光亮，提示水盛而困脾土，脾失健运，水湿泛溢肌肤；脉伏说明水气盛遏阻脉道较重；水盛气阻，气不化津，津不上承，故见口渴引饮；随着水湿的积聚，气化不利进一步加重，故见腹部胀大有水、小便不利、脉沉绝，对此水势甚重者，可用攻下逐水之法。

【原文】黄汗之病，两胫自冷；假令发热，此属历节。食已汗出，又身常暮盗汗出者，此劳气也。若汗出已反发热者，久久其身必甲错；发热不止者，必生恶疮。若身重，汗出已辄轻者，久久必身瞤，瞤即胸中痛，又从腰以上必汗出，下无汗，腰髋弛痛，如有物在皮中状，剧者不能食，身疼重，烦躁，小便不利，此为黄汗，桂枝加黄芪汤主之。(29)

桂枝加黄芪汤方　桂枝、芍药各三两，甘草二两，生姜三两，大枣十二枚，黄芪二两

上六味，以水八升，煮取三升。温服一升，须臾饮热稀粥一升余，以助药力，温服取微汗；若不汗，更服。

【提要】本条论述了黄汗病与历节病、劳气病的鉴别，以及黄汗气虚湿盛阳郁证的证治。

【精解】本条可分为三个部分理解。

第一部分，"黄汗之病"到"此属历节"，将黄汗和历节加以鉴别。既曰"黄汗为病"，则应见汗出色黄沾衣、身热、身体肿重等，并见两小腿冷，这是水湿之邪流于下，阻遏阳气所致。假如两小腿发热，此为历节病，乃因湿热下注关节所致。

第二部分，"食已汗出"到"必生恶疮"，论述了劳气汗出与黄汗的不同。劳气，属虚劳，其汗出特点是食后汗出或寐时盗汗，此为荣气内虚，卫气不足，每于食后水谷之气不能内守，故汗出，夜寐时，卫入营出遂发盗汗。汗后如果发热，日久营卫枯燥，皮肤则会出现甲错；如果虚热长期不退，熏蒸肌肤日久则会发为恶疮。

第三部分，"若身重"至"桂枝加黄芪汤主之"，论述了黄汗重证的证治。水湿内阻导致身重，若湿随汗出，则身体会感觉轻快，但是汗出耗气，日久阳气亦虚，故可见肌肉瞤动；胸阳不足，则胸中作痛；又因上焦阳虚，卫表不固，下焦水湿邪盛，故而腰以上多汗，腰以下汗出不多，并觉腰髋部肌肉弛缓无力疼痛；湿郁皮肤与卫气相搏，故"如有物在皮中"。若病情加重，内伤脾胃，湿困肌肉，则身体疼重，不欲饮食；水湿郁遏，阳气不宣则烦躁，影响膀胱气化，则小便不利。上述皆为黄汗日久出现的变证，主要由营卫失调、气虚湿盛阳郁引起，故用桂枝加黄芪汤调和营卫、通阳散湿。方中取桂枝汤解肌调和营卫，黄芪益气走表祛湿，以助桂枝汤益气和营卫，使阳郁得解。方后有云"饮热稀粥"，旨在助药力以取微汗，使水湿之邪随汗而出。

【原文】《外台》防己黄芪汤：治风水，脉浮为在表，其人或头汗出，表无他病，病者但下重，从腰以上为和，腰以下当肿及阴，难以屈伸[1]。方见风湿中。

【注释】

[1]《外台秘要》卷二十风水门，载有深师木防己汤，主治与此相同，其方药味与本书前《痉湿暍病》篇所载防己黄芪汤相同，惟分量稍异，作"生姜三两，大枣十二枚擘，白术四两，木防己四两，甘草二两炙，黄芪五两"，方后细注云："此本仲景《伤寒论》方。"

【提要】本条论述风水表虚，水湿偏盛的证治。

【精解】风水为风邪犯肺，通调失职，水泛肌肤。症见脉浮，为水溢肌表所致；风为阳邪，其性轻扬而行于上，故其人头汗出；水为阴邪，其性下趋，故腰以下重或肿，甚者波及外阴部；下肢肿盛，故难以屈伸。因水湿盛于风邪，故曰"表无他病"。本证实属表虚，水湿甚于风邪，故治宜防己黄芪汤益气固表，除湿行水，使水湿不仅从肌腠而去，还能从下而走。

黄疸病脉证并治第十五

【原文】诸黄，猪膏发煎主之。(17)

猪膏发煎方　猪膏半斤，乱发如鸡子大三枚

上二味，和膏中煎之，发消药成。分再服，病从小便出。

【提要】本条论述胃肠燥结兼瘀血之萎黄的证治。

【精解】"诸黄"指各种黄疸病后期，湿热已去，津枯血瘀，胃肠燥结之萎黄证。当症见肌肤萎黄，饮食不消，少腹急满，大便秘结，小便不利等，以胃肠燥结兼瘀血内停为主要矛盾，故用猪膏发煎润燥祛瘀，通利二便。方中猪膏补虚润燥，通大便；乱发消瘀，利小便。两药同用，使肠胃津液充足，气血畅利而无瘀滞，病从大小二便而除，则萎黄可愈，故言"病从小便出"。

【原文】《千金》麻黄醇酒汤：治黄疸。

麻黄三两

上一味，以美清酒五升，煮取二升半，顿服尽。冬月用酒，春月用水煮之。

【提要】此为汗法治黄疸立方。

【精解】此方载于《千金方》第十卷伤寒发黄门，主治"伤寒热出表，发黄疸"，药味煎法与此基本相同，用法后尚有"温覆汗出而愈"。本方发汗解表，当为表实而立，适用于黄疸初期表实无汗且里无热者。

惊悸吐衄下血胸满瘀血病脉证治第十六

【原文】病者如热状，烦满，口干燥而渴，其脉反无热，此为阴伏，是瘀血也，当下之。（11）

【提要】本条论述瘀血化热的脉证和治法。

【精解】患者自觉发热，心烦胸满，口干燥而渴，但诊其脉却并无热象，说明热不在气分，乃深伏于血分，是瘀血阻滞日久，郁而化热伏于阴分所致，血属阴，故曰"阴伏"。其治当以攻下瘀血为主，使瘀血去，郁热解，则诸症自除。

呕吐哕下利病脉证治第十七

【原文】夫呕家有痈脓，不可治呕，脓尽自愈。（1）

【原文】病人欲吐者，不可下之。（6）

【提要】上二条论述呕吐的治疗禁忌。

【精解】呕吐的原因很多，不可见呕止呕，应当审证求因。条文 1 指导致呕吐不愈的原因在于痈脓热毒内蕴于胃，使胃失和降，治疗应以清热解毒，化痈排脓为原则，促使"脓尽自愈"。条文 6 "病人欲吐"，是由于病邪在上，正气有驱邪外出之势。治当因势利导，顺其病势，以驱除邪气。所谓"其高者，因而越之"，若误用下法，则逆其病势，反易使邪气内陷，正气受损，加重病情。呕吐虽能损伤正气，但也可能是正气驱邪外出、排出体内有害物质，如痈脓、宿食、毒物等的反应。对于后者，切不可一味降逆止呕，当以辨证为前提。

【原文】先呕却渴者，此为欲解。先渴却呕者，为水停心下，此属饮家。呕家本渴，今反不渴者，以心下有支饮故也，此属支饮。（2）

【提要】本条论述水饮致呕的辨证。

【精解】原文从先呕后渴，先渴后呕和呕而不渴三种情况对水饮呕吐进行辨证。其中先呕却渴预示病将好转，由于呕吐是由于胃有停饮所致，呕吐使水饮尽去，胃阳得以恢复；而先渴却呕，则是胃有停饮之征，因水饮内停，气化受阻，气不化津，津不上承，故口渴欲饮，饮水之入，得不到输化，反助停饮，必上泛而呕吐，故"此属饮家"；另外，呕吐易于伤津，所以呕者往往见口渴，若呕吐后口不渴，说明此呕吐是由胃有停饮，失于和降所致。当呕吐伴口渴时，应注意辨别二者出现的先后以及渴饮后是否再呕，从而大致判断饮邪呕吐是否向愈。

【原文】趺阳脉浮而涩，浮则为虚，涩则伤脾，脾伤则不磨，朝食暮吐，暮食朝吐，宿谷不化，名曰胃反。脉紧而涩，其病难治。(5)

【提要】本条续论脾胃虚寒胃反的病机，脉证及预后。

【精解】趺阳脉候中焦脾胃，浮则为虚说明胃阳虚浮，胃失和降；涩则伤脾说明脾阴不足，脾失健运。脾胃两虚不能腐熟水谷，运输精微，反逆而向上，故症见朝食暮吐、暮食朝吐、宿谷不化。胃反若见脉紧而涩，紧为寒盛，涩则津亏，是阳虚而寒，津亏而燥之证，表示病之后期脾胃因虚而寒，因寒而燥的阴阳两虚之候，病情较重，此时温阳则伤阴，滋阴则伤阳，故曰难治。提示胃反病的治疗大法应以温养胃气为主。

【原文】呕吐而病在膈上，后思水者，解，急与之。思水者，猪苓散主之。(13)

猪苓散方　猪苓、茯苓、白术各等分

上三味，杵为散，饮服方寸匕，日三服。

【提要】本条论述饮停呕吐后的调治方法。

【精解】"病在膈上"指饮停于胃，上逆于膈。呕吐之后口渴思水是饮去阳复，病将向愈，所以说"后思水者，解"。停饮从呕吐而去，胃阳恢复，思水润其燥，当"急与之"水，但应"少少与饮之，令胃气和则愈"。思水仅为病情开始好转，若此时饮水过多，因胃弱不能消水，势必旧饮尚未尽解，又复增新饮，故用猪苓散健脾利饮，防止饮邪复聚。方中猪苓、茯苓淡渗利饮，白术健脾化湿，使中阳复运，气化水行。

【原文】吐后、渴欲得水而贪饮者，文蛤汤主之。兼主微风、脉紧、头痛。(19)

文蛤汤方　文蛤五两，麻黄三两，甘草三两，生姜三两，石膏五两，杏仁五十枚，大枣十二枚

上七味，以水六升，煮取二升，温服一升，汗出即愈。

【提要】本条论述吐后贪饮的证治。

【精解】吐后津伤，欲饮水以自救，本属正常现象，但若吐而贪饮，饮水甚多，并不复吐，为里热津伤之征。从方测证，本证病机为里有伏热，外有风寒，故用文蛤汤发散祛邪，清热止渴。方中文蛤咸寒，配石膏以清热止渴；麻黄、杏仁宣肺，以透发水饮

邪热；甘草、生姜、大枣调和营卫并安中。方后云"汗出即愈"，说明本方有透表达邪之效，故可兼主微风、脉紧、头痛。此方与大青龙汤、麻杏石甘汤、越婢汤是同类方，都有解肌透热，发散肺胃郁热的作用。临床凡肺胃郁热不能透发者，皆可随机化裁应用。

【原文】下利，三部脉皆平，按之心下坚者，急下之，宜大承气汤。(37)

【提要】本条论述下利实证的证治。

【精解】下利有虚实之分，治法有攻补之异，需凭脉辨证。三部脉皆平指寸关尺三部脉如正常人一样有力不虚，而不同于虚寒下利之微弱沉细；按之心下坚指脘腹满痛，按之不减，可知是有形之实滞内结肠腑。此正盛邪实，当用大承气汤急下其实，此亦"通因通用"之法。

【原文】下利肺痛，紫参汤主之。(46)

紫参汤方　紫参半斤，甘草三两

上二味，以水五升，先煮紫参，取二升，内甘草，煮取一升半，分温三服。疑非仲景方。

【提要】本条论述下利之变证。

【精解】肺居胸中，与大肠互为表里，大肠不利可致肺气失和，而见胸部闷痛不舒，方用紫参汤清热祛湿，行气止痛。紫参除心腹积聚及胃中热积而通利肠道，甘草和中调气，共用则郁滞消除，气机宣畅。

对本条文的认识，注家争议较大，有认为肺痛不知何证而存疑，有认为肺痛是腹痛之误，亦有认为肺痛即胸痛等。究竟以何种说法为是，尚需进一步考证。

【原文】《千金翼》小承气汤：治大便不通，哕，数谵语。方见上。

【提要】本条论述大便不通致哕的证治。

【精解】因胃肠实热阻滞，故大便秘结；腑气不通，浊气上冲，故哕逆；热扰神明，故谵语。方以小承气汤泄热通便。待实热下泄，腑气得通，则哕逆等症可除。

【原文】《外台》黄芩汤：治干呕下利。

黄芩、人参、干姜各三两，桂枝一两，大枣十二枚，半夏半升

上六味，以水七升，煮取三升，温分三服。

【提要】此论胃寒肠热之呕利的证治。

【精解】脾胃虚寒，胃失和降故干呕；肠热，泌别清浊失职故下利。此为上寒下热证，治用黄芩汤温胃益气，降逆止呕。方中干姜、桂枝温胃阳，散寒气；半夏降逆止呕；人参、大枣补虚和中；黄芩清肠止利。

疮痈肠痈浸淫病脉证并治第十八

【原文】诸浮数脉，应当发热，而反洒淅[1]恶寒，若有痛处，当发其痈。（1）

【注释】

[1] 洒淅：形容如凉水洒淋身上一样，感到寒冷从背脊发出，不能自持。

【提要】本条论述痈肿初起的脉证。

【精解】凡浮数脉象，一般应有发热等表证，若以洒淅恶寒为甚，身体某一局部有固定痛点，即可判断将发痈肿，这是因为营卫滞留于经脉之中，壅遏不行，卫气不能引行于肌表则洒淅恶寒；营血凝滞于经脉之中，化热肉腐，故痛处不移。外感病与痈肿初起都常见脉浮数而恶寒，但前者为外邪束表，伴恶寒发热；后者为热毒内郁，伴振寒发热，红肿热痛。

【原文】病金疮[1]，王不留行散主之。（6）

王不留行散方　王不留行十分八月八日采，蒴藋[2]细叶十分七月七日采，桑东南根白皮十分三月三日采，甘草十八分，川椒三分除目及闭口，去汗，黄芩二分，干姜二分，芍药二分，厚朴二分

上九味，桑根皮以上三味烧灰存性，勿令灰过；各别杵筛，合治之为散，服方寸匕。小疮即粉之，大疮但服之，产后亦可服。如风寒，桑东根勿取之。前三物皆阴干百日。

【注释】

[1] 金疮：指被刀斧等金属器械所致的创伤，亦属外科疾患。

[2] 蒴（shuò）藋（diào）：为忍冬科植物蒴藋的全草或根。黄元御《长沙药解》论蒴藋："味酸微凉，入足厥阴肝经，行血通经，消瘀化凝。"还有接骨木、落得打、秧心草等异名。

【提要】本条论述金疮的治疗。

【精解】金刃所伤，伤口肿痛流血，皮肉筋经脉皆断，气血环流受阻，故用王不留行散消瘀止血镇痛。方中王不留行走血分祛瘀活血，蒴藋行血通经消瘀，桑白皮续绝脉、愈伤口，三味烧灰存性，取入血止血之意。黄芩、芍药清血热；川椒、干姜温通气血；厚朴燥湿，利气行滞；甘草解毒生肌，调和诸药。此方寒温相配，气血兼顾，既可外用，亦可内服。"小疮即粉之"，指损伤不大，外敷可也；"大疮"则须内服；"产后亦可服"者，取其行瘀止血，行气活血之功。风寒去桑皮，是嫌其过于寒凉之故。

【原文】排脓散方：枳实十六枚，芍药六分，桔梗二分

上三味，杵为散，取鸡子黄一枚，以药散与鸡黄相等，揉和令相得，饮和服之，日一服。

【提要】本方未列主治证，但方名排脓散，当有排脓之功。

【精解】本方乃枳实芍药散加桔梗所成。枳实芍药散见于产后妇人篇，方后云："兼主痈脓。"方中枳实桔梗一升一降，枳实行气导滞为君，桔梗理气排脓；芍药养血活血；鸡子黄益脾养血。全方以理气活血为主，兼可养血生肌，排脓去腐生新。

【原文】排脓汤方：甘草二两，桔梗三两，生姜一两，大枣十枚

上四味，以水三升，煮取一升，温服五合，日再服。

【提要】本方亦未载主治证，乃桔梗汤（肺痈篇）加生姜、大枣而成。

【精解】桔梗长于入肺消痰排脓，甘草清热解毒，二者合用以奏排脓消肿解毒之效；生姜、大枣调和营卫。四药合用，对于人体上部有痈脓，微有寒热者，不管已溃或未溃者较为适宜。

以上两方，一散一汤，虽未载主治，但均为排脓而设，排脓散以治肠痈、胃痈为主，排脓汤以治肺痈为主。

跌蹶手指臂肿转筋阴狐疝蛔虫病脉证治第十九

【原文】蛔虫之为病，令人吐涎，心痛[1]，发作有时[2]，毒药[3]不止，甘草粉蜜汤主之。(6)

甘草粉蜜汤方　甘草二两，粉一两，蜜四两

上三味，以水三升，先煮甘草，取二升，去滓，内粉蜜，搅令和，煎如薄粥，温服一升，差即止。

【注释】

[1] 心痛：指上腹部的疼痛。由于蛔虫动乱上逆，导致胃脘临心部的疼痛。

[2] 发作有时：指蛔虫扰动则吐涎，腹痛发作，静伏则止。

[3] 毒药：指杀虫药。

【提要】本条论述蛔虫病的证治。

【精解】蛔虫窜扰于胃肠，虫动则痛作，虫静则痛止，所以发作有时，这是蛔虫病心腹痛的特点。毒药不止，是指已用过一般杀虫药而无效，则应当安蛔和胃，以缓解疼痛，待病势缓和后，再用杀虫药治疗。仲景未明"粉"为何物，此铅粉、米粉两种观点可以并存，灵活运用。安蛔止痛时方用米粉；杀虫驱虫时方用铅粉。甘草可缓解其毒性，白蜜和胃。

妇人妊娠病脉证并治第二十

【原文】妇人怀娠六七月，脉弦，发热，其胎愈胀[1]，腹痛恶寒者，少腹如扇[2]，所以然者，子脏开[3]故也，当以附子汤温其脏。方未见。(3)

【注释】

[1] 胎愈胀：妊娠后期腹胀加重之意。

[2] 少腹如扇：形容少腹恶寒，犹如风吹状。

[3] 子脏开：指子宫寒冷。

【提要】本条论述妊娠阳虚寒盛所致腹痛的证治。

【精解】妊娠六七个月，出现脉弦发热，腹痛恶寒，并自觉腹胀加重，少腹作冷犹如风吹状，皆因阳虚不能温煦胞宫所致；发热是因虚阳外浮所致的假热。病机在于阳虚阴盛，寒凝气滞，故以附子汤温阳散寒，暖宫安胎。原方未见，但后世医家多主张治用《伤寒论》附子汤（炮附子二枚，茯苓、芍药各三两，白术四两，人参二两）。

妇人产后病脉证治第二十一

【原文】产后七八日，无太阳证，少腹坚痛，此恶露[1]不尽，不大便，烦躁发热，切脉微实，再倍发热，日晡时烦躁者，不食，食则谵语，至夜即愈，宜大承气汤主之。热在里，结在膀胱[2]也。方见痉病中。(7)

【注释】

[1] 恶露：分娩后阴道流出的瘀血浊液。

[2] 膀胱：泛指下腹部，含子宫之意。

【提要】本条论述产后瘀阻兼里实之腹痛的证治。

【精解】产后少腹刺痛不移，按之坚硬有块，并见恶露不下，无恶寒发热太阳表证，可知属瘀血内结。且不能食、不大便、烦躁发热、脉象微实是由于阳明腑实里热盛，腑气不通所致；若勉强进食则更助胃中邪热，胃络通于心，心主神明，胃热上扰神明则谵语。故知本证为"热在里，结在膀胱"之邪热结于阳明胃肠，瘀血内阻下焦胞宫，治疗以攻下瘀热为法，予大承气汤。

【原文】《千金》三物黄芩汤：治妇人在草蓐[1]，自发露得风[2]，四肢苦烦热。头痛者，与小柴胡汤；头不痛但烦者，此汤主之。

黄芩一两，苦参二两，干地黄四两

上三味，以水八升，煮取二升，温服一升，多吐下虫。

【注释】

[1] 草蓐：草垫子、草席。指产床。

[2] 发露得风：指产妇分娩时，因保养不慎而感受病邪。

【提要】本条论述产后四肢烦热的不同证治。

【精解】从方测证，产后四肢烦热，因少阳枢机不利，宜以小柴胡汤和解少阳，并伴见两侧头痛，往来寒热，胸胁苦满，默默不欲食等。若无头痛，但见烦热者，因邪热入里，陷于血分，宜用三物黄芩汤清热燥湿，滋养阴血。方中用黄芩、苦参清热燥湿，除烦；重用干地黄，滋养阴血，以兼顾产后。还可伴见带下黄白腥臭，或阴部瘙痒，大便不爽，肛门灼热，虚烦少寐，苔黄少，脉虚数等。

【原文】《千金》内补当归建中汤：治妇人产后，虚羸不足，腹中刺痛不止，吸吸[1]少气，或苦少腹中急，摩痛[2]引腰背，不能食饮。产后一月，日得服四五剂为善。令人强壮宜。

当归四两，桂枝三两，芍药六两，生姜三两，甘草二两，大枣十二枚

上六味，以水一斗，煮取三升，分温三服，一日令尽。若大虚，加饴糖六两，汤成内之，于火上暖，令饴消。若去血过多，崩伤内衄不止，加地黄六两、阿胶二两，合八味，汤成内阿胶。若无当归，以芎劳代之；若无生姜，以干姜代之。

【注释】

[1] 吸吸：指忍痛吸气时发出的声音。

[2] 少腹中急，摩痛：即少腹拘急挛痛。

【提要】本条论述产后气血不足之腹痛的证治。

【精解】由于产后虚羸，气血不足，加之脾胃虚弱，化源不足，血海空虚，因此身体羸弱；气虚不能温煦，故腹中疼痛，绵绵不已，或为腹中拘急，痛引腰背。当归建中汤即小建中汤加当归，有建中益气，养血柔肝之效。当归养肝补血，与小建中汤合用，为产后气血不足，脾胃虚弱之代表方。

本方与黄芪建中汤均为小建中汤加味方，然前者加当归重在补血，后者加黄芪重在补气。

妇人杂病脉证并治第二十二

【原文】带下，经水不利[1]，少腹满痛，经一月再见[2]者，土瓜根散主之。（10）

土瓜根散方：阴癀肿[3]亦主之。

土瓜根、芍药、桂枝、䗪虫各三分

上四味，杵为散，酒服方寸匕，日三服。

【注释】

[1] 经水不利：指月经行而不畅或者不能按期而至。

[2] 经一月再见：指月经一月两潮。

[3] 阴癫（tuí）肿：指外阴部有较硬的卵状肿块。《本草纲目·鲮鲤》引《摘玄方》云："妇人阴颓，硬如卵状。"

【提要】 本条论述瘀血内阻致经水不利的证治。

【精解】 此处"带下"泛指妇科病。妇人经行不畅、一月两潮均有虚实之分，若兼腹部满痛，伴有少腹按痛，月经量少，色紫有块，舌紫黯，脉涩等脉证，病机为瘀血阻滞胞宫，冲任失调，方用土瓜根散行气通瘀调经。方中土瓜根苦寒清热，行瘀通经；芍药和营止痛；桂枝温经行血；䗪虫破血攻瘀，加酒以行药势，瘀血去则经水自调。

【原文】 妇人陷经[1]，漏下黑不解，胶姜汤主之。臣亿等校诸本无胶姜汤方，想是前妊娠中胶艾汤。（12）

【注释】

[1] 陷经：指经气下陷，下血日久不止。

【提要】 本条论述妇人陷经的证治。

【精解】 本证病机在于冲任虚寒、经气下陷、气虚不摄，以漏下不止或者崩中势急为主症，治用胶姜汤温经散寒固冲，养血止血。胶姜汤药物组成不详，后世多数医家认为是胶艾汤加干姜，林亿等人认为是胶艾汤。

【原文】 妇人经水闭不利，脏坚癖不止[1]，中有干血，下白物[2]，矾石丸主之。（15）

矾石丸方　矾石三分烧，杏仁一分

上二味，末之，炼蜜和丸枣核大，内脏中[3]，剧者再内之。

【注释】

[1] 脏坚癖不止：指胞宫内有干血坚结不散。

[2] 白物：指白带。

[3] 内脏中：指将药物放入阴道中。

【提要】 本条论述瘀积兼湿热带下的外治法。

【精解】 本证瘀血内阻，湿聚化热下注，导致带下病。故用矾石丸纳入阴中为坐药燥湿止带以治其标，开创了外治法治带下之先河。方中矾石燥湿清热，敛涩止带，解毒杀虫；杏仁、白蜜滋润以制矾石燥涩之性。本证治法体现了"先治其卒病，后乃治其痼疾也"的精神。

【原文】 妇人六十二种风，及腹中血气刺痛，红蓝花酒主之。（16）

红蓝花酒方：疑非仲景方。

红蓝花一两

上一味，以酒一大升，煎减半，顿服一半。未止，再服。

【提要】 本条论述血瘀腹痛的证治。

【精解】 无论外感风邪还是寒邪，只要属于血瘀不通引起的腹中刺痛，都应有是证用是药。治用红蓝花酒活血化瘀，理气止痛。方中红蓝花辛温活血止痛，以酒温行血脉，使血行流畅，通则不痛。本证虽以风邪为因，但瘀血为其病机，故本方为"治风先治血，血行风自灭"的体现。

【原文】 蛇床子散方：温阴中坐药[1]。（20）

蛇床子仁

上一味，末之，以白粉[2]少许，和令相得，如枣大，绵裹内之，自然温。

【注释】

[1] 坐药：指纳药阴道或肛门中。

[2] 白粉：一说为铅粉，另一说为米粉。前者燥湿除秽而杀虫，后者可作为外用药的赋形剂。

【提要】 本条论述寒湿带下的外治法。

【精解】 本证以阴中寒冷为主症，由阳虚寒湿浸淫胞宫、阴户所致，伴带下清稀色白，阴部皮肤瘙痒，少腹冷痛等症。治用蛇床子散助阳暖宫，燥湿散寒。方中蛇床子性温味苦，能暖宫化湿止痒，白粉燥湿除秽杀虫，外用栓剂使药直达病所。

【原文】 少阴脉滑而数者，阴中即生疮，阴中蚀疮烂者，狼牙汤洗之。（21）

狼牙汤方　狼牙三两

上一味，以水四升，煮取半升，以绵缠筋如茧，浸汤沥阴中，日四遍。

【提要】 本条论述妇人下焦湿热前阴疮蚀的外治法。

【精解】 少阴脉候肾，肾主前后二阴，"少阴脉滑数"乃湿热下注，蕴结不散之证。湿热郁遏故令前阴中糜烂生疮，并伴有带下量多，色黄腥臭，阴中灼热，痒痛不适等。治用狼牙汤洗涤阴部，目的在于清热燥湿，杀虫止痒。狼牙草味苦辛性寒，有毒，能清热燥湿杀虫，故用之外洗阴部。矾石丸、蛇床子散、狼牙汤三方均为除湿止带、杀虫止痒之外用方剂，但同中有异。矾石丸与狼牙汤均可清热燥湿，主治湿热带下；蛇床子散苦温燥湿，主治寒湿带下。

【原文】 胃气下泄，阴吹[1]而正喧[2]，此谷气之实也，膏发煎导之。（22）

膏发煎方：见黄疸中。

【注释】

[1] 阴吹：指前阴出气有声，犹如后阴矢气一样。

［2］正喧：指前阴出气频繁，声响连续不断。

【提要】本条指出血虚津亏、胃肠燥结阴吹的成因和证治。

【精解】本证是由于胃肠燥结，腑气壅遏，浊气不能从肠道下行，而从前阴外泄所致。以方测证，本证还当伴有大便燥结，小便不利的症状。胃肠燥结的原因是因为血虚津亏，肠道失于濡养，故治用猪膏发煎化瘀润肠通便。方中猪膏滋润填精，乱发活血化瘀，使大便通畅，浊气下行，则阴吹可止。

温病学篇

一级条文

温热论

【原文】温邪上受，首先犯肺，逆传心包[1]。肺主气属卫，心主血属营，辨营卫气血虽与伤寒同，若论治法，则与伤寒大异也。（1）

【注释】

[1] 逆传心包：温病早期，犯于肺卫之邪未传入阳明气分，而直接传入心包出现神昏谵语、舌謇肢厥等症状，属逆证。

【提要】本条为温病证治之总纲，概括了温病的病因、感邪途径、发病部位、传变趋势以及温病和伤寒治法的区别。

【精解】叶天士在此条明确温邪是温病的病因，更准确地突出了温病病因的温热性质，划清了温病与伤寒在病因上的界限，突破了传统"六淫致病"学说，明确地指出了温病具有温热特性，标志着温病病因学说已趋成熟。

文中指出，温病的感邪途径为邪从"上受"。在理解"温邪上受，首先犯肺"这一句时，既要看到叶氏所说的是对传统感邪途径认识的补充和发展，也要看到原文在表述时的不足，不能把这一论述作为所有温病的感邪途径和起病方式，必须从每一种温病起病表现的诊察入手，进行具体分析，以判断病邪首犯部位和起病部位，其中有起于肺卫的，有起于脾胃的，有起于气分的，有起于营、血分的，不可一概而论。

文中还提出"逆传心包"的传变趋势。逆传心包是指邪从肺卫（肺经卫分）传到心包的病变。如邪在胆、胃、肠、三焦或在营分、血分而出现心包见证，称之为"邪传心包"，不同于肺卫之邪直接传入心包。

叶氏提出"肺主气属卫，心主血属营"，由于肺与心同处于上焦，与卫气营血的生成、运行有密切的关系。而在温病过程中，肺与心包的病变必然影响到卫气营血的正常活动，反映出表里深浅的不同病理变化。在此基础上，叶氏以卫气营血浅深层次来辨治温病。一般来说，邪在卫分者，病情轻浅；传入气分者，病情较重；逆传心包及病在营分者，病情严重；深入血分者则最为深重。

"若论治法则与伤寒大异也"，主要指温病和伤寒初起治疗大相径庭。温病初起，多见温邪袭于肺卫，治疗以辛凉解表为主；而伤寒初起，多为寒邪犯于太阳，治疗以辛温解表为主。

【原文】在表初用辛凉轻剂。挟风则加入薄荷、牛蒡之属，挟湿加芦根、滑石之

流。或透风于热外[1]，或渗湿于热下[2]，不与热相搏，势必孤矣。(2)

【注释】

[1] 透风于热外：是治疗风热之邪侵袭肺卫的方法，即辛凉清解剂中用薄荷、牛蒡等疏风解表之品，使肺卫宣通，风从卫表外透，则邪热易随之而解。

[2] 渗湿于热下：是治疗湿热病的方法之一。叶氏这里主要用于治疗表热夹湿之证，即在辛凉轻剂之中，加入芦根、滑石等甘淡渗湿之品，使湿从膀胱而解，不与热邪裹结，则表热势孤，自易外透。

【提要】本条论述温病初起及夹风、夹湿的不同治法。

【精解】叶氏此处所指"辛凉轻剂"，包括了常用的银翘散、桑菊饮之类，且此处所说的表证，只指在肺卫之邪，而非包含一切表证。叶氏曰："肺主气，其合皮毛，故云在表。"温邪从口鼻而入，初起病邪多在肺经卫分，邪热未传心包，病仍在表。温邪在表，治宜辛凉宣透，轻清疏泄，用辛凉轻剂。切不可误用辛温发汗，助热伤津，而致生变。同时叶氏强调在表初用辛凉轻剂，亦指出对于温邪在表者，不能过用寒凉药物，以免遏伏病邪不易外解。

温邪每易兼夹风邪或湿邪为患，从而将温病分为夹风与夹湿两种情况，此分类对后世影响极大，直到现在，温病仍分为温热与湿热两大类。治疗夹风者，在辛凉轻剂中可加入薄荷、牛蒡等辛散之品，使肺卫宣通，风从外解，热易清除，此即透风于热外，为治疗风热之邪侵袭肺卫的方法；治疗夹湿者，在辛凉轻剂中加入芦根、滑石等甘淡渗湿之品，使湿从膀胱泄出，不与热邪相合，使得表热势孤，从而达到分而解之的目的，此即渗湿于热下，为叶氏主要用治表热夹湿之证的方法。

【原文】营分受热，则血液受劫[1]，心神不安，夜甚无寐，或斑点隐隐，即撤去气药[2]。(4)

【注释】

[1] 血液受劫：主要指耗伤血中阴液。

[2] 气药：泛指治疗卫、气分的药物。此处主要指卫分所用辛凉散风、甘淡驱湿之药。

【提要】本条论述温病邪入营分的主症和治法。

【精解】温病有自己的传变规律，若卫气病不解，则邪热恐渐传入心营而致病情发生急剧变化。究其原因，多是邪热炽盛，或正气抗邪能力不足，或药轻不能胜邪，而致病邪进一步深入营分。心主血属营，营阴是血液的组成部分，热入营分必定要灼伤阴血；营气通于心，营热内扰，必定扰乱心神，心神不安而夜甚无寐；营热窜扰血络，则见斑点隐隐等诸症。

热入营分的治疗，叶氏提出"即撤去气药"，即应撤去卫分、气分所用之药，着重于清营泄热，透热转气。而后根据陷入营分的温邪性质随证加减进行治疗。

具体用药方式，叶氏指出"如从风热陷入者，用犀角、竹叶之属；如从湿热陷入者，犀角、花露之品，参入凉血清热方中。若加烦躁，大便不通，金汁亦可加入，老年或平素有寒者，以人中黄代之，急急透斑为要。"营分热盛，以犀角为主药。如风热邪陷营分，加竹叶之类透泄热邪；如湿热化燥陷入营分，加花露之类清泄芳化气分余湿；若兼见烦躁不安，大便不通，则为热毒壅盛，痼结于内，加入金汁以清火解毒，但因其性极寒凉，老年阳气不足或素体虚寒者当慎用，可用人中黄代之；邪热入营而见斑点隐隐者，病虽深入，但邪热仍有外泄之势，故治疗总以泄热外达为急务，即所谓"急急透斑为要"。透斑之法，指的是清热解毒、凉营透邪的治法，使营热得以随斑外透。

【原文】但诊其脉，若虚软和缓，虽倦卧不语，汗出肤冷，却非脱证；若脉急疾[1]，躁扰不卧，肤冷汗出，便为气脱之证矣。(6)

【注释】

[1] 脉急疾：指脉动极快，每一息达七八至，但力量很弱，是热毒极盛、阴液耗竭或津气欲脱之象。

【提要】本条论述战汗而解与脱证的鉴别。

【精解】温病中出现战汗是正气驱邪外出的佳象。战汗发生的病机为温邪久在气分，邪实而正气未衰，邪正剧烈交争，正气奋起抗邪外出。

战汗而解与脱证的鉴别要点应注意脉象与神志表现。

战而汗解者，脉静身凉，倦卧不语，此时脉虚软和缓，为正胜邪退。这是大汗之后，胃中水谷之气匮乏，卫阳外泄，肌肤一时失却温养所致的短暂现象，虽"肤冷一昼夜"，一俟阳气恢复，肌肤即可温暖如常。此时，应保持环境安静，让患者安舒静卧，以养阳气来复，切不可见其倦卧不语，误为"脱证"，惊慌失措，频频呼唤，扰其元神，反不利机体恢复。

若战汗后脉象急疾，或沉伏，或散大，或虚而结代，神志不清，躁扰不卧，肤冷汗出者，为正气外脱，邪热内陷的危象。临床上还可见一次战汗后病邪不能尽解，须一二日后再次战汗而痊愈的情况，其原因主要是邪甚而正气相对不足，一次战汗不足以驱逐全部病邪，往往须停一二日，待正气渐复后再作战汗而获愈。

【原文】大凡看法，卫之后方言气，营之后方言血。在卫汗之可也，到气才可清气，入营犹可透热转气[1]，如犀角、玄参、羚羊角等物，入血就恐耗血动血[2]，直须凉血散血，如生地、丹皮、阿胶、赤芍等物。否则前后不循缓急之法[3]，虑其动手便错，反致慌张矣。(8)

【注释】

[1] 透热转气：是营分证的治疗大法，即在清营泄热的主药中加入金银花、连翘、

竹叶等轻清透泄之品，使营分邪热转出气分而解的治疗方法。

[2] 耗血动血：耗血指热伤血中津液，导致血液黏滞，运行不畅，或肝肾阴亏，筋脉失养，虚风内动等证；动血指热伤血络，迫血妄行，导致出血、发斑等证。

[3] 缓急之法：指治疗中应根据病证出现的先后顺序、病位的深浅和病情的轻重缓急，采取相应的治法。也即叶氏所说的卫、气、营、血不同阶段的治疗大法。

【提要】本条论述温病的辨证纲领。

【精解】温病的传变规律为卫、气、营、血四阶段。"卫之后方言气，营之后方言血"是继"肺主气属卫，心主血属营"后，进一步阐明卫气营血病机的浅深层次及轻重程度。一般说来，温病初起邪在卫分，病情轻浅；表邪入里，气分热炽，病情较重；热入营分，病情更重；邪陷血分，病情最为深重。

卫气分病变以功能失调为主，营血分病变以实质损害为主。叶氏根据卫、气、营、血不同阶段病变机制和证候表现，提出各自的治疗大法。

"在卫汗之可也"，一般认为是主以汗法，治宜辛凉解表，疏散表邪。这里所说的"汗"是"辛胜则汗"，指用辛凉透达之剂，疏泄腠理，透邪外达。正如华岫云言："辛凉开肺便是汗剂，非如伤寒之用麻桂辛温也。"即治疗卫分证宜辛凉透泄，使邪从外解，用药既忌辛温，以免助热耗阴，又忌过用寒凉，以免凉遏冰伏，邪不外透。

"到气才可清气"，是指气分证的治疗原则应当是清气泄热。初入气分者多用轻清透邪之品，热盛津伤者治当清热保津，热毒深重者则用苦寒清降之药，使邪热外透。叶氏用"才可"二字，强调清气之品不可早投滥用，须在温邪确实入气之后方可用之，以防寒凉遏邪不利于透邪。

"入营犹可透热转气"，仍在强调对邪热入营分的治疗应在透邪外达、凉营泄热的同时，佐以轻清透泄之品，使营分邪热转出气分而解。如在犀角（今以水牛角代之）、玄参、羚羊角等凉营泄热药中配合金银花、连翘、竹叶等清泄之品，促使营分邪热外透气分而解。慎用滋腻养血和破散活血等药，以免腻滞留邪和破散伤血。"透热转气"是营分证的治疗大法。

"入血就恐耗血动血，直须凉血散血"，耗血指耗伤血液，动血指血溢脉外而出现的出血及瘀血见症。针对血分证热盛迫血，耗血动血，热瘀交结的病机特点，治用"凉血散血"之法。该法具有清、养、散三方面的作用。清，指清热凉血，药如犀角、丹皮等；养，指滋养阴血，药用生地黄、阿胶等；散，指消散瘀血，药用赤芍等。

辨清卫气营血的前后顺序、证候病机及轻重缓急等，是确立治疗大法并进而选方用药的依据。

【原文】又有酒客里湿素盛，外邪入里，里湿为合。在阳旺之躯[1]，胃湿[2]恒多；在阴盛之体[3]，脾湿[4]亦不少，然其化热则一。热病救阴犹易，通阳最难。救阴不在

血[5]，而在津与汗；通阳不在温[6]，而在利小便，然较之杂证，则有不同也。（9）

【注释】

[1] 阳旺之躯：一般泛指素体阳气旺盛之人，而这里重点指脾胃阳气旺盛者。

[2] 胃湿：指热重于湿。

[3] 阴盛之体：一般泛指阳气不足，素体虚寒之人。这里主要指脾胃阳气不足而阴寒内盛者。

[4] 脾湿：指湿重于热。

[5] 救阴不在血：温热病最易耗伤津液，轻者损伤肺卫之津，重者可伤血中阴液，甚至耗伤肝肾真阴，故"救阴"是治疗温热病的重要方法之一。血虽属阴，但救温热所伤之阴，并不是"养血补血"，而主要是滋养津液，以充汗源，达邪外出，同时还须注意防止过汗伤津。

[6] 通阳不在温：湿为阴邪，重浊黏腻，最易阻遏阳气，使气机不畅，邪热难解，故治疗湿热病证时，要特别注意"通阳"。这里所说的"通阳"，并不是"温阳"，故不宜使用温阳补虚之药，而应该根据湿热交混、阳为湿遏的特点，应用辛开气机、渗利小便之品，使湿从小便而去，则邪热易解。

【提要】 本条论述湿邪为病的证治。

【精解】 湿邪致病具有地域性。湿邪伤人有"外邪入里，里湿为合"的特点，里湿的产生多因脾失健运所致。叶氏举"酒客里湿素盛"为例，说明凡恣食生冷、素体肥胖、过饥过劳等均可伤及脾气，导致水湿不运，成为里湿。里湿素盛者再感受外湿，则必然内外相合而为病。湿热病邪致病以脾胃为病变中心，且随着人体体质的差异而有不同的病机变化。

在"阳旺之躯"，即素体阳气旺盛之人，胃火较旺，湿邪易从热化，病多归于阳明胃，见热重于湿之候，即叶氏所谓"胃湿恒多"；在"阴盛之体"，即素体虚寒之人，感受湿邪后，初起化热较慢，病邪多在太阴脾留恋久延，多见湿重于热之候，即所谓"脾湿亦不少"。然湿邪逐渐化热化燥，是其病机发展的共同趋势，故"然其化热则一"。

温热病的病因是温邪，其性质属阳，易耗伤津液，治疗以清热保津为基本原则，故滋阴法使用的机会甚多，且滋阴之品性偏甘凉，用于温热病属于正治法，阴生则热退，热退则阴自复。至于通阳法在一般温热病中无需用到，只是当湿热型温病发生湿遏阳气的病理变化时才用通阳之法。然而通阳法用药多偏温，用之不当易助热伤津，加上湿热性温病湿邪内蕴，湿性黏腻，缠绵难解，本身难以速愈，故曰"热病救阴犹易，通阳最难"。

温邪入里，热炽伤津，耗伤营血等是温病的病机特点。因此，温病的治疗重心在祛邪以救阴，即在祛邪的同时应顾护阴津，慎发汗以存津，防止汗泄太过伤阴津。王孟英曰："言救阴须用充液之药，以血非易生之物，而汗需津液以化也。"补血药厚重黏腻，用其救阴，不但血不能生，津难得充，反而会恋邪助邪，故叶氏强调温病"救阴不在血，而在津与汗"。湿热蕴滞中焦，阻滞气机，阳气不通，而致脘痞腹胀，甚至肢冷不温等，治宜清热化湿，宣通气机，使湿祛而阳无所困自然宣通；而湿热之邪以小便为其外泄之路，"治湿之法，不利小便非其治也"，故叶氏云"通阳不在温，而在利小便"，强调淡渗利湿法在祛湿中的重要性。通阳"不在温"不能认为是祛湿不用温性药物，因祛湿药物中不乏温性之品，如理气化湿、苦温燥湿、芳香化湿等药，只是此等药物与辛热温阳药物作用不同而已。因此，温病治疗中"救阴""通阳"的意义与杂病有所不同。

【原文】伤寒大便溏为邪已尽，不可再下；湿温病大便溏为邪未尽，必大便硬，慎不可再攻也，以粪燥为无湿矣。（10）

【提要】本条论述湿热积滞里结阳明的治法，并与伤寒阳明腑实证的治疗进行比较。

【精解】湿热邪留三焦，经治疗仍不能外解者，可形成湿热积滞胶结胃肠之证，与伤寒阳明腑实证大有不同。

伤寒阳明里结证以里热炽盛，劫烁津液，燥屎内结为特征，表现为大便干结，故下之宜猛，以求急下存阴。湿温病里结阳明多系湿热与积滞胶结肠腑，非内有燥屎，临床以大便溏而不爽为特点，故下之宜轻宜缓，反复导滞通便，祛除肠中湿热积滞。伤寒攻下后见大便溏软为燥结已去，腑实已通，不可再下；湿热积滞胶结胃肠用轻法频下后见大便成形者为湿热积滞已尽，不可再攻，即叶氏所谓"以粪燥为无湿矣"。但若湿已化燥，则又不可拘泥于轻下缓下之说。

本条所论述的伤寒与温病下法之区别，实际上是湿热积滞证与阳明腑实证在治法上的区别，必须理解其实质，不能简单地将其作为伤寒与温病治法上的绝对区别。

【原文】再人之体，脘在腹上，其地位处于中，按之痛，或自痛，或痞胀，当用苦泄[1]，以其入腹近也。必验之于舌：或黄或浊，可与小陷胸汤或泻心汤，随证治之；或白不燥，或黄白相兼，或灰白不渴，慎不可乱投苦泄。（11）

【注释】

[1] 苦泄：包括苦寒泄热和辛开苦泄之法，方如泻心汤、小陷胸汤等。

【提要】本条论述湿热痰浊结于胃脘的主症、治法，不同类型痞证的证治鉴别。

【精解】在人体中，胃脘居于上腹部，位处中焦，若胃脘疼痛，或按之疼痛，或自痛，或痞满胀痛，即属于痞证。此类症状当用苦泄法治疗，其中多指对湿热痰浊之邪，使用苦寒泄热和辛开苦泄之法，因其入腹已近，故以泄为顺。

脘痞疼痛的原因有多种，叶氏认为可依据舌苔变化进行寒热虚实诸症的鉴别，即"必验之于舌"。见舌苔黄浊者，为湿热痰浊互结之证，此时当用苦泄法，即苦寒泄降以清热化痰泄湿，如小陷胸汤或泻心汤等，常用枳实、川连、瓜蒌、半夏等药物。其中偏于痰热者，用小陷胸汤；偏于湿热者，用泻心汤。若见舌苔白而不燥者，为痰湿阻于胸脘，邪尚未化热；若舌苔黄白相兼者，为邪热已入里而表邪未解；若舌苔灰白且不渴者，为阴邪壅滞，阳气不化，或素禀中冷。后三证虽见胃脘痞胀，但非湿热痰浊互结，不可轻投苦泄，宜用开泄法，即用轻苦微辛之品，如三仁汤，常用杏仁、蔻仁、橘皮、桔梗等药物。

一言以蔽之，苦泄法所用药，药性偏于苦寒，适用于湿已化热者，临床中常以舌象进行鉴别诊断。

【原文】凡斑疹初见，须用纸捻[1]照见胸背两胁。点大而在皮肤之上者为斑，或云头隐隐，或琐碎小粒者为疹，又宜见而不宜见多。按方书谓斑色红者属胃热，紫者热极，黑者胃烂[2]，然亦必看外证[3]所合，方可断之。（27）

【注释】

[1] 纸捻（niǎn）：捻，搓成的条状物。纸捻为把纸搓成条，点燃以照明。

[2] 胃烂：此处代表斑之病机，斑色黑为阳明胃热极甚，故称胃烂。

[3] 外证：指斑疹以外的证候表现，如脉、舌及症状等。

【提要】本条论述了斑和疹的形态区别及病机，以及红、紫、黑斑的诊断意义。

【精解】叶氏于文中提到，斑疹初现时，常以胸背及两胁最为多见，故临床中须多注意查看这些斑疹的好发部位。至于斑与疹的区别：点大成片，平摊于皮肤之上者为斑；或如云头隐隐，或呈琐碎小粒，高出于皮面者为疹。现代临床中多以"摸之不碍手，压之褪色为斑；抚之碍手，压之不褪色为疹"进行二者的鉴别。陆子贤在《六因条辨》中论述："斑为阳明热毒，疹为太阴风热。"从而对于斑疹的病机进行了明确的鉴别。

诊察斑疹的临床意义，如叶氏言："斑疹皆是邪气外露之相"，斑疹宜见而不宜多见。斑疹外发，标志着营血分邪热有外达之机，故"宜见"；如斑疹外发过多过密，表明营血分热盛毒深，故"不宜见多"。温病发斑为阳明热毒，内迫营血，外溢肌肤所致。故观察斑疹的红、紫、黑三种色泽，有助于判断阳明热邪的轻重及营血热毒的深浅程度。色红为胃热炽盛；色紫为邪毒深重；色黑则为阳明胃热毒极盛，故称"胃烂"。即如雷少逸言："红轻、紫重、黑危。"但仅凭斑色尚不全面，须结合脉证方可诊断，即如叶氏言："必看外证所合，方可断之。"

湿热病篇

【原文】湿热证，始恶寒，后但热不寒，汗出胸痞，舌白，口渴不引饮。（1）

【提要】本条为湿热病的提纲。

湿热病的病因为湿热病邪。湿热病邪一年四季均可形成，但以夏末秋初尤为多见，因夏秋气候炎热，雨水较多，天暑下迫，地湿上蒸之际，容易形成湿热病邪；东南沿海地区，临海傍水，气候温暖潮湿，湿气偏重，故湿热病邪致病较多。湿热之邪伤人，多从口鼻而入，即薛氏所云："从表伤者十之一二，由口鼻入者十之八九。"湿热病的发病特点是内外湿邪相引为患，薛氏云："太阴内伤，湿饮停聚，客邪再至，内外相引，故病湿热。"

湿热病病机演变的一般规律是初期湿困太阴、阳明之表；继则邪传中焦，湿热困阻脾胃，郁滞气机；亦可传入手少阳三焦或足少阳胆经，出现湿热困阻胆腑、三焦之候，导致干呕、耳聋等症；湿热交蒸于中焦脾胃可传入手足厥阴经，出现湿浊蒙蔽心包证、湿滞肝经动风证，导致发痉、发厥。

湿热病初起证候是始恶寒，后但热不寒，汗出胸痞，舌白，口渴不引饮，表明湿热病初起湿邪较盛；脉或洪，或缓，或伏，"或"系说明湿热病病变过程中，证候演变较为复杂，故脉象不定。此外，湿邪困阻肌表，还可见四肢倦怠、肌肉烦疼等临床表现。

【原文】 此条乃湿热证之提纲也。湿热证属阳明太阴经者居多，中气实则病在阳明，中气虚则病在太阴。（1，自注）

【提要】 本条论述湿热病的病位。

【精解】 湿热病病位：以中焦脾胃为病变中心。脾为湿土之脏，胃为水谷之海，脾胃同属中土，湿为土之气，两者同气相求，内外相引，故湿热病邪易犯阳明、太阴。在病程中湿热交蒸而自始至终都有轻重不等的胸闷、脘痞、呕恶、腹泻等脾胃气机阻滞的症状。湿热为患，素体中阳偏盛者，病位多在胃，多表现为热重于湿的证候；素体中阳不足者，病位多在脾，多表现为湿重于热的证候，正如薛氏所说："中气实则病在阳明，中气虚则病在太阴。"

【原文】 始恶寒者，阳为湿遏而恶寒，终非若伤寒伤于表之恶寒也。（1，自注）

【提要】 本条论述湿热病表证与伤寒表证的异同之处。

【精解】 湿热病表证与伤寒表证均可有恶寒发热等表现，但两者在病位和病理性质方面有一定的差异，伤寒表证为太阳之表，病位在皮毛，病机为寒邪束表，经气郁滞，腠理闭塞，故头痛、身痛、无汗、脉浮紧等症状较为显著；湿热病表证为太阴阳明之表，病位在四肢、胸中，病机为湿邪困阻，气机不畅，故四肢倦怠、肌肉烦疼、胸痞等症状较为明显。

薛氏认为"湿热之病，不独与伤寒不同，且与温病大异"。这里所说的"温病"主要是指伏气温病之春温。春温为少阴太阳同病，由邪伏少阴，少阴肾水不足而厥阴风火内盛，又感受外邪，邪犯太阳之表而发病。湿热病则是太阴阳明同病，即湿热之邪犯于脾胃而发病。所以，在临床表现上，两者虽都有发热恶寒，但春温病初起里热亢盛症状明显，湿热病初起则湿遏卫气症状明显，故并不难区别。薛氏通过对温、湿的辨异，使湿热病自成体系，从而为温病证治明确分为温热、湿热两大类奠定了基础。

【原文】湿热之邪从表伤者十之一二，由口鼻入者十之八九，阳明为水谷之海，太阴为湿土之脏，故多由阳明太阴受病。（1，自注）

【提要】本条论述湿热病侵入人体途径及所犯部位。

【精解】湿热之邪伤人，多从口鼻而入，即薛氏所云："从表伤者十之一二，由口鼻入者十之八九。"湿热病的发病特点为"内外合邪"。薛氏强调："太阴内伤，湿饮停聚，客邪再至，内外相引，故病湿热。"恣食生冷、肥甘厚味、饥劳失度等均可伤及脾胃，脾胃失职，湿自内生，则容易感受湿热病邪而为病。叶桂也认为，湿热病的发生是"里湿素盛，外邪入里，里湿为合"。"脾为湿土之脏，胃为水谷之海"，又因临床中湿热类温病多见于消化系统传染性疾病，或其他外感病有明显胃肠道病变者，均可说明湿热病邪容易侵犯脾胃。

【原文】湿热证，恶寒，无汗，身重，头痛，湿在表分，宜藿香、香薷、羌活、苍术皮、薄荷、牛蒡子等味。头不痛者，去羌活。（2）

【提要】本条论述湿邪在表，湿未化热即"阴湿伤表"的证治。

【精解】"阴湿"是指湿邪尚未化热。湿邪伤表，卫阳郁闭，则见恶寒、无汗；湿着肌腠，气机阻遏，则见身重头痛。因湿未化热，病位在表，里湿不著，故治宜芳香辛散，宣化湿邪。药用藿香、苍术皮、香薷等芳香辛散之品，佐以羌活祛风胜湿，薄荷、牛蒡子宣透卫表。羌活药性温燥，易于助热化燥，头不痛者，说明夹风之象不明显，故去之。

【原文】湿热证，恶寒，发热，身重，关节疼痛，湿在肌肉，不为汗解，宜滑石、大豆黄卷、茯苓皮、苍术皮、藿香叶、鲜荷叶、白通草、桔梗等味。不恶寒者，去苍术皮。（3）

【提要】本条论述湿邪在表，湿已化热即"阳湿伤表"的证治。

【精解】"阳湿"与"阴湿"相对而言，指湿已化热，湿热郁于肌表，热象较为明显。其临床表现除了湿遏肌表之恶寒、身重、关节疼痛外，同时见发热不为汗解等湿中蕴热之症。治宜宣化湿邪，同时配合泄热之品，药以藿香、苍术皮芳化辛散为主药，配合滑石、大豆黄卷、茯苓皮、通草、荷叶等渗湿泄热。因蕴热已成，故香薷、羌活等辛温燥烈之品不宜使用，更不可误用辛温发汗。若不恶寒者说明表邪已解，或湿邪化热，热象转甚，故不宜应用苍术。阴湿伤表与阳湿伤表病位虽同而病性却异。阴湿为湿未化热，临床上以恶寒无汗为特点，治宜芳化透邪为主；阳湿为湿中蕴热，临床上以恶寒发热、汗出热不解为特点，治宜芳化透散配合淡渗凉泄。

【原文】湿热证，数日后，脘中微闷，知饥不食，湿邪蒙绕三焦，宜藿香叶、薄荷

叶、鲜荷叶、枇杷叶、佩兰叶、芦尖、冬瓜仁等味。(9)

【提要】本条论述湿热余邪未清,胃气不舒的证治。

【精解】湿热病后期湿热之邪已基本解除,尚有余湿蒙蔽清阳,胃气不舒,可见脘中微闷、知饥不食等症。治宜轻宣芳化,清泄湿热,醒脾舒胃,用薛氏五叶芦根汤。以枇杷叶清宣肺气,薄荷叶、鲜荷叶清泄余热,藿香叶、佩兰叶芳香化湿,醒脾舒胃,芦尖、冬瓜仁淡渗利湿。不可使用浓浊味厚质重之品,恐腻滞不化,反生变证。

【原文】湿热证,数日后自利,溺赤,口渴,湿流下焦,宜滑石、猪苓、茯苓、泽泻、萆薢、通草等味。(11)

【提要】本条论述湿热下流、泌别失职的证治。

【精解】湿热困阻中焦,津不上承,则口渴;湿热流注下焦,大肠传导失司,则大便下利;膀胱气化失司,泌别失职,则小便短赤。治宜淡渗分利,通调水道。以茯苓、猪苓、泽泻导水下行,通利小便;滑石利水通淋;萆薢分利湿浊;通草清热利水。小便通利则便泄自止,湿邪一去则口渴自愈,所谓"治湿不利小便,非其治也",亦符合"利小便所以实大便"之旨。肺为水之上源,宣开上焦肺气有助于下焦水道的通利,佐以桔梗、杏仁、大豆黄卷,宣开上焦肺气,"源清则流自洁"。

【原文】凭验舌以投剂,为临证时要诀。(13,自注)

【提要】本条论述验舌对于湿热病辨治的重要性。

【精解】薛氏于条文中列举了同属中焦湿热,但湿热偏重不同的三种情况下的不同舌象。舌遍体白为湿邪极盛而尚未化热;舌白为湿重于热;舌根白、舌尖红为湿渐化热,而热势尚不太甚,实际上仍属湿重热轻之证。故湿阻中焦可以舌诊作为判断湿热偏胜的指征,"凭验舌以投剂,为临证时要诀",足见验舌对于湿热病辨治的重要性。

【原文】湿热证七八日,口不渴,声不出,与饮食亦不却,默默不语,神识昏迷,进辛香凉泄,芳香逐秽,俱不效,此邪入厥阴,主客浑受[1],宜仿吴又可三甲散,醉地鳖虫、醋炒鳖甲、土炒穿山甲、生僵蚕、柴胡、桃仁泥等味。(34)

【注释】

[1] 主客浑受:主客浑受是湿热病后期,余邪夹痰瘀滞络的基本病理。"主"为正气,包括气血、阴阳、脏腑、血脉等;"客"指病邪,包括湿热病邪和痰瘀等病理产物。主客浑受指湿热病邪久留,在人体正气不足之时,与瘀血、痰湿等共同形成脉络凝滞的顽症。

【提要】本条论述湿热病后期气血凝滞,灵机失运的证治。

【精解】湿热病后期络脉凝瘀,气血呆滞,灵机不运,可致神情呆钝,默默不语;口不渴,说明非阳明热盛上扰心包所致神昏;予饮食亦不却,可知其神识并未完全消失；给予辛香凉泄，芳香逐秽俱不效，知非热闭或痰蒙心包之证。治宜活血通络，破滞散瘀，用吴有性三甲散去龟甲之滋、牡蛎之涩，而以地鳖虫破瘀通滞之品易之，用桃仁引其入血分，使血分之邪泄于下；鳖甲破积消瘀，用柴胡作引，使阴中之邪外达于表；山甲搜风通络，用僵蚕引其入络，使络中痰瘀之邪消散而解。

"主客浑受"之说源于吴有性《温疫论》"主客交病"。"主"指阴阳、气血、脏腑、血脉等，也包括了患者体质虚弱或患慢性病证，导致精气亏耗，或气滞，或血瘀，或水停等内在的病理基础；所谓"客"是指暑湿病邪。"主客浑受"即为暑湿病邪久留，乘精血正气亏耗衰微而深入阴分和血脉之中，并与瘀滞之气血互结，胶固难解，形成络脉凝瘀之顽疾。

温病条辨

上焦篇

【原文】温病者，有风温、有温热、有温疫、有温毒、有暑温、有湿温、有秋燥、有冬温、有温疟。(1)

【提要】本条论述温病的概念及范围。

【精解】吴氏首先对温病的概念进行了阐述，明确了温病是多种外感热病的总称，包括风温、温热、温疫、温毒、暑温、湿温、秋燥、冬温、温疟九种具体疾病。其中初春感受风热，以肺卫表热证为主者称风温；春末夏初感受温热，以里热证为主，称为温热（实指春温）；温疫是由疠气秽浊导致的，互相传染，引起流行的温病；温毒则是除温病一般见症外，尚有局部肿毒特征的温病；暑温是盛夏发生的以热盛为主的暑病；湿温是长夏初秋发生的湿热性温病；秋燥是秋季感受燥热病邪而致的温病；冬温为冬季感受温热之气而致的温病；温疟是阴气先伤，夏伤于暑，阴伤而阳热亢盛的一种疟疾。这九种疾病，虽然发生于不同季节，但都具有温热的特性，因此都属温病范畴。现代对温病概念的解释是：温病是由温邪引起的，以发热为主症，以热象偏重、易化燥伤阴为病机特点的一类急性外感热病的总称。

【原文】凡病温者，始于上焦，在手太阴。(2)

【提要】本条指出温病的发病部位及受邪途径。

【精解】温病的病因是温邪，温邪侵犯人体多从口鼻而入，鼻为肺窍，肺亦外合皮毛，因此温病初起多见邪袭肺卫证，即吴鞠通所说："凡病温者，始于上焦，在手太阴。"应当强调的是，风温、温毒、秋燥、冬温之类温病初起即见肺卫表证，但尚有许多温病并非起于上焦，更不在手太阴肺。因此，温病始于上焦只是较为常见的一种温病起病形式，而非所有的温病皆是如此。

【原文】太阴之为病，脉不缓不紧而动数，或两寸独大，尺肤[1]热，头痛，微恶风寒，身热自汗，口渴，或不渴，而咳，午后热甚者，名曰温病。(3)

【注释】

[1] 尺肤：由"寸口"的尺部脉起，到肘关节"尺泽穴"处止的一段皮肤。诊察尺肤为古代"切诊"内容之一，名为"尺肤诊"。

【提要】本条论述温病的主要临床表现。

【精解】手太阴温病的主要临床表现为尺肤部发热，头痛，恶风寒较轻，全身发热，有汗，口渴或不渴，发热在午后较明显等症。以上表现，是温邪外袭卫表，肺卫失宣，开阖失常所致。此处以脉象既不像太阳中风之浮缓，又不像太阳伤寒之浮紧，而是躁动快速，或两手的寸脉较关脉、尺脉明显大而有力，来突出风火相煽之象。强调温病初起表热证的特点。

【原文】太阴风温、温热、温疫、冬温，初起恶风寒者，桂枝汤主之；但热不恶寒而渴者，辛凉平剂银翘散主之。温毒、暑温、湿温、温疟不在此例。(4)

桂枝汤方　桂枝六钱，芍药炒三钱，炙甘草二钱，生姜三片，大枣去核二枚

煎法服法，必如《伤寒论》原文而后可，不然，不惟失桂枝汤之妙，反生他变，病必不除。

辛凉平剂银翘散方　连翘一两，银花一两，苦桔梗六钱，薄荷六钱，竹叶四钱，生甘草五钱，芥穗四钱，淡豆豉五钱，牛蒡子六钱

上杵为散，每服六钱，鲜苇根汤煎，香气大出，即取服，勿过煎。肺药取轻清，过煮则味厚而入中焦矣。病重者，约二时一服，日三服，夜一服；轻者三时一服，日二服，夜一服；病不解者，作再服。盖肺位最高，药过重则过病所，少用又有病重药轻之患，故从普济消毒饮时时清扬法。今人亦间有用辛凉法者，多不见效，盖病大药轻之故，一不见效，随改弦易辙，转去转远，即不更张，缓缓延至数日后，必成中下焦证矣。胸膈闷者，加藿香三钱、郁金三钱，护膻中；渴甚者，加花粉；项肿咽痛者，加马勃、元参；衄者，去芥穗、豆豉，加白茅根三钱、侧柏炭三钱、栀子炭三钱；咳者，加杏仁利肺气；二三日病犹在肺，热渐入里，加细生地、麦冬保津液；再不解，或小便短者，加知母、黄芩、栀子之苦寒，与麦、地之甘寒，合化阴气，而治热淫所胜。

【提要】本条讨论太阴风温、温热、温疫、冬温等初起邪犯肺卫的治法及治疗禁忌。

【精解】风温、温热、温疫、冬温等4种温病初起，皆可表现为邪在肺卫。吴鞠通以"恶风寒"和"不恶寒"来区分使用辛温与辛凉之剂。恶风寒较明显者，是表邪偏盛，可借辛温之剂外散表邪，但不可过用辛温峻汗之剂，以免助热化燥。"但热不恶寒

而渴"，用银翘散辛凉以疏解之。辛凉平剂银翘散是温病初起，邪在肺卫的代表方，是治疗温病上焦证的首方，用药以辛凉为主，稍佐辛温芳香之品，共成辛凉平和之剂。煎服时注意服药量及煎煮时间，"上杵为散，每服六钱，鲜苇根汤煎，香气大出，即取服，勿过煮"，体现了吴鞠通"治上焦如羽，非轻不举"的用药原则。吴氏对温病初起忌汗的论述颇为精辟，所谓"忌汗"是指麻桂等辛温开表发汗之品而言，非指桑、菊、薄荷等辛凉透邪之品。条文中所说的"温毒、暑温、湿温、温疟，不在此例"，是强调这些温病初起时多不属邪在肺卫之证，所以不可用银翘散。但其中温毒在初起时也往往可表现为邪在肺卫，此时银翘散也可酌情使用。所以上述各病"不在此例"，也不能一概而论。

【原文】太阴风温，但咳，身不甚热，微渴者，辛凉轻剂桑菊饮主之。(6)

辛凉轻剂桑菊饮方　杏仁二钱，连翘一钱五分，薄荷八分，桑叶二钱五分，菊花一钱，苦桔梗二钱，甘草八分，苇根二钱

水二杯，煮取一杯，日二服。二三日不解，气粗似喘，燥在气分者，加石膏、知母；舌绛暮热，甚燥，邪初入营，加元参二钱，犀角一钱；在血分者，去薄荷、苇根，加麦冬、细生地、玉竹、丹皮各二钱；肺热甚加黄芩；渴者加花粉。

【提要】本条论述风热犯肺以咳为主的证治。

【精解】本条强调主症为"但咳"，身不甚热而口微渴，说明邪热不炽，津伤不重。乃由风热犯肺，肺失宣降所致，病情较轻，可用辛凉轻剂桑菊饮宣肺清热止咳。因其宣表透热的力量逊于"辛凉平剂"银翘散，但方中杏仁肃降肺气，宣肺止咳作用较优，故称为"辛凉轻剂"。临证如出现呼吸气粗如喘等邪热盛于肺经气分的表现，可加入石膏、知母；如见身热夜甚，舌红绛，口干等热入营分的表现，可加用玄参、犀角；如病邪进一步深入到血分，则去原方薄荷、芦根，加入麦冬、细生地黄、玉竹、丹皮；如肺热较甚，可加入黄芩；如口渴较明显，则加入天花粉。以上加减运用对临床有一定参考意义。

【原文】太阴温病，脉浮洪，舌黄，渴甚，大汗，面赤，恶热者，辛凉重剂白虎汤主之。(7)

辛凉重剂白虎汤方　生石膏研一两，知母五钱，生甘草三钱，白粳米一合

水八杯，煮取三杯，分温三服，病退，减后服，不知，再作服。

【提要】本条论述热入气分，肺胃热盛的证治。

【精解】太阴温病脉洪数有力，是邪入气分，里热亢盛的脉象。热盛伤津，故口渴重，舌苔黄；里热蒸迫津液外泄，故大汗出；里热上炎，故满面红赤，不恶寒反恶热；因邪热亢盛，病情重，桑菊饮、银翘散等辛凉轻、平剂已不能胜任，故用清气分大热之

重剂白虎汤清热保津。方中石膏辛寒透热解肌，清热降火；知母滋阴清热，助石膏清解邪热；粳米、甘草甘平养胃，益气调中。诸药合用，具有较强的清泄气分无形邪热的作用。

【原文】白虎本为达热出表，若其人脉浮弦而细者，不可与也；脉沉者，不可与也；不渴者，不可与也；汗不出者，不可与也。常须识此，勿令误也。(9)

【提要】本条论述白虎汤的应用禁忌。

【精解】吴氏在本条中强调了白虎汤的使用必须是针对邪热炽盛于气分的病证，如病在表（脉浮）、病在少阳（脉弦）、气血不足（脉细）、病已内结肠腑（脉沉）、热不盛津不伤（不渴）、寒邪束表或营血不足而无作汗之源（汗不出）等，都不能投用白虎汤，否则会加重病情。但对文中所说的"四禁"，应正确理解其精神实质是在于强调白虎汤所治之证应是气分无形邪热亢盛者，而不能生搬硬套。如在临床上有大热、大汗、脉洪大而口渴不甚者，或大热、口渴、脉大而汗不出者，有的是因配合了输液之故，有的是表气郁闭较甚或热盛津伤之故，往往都能投用白虎汤。

【原文】太阴温病，气血两燔者，玉女煎去牛膝加元参主之。(10)

玉女煎去牛膝熟地加细生地元参方（辛凉合甘寒法）　生石膏一两，知母四钱，元参四钱，细生地六钱，麦冬六钱

水八杯，煮取三杯，分二次服，渣再煮一盅服。

【提要】本条论述气血两燔的证治。

【精解】本条提出了对气血两燔证的治疗原则，即"不可专治一边"，即应清气与凉血并施。所用的方剂源于叶天士《临证指南医案》，方中以生地、玄参清血分之热，石膏、知母清气分之热，方中又有生地、玄参、麦冬、知母等养营阴之品，实为气营同治方。方中所用的凉血药凉血解毒的作用对于气血两燔重证来说，力量恐有不足，所以余霖在治疗气血两燔重证时又创清瘟败毒饮，增强了凉血解毒的作用。本条所列之方虽从玉女煎化裁而来，但所治病证与玉女煎已大相径庭。

【原文】太阴温病，血从上溢者，犀角地黄汤合银翘散主之。(11)

【提要】本条论述温病血分证的证治。

【精解】血从上溢是指血从头面部诸窍道而出，乃因温邪入于血分，迫血伤络，逼血上循清道所致。病在上焦，肺络受伤，故以银翘散引经走上。病属血分，热迫血行，故用血分证的代表方犀角地黄汤凉血散血。二方相合，治上焦手太阴血分证最为恰当。如果出现吐粉红色血水，或血从上溢，脉七八至以上，面色反黑这两种情况，均为死不治。吴氏认为"至粉红水非血非液，实血与液交迫而出，有燎原之势，化源速绝"，故死不治。至于血从上溢，口鼻出血，脉七八至以上，颜面反呈现晦暗无泽的气色，吴氏谓"火极而似水"，即下焦阴液亏极，不能上济心火，心火与热相合，形成燎原之势，

上灼肺阴，化源告竭，病情十分险恶。吴氏提出"可用清络育阴法"，即凉血安络、甘寒养阴的法则，方可选用犀角地黄汤合黄连阿胶汤加减。

吴氏在自注中分析了引起温病死亡的主要原因，提出了不外以下五个方面。属于上焦的原因有两条：一是肺的生化之源欲绝；二是心神被邪闭阻于内，元气暴脱于外，导致内闭外脱。属于中焦的原因也有两条：一是阳明腑实证，病情严重而致阳明邪热耗竭肾阴；二是病邪郁闭于脾经而发生黄疸，黄疸严重而秽浊之邪闭塞清窍，也可造成死亡。属于下焦的原因，无非是邪热深入下焦而耗竭肾阴而致肾阴枯竭。吴氏对于温病危重证的阐述，颇有临床指导意义，但也不能拘泥于此。

【原文】邪入心包，舌謇肢厥，牛黄丸主之，紫雪丹亦主之。(17)

【提要】本条论述邪入心包的证治及厥证的相关治法。

邪入心包，机窍闭阻，则神昏谵语，舌体运转不灵活；气血运行郁滞，阴阳气不相顺接，则四肢厥冷，故急用牛黄丸、紫雪丹清心化痰开窍。

吴氏认为热厥可分为3类：上焦病见热厥以邪在心包络居多，当以芳香开窍为法，可取安宫牛黄丸，或紫雪丹，或至宝丹。而中焦则因阳明太实，上冲心包，当急下存阴，可取承气汤。下焦热厥，多阴虚风动，当育阴潜阳，可用三甲复脉汤或大定风珠。吴氏对热厥内容的具体和完善，在临床上颇具指导意义。

【原文】手太阴暑温，如上条证，但汗不出者，新加香薷饮主之。(24)

新加香薷饮方（辛温复辛凉法）

香薷二钱，银花三钱，鲜扁豆花三钱，厚朴二钱，连翘二钱

水五杯，煮取二杯。先服一杯，得汗止后服；不汗再服；服尽不汗，再作服。

【提要】本条论述新加香薷饮证。

【精解】新加香薷饮证，乃是暑湿兼有外寒，表里并困之证。与上焦篇22条之"汗大出"相比，本证的特点是"汗不出"，说明本证在表有寒邪外束，在内有暑湿内蕴，故治疗当疏表散寒，涤暑化湿，方用新加香薷饮。方中香薷解表散寒，厚朴燥湿和中，银花、连翘、鲜扁豆花清热涤暑，为辛温与辛凉并用之方。

【原文】手太阴暑温，或已经发汗，或未发汗，而汗不止，烦渴而喘，脉洪大有力者，白虎汤主之；脉洪大而芤者，白虎加人参汤主之；身重者，湿也，白虎加苍术汤主之；汗多脉散大，喘喝欲脱者，生脉散主之。(26)

白虎加苍术汤方　即于白虎汤内加苍术三钱。

汗多而脉散大，其为阳气发泄太甚，内虚不司留恋可知。生脉散酸甘化阴，守阴所以留阳，阳留，汗自止也。以人参为君，所以补肺中元气也。

生脉散方（酸甘化阴法）

人参三钱，麦冬不去心二钱，五味子一钱

水三杯，煮取八分二杯，分二次服，渣再煎服，脉不敛，再作服，以脉敛为度。

【提要】 本条论述暑温病气分阶段由实致虚的发展规律及证治。

【精解】 本条虽冠以"手太阴暑温"，但病位不局限于肺，叶天士云："夏暑发自阳明。"故白虎汤所主治皆为肺胃热盛。无论是否应用过汗法，只要表现为汗出、烦渴而喘、脉洪大的暑伤气分证即用白虎汤治疗。若兼有身重，则为阳明热盛兼有太阴脾湿，可用白虎加苍术汤。若见芤脉则为气虚，可用白虎加人参汤。若见汗出不止，脉象散大，呼吸急促如喘，则为津气欲脱，当用生脉散。

【原文】 小儿暑温，身热，卒然痉厥，名曰暑痫[1]，清营汤主之，亦可少与紫雪丹。(33)

【注释】

[1] 暑痫：暑热炽盛，引动肝风，身热，猝然痉厥者，称为暑痫。

【提要】 本条论述小儿暑痫的证治。

【精解】 小儿脏腑娇嫩，稚阴稚阳，若感受酷烈之暑邪，极易过卫入营，深入厥阴，热闭心包，引动肝风，出现身热、神昏、发痉等症，称为暑痫，又名"急惊风"。治疗用清营汤清营泄热，保护阴液，并用紫雪丹开窍息风止痉。从临床角度而言，小儿暑痫并非都属营分证，气分阶段可以出现，邪入血分也可见到，故治疗时还应根据病情立法选方。

【原文】 暑兼湿热，偏于暑之热者为暑温，多手太阴证而宜清，偏于暑之湿为湿温，多足太阴证而宜温；湿热平等者两解之，各宜分晓，不可混也。(35)

【提要】 本条论述暑温、湿温的联系与区别。

【精解】 吴氏在本节一开始就提出"暑温、伏暑，名虽异而病实同，治法须前后互参"，指出这三种病都兼有湿与热的双重性质，所以在治疗方法上有许多可互参之处。本条又进一步提出暑温与湿温的区别：暑兼湿热，偏暑热者为暑温，多为手太阴证而治以清为主；偏于湿者为湿温，多为足太阴证而治以温燥祛湿为主，需湿热两解。本条的内容放在伏暑节之首，是为论述伏暑先作一交待。

【原文】 长夏[1]受暑，过夏而发者，名曰伏暑。(36)

【注释】

[1] 长夏：农历六月，一般指夏秋之交的季节。

【提要】 本条论述伏暑的概念。

【精解】 对伏暑的概念，本条明确提出是在长夏时感受暑邪，到秋冬而发的一种温病。原文对感受暑邪当时不发病原因及伏暑病的轻重与发病季节、发病年份关系的论述似较勉强。对于气虚愈甚则发病愈迟、病情愈重的观点，还有待进一步证实。在临床上，病情的轻重除了与发病季节有一定关系外，还与感邪之轻重、治疗是否得当及患者的全身状况等许多有关。但原文中提出的暑邪内伏必须有秋冬寒凉之气引发的论述，揭示了伏暑病在发病之初每伴见表证这一临床特点。

【原文】 伏暑、暑温、湿温，证本一源，前后互参，不可偏执。（42）

【提要】 本条再次强调伏暑、暑温、湿温的相关性。

【精解】 三个病种的致病原因都与暑、热、湿有关，尤其是邪传中焦气分均可表现为湿热交争之象。这三个病种虽因发病季节不同而名称各异，但三者在病机和证治方面有共同之处，可以前后相互参照，不必拘执病名之别。

吴氏在本条中所讲的暑温与伏暑，是暑邪夹湿所致的病变，通常称为暑湿病，属于湿热类温病范畴。若暑温、伏暑病的暑邪不夹湿，则通常称为暑热病，属温热类温病范畴，与湿温病因有别，其不在本条所论范围之内。

【原文】 头痛恶寒，身重疼痛，舌白不渴，脉弦细而濡，面色淡黄，胸闷不饥，午后身热，状若阴虚，病难速已，名曰湿温。汗之则神昏耳聋，甚则目瞑[1]不欲言；下之则洞泄；润之则病深不解。长夏深秋冬日同法，三仁汤主之。（43）

三仁汤方　杏仁五钱，飞滑石六钱，白通草二钱，白蔻仁二钱，竹叶二钱，厚朴二钱，生薏仁六钱，半夏五钱

甘澜水八碗，煮取三碗，每服一碗，日三服。

【注释】

［1］目瞑：闭目。

【提要】 本条论述湿温初起的证治及治禁。

【精解】 湿温病多发于夏秋之交，有起病缓、传变慢、病势缠绵难愈等特点。该病初起，病偏上焦，卫气同病，症见头痛恶寒、身重疼痛、面色淡黄、胸闷不饥、午后身热、舌白不渴、脉弦细而濡等。治用具有芳香宣气化湿之功的三仁汤，轻开肺气。因肺主一身之气，肺气一开，则湿邪自化。

湿温初起治疗有三大禁忌。其一禁汗：若见恶寒头痛，身重疼痛，易误认为伤寒而用辛温发汗之药。若误用辛温则易耗伤心阳，湿浊随辛温之品上蒙清窍，可致神昏、耳聋、目闭等症。其二禁下：若见胸闷不饥等湿热阻滞脾胃之症，易误以为胃肠积滞而用苦寒攻下。若妄用苦寒攻下则脾阳受损，脾气下陷，湿邪下趋而为洞泄。其三禁润：若见午后身热等而易误认为阴虚，若妄用滋腻阴柔之药，势必使湿邪痼结难解，病情加重而难以治愈。

【原文】 燥伤肺胃阴分，或热或咳者，沙参麦冬汤主之。（56）

沙参麦冬汤（甘寒法）　沙参三钱，玉竹二钱，生甘草一钱，冬桑叶一钱五分，麦冬三钱，生扁豆一钱五分，花粉一钱五分

水五杯，煮取二杯，日再服，久热久咳者，加地骨皮三钱。

【提要】本条论述秋燥肺胃阴伤的证治。

【精解】燥热耗伤肺胃阴液，原文虽仅提到"或热或咳"二症，临证时尚可见到咽干鼻燥、口干渴、舌干红少苔、脉细数等，原文所提到的热多为低热，咳多为干咳，且少痰或无痰，此皆燥热耗伤肺胃津液所致。沙参麦冬汤是治疗温病肺胃阴伤的代表方，方中多为甘寒生津、滋养肺胃之品，同时具有轻清宣透、宣散肺热之功，本方不仅可用于秋燥之燥伤肺胃证，而且对各种温病所出现的肺胃阴伤证皆可使用。

【原文】燥气化火，清窍不利者，翘荷汤主之。(57)

翘荷汤（辛凉法） 薄荷一钱五分，连翘一钱五分，生甘草一钱，黑栀皮一钱五分，桔梗二钱，绿豆皮二钱

水二杯，煮取一杯，顿服之，日服二剂，甚者日三。

加减法：耳鸣者加羚羊角、苦丁茶。目赤者加鲜菊叶、苦丁茶、夏枯草。咽痛者加牛蒡子、黄芩。

【提要】本条论述燥热化火，清窍不利的证治。

【精解】自注：清窍不利，如耳鸣目赤、龈胀咽痛之类。翘荷汤者，亦清上焦气分之燥热也。

所谓清窍不利，吴氏解释为"如耳鸣目赤，龈肿咽痛"之类，临床上尚可有苔薄黄而干、脉数等症，治疗用翘荷汤清火润燥。方中连翘、黑栀皮、绿豆皮清解燥火，薄荷辛凉清利头目，桔梗、甘草利咽而消龈肿。

【原文】诸气膹郁，诸痿[1]喘呕之因于燥者，喻氏清燥救肺汤主之。(58)

清燥救肺汤方（辛凉甘润法） 石膏二钱五分，甘草一钱，霜桑叶三钱，人参七分，杏仁泥七分，胡麻仁炒研一钱，阿胶八分，麦冬不去心二钱，枇杷叶去净毛，炙六分

水一碗，煮六分，频频二三次温服。痰多加贝母、瓜蒌。血枯加生地黄。热甚加犀角、羚羊角，或加牛黄。

【注释】

[1] 痿：身体的某一部分失去功能，如肢体弛缓无力，甚则肌肉萎缩。

【提要】本条论述气分燥热伤肺的证治。

【精解】吴氏提出在热性病中出现痿、喘、呕而由燥热引起者，是肺气郁结所致，治疗之大法在于清润肺经燥热。所创清燥救肺汤一方取自喻嘉言，不仅可用于热性病肺胃有燥热者，而且对内伤杂病中各种肺胃燥热而引起的痿、喘、呕等病证都可使用。该方清而不燥、润而不腻、兼能宣肺，吴氏又提出了一些加减之法，更切合临床应用。

中焦篇

【原文】面目俱赤，语声重浊，呼吸俱粗，大便闭，小便涩，舌苔老黄，甚则黑有芒刺，但恶热不恶寒，日晡[1]益甚者，传至中焦，阳明温病也。脉浮洪躁甚者，白虎汤

主之；脉沉数有力，甚则脉体反小而实者，大承气汤主之。暑温、湿温、温疟不在此例。（1）

白虎汤（方见上焦篇）

大承气汤方　大黄六钱，芒硝三钱，厚朴三钱，枳实三钱

水八杯，先煮枳、朴，后纳大黄、芒硝，煮取三杯。先服一杯，约二时许，得利止后服，不知，再服一杯，再不知，再服。

【注释】

[1] 日晡：指申时，即下午 3～5 时。

【提要】 此条论述阳明温病的证治大纲。

【精解】 温热之邪传入中焦阳明，其主要临床表现以面目俱赤、语声重浊、呼吸俱粗、大便闭、小便涩、舌苔老黄甚则黑有芒刺、但恶热不恶寒、日晡益甚等阳明里热亢盛的症状为主。阳明温病又有经证与腑证之别：阳明经证为无形邪热亢盛，充斥表里内外，故出现脉浮洪而躁急；阳明腑证为有形邪热与燥屎结于肠腑，病邪完全在里，故脉象沉而有力。阳明经证属阳明无形邪热浮盛内外，治疗当用白虎汤清泄里热为主。阳明腑证属有形热结于内，治疗当以大承气汤通腑泄热为要。由于攻下法易耗阴伤正，故吴氏强调："承气非可轻尝之品，故云舌苔老黄，甚则黑有芒刺，脉体沉实，的系燥结痞满，方可用之。"而临床上对热结肠腑者，并非一定要等到舌苔老黄甚则黑有芒刺、痞满燥实俱全才用下法，以免错过攻下时机。

对于治疗温病如何有效地祛除病邪，吴氏提出一个重要的观点，即"凡逐邪者，随其所在，就近而逐之。"提示温病的治疗首先应立足于祛除温邪，温病祛除邪气的方法除了应辨别邪气的性质之外，关键在于辨清邪犯部位，选择适当的祛邪方法。如邪在肺卫，应选用辛凉透表之法，祛除表邪；无形邪热炽盛阳明，应用辛寒清气的治法，以达热出表；邪热与肠中糟粕相搏结，传导失司，又当以软坚攻下泄热之法，以通腑泄热等。因此，吴氏在本条所提出的温病祛邪要点，是指导温病治疗非常重要的原则，临床上应予以遵循，并灵活把握。

【原文】 温病由口鼻而入，鼻气通于肺，口气通于胃。肺病逆传则为心包，上焦病不治，则传中焦，胃与脾也，中焦病不治，即传下焦，肝与肾也。始上焦，终下焦。（1，自注）

【提要】 本条论述阳明温病的主要临床表现以及阳明经腑二证的不同证治。

【精解】 本节阐述了温病三焦传变的规律。吴氏强调温病一般多起始于上焦肺，逆传则入心包。上焦病不解，则传入中焦脾胃；中焦病不解，灼耗真阴，则传入下焦肝肾，即"始上焦，终下焦。"吴氏对温病三焦传变规律的阐述，是对温病病理演变本质的揭示，也是对叶桂卫气营血辨证论治体系的补充，标志着温病学理论体系的完善。从

临床实际而言，并非所有温病都起自上焦肺，也并非所有温病最后都要出现肝肾真阴耗竭，因此，临证之时必须针对不同的疾病具体分析，分别对待。

【原文】本论于阳明下证，峙立三法：热结液干之大实证，则用大承气；偏于热结而液不干者，旁流是也，则用调胃承气；偏于液干多而热结少者，则用增液，所以回护其虚，务存津液之心法也。(11，自注)

【提要】本条论述阳明温病热结阴亏的证治。

【精解】阳明温病，无上焦症状，数日不大便者，应使用攻下法治疗。如患者素体阴液亏虚，尽管大便不通，也不可滥投承气，可用增液汤润肠通便。正如叶霖所说："温病以存津液为第一要着。若阳明病虽不大便，而脉不沉实，腹不硬痛，审系胃腑液干之秘。"药后一昼夜，如大便仍然不通，说明尚有热结存在，可配合调胃承气汤轻下，以使胃气调和而大便通畅。

吴氏指出"热结与液干"是不大便的两大因素，腑实证实者用承气法，偏于阴亏而半虚半实者用增液汤。方中玄参壮水润肠，麦冬能润能通，生地黄滋液不腻，三者合用，寓泻于补，增水行舟，所谓以补药之体作泻药之用，攻实防虚，两擅其用。吴氏自注中所论阳明用下三法，旨在通下之时不要耗伤津液，所谓"务存津液之心法也"。

【原文】阳明温病，下后汗出，当复其阴，益胃汤主之。(12)
益胃汤方（甘凉法）　沙参三钱，麦冬五钱，冰糖一钱，细生地五钱，玉竹炒香一钱五分

水五杯，煮取二杯，分二次服，渣再煮一杯服。

【提要】本条论述阳明温病胃阴大伤的治疗。

【精解】阳明温病常常是热结阴亏的病变，攻下固然是重要的，但养阴生津也是不可或缺的。下后伤阴，汗出又复伤阴。汗为津液所化生，汗出势必导致阴液受伤，故治疗上"当复其阴"为主。复阴，是指复其胃阴而言。胃为水谷之海，十二经脉皆禀气于胃，胃阴复则能食，而全身的阴液就可得以恢复。方用益胃汤，方中沙参、麦冬、冰糖清养胃阴，细生地黄、玉竹生津养液，滋而不腻，为益胃养阴之良方。

【原文】阳明温病，下之不通，其证有五：应下失下[1]，正虚不能运药[2]，不运药者死，新加黄龙汤主之。喘促不宁，痰涎壅滞，右寸实大，肺气不降者，宣白承气汤主之。左尺牢坚[3]，小便赤痛，时烦渴甚，导赤承气汤主之。邪闭心包，神昏舌短，内窍不通，饮不解渴者，牛黄承气汤主之。津液不足，无水舟停者，间服增液，再不下者，增液承气汤主之。(17)

新加黄龙汤（苦甘咸法）　细生地五钱，生甘草二钱，人参一钱五分另煎，生大黄三钱，芒硝一钱，元参五钱，麦冬连心五钱，当归一钱五分，海参洗二条，姜汁六匙

水八杯，煮取三杯。先用一杯，冲参汁五分、姜汁二匙，顿服之，如腹中有响声，

或转矢气者，为欲便也；候一二时不便，再如前法服一杯；候二十四刻，不便，再服第三杯；如服一杯，即得便，止后服，酌服益胃汤一剂（益胃汤方见前），余参或可加入。

宣白承气汤方（苦辛淡法）　生石膏五钱，生大黄三钱，杏仁粉二钱，栝楼皮一钱五分

水五杯，煮取二杯，先服一杯，不知再服。

导赤承气汤　赤芍三钱，细生地五钱，生大黄三钱，黄连二钱，黄柏二钱，芒硝一钱

水五杯，煮取二杯，先服一杯，不下再服。

牛黄承气汤　即用前安宫牛黄丸二丸，化开，调生大黄末三钱，先服一半，不知再服。

增液承气汤　即于增液汤内，加大黄三钱，芒硝一钱五分。

水八杯，煮取三杯，先服一杯，不知再服。

【注释】

[1] 应下失下：应该用攻下法治疗而没能及时应用。

[2] 正虚不能运药：正气严重亏虚，影响药物的吸收和运化，药物作用不能发挥。

[3] 左尺牢坚：左手尺部的脉象实大弦长而硬。

【提要】 本条论述五种阳明腑实兼证的病机、主症、治法和方剂。

【精解】 "阳明温病，下之不通，其证有五"，应理解为使用攻下法仍未取效，或不能单纯用攻下法的五种病证。这是因为除了阳明腑实外，尚有其他病理因素存在，单纯用攻下法并不对证，故无效。其具体有五种类型：

邪正合治法：适用于阳明腑实应下失下，邪气留连，正气内虚，不能运药。当采用扶正逐邪，邪正合治。用新加黄龙汤，方中以增液承气汤滋阴攻下，海参补液，人参补气，姜汁宣通气分，当归宣通血分，甘草调和诸药，共奏补益气阴、攻下腑实之效。

脏腑合治法：适用于痰热阻肺，腑有热结者。此时不能徒恃通下所能取效，须一面宣肺气之痹，一面逐肠胃之结。方用宣白承气汤，药用杏仁、栝楼皮宣肺，石膏清肺胃之热，大黄逐热结。

二肠同治法：用于阳明腑实，小肠热盛证。此时治法，一以通大便之秘，一以泄小肠之热，选用导赤承气汤，方中大黄、芒硝攻大肠腑实，黄连、黄柏泄小肠之热，生地黄、赤芍滋膀胱之液。故属大小肠合治之法。

两少阴合治法：用于热入心包，阳明腑实。此时徒攻阳明无益，须同时开少阴心窍方可。方选牛黄承气汤，一以牛黄丸清心开窍，一以大黄攻下泄热，以急消肾液亡失之虞。

气血合治法：由于阴液亏耗，大便不通，有如江河无水，船舶不能行驶一样，治用

"增水行舟"之增液汤，以滋阴通便。服二剂后大便仍不下者，乃因邪入阳明，阴液损伤太重，可用养阴荡结之增液承气汤，此为一腑之中"气血合治"的治法。

朱武曹云："五证精细详核。此论反复详尽，无一字非的义，诚得《内经》《金匮》之精。"高度赞扬了吴瑭对泻下法的突出贡献。

【原文】斑疹，用升提，则衄，或厥，或呛咳，或昏痉，用壅补则瞀乱[1]。（23）

【注释】

[1] 瞀乱：指心中闷乱，头目昏眩。

【提要】本条论述斑疹的治疗禁忌。

【精解】斑与疹二者有别，发生的机制有所不同。而本节所说的斑疹含义虽有注家认为是包括斑与疹二者在内，而实际上主要指斑及斑疹并发者而言，也就是邪热已深入营血后在皮肤上的反映，即吴氏所说的"邪在血络"。

邪热已内陷营血，所以治疗应以凉血解毒为主，如夹疹者，可配合轻宣透发之品，也即原文所说的"轻宣凉解"。在本条治禁中所说的升提，是指用辛温之剂发散透疹之法。这一治法主要是针对风疹、麻疹表气郁闭较甚者而设，但通常对这类疾病治疗上还是以辛凉宣透为主，也不是滥用辛温升提，更不要说是用于斑疹等营血有热之证。

至于原文中所提出的忌用壅补，对一般斑疹治疗并无使用的必要，因斑疹本是邪热之证，治以清解为主。但在温病发斑疹时，如正气大虚而出现斑疹内陷之逆证，临床上可出现体温骤降、斑疹突然隐没等见证，当用补气以托斑疹之法，此则不属禁忌之法。

【原文】阳明温病，无汗，实证未剧，不可下，小便不利者，甘苦合化，冬地三黄汤主之。（29）

冬地三黄汤方（甘苦合化阴气法）　麦冬八钱，黄连一钱，苇根汁半酒杯冲，元参四钱，黄柏一钱，银花露半酒杯冲，细生地四钱，黄芩一钱，生甘草三钱

水八杯，煮取三杯，分三次服，以小便得利为度。

【提要】本条论述阳明温病热炽阴伤之小便不利的证治。

【精解】本条所论为温病热炽伤阴所致无汗、小便不利。本条后自注云："大凡小便不通，有责之膀胱不开者，有责之上游结热者，有责之肺气不化者。温热之小便不通，无膀胱不开证，皆上游（指小肠而言）热结，与肺气不化而然也。"吴鞠通分析小便不利的原因有三：膀胱不开、上游（小肠）结热、肺气不化。实质总不外津液不足与津液不布两大原因。阳明温病，病在气分，理应高热不退、大汗不止，今反无汗、小便不利，是由于邪热内郁小肠，津液耗伤，肺失宣通所致。至于"实证未剧"，是指阳明热结之证并不显著，因此"不可下"，否则更会大伤阴液。

热炽阴伤之小便不利的治疗，应用"甘苦合化"之冬地三黄汤，滋阴生津，泻火

解毒。本方以苦寒与甘寒之品相合，生化阴气，清泄邪热，使上源清，津液生，虽不利水而小便自利。本方以生地黄、麦冬、玄参甘寒滋阴生津，黄连、黄芩、黄柏苦寒清泄郁热；花露、苇汁甘凉滋润，轻清肃上，助肺气之布化，肺为水之上源，气化则津液生；生甘草与地黄、麦冬、三黄等相伍，共成甘苦合化阴气之法。吴鞠通自注云："小肠为火腑，故以三黄苦药通之；热结则液干，故以甘寒润之；金受火刑，化气维艰，故倍用麦冬以化之。"本条之小便不利，重在阴伤，故以甘寒滋润生津为主，而苦寒之药用量极轻者，乃是虑其化燥伤阴之弊。同时，吴氏还强调："温病小便不利者，淡渗不可与也，忌五苓、八正辈。"意在说明温病小便不利，切不可强行利水，应滋水以充源泉，待水足则小便自通，故方后服法特意指出"以小便得利为度"。

【原文】温病小便不利者，淡渗不可与也，忌五苓、八正辈。(30)

【提要】本条论述温病伤阴而致小便不利时不可用淡渗法。

【精解】本条论述温病伤阴所致小便不利，忌用淡渗法。本条承上条之意，进一步提出在温病中出现小便不利，应以养阴清热为大法，不可见小便不利而滥用淡渗利尿之剂。温病邪热内盛时，多有小便不利之象，在上一条自注中，吴鞠通分析小便不利的原因有膀胱不开、上游（小肠）结热、肺气不化三条，实质总不外津液不足与津液不布两大原因。因温病是由温邪引起的，温热邪气或湿热邪气化燥后均易伤阴耗液，津液不足则水道不充而出现小便不利。治疗应当滋阴清热。淡渗伤津，阴液更损，实非所宜。五苓散通阳化气，八正散利湿通淋，各有所主，是在必忌。正如吴鞠通自注曰："此用淡渗之禁也。热病有余于火，不足于水，惟以滋水泻火为急务，岂可再以淡渗动阳而烁津乎？"

但应注意，温病小便不利并非皆由阴液耗伤所致，也有其他原因引起的，特别是在湿热病中，如湿邪阻于下焦、三焦功能失常等也可引起小便不利，此时淡渗就是当用之法。所以笼统地说温病小便不利不能用淡渗法，似较片面。但本条因紧接于阳明温病之后而论，所指当是热盛津伤之小便不利。

【原文】脉洪滑，面赤身热头晕，不恶寒，但恶热，舌上黄滑苔，渴欲凉饮，饮不解渴，得水则呕，按之胸下痛，小便短，大便闭者，阳明暑温，水结在胸也，小陷胸汤加枳实主之。(38)

小陷胸加枳实汤方（苦辛寒法）　黄连二钱，栝楼三钱，枳实二钱，半夏五钱

急流水五杯，煮取二杯，分二次服。

【提要】本条论述痰热结胸的证治。

【精解】本条后自注云："脉洪面赤，不恶寒，病已不在上焦矣。暑兼湿热，热甚则渴，引水求救。湿郁中焦，水不下行，反来上逆，则呕。胃气不降，则大便闭。"本条所论为阳明暑温，邪入中焦，热邪与痰水互结于胸膈胃脘而成的痰热结胸证。里热炽

盛，上蒸头面，气血充斥，故面赤、身热、头晕；邪热伤津，故渴欲凉饮；痰热互结，气机阻滞，津不上承，胃失和降，故饮不解渴，得水则呕；痰热水湿聚于胃脘，阻滞气机，故按之胸下痛；热邪伤津，且腑气不通，故小便短、大便闭；舌苔黄滑、脉洪滑皆为痰热内停之征。

本证可与阳明热炽证、阳明腑实证、热灼胸膈证相鉴别。本证所见身热恶热、面赤而喜凉饮，有似阳明无形热盛，然苔滑腻不燥，且胸脘按之作痛，则可与之鉴别。本证所见之大便闭，又似阳明腑实，然虽有大便秘结而无腹满痛拒按，且苔黄滑腻而不燥，故亦可鉴别。至于本证与热灼胸膈之凉膈散证相比，虽病位相同，然病因有异，脉证亦不相同，热灼胸膈证是上焦热炽微兼腑实，以热甚、烦躁、胸膈灼热如焚为特点，而本证乃痰热互结于胸脘，以渴欲凉饮，饮不解渴，得水则呕，按之胸下痛为着眼点，可资鉴别。

痰热结胸证的治疗，应选用小陷胸汤加枳实，清热化痰，宽胸散结。本方组成即《伤寒论》小陷胸汤加枳实，方用黄连苦寒清热燥湿，半夏辛苦温燥，用量最大，加强其化痰散结、和胃降逆止呕之功效。栝楼（即瓜蒌）甘寒，宽胸化痰；枳实味苦，降气开结。本方辛苦合用，辛开苦降，清泄痰热，宣畅气机，正如吴鞠通所言："故以黄连、瓜蒌清在里之热痰，半夏除水痰而强胃。加枳实者，取其苦辛通降，开幽门而引水下行也。"

【原文】暑温蔓延三焦，舌滑微黄，邪在气分者，三石汤主之；邪气久留，舌绛苔少，热搏血分者，加味清宫汤主之；神识不清，热闭内窍者，先与紫雪丹，再与清宫汤。（41）

三石汤方　飞滑石三钱，生石膏五钱，寒水石三钱，杏仁三钱，竹茹炒二钱，银花三钱花露更妙，金汁一酒杯冲，白通草二钱

水五杯，煮成二杯，分二次温服。

加味清宫汤方　即于前清宫汤内加知母三钱，银花二钱，竹沥五茶匙冲入。

【提要】本条论述暑温弥漫三焦的证治，及内陷营血、热闭心包的辨识与治疗。

【精解】本条首先所论为暑湿弥漫三焦证。本条后自注云："蔓延三焦，则邪不在一经一脏矣，故以急清三焦为主。"暑温"蔓延三焦"，是指暑湿之邪并不局限于某一脏腑，而是上中下三焦俱病，上焦肺气不化，中焦脾胃失运，下焦膀胱不利，临床表现复杂多样，可出现身热、面赤、耳聋、足冷、脘痞、小便短赤、大便溏臭、肛门灼热、苔黄腻等。上中下三焦互相影响，上焦肺气不化，则下焦水道不利；水道不利，则暑湿难以外泄，故吴鞠通曰："然虽云三焦，以手太阴一经为要领。盖肺主一身之气，气化则暑湿俱化。"

暑湿弥漫三焦，病变在气分，治疗可用三石汤，清暑利湿，宣通三焦。本方以杏仁

宣开上焦肺气以达膀胱，气化则暑湿易化；石膏、寒水石、竹茹清泻中焦暑热；滑石、通草清利下焦暑湿；金银花、金汁涤暑解毒。诸药共奏清暑利湿、宣通三焦之功。正如吴氏所言："肺经之药多兼走阳明，阳明之药多兼走肺也。再肺经通调水道，下达膀胱，肺痹开则膀胱亦开，是虽以肺为要领，而胃与膀胱皆在治中，则三焦俱备矣，是邪在气分而主以三石汤之奥义也。"

若邪气久留，邪从燥化，可内陷营血，甚则热闭心包。"舌绛苔少"即是热邪深入营分而蒙蔽心包之征，可用加味清宫汤治疗，清心热，护心阴。因其证乃气分发展而来，故加知母以清气分热邪；加金银花以其芳香透邪，冀其透热转气；加竹沥则取其清热豁痰之功。诸药相配，共成清心护阴，透热涤痰之剂。若更见"神识不清，热闭内窍"，是邪热内盛，心窍闭阻之象，先与紫雪丹清热开窍，再服用清宫汤善后。

【原文】脉缓身痛，舌淡黄而滑，渴不多饮，或竟不渴，汗出热解，继而复热，内不能运水谷之湿，外复感时令之湿，发表攻里，两不可施，误认伤寒，必转坏证，徒清热则湿不退，徒祛湿则热愈炽，黄芩滑石汤主之。(63)

黄芩滑石汤方（苦辛寒法）　黄芩三钱，滑石三钱，茯苓皮三钱，大腹皮二钱，白蔻仁一钱，通草一钱，猪苓三钱

水六杯，煮取二杯，渣再煮一杯，分温三服。

【提要】本条论述湿热病湿热蕴阻中焦气分的证治和禁忌。

【精解】本条首先论述湿热蕴阻中焦的临床表现与病因。"脉缓身痛，舌淡黄而滑，渴不多饮，或竟不渴，汗出热解，继而复热"，是湿热蕴阻，胶着难解之证，其病因为"内不能运水谷之湿，外复感时令之湿"。"内不能运水谷之湿"，则脾胃受困；"外复感时令之湿"，则肌肤经络受邪。即吴鞠通自注所言："内不能运水谷之湿，脾胃困于湿也；外复受时令之湿，经络亦困于湿矣。"与薛生白"太阴内伤，湿饮停聚，客邪再至，内外相引，故病湿热"之说相同。一身内外皆被湿阻，气机不畅，阳气郁闭，则蕴而生热。湿热交蒸则发热；湿阻肌肉经络之间，气血运行不畅则身痛。热蒸湿动，可致汗出，热邪随汗出有外达之机，故汗出热减；然湿浊黏滞，不得汗解，热蕴湿中，湿不祛则热不清，故而复热，即吴氏所言："今继而复热者，乃湿热相蒸之汗，湿属阴邪，其气留连，不能因汗而退，故继而复热。"热盛则口渴，然里有湿停，故虽渴而不多饮，或竟不渴。舌苔淡黄而滑，脉缓均为湿热蕴阻之征。

本证乃湿热蕴阻中焦气分，成胶着难解之势，治疗有所禁忌。"发表攻里，两不可施，误认伤寒，必转坏证，徒清热则湿不退，徒祛湿则热愈炽。"本证身痛、汗出、脉缓，有似太阳中风，但脉虽缓而不浮，且舌苔滑腻，则知非中风之证。若误以中风法治之，投以桂枝剂发表解肌，则反助其热。若见大便不爽而误用攻下，则易伤脾胃阳气，而致下利不止。湿热胶着，单纯以苦寒药清热，则湿不能祛，反易冰伏；单纯用温燥药

燥湿，则又易助热，二者皆非所宜。

本证的治疗，应化湿、清热并施，选用黄芩滑石汤。方中黄芩清热燥湿；滑石清热利湿；茯苓皮、通草、猪苓淡渗利湿；大腹皮燥湿行气；气行则湿易祛；白蔻仁辛温芳香，醒脾开郁。诸药相伍，化湿清热，宣通气机，分消走泄。正如吴鞠通自注所言："共成宣气利小便之功，气化则湿化，小便利则火腑通而热自清矣。"

【原文】痹之因于寒者固多，痹之兼乎热者，亦复不少。（65，自注）

【提要】本条论述痹证的病因分类，并强调热痹。

【精解】本条论述痹证按病因可分为寒痹、热痹，并着重强调了热痹。《素问·痹论》曰："风寒湿三气杂至，合而为痹也。其风气胜者为行痹，寒气胜者为痛痹，湿气胜者为着痹也。"痹证多"逢寒则急，逢热则纵。"不过，风、寒、湿之邪，留滞经络、关节，时久必化热，或素有蕴热，复感风寒时邪，热为外邪所遏，均会导致"热痹"产生。正如吴鞠通所言："《经》谓：'风寒湿三者合而为痹。'《金匮》谓：'经热则痹。'盖《金匮》诚补《内经》之不足。痹之因于寒者固多，痹之兼乎热者，亦复不少，合参二经原文，细验于临证之时，自有权衡。"

本条为《温病条辨·中焦篇》第六十五条自注，结合全文可知，此处所论"热痹"实为湿热痹证，是一种湿热并重，内而湿聚热蒸，外而蕴于经络、关节之间，以致脉络不和，气血运行不畅之证，可见到"寒战热炽，骨骱烦疼，舌色灰滞，面目痿黄"等表现。湿热邪气，病性缠绵，或由其他痹证转化而来，久久难愈，故吴氏曰："寒痹势重而治反易，热痹势缓而治反难，实者单病躯壳易治，虚者兼病脏腑夹痰饮腹满等证，则难治矣，犹之伤寒两感也。"

痹证的治疗总以祛邪通痹为基本原则。初病多邪实，当重视祛邪。应根据邪气偏胜，权衡主次，杂合以治。而湿热痹证多用清热利湿，宣痹止痛之法。

下焦篇

【原文】脉虚大，手足心热甚于手足背者，加减复脉汤主之。（1）

【提要】本条论述温病后期真阴耗伤的证治。

【精解】本条为《温病条辨·下焦篇》首条，与前半部分互参，以鉴别温病后期真阴耗伤证。本条前半部分为"风温、温热、温疫、温毒、冬温，邪在阳明久羁，或已下，或未下，身热面赤，口干舌燥，甚则齿黑唇裂，脉沉实者，仍可下之"，论述温热邪气燔炽阳明气分日久，热邪消灼津液，若脉沉实者，是属阳明腑实，燥热伤阴之候，无论是否攻下，仍可用下法治疗。若"脉虚大，手足心热甚于手足背"，乃温病后期，邪入下焦，耗伤真阴所致，属肾阴大伤之证，当用加减复脉汤以滋养肾阴。即使见到大便秘结，也不可用下法。吴鞠通解释云："若中无结粪，邪热少而虚热多，其人脉必虚，手足心主里，其热必甚于手足背之主表也。若再下其热，是竭其津而速之死也。"

温病后期真阴耗伤证的治疗，应用加减复脉汤滋补肝肾，养阴润燥。加减复脉汤是从《伤寒论》炙甘草汤去参、桂、姜、枣、酒加白芍而成，吴瑭自注曰："在仲景当日，治伤于寒者之脉结代，自有取于参、桂、姜、枣以复脉中之阳，今伤于温者之阳亢阴竭，不得再补其阳也。用古法而不拘用古方，医者之化裁也。"方中以白芍、地黄、阿胶、麦冬滋养肝肾真阴；炙甘草、麻仁扶正润燥。全方共奏滋阴退热、养阴扶正润燥之功。为治疗温邪深入下焦，肝肾阴伤之主方。吴氏云："热邪深入，或在少阴，或在厥阴，均宜复脉。"但是若壮火尚盛，不得与之，恐滋腻恋邪。

【原文】少阴温病，真阴欲竭，壮火复炽，心中烦，不得卧者，黄连阿胶汤主之。(11)

黄连阿胶汤方（苦甘咸寒法）　黄连四钱，黄芩一钱，阿胶三钱，白芍一钱，鸡子黄二枚

水八杯，先煮三物，取三杯，去滓，纳胶烊尽，再纳鸡子黄，搅令相得，日三服。

【提要】本条论述少阴温病阴虚火炽的证治。

【精解】本条首先论述少阴温病阴虚火炽证的病机与临床表现。"少阴温病"，指温热邪气深入手少阴心经与足少阴肾经，温热邪气久羁，阴液大伤。"真阴欲竭，壮火复炽"即为阴虚火炽之证，指热邪下灼足少阴肾水，肾阴将欲枯竭，不能上济于心；而热邪又上助手少阴心火，心火亢盛，不能下交于肾。火愈亢而阴愈伤，阴愈亏而火愈炽。心肾不交，阳不入阴，邪热扰心，故"心中烦，不得卧"。正如吴鞠通自注所云："心中烦，阳邪挟心阳独亢于上，心体之阴，无容留之地，故烦杂无耐，不得卧，阳亢不入于阴，阴虚不受阳纳，虽欲卧得乎！此证阴阳各自为道，不相交互，去死不远。"需要指出的是，本证虽为少阴下焦病证，正气甚虚，但病邪亦衰，病变主要是心肾不交，故"去死不远"有言过其实之嫌。除原文所述，本证还可见到身热不甚，或热势已退，舌红苔薄黄而干或薄黑而干，脉细数等。

本证的治疗应选用《伤寒论》黄连阿胶汤，泄火育阴。方中以黄连、黄芩苦寒直折，清邪热，泄心火，坚真阴；鸡子黄交通心肾，养心而滋肾，安中焦，补精血；阿胶配白芍，滋补肝肾，养真阴，抑亢阳。诸药配伍，上泄心火，下滋肾水，为泄火育阴、攻补兼施之方。吴鞠通分析该方"以黄芩从黄连，外泻壮火而内坚真阴；以芍药从阿胶，内护真阴而外捍亢阳。名黄连阿胶汤者，取一刚以御外侮，一柔以护内主之义也"。

【原文】夜热早凉，热退无汗，热自阴来者，青蒿鳖甲汤主之。(12)

青蒿鳖甲汤方（辛凉合甘寒法）　青蒿二钱，鳖甲五钱，细生地四钱，知母二钱，丹皮三钱

水五杯，煮取二杯，日再服。

【提要】本条论述温病后期邪伏阴分的证治。

【精解】本条首先论述了温病后期邪伏阴分的临床表现和病机。人体卫气日行于表，夜行于阴。温热病后期，余热留于阴分，卫气夜入阴分与邪相争，两阳相加，故夜热；天明卫气行于阳，不与邪争，故早凉；留伏之余邪未能随卫气外出，故"热退无汗"。"热自阴来"进一步强调发热的病机为阴液已亏，余热留伏阴分，而非上、中焦阳热所致。正如吴鞠通自注所云："夜行阴分而热，日行阳分而凉，邪气深伏阴分可知；热退无汗，邪不出表而仍归阴分，更可知矣，故曰热自阴分而来，非上、中焦之阳热也。"此外，本证尚可见到形瘦能食，舌红少苔、脉沉细等。因余邪久留，营阴耗损，肌肤失于充养，故可见形瘦；但病在阴分，与脾胃无关，故能食；舌红苔少，脉沉细略数为余热内伏，阴液耗伤之象。

本证治疗应用青蒿鳖甲汤，滋阴清热，搜邪透络。方中以鳖甲咸寒滋阴，入络搜邪；青蒿苦寒芳香，透络清热，两药相配，导邪从阴分而出。本方之用，妙在青蒿与鳖甲的配伍，吴鞠通指出"此方有先入后出之妙，青蒿不能直入阴分，有鳖甲领之入也；鳖甲不能独出阳分，有青蒿领之出也"。二药相合，搜剔阴分邪热，使之透达于外。生地黄滋阴养液；丹皮凉血，并散血中余热；知母清热生津润燥，并清气分之邪热。诸药合用使阴分邪热得以透解。

【原文】下焦温病，热深厥甚，脉细促，心中憺憺大动[1]，甚则心中痛者，三甲复脉汤主之。(14)

三甲复脉汤方（同二甲汤法）　即于二甲复脉汤内，加生龟板一两。

【注释】

[1] 心中憺（dàn）憺大动：语出《素问·至真要大论》。形容心跳剧烈，心神不安的感觉。如古人云："若游鱼失水而腾跃。"

【提要】本条论述阴亏较重，肝风内动而心中憺憺大动的证治。

【精解】本条从《温病条辨·下焦篇》第13条所述之证发展而来。上条为"热邪深入下焦，脉沉数，舌干齿黑，手指但觉蠕动，急防痉厥，二甲复脉汤主之"，乃温病热邪深入下焦，灼伤肾阴，水不涵木，虚风内动，仅见手指蠕动，为将发痉厥之预兆。而本条吴鞠通自注为"痉厥已作"，且上条是"脉沉数"，本条已为"脉细促"，乃是热邪深入下焦，热灼阴竭，心脉失养而急促不振；上条无明显的心悸，本条已是"心中憺憺大动，甚则心中痛"，乃因肾阴大伤，不能上养心神，心失所养，故动荡不安，心胸疼痛。正如吴氏所言："心中动者，火以水为体，肝风鸱张，立刻有吸尽西江之势，肾水本虚，不能济肝而后发痉，既痉而水难猝补，心之本体欲失，故憺憺然而大动也。甚则痛者，'阴维为病主心痛'，此证热久伤阴，八脉丽于肝肾，肝肾虚而累及阴维故心痛。"综上说明，本条较二甲复脉汤之肝肾真阴虚损的虚风渐动为重，其辨证关键在于

"心中憺憺大动，甚则心中痛"，其病变涉及肾、肝、心三脏。

本证治疗用三甲复脉汤，滋养肝肾，息风潜阳，即在二甲复脉汤基础上加龟板而成，以"镇肾气，补任脉，通阴维"，交通心肾。其实，本方为加减复脉汤加生牡蛎、生龟板、生鳖甲"三甲"而成。本证之风动，乃真阴亏损所致，其治疗正如薛雪所说："投剂以息风为标，养阴为本。"故本方用加减复脉汤滋养肝肾之阴，以治其本；以三甲潜镇风阳，以治其标。

【原文】热邪久羁[1]，吸烁真阴，或因误表，或因妄攻，神倦瘛疭[2]，脉气虚弱，舌绛苔少，时时欲脱者，大定风珠主之。(16)

大定风珠方（酸甘咸法）　生白芍六钱，阿胶三钱，生龟板四钱，干地黄六钱，麻仁二钱，五味子二钱，生牡蛎四钱，麦冬连心六钱，炙甘草四钱，鸡子黄生二枚，鳖甲生四钱

水八杯，煮取三杯，去滓，再入鸡子黄，搅令相得，分三次服。喘加人参，自汗者加龙骨、人参、小麦，悸者加茯神、人参、小麦。

【注释】

[1] 羁：停留。

[2] 瘛疭：是动风的表现。瘛是筋脉拘急而挛缩，疭是筋脉弛张而舒缓。手足收缩交替即为瘛疭。

【提要】本条论述误治后气阴大衰，虚风内动较甚而时时欲脱的证治。

【精解】本条所论为温病真阴已伤，又误用汗、下之法所致风动欲脱的证候。下焦温病，热邪久羁不退，本已"吸烁真阴"，真阴大伤，又因误用汗、下之法，更劫夺肝肾阴精。因热耗真阴，邪少虚多，阴精亏虚不能上养心神，可见神倦肢疲；水不涵木，虚风内动则见手足瘛疭；真阴大伤，脉道不充，舌体失养故"脉气虚弱，舌绛苔少"；若阴竭至极，阳气欲越，则见"时时欲脱"之状。正如吴鞠通自注所言："此邪气已去八、九，真阴仅存一、二之治也。观脉虚苔少可知。"

本证为阴虚风动，时时欲脱的危重症，治用大定风珠滋阴固脱，潜阳息风。本方即三甲复脉汤中麦冬增量，麻仁、炙甘草、"三甲"减量，再加五味子、鸡子黄而成。方用干地黄、麦冬、麻仁、阿胶滋养肝肾；牡蛎、龟板、鳖甲育阴潜阳；五味子、白芍、炙甘草酸甘化阴，补阴敛阳；鸡子黄滋养心肾，以增强滋阴息风留阳之效。正如吴氏所言："全方以大队浓浊填阴塞隙，介属潜阳镇定；以鸡子黄一味，从足太阴，下安足三阴，上济手三阴，使上下交合，阴得安其位，斯阳可立根基，俾阴阳有眷属一家之义，庶不致绝脱。"

本方为治疗虚风内动，阴竭至极，阳气欲越之重剂，临床须以邪热已去纯属阴虚风动者为宜。若壮火尚盛者，不可与之；若喘者，加人参；自汗加龙骨、人参、浮小麦；

若心悸，加伏神、人参、小麦。

【原文】暑邪深入少阴消渴者，连梅汤主之；入厥阴麻痹者，连梅汤主之；心热烦躁神迷甚者，先与紫雪丹，再与连梅汤。(36)

连梅汤方（酸甘化阴酸苦泄热法）　云连二钱，乌梅去核三钱，麦冬连心三钱，生地三钱，阿胶二钱

水五杯，煮取二杯，分二次服。脉虚大而芤者，加人参。

【提要】本条论述暑邪深入少阴、厥阴所致消渴、麻痹、烦躁神迷的证治。

【精解】本条首论暑伤少阴所致消渴的治疗。暑温后期，暑热久羁，渐入少阴，壮热已退而低热不减，心烦口渴日渐加重，竟至消渴，应治宜连梅汤。吴鞠通本条自注解释消渴的病机："肾主五液而恶燥，暑先入心，助心火独亢于上，肾液不供，故消渴也。再心与肾均为少阴，主火，暑为火邪，以火从火，二火相搏，水难为济，不消渴得乎！"即暑为火邪，心为火脏，暑入少阴，两火相搏，则肾液为之消灼，故消渴不已。故用连梅汤泄热化阴，泄少阴心火，滋少阴肾水，以治消渴。

本条又论述暑伤厥阴所致麻痹的治疗。暑热邪气深入足厥阴肝经，肝藏血而主筋，肝肾同源，精血互生，肾阴耗伤，水不涵木，筋失所养，故见麻痹。吴氏自注曰："肝主筋而受液于肾，热邪伤阴，筋经无所秉受，故麻痹也。"病因既为暑热，病机又为肝肾阴虚，故亦可用连梅汤滋阴生津，养血柔肝。

本条最后论述暑邪入于手厥阴心包所致烦躁神迷的治疗。暑入心包，神明闭阻，故心烦躁扰，神志不清。此证多兼有壮热不退，舌绛苔黄，多在暑温中期出现，故先用紫雪丹泄热开窍，再用连梅汤酸苦泄热，酸甘化阴。正如吴氏所言："先与紫雪丹者，开暑邪之出路，俾梅、连有入路也。"

暑邪深入厥阴、少阴，皆可用连梅汤清心泻火，滋肾养阴。本方是由《伤寒论》黄连阿胶汤去黄芩、芍药、鸡子黄，加乌梅、麦冬、生地而成。方以黄连清心火之亢盛，阿胶、生地、乌梅、麦冬滋肾阴之不足。且乌梅与黄连合用，则酸苦以泄热；与生地合用，则酸甘以化阴，故吴瑭称本方为"酸甘化阴，酸苦泄热法"，使心火及余热得泄，肾水得复，则诸恙自愈。

杂说　治病法论

【原文】治上焦如羽（非轻不举），治中焦如衡（非平不安），治下焦如权（非重不沉）。

【提要】本条论述温病三焦病证的治疗原则。

【精解】本条根据三焦生理病理特性，提出温病三焦病证的治疗原则。人体内有三焦的区分，温病有三焦传变，治疗也应有上、中、下三焦的不同原则。

"治上焦如羽（非轻不举）"，"羽"意为轻。初病，邪在上焦肺卫，病位高而近于表，病情较轻。治疗上焦病证，应选用轻清宣散或芳香清化的方药为主，吴氏在银翘散方论中说"有轻以去实之能"。不能用过于苦寒沉降之品，以免药过病所。同时，用药剂量也宜轻，煎药时间也宜较短，均体现了"轻"的特点。

"治中焦如衡（非平不安）"，"衡"指秤杆，意为平。病在中焦，部位处于上下之间，是气机升降出入的枢纽。治疗中焦病证，必须平定邪势之盛，斡旋气机升降，使机体阴阳气血归于平衡。此外，对于湿热之邪在中焦者，应根据湿与热之孰轻孰重而予清热化湿之法，不能单治一边，也体现了"平"的特点。

"治下焦如权（非重不沉）"的"权"，指秤砣，意为重。下焦的部位最低，在里在下，其治无论攻补，都应用沉重之品，才能达下。治疗下焦真阴不足，药物以重镇滋填厚味之品为主，使之直入下焦滋补肾阴，或用介类重镇之品以平息肝风；若治疗下焦湿热，则应用利湿导滞，通调二便之品导邪外出，这些都体现了"重"的特点。

外感温病篇

【原文】风温为病，春月与冬季居多，或恶风，或不恶风，必身热、咳嗽、烦渴，此风温之证提纲也。（1）

【提要】本条论述风温的发生季节和初起的临床特点，以作为全篇辨证的提纲。

【精解】本条首先论述风温的发生季节。风温虽一年四季均有，但主要以冬春为多见。因春天气候温暖多风，邪易传播，且此时人体阳气升发，腠理舒张，体虚之人，易感邪发病。冬天气候本应寒冷，如应冷反温，体虚之人感非时之气，也易发病，正如本条自注所言："春月风邪用事，冬初气暖多风，故风温之病多见于此。"

本条接着论述风温初起的临床表现。风温的病因为风热病邪，属阳热之邪，侵袭人体多先犯肺卫。卫气被郁，开阖失司，可见恶风，或不恶风，身热；风热之邪侵犯肺经，肺气失于宣畅则咳嗽；风热之邪易于损伤阴津，故烦渴。陈平伯自注曰："风邪属阳，阳邪从阳，必伤卫气，人身之中，肺主卫，又胃为卫之本。是以风温外薄，肺胃内应，风温内袭，肺胃受病。其温邪之内外有异形，而肺胃之专司无二致。故恶风为或有之症，而热渴，咳嗽为必有之症也。"从"肺主卫，又胃为卫之本"推论到肺胃为风温必犯之地。但就风温初起而论，病变重心多在于肺。就其传变而论，则多传于胃，此与叶天士"温邪上受，首先犯肺，逆传心包"，意义相近，可互相发挥。

此外，陈氏在自注中还指出："风温为燥热之邪，燥令从金化，燥热归阳明，故肺胃为温邪必犯之地，且可悟风温为燥热之病，燥则伤阴，热则伤津，泄热和阴，又为风温病一定之治法也。反此即为逆矣。"其强调风温的燥热之性，易伤津液，故应以泄热和阴为治疗大法。本条详论风温的发病、病因、初起的临床表现、病位和治疗大法，故当为风温之提纲。

温疫论

【原文】 夫温疫之为病，非风、非寒、非暑、非湿，乃天地间别有一种异气[1]所感，其传有九，此治疫紧要关节。

【注释】

[1] 异气：指自然界某些特异性的致病因素，侵犯人体后可引起具有较强传染性，并能导致流行的疫病，又称为疠气、疠气、戾气等。

【提要】 本条指出异气是温疫的特异性致病因素。

【精解】 本条论述温疫的特异性致病因素是异气。疫病的病因，传统多归结于气候的异常，如王叔和在《伤寒例》中说："非其时而有其气，是以一岁之中，长幼之病多相似者，此则时行之气也。"并提出"时行疫气之法，皆当按斗历占之"。固然，气候的异常变化，在一定程度上，会给疫病的流行造成有利条件，但这毕竟不是直接致病因素。吴又可根据自己的实践经验，明确提出"余论则不然"，温疫病的发病原因决非风、寒、暑、湿等气候因素所致，而是感受了自然界中的一种特异性致病因素"疠气（异气）"。人群对这类"疠气"极其易感，"无论老少强弱，触之者即病"，从而容易引发温疫的流行。

"异气"致病具有周期性、地域性和季节性。吴又可在《温疫论·原病》中说："疫者感天气之疠气，在岁运有多寡，在方隅有厚薄，在四时有盛衰"，即疫病的流行每年有程度轻重之分，不同地区发病多少亦有区别，各个季节的发病情况亦有差异。

疫病的传变有九种方式，在《温疫论·统论疫有九传治法》中有详细论述。简而言之，邪离膜原，其传变或从表解，或内陷入里。虽仅有从表从里两大途径，但其过程和传变方式错综复杂。有先有表证，继而出现里证者；有先有里证，而后出现表证者；有仅出现表证而无里证者；有仅出现里证而无表证者；有表证较重，而里证较轻者；有里证较重，而表证较轻者；有同时表里分传者；有表解后复现里证者；有里证解后复现里证者。此即吴氏所谓的"九传"，种种不一，在临床上要能察证而知变，因变而施治。

【原文】 凡人口鼻之气，通乎天气，本气[1]充满，邪不易入，本气适逢亏欠，呼吸之间，外邪因而乘之。

【注释】

[1] 本气：人体自身的正气。

【提要】 本条论述疫病的传播途径，及人体正气强弱在发病中的作用。

【精解】本条论述疫病的传播途径，并强调了人体正气的强弱在疫病发病中的作用。吴又可认为疫病的传播，有"天受"，即通过空气传播；有"传染"，即通过与患者直接接触而感染。"所感虽殊，其病则一"，疫病的传播虽有"天受""传染"之异，但总由口鼻而入，这一认识是对传统的"邪从皮毛而入"理论的重大发展，与现代医学的观点颇相吻合。人之口鼻与天气相通，当人体自身正气充足时，邪气自然无隙可乘，如果人体正气恰好亏欠不足，邪气就可通过口鼻乘机而入。疫病的发病，既是因疠气感染，又不否认人体正气在发病上所起的主导作用，并以"昔有三人，冒雾早行，空腹者死，饮酒者病，饱食者不病"之例，进一步说明正气在疫病发生中的主导作用。同时，吴氏又指出在特定条件下，疠气在温疫发病中亦能起到决定性作用。即"若其年气来之厉，不论强弱，正气稍衰者，触之即病，则又不拘于此"，可见他对内因和外因与发病关系的认识，是比较正确而且深刻的。至于吴氏后文提到"感之深者，中而即发；感之浅者，邪不胜正，未能顿发……正气被伤，邪气始得张溢"，即感受疫邪后，因邪中的"浅深"不同，其发病有迟早之别，也有一定道理。但其所说的邪中"浅深"似不应仅从邪中部位的浅深来理解，而应包括了邪正双方的力量强弱对比，即疫气毒力较轻，人体正气尚盛者，可能不即时发病，等到具备了一定的条件，如饮食失常、过度劳累、情绪不佳等而引起发病，此皆为"浅"者，反之则属"深"，发病较快。

【原文】温疫初起，先憎寒而后发热，日后但热而无憎寒也。初得之二三日，其脉不浮不沉而数，昼夜发热，日晡益甚，头疼身痛。其时邪在夹脊之前，肠胃之后，虽有头疼身痛，此邪热浮越于经，不可认为伤寒表证，辄用麻黄、桂枝之类强发其汗。此邪不在经，汗之徒伤表气，热亦不减。又不可下，此邪不在里，下之徒伤胃气，其渴愈甚。宜达原饮。

槟榔二钱，厚朴一钱，草果仁五分，知母一钱，芍药一钱，黄芩一钱，甘草五分

上用水二盅，煎八分，午后温服。

【提要】本条论述温疫初起的临床表现、治疗方法和治疗宜忌。

【精解】本条首先论述温疫初起的临床表现。膜原外通肌肉，内近胃腑，为三焦之门户，实一身之半表半里。温疫病初起由于疫邪郁伏膜原，即吴又可所说"邪在夹脊之前，肠胃之后"，以致表里不通，阳气郁阻，故多先憎寒，继而兼见发热，日后则但发热而不恶寒。初起二三日内，脉不浮不沉而数，发热日晡益甚，伴头疼身痛。病轻者苔薄白，病重者白苔厚如积粉，满布舌面，正如本条按语曰："感之轻者，舌上白苔亦薄……感之重者，舌上苔如积粉，满布无隙。"此外，结合按语可知郁伏膜原之邪还可影响三阳经，出现胁痛、口苦、呕吐、耳聋、目痛、眉棱骨痛、眼眶痛、鼻干等相应的症状。温疫初起虽和一般外感病早期的临床表现有所相似，但温疫来势急骤寒热俱重，脉不浮，苔白如积粉，且病情变化多端，二者显然不同，临证应注意鉴别。

本条接着论述温疫初起用达原饮开达膜原的治疗方法。在按语中，吴氏认为槟榔、

草果、厚朴为达原饮中主药，能直达膜原，破戾气所结聚，除伏邪之盘踞，达原饮由此命名。方中知母滋阴清热，白芍敛阴和血，黄芩清燥热，甘草调和中气，吴氏认为此四味并非拔邪除病之品，乃因槟榔、厚朴、草果药性燥烈，故用其调和之。

本条最后论述温疫初起的治疗禁忌。吴氏指出温疫初起，邪在膜原，既不属表证，又不属里证，因而其治疗既忌用辛温发汗解表，误汗则徒伤表气；又不可攻下，误下则徒伤胃气。一方面强调了温疫初起与一般外感热病不同，不能仅用解表，相反误用发汗反伤正气；另一方面也说明了吴氏虽主张用下法治疫，但并非一味蛮攻，温疫初起邪不在胃时，不可强攻，误下反而引邪深入。

【原文】大凡客邪[1]贵乎早逐，乘人气血未乱，肌肉未消，津液未耗，病人不至危殆，投剂不至掣肘[2]，愈后亦易平复。

【注释】

[1] 客邪：指从外界侵入人体的病邪。

[2] 掣肘：掣，牵引。比喻从旁干扰、牵制别人工作。

【提要】本条论述温疫的治疗以逐邪为第一要义，强调逐邪宜早。

【精解】本条提出温疫病的治疗应尽早逐邪。吴又可认为温疫病邪入侵人体，治疗当以逐邪为第一要义，即"大凡客邪贵乎早逐"。吴氏之所以强调"早逐客邪"，一方面由于治疗越早，病邪之势越轻，而人体之正气受到病邪的干扰和损害也就越轻，所以邪气易于祛除而正气易于平复。另一方面，吴氏认为不趁早攻下逐邪，迁延时日，养虎遗患，必然变证丛生。正如本条后文所言："变证迭起，是犹养虎遗患，医之咎也。"

吴氏深刻地分析了邪、热、结粪之间的关系，提出"邪为本，热为标，结粪又为其标也"。在此基础上，他强调导邪外出是治疫之大纲，即给邪以出路。吴氏曰："诸窍乃人身之户牖也，邪自窍而入，未有不由窍而出"，因此治疗必须采用汗、吐、下三法，使邪仍还归窍道而排出体外，这是吴氏"大凡客邪贵乎早逐"思想的又一体现。三法之中，吴氏尤为重视攻下之法，认为攻下法可以疏通表里三焦气机，"一窍通诸窍皆通，大关通而百关尽通"。不过临床治疗温疫，不可拘泥于汗、吐、下三法，化痰、祛湿、活血化瘀等皆为攻邪之法。

【原文】夫疫之传有九，然亦不出乎表里之间而已矣。所谓九传者，病人各得其一，非谓一病而有九传也。盖温疫之来，邪自口鼻而入，感于膜原，伏而未发者不知不觉。已发之后，渐加发热，脉洪而数，此众人相同，宜达原饮疏之。

【提要】本条论述温疫的传变不外表里之间，并指出伏而未发与已发的鉴别和治疗。

【精解】本条首先论述温疫的九种传变不外表里之间。吴又可认为入侵人体的疠气，潜伏在膜原而发病。膜原处于经络与胃腑交界之处，故属半表半里。正如吴氏所言："邪自口鼻而入，则其所客，内不在脏腑，外不在经络，舍于夹脊之内，去表不远，附近于胃，乃表里之分界。"邪离膜原，其传变或从表解，或内陷入里，即吴氏所言："夫疫之传有九，然亦不出乎表里之间而已矣。"虽仅有从表、从里两大途径，但其过程和传变方式错综复杂。其所谓九传，每一种传变，其实都是一个治疗过程，具体到每位患者可能只出现一种传变，故吴氏曰："所谓九传者，病人各得其一，非谓一病而有九传也。"

本条接着论述温疫伏而未发与已发的鉴别和治疗。温疫的感染，是由口鼻而入，伏藏于膜原，邪气初感，未发作时，没有任何症状表现；温疫来势急骤，已发作后，邪气虽未离膜原，但正邪交争，表里不通，郁阻膜原，且有波及三阳经之势，故逐渐出现发热、脉洪数等，即为温疫初起，当用达原饮疏达膜原，正如吴氏所言："温疫初起，先憎寒而后发热，日后但热无憎寒也……宜达原饮"。

广瘟疫论

【原文】下法：时疫下法与伤寒不同，伤寒下不厌迟，时疫下不厌早。伤寒在下其燥结，时疫在下其郁热。伤寒里证当下，必待表证全罢，时疫不论表邪罢与不罢，但兼里证即下。

【提要】本条论述温疫与伤寒在下法运用上的区别。

【精解】温疫与伤寒在下法运用上的三方面区别：

第一，在下法运用的时机上，"伤寒下不厌迟，时疫下不厌早"。伤寒初起，寒邪客表，必待化热入里，内传阳明，邪热与肠腑积滞搏结，形成燥屎热结后，方可用承气汤攻下；若早用攻下，反而引邪深入，损伤正气，故伤寒治疗运用下法不可过早。温疫病邪自里而发，在里之郁热不去，则可发生各种传变，甚至出现危证，因而必须及早攻逐在里之邪。当然，伤寒也并非越迟攻下越好，病程虽不长，若阳明腑实已成而不及时攻下，必然耗竭阴液而致危象丛生；温疫也并非都可以早投攻下，此处主要是指伏气温病而言，即使是伏气温病，也并非早期都有阳明腑实证，尚有属无形邪热内炽而当用清法者。

第二，在下法治疗的目的上，"伤寒在下其燥结，时疫在下其郁热"。伤寒里实多为燥屎热结内阻，腑气不通，故攻下之目的在于下其燥屎，燥屎得去，则腑气自通。温疫则主要通过攻下以祛除其郁热，故不必拘于是否有结粪燥屎的存在，正如吴又可所说："注意逐邪，勿拘结粪。"

第三，在下法运用的适应证上，"伤寒里证当下，必待表证全罢，时疫不论表邪罢与不罢，但兼里证即下"。伤寒用下法一般应待表证全罢，若表证未罢而用攻下，易致表邪内陷而发生变证。温疫表证多由里热外达所致，故用攻下则不论表证之有无均可投之，当然，兼有表证者可配合解表药物同用。戴氏从以上三个方面比较了温疫与伤寒在下法运用上的区别，但也需要注意，这些区别是相对而言的，不可偏执。

三时伏气外感篇

【原文】夫春温、夏热、秋凉、冬寒，四时之序也。春应温而反大寒，夏应热而反大凉，秋应凉而反大热，冬应寒而反大温，皆不正之乖气也。

【提要】本条论述四时失序的反常气候是"不正之乖气"。

【精解】本条论述"不正之乖气"形成的原因。"春温、夏热、秋凉、冬寒"是四时正常的气候表现，而四时失序的反常气候即为"不正之乖气"。《伤寒例》曰："凡时行者，春时应暖而复大寒，夏时应大热而反大凉，秋时应凉而反大热，冬时应寒而反大温，此非其时而有其气，是以一岁之中，长幼之病多相似者，此则时行之气也。"叶氏并未全引本条，表明叶氏不一定同意非其时而有其气是发生长幼之病相似的主要病因。气候反常是外感病发病的重要因素，叶氏对外感病病因的认识还没有完全脱离"六淫"说。但文中并没有把外感病的发生全部归结于气候之反常，而是提出了"不正之乖气"。这应是受到了巢元方《诸病源候论》中"乖戾之气"和吴又可《温疫论》中"戾气"说的影响。吴又可反对"非其时而有其气"的说法，他认为"夫温疫之为病，非风、非寒、非暑、非湿，乃天地间别有一种异气所感""夫寒热温凉，乃四时之常……伤寒与中暑，感天地之常气；疫者感天地之疠气"。叶氏"不正之乖气"的提法，实质上已把自然界一类特异性的致病因子作为外感病的主要病因，所以下文有"若因口鼻受气，未必恰在足太阳经矣。大凡吸入之邪，首先犯肺"之论。

【原文】春温一证，由冬令收藏未固，昔人以冬寒内伏，藏于少阴，入春发于少阳，以春木内应肝胆也。寒邪深伏，已经化热，昔贤以黄芩汤为主方，苦寒直清里热，热伏于阴，苦味坚阴，乃正治也。

【提要】本条论述春温的病因、发病、治疗原则与代表方剂。

【精解】本条首先论述春温的病因和发病。文中对春温病因及发病的论述主要是因袭前人的观点，《素问·生气通天论》曰："冬伤于寒，春必温病。"《素问·金匮真言论》曰："夫精者，身之本也。故藏于精者，春不病温。"一方面是"冬令收藏未固"，另一方面是"冬寒内伏，藏于少阴，入春发于少阳"。即春温的发生是患者素体阴精不固，且冬季感受寒邪，未立即发病，邪气伏藏于少阴肾经，日久寒邪郁而化热，更伤阴精，少阳胆经与春木相合，故至春季阳气升发之时，从少阳发出而为春温。叶氏仍沿用了伏气温病的理论。

本条接着论述春温初起，热郁少阳，治疗应用黄芩汤清宣郁热。叶氏提出，春温虽为感冬季之寒邪，但至春时寒邪已化热，所以病邪的性质属温热，治疗应"苦寒直清里热，热伏于阴，苦味坚阴"。叶氏所说的"苦味坚阴"，即指出了苦寒药既可以清热，还能防止阴液被热邪耗伤，故可"坚阴"。黄芩汤出自《伤寒论》，张璐认为其是"温病之主方"。方以苦寒之黄芩清泄少阳郁热，甘寒之芍药养肝肾已损之阴精，二药合用清补兼施，配以炙甘草、大枣酸甘化阴，顾护气阴。正如柳宝诒《温热逢源》所说："邪已化热，则邪热燎原，最易灼伤阴液，阴液一伤，变证蜂起，故治伏气温病，当步步顾其阴液。"

【原文】 风温者，春月受风，其气已温。《经》谓"春气病在头"，治在上焦，肺位最高，邪必先伤。此手太阴气分先病，失治则入手厥阴心包络，血分亦伤。

【提要】 本条论述风温的病因、发病与传变特点。

【精解】 本条首先论述风温的病因和发病。叶天士指出："风温者，春月受风，其气已温。"风温是感受春季温风之邪而发病的，这种温风实际上就是风热病邪。当然，在冬季，特别是在气候偏暖之时，也有风热病邪的产生和致病，所以风温不限于发生在春季，应该说是多发于冬、春季，发生于冬季的称为冬温。正如陈平伯《外感温病篇》中所言："风温为病，春月与冬季居多。"《素问·金匮真言论》云："春气者，病在头。"《素问·太阴阳明论》云："伤于风者，上先受之。"风温由风热病邪自口鼻吸入而病，肺居上焦，开窍于鼻，外合皮毛，与卫气相通，所以邪必先伤于肺，与叶天士"温邪上受，首先犯肺"之意相合。风温初起，邪袭肺卫可见到头痛、咳嗽等清窍被扰、肺卫失宣的症状。

本条最后论述风温的传变特点。风热病邪初犯于肺，先见肺经气分病变，即"手太阴气分先病"；如肺病失治，可能引起逆传心包，且叶氏言："温邪热变最速。"热邪内陷心包，消烁津液，营血分亦可损伤。

二级条文

温热论

【原文】盖伤寒之邪留恋在表，然后化热入里，温邪则热变最速。未传心包，邪尚在肺，肺主气，其合皮毛，故云在表。(2)

【提要】本条论述伤寒与温病传变的区别，强调二者"热变"速度的差异，并指出温邪犯肺即为在表。

【精解】本条辨析伤寒与温病传变的区别。伤寒与温病的病因有寒温之别，所以在感邪发病之后，其病变的发展过程也会有所不同。叶天士先以"留恋在表"和"热变最速"阐明伤寒与温病传变的不同，意在从传变的角度进一步解释首条中温病与伤寒治法大异的道理。

伤寒是外感寒邪致病，寒为阴邪，易伤阳气，化热慢，寒邪束表，先留恋于表而呈现卫阳被郁的表寒证，必经"寒郁化热"的过程逐渐转化为里热证，故初起当用辛温散寒方药治之。

温病是"温邪上受，首先犯肺"，温为阳邪，性属热，无需化热过程即表现表热证，其传变迅速，很快内传入里；且每易逆传心包产生骤变；或在病初即见里热见证；也有在表之热邪迳入营分或血分。故叶氏说："温邪则热变最速。"并以此作为与伤寒在传变上的最主要的区别点。

但另一方面也要看到，"热变"的快慢只是相对而言的，是指一般的情况，不可视为绝对之辞。本条只是从"热变"的角度来分析伤寒、温病之不同，并不代表伤寒的传变一定比温病慢。如伤寒中有直中三阴经者，其传变就极为迅速；另一方面，温病中的某些病种，如湿温等，其传变却表现得相当缓慢。

温邪虽传变迅速，但邪从口鼻而入，初起温邪犯肺，邪热未传心包尚在肺卫，肺主气，合于皮毛，病仍在表，故云："未传心包，邪尚在肺，肺主气，其合皮毛，故云在表。"

【原文】不尔，风挟温热而燥生，清窍[1]必干，谓水主之气不能上荣，两阳相劫[2]也；湿与温合，蒸郁而蒙蔽于上，清窍为之壅塞，浊邪害清[3]也。其病有类伤寒，其验之之法，伤寒多有变证；温热虽久，在一经不移，以此为辨。(3)

【注释】

[1] 清窍：指眼、耳、鼻、口等上部诸窍。

[2] 两阳相劫：指风热入里化燥，劫烁阴液。因风与热均为阳邪，故称二者为

温病学篇

两阳。

[3] 浊邪害清："浊邪"指湿邪，"清"指清窍。即湿热熏蒸，上蒙清窍，出现耳聋、鼻塞等症状。

【提要】 本条论述温邪夹风、夹湿的证候特点，以及温热夹湿与伤寒的鉴别要点。

【精解】 本条首先论述温热夹风的病机和证候特点。温热夹风的病机特点是"两阳相劫"，而其证候特点是"清窍必干"。承上条所说，如不能"透风于热外"，则温热夹风者势必化燥，耗劫津液，出现清窍（指头面部目、耳、鼻、口诸窍）干燥的证候。风与温热俱属阳邪，两阳相遇，风火交炽，必耗伤津液，即"水主之气"，致使无津上荣，而出现口、鼻等头面清窍干燥之象。这里虽然是谈了风热疾病的一个病机特点，但实际上也指出了温病的一个重要的病机共性，即易损伤阴液。正如《温病条辨·上焦篇》所说："温热，阳邪也，阳盛伤人之阴也。"

本条接着论述了温热夹湿的病机和证候特点。温热夹湿的病机特点是"浊邪害清"，而证候特点是"清窍壅塞"。湿为阴邪，重浊黏腻，热为阳邪，熏蒸向上，湿热相搏，热蒸湿动，势必蒙蔽于上，致使清阳之气被阻遏，必然出现耳聋、鼻塞等症，即叶天士所说的"浊邪害清"之候。

本条最后论述温热夹湿与伤寒临床表现的异同。本条中所说的"温热"紧接"浊邪害清"之后，所以应理解为温热夹湿之证，即湿温之类。其与伤寒有相类之处。如二者初起之时，都可以表现为发热、恶寒、身重疼痛、口多不渴、苔白等。然而，这仅是某些症状的相似，绝非本质的相同。叶氏指出"伤寒多有变证"，由于伤寒初起留恋在表，然后化热入里，传入少阳、阳明，或传入三阴，病情由热转寒，性质多变。而温热夹湿证，湿邪重浊黏腻，热蕴湿中，病程中变化较少，往往在气分阶段有一段较长过程而病情无显著变化，故叶氏曰："温热虽久，在一经不移。"当然，也仅仅是相对伤寒而言，实际上对二者的鉴别还是应根据全面的临床表现。

【原文】 前言辛凉散风，甘淡驱湿，若病仍不解，是渐欲入营也。(4)

【提要】 本条论述温病热邪陷入营分的传变。

【精解】 本条论述温病热邪陷入营分的传变过程。按上条所言，当温邪在肺卫时，对夹风、夹湿者分别投以辛凉散风、甘淡驱湿之法，病仍不解，是邪热炽盛或正气抗邪能力不足，导致正不胜邪，病邪进一步深入，渐次陷入营分。一般来说本条不应理解为在表之邪未解而直接传入营分，应理解为已在气分之邪，经用治风热或治湿热之法而未愈者，可能会传入营分。如在表之邪不解就都会传入营分，这与临床并不符合。不过，营分证的形成并不是全都由气分证传来。其中既有从卫分证直接"逆传"所致者，也有在病之初即表现为营分证者。

温病的发展多有其自身的规律，有的即使按常规治疗也会发生传变，特别是某些病邪毒力较强或患者素体营阴不足者，更容易传入营分而出现营分证。但有些温病却不太可能发展为营分证，如多数的风温和秋燥等。

需要注意，并不是说所有的"病仍不解者"均要传入营分，这里所说的只是其中的一种可能性而已。所以本条所说的"是渐欲入营"，可理解为"恐渐欲入营"。

【原文】如从风热陷入者，用犀角、竹叶之属；如从湿热陷入者，犀角、花露[1]之品，参入凉血清热方中。若加烦躁，大便不通，金汁[2]亦可加入，老年或平素有寒者，以人中黄[3]代之，急急透斑[4]为要。(4)

【注释】

[1] 花露：是将花类药物置于笼屉之上，用水相蒸所得蒸出之水汽。这里主要用金银花或菊花露。

[2] 金汁：即粪清，为取健康人的粪便封于缸内，埋入地下，隔 1~3 年取出其内的清汁。具有清热凉血解毒的作用。

[3] 人中黄：又名甘中黄、甘草黄。为甘草末置竹筒内，于人粪坑中浸渍后的制成品。具有清热凉血解毒的作用。

[4] 透斑：这里主要指透热化斑或透疹化斑。

【提要】本条论述温邪夹风、夹湿传入营分的证治以及发斑的治疗大法。

【精解】本条首先论述温邪夹风、夹湿传入营分的证治，结合前条"营分受热，则血液受劫……即撤去气药"，可归纳出营分证的治法用药。

一是撤去气药，即前文所言辛凉散风、甘淡祛湿等类药物。

二是主以凉血清营透热。以犀角为主药，但应视病证的性质而投用不同的药物；如从风热陷入者，加竹叶之类，重在透泄热邪；如从湿热陷入者，加花露之类重在清泄芳化。因竹叶清香透热，适合于温邪夹风陷入营分者；而花露性芬芳，有清化湿热之效，故适合从温邪夹湿陷入营分者。

三是注意清火解毒。对热毒极盛，瘀结于里而症见烦躁、大便不通者，加入金汁以清火解毒，但因其性极寒凉，对老年阳气不足或素体虚寒者当慎用，可用人中黄代之。有的医家还对烦躁、大便不通之证，提出用金汁、人中黄仍不能解者，宜加入大黄等通下之品，以对阳明腑实、热毒瘀结造成斑透不畅者，起到"炀灶减薪"的作用，腑气得通，里热得泄，斑疹自透。这是对叶天士营分证治疗的补充，并且也适用于血分证斑疹显著者。

本条最后强调了营分证发斑的治疗。一般情况下，斑的治疗大法是"宜清化，勿宜提透"。这与叶氏所说的"急急透斑为要"看似矛盾，但问题在于叶氏这里所说的透斑，实际是透达热邪之意，与"透热转气"的"透"含义一致，并不是指用升散提透之法，应主用凉血清热解毒之品。

【原文】 若斑出热不解者，胃津亡也，主以甘寒，重则如玉女煎，轻则如梨皮、蔗浆之类。或其人肾水素亏，虽未及下焦，先自彷徨[1]矣，必验之于舌。如甘寒之中加入咸寒，务在先安未受邪之地，恐其陷入易易[2]耳。（5）

【注释】

[1] 彷徨：犹豫徘徊。这里指邪气已有深入下焦之趋势。

[2] 易易：前一个"易"的意思为容易，后一个"易"的意思为变化，即容易发生变化（传变）的部位。

【提要】 本条论述斑出热不解的病机和治疗大法，并提出"务在先安未受邪之地"的治疗观点。

【精解】 本条首先论述斑出热不解的原因。温病发斑说明陷入营血分之热有外泄之机，故斑出之后，热势理应减轻直至解除。陆子贤《六因条辨》曰："斑为阳明热毒。"说明发斑与胃经热毒有直接关系。今斑既出而热势仍不解，则反映了热毒炽盛，消烁胃津，导致津伤而热毒不解，而津伤则不能济火，水亏火旺而热势更呈燎原之势，此即叶氏所谓"胃津亡"的后果。但叶氏所云"斑出热不解者"是因"胃津亡"，在理解上并不能仅局限于"胃津亡"，在胃津亡的同时必然还存在胃热亢盛的病机，否则就不会出现斑出热不退的局面。如进一步探讨，在强调胃热、阴伤的同时，尚需考虑到邪热炽盛、正气虚衰等更深一层的原因。

本条接着提出斑出热不解的治疗大法为"主以甘寒"。叶氏认为斑出而热不解的治疗当以甘寒生津清热为主。证情轻者，用梨皮、蔗浆之类甘寒滋养胃津即可；证情重者，予玉女煎加减，即投以清气凉营，退热生津之品。故叶氏所说"主以甘寒"不仅指甘寒滋养胃津，也包括甘寒清除胃经热毒。叶氏所说"如玉女煎"，并非用玉女煎原方，而是体现了甘寒养阴和清胃热两个方面。吴鞠通在《温病条辨》中所列加减玉女煎实为增液汤加石膏、知母，很明显是属于甘寒之方，具有养阴和清热两方面的作用。

本条最后强调肾水素亏之人应"先安未受邪之地"。对于素体肾水不足者，邪热最易乘虚深入下焦，烁伤肾阴则热势更难外解。此时对邪热是否危及下焦的判断依据，叶氏指出当验之于舌：若见舌质绛而枯萎，即提示为肾水不足之体，虽未见到明显肾阴被灼的症状，也宜在甘寒之中再加入咸寒之品兼补肾阴，肾阴得充则邪热不易侵犯下焦而使病情恶化，此即"务在先安未受邪之地"的举措，具有防患于未然的意义。

【原文】 再论气病[1]有不传血分，而邪留三焦，亦如伤寒中少阳病也。彼则和解表里之半，此则分消上下之势，随证变法，如近时杏、朴、苓等类，或如温胆汤之走泄[2]。因其仍在气分，犹可望其战汗之门户，转疟之机括[3]。（7）

【注释】

[1] 气病：气分之病证。

[2] 走泄：指行气以泄邪。

[3] 战汗之门户，转疟之机括：湿热之邪留于手少阳三焦，属气分之证，病位尚浅，故有通过战汗或转为疟状，使邪与汗并，有从表外出的可能。

【提要】 本条论述温邪夹湿留于三焦的治疗大法与转归。

【精解】 本条首先论述邪留三焦的成因及病机。温邪久羁气分，既不外解，亦不内传营血分，往往可留于三焦。三焦在生理上既主宰人体气机升降出入，又司水道运行。若邪留三焦则造成气机郁滞，水道不利，水液输布失常，积聚而痰湿，形成温热夹痰湿之证。温邪与痰湿互结阻郁于三焦，进一步阻滞三焦气机。

本条接着论述邪留三焦与伤寒少阳病的证治异同。邪留三焦证虽与伤寒少阳病均属少阳，但伤寒为无形之寒邪传入少阳，邪居半表半里，见足少阳胆经枢机不利的寒热往来、胸胁苦满、心烦喜呕、默默不欲食、口苦、咽干、目眩等症，治宜和解半表半里的小柴胡汤；本证为有形之痰热之邪停留三焦，阻遏上、中、下三焦气机，临床多见寒热起伏、胸满腹胀、溲短、苔腻等证，其治疗叶氏提出"分消上下之势"，即"分消走泄"之法。用开上、宣中、渗下之法，如杏仁、厚朴、茯苓三药，以宣展三焦气机，利湿化痰，祛除上中下之病邪。至于文中所举的温胆汤，出自《备急千金要方》，亦为宣泄气机，化痰清热利湿之剂。但邪留三焦的病机比较复杂，在具体表现上各有侧重，所以叶氏又强调需"随证变法"，告诫后世不可拘于定法、定方、定药。

本条最后论述邪留三焦证的转归。邪留三焦证是气分证病变之一，其病往往绵延日久。叶氏提出两种转归：一是如治疗得法，气机宣通，痰湿得化，可望通过战汗打开邪与汗并出的道路；二是通过转为寒热往来如疟状，以逐渐外达而解。这两种情况都是良好转归的表现，即"犹可望其战汗之门户，转疟之机括"。

【原文】 且吾吴湿邪害人最广，如面色白者，须要顾其阳气，湿胜则阳微也，法应清凉，然到十分之六七，即不可过于寒凉，恐成功反弃，何以故耶？湿热一去，阳亦衰微也；面色苍者，须要顾其津液，清凉到十分之六七，往往热减身寒者，不可就云虚寒而投补剂，恐炉烟虽熄，灰中有火也，须细察精详，方少少与之，慎不可直率而往也。(9)

【提要】 本条论述湿邪致病的地域性特点，以及不同体质者感受湿热的从化与治疗。

【精解】 本条首先指出湿邪致病的地域性特点。"吾吴湿邪害人最广"，因其地处东南沿海，气候潮湿，地势卑湿，由此可知，凡具有以上地理、气候特点的地域都有易致湿邪为患的可能。

本条主要论述不同体质者湿邪致病的从化及治疗差异。素体阳虚者，即文中所说的"面色白者"，感受湿邪后，易转为虚寒证。因为湿邪最易遏伏人体的阳气，即叶氏所说："湿胜则阳微也。"而素体阴虚火旺者，即文中所说的"面色苍者"，感受湿邪后，易化燥伤阴，更加重了阴虚火旺的程度。由于湿热之邪具有湿和热两重特性，所以在治疗上除一般治疗原则外，更要重视患者体质。湿为阴邪，其性重浊，易伤阳气，素体阳虚而见面白无华者，在治疗时尤应注意顾护阳气，如需用清凉之法，亦需注意勿清凉过剂，在药性、药量、用药时间等方面应小于常规用法，即叶氏所说："十分之六七，即不可过于寒凉。"以免寒凉过度，重伤阳气，造成湿热虽去而阳气衰亡的恶果。素体阴虚而见面色青苍者，治疗时应注意顾护津液，切忌温补，即使在疾病后期热减身凉，亦不可误认为虚寒证而投温补，以防余邪未尽，引起"炉灰复燃"。

【原文】 再论三焦不得从外解，必致成里结[1]。里结于何，在阳明胃与肠也。亦须用下法，不可以气血之分，就不可下也。但伤寒邪热在里，劫烁津液，下之宜猛；此多湿邪内搏，下之宜轻。（10）

【注释】

[1] 里结：外邪入于胃肠，与有形之物相结，阻塞腑气，致使大便不通或壅滞不爽。有温热内结与湿热内结之分，临床必须注意分辨。

【提要】 本条论述三焦之邪里结于阳明的治法及湿热病与伤寒运用下法的区别。

【精解】 本条首先论述三焦之邪致成里结之性质与特点。本条承接第七条邪留三焦，治以分消上下，走泄痰湿，随证变法，但仍未能外解，则可能里结于阳明胃和肠。温邪与痰湿互结，阻于胃肠，与肠道中的积滞相结而形成湿热积滞交结于胃肠，临床表现为大便溏而不爽，色黄如酱，其气臭秽较甚等。此种病证多见于湿热性质的温病，如湿温、伏暑等，与一般的温病阳明热结于腑者不同，正如叶氏所云："此多湿邪内搏。"

本条最后论述伤寒下法与湿热温病下法之区别。伤寒腑实证为邪已化热入里，劫烁津液形成燥屎，即"伤寒邪热在里，劫烁津液"，表现为大便干结，故下之宜峻宜猛，以期急下存阴；本条所论为三焦湿热不解所致里结阳明，乃湿热与肠内结滞相互搏结，非有燥屎形成，故下之宜轻宜缓。伤寒下法以见大便溏为腑实已尽，不可再下；湿热病之里结，因湿性黏腻重浊，非能速化，可一下再下，必待大便转硬方为邪尽的标志，不可再下，即叶氏所谓"以粪燥为无湿矣"。但若湿已化燥，则又不可拘于轻下缓下之说。

对本条所区别的伤寒与温病在下法方面的不同，必须理解其实质，不能以此作为温病与伤寒治法上绝对的区别。如在临床上，温病致成阳明腑实证而用峻下者甚多，另一方面，如湿热性温病在化燥后也同样可以形成阳明腑实证而需用峻下之法，此时就不可拘于轻法频下之说。

【原文】 再论其热传营，舌色必绛。绛，深红色也。（14）

【提要】 本条论述温病营分证中绛舌的临床意义。

【精解】 本条强调绛舌是营分证的辨证要点之一。"绛，深红色也"，绛舌是较红舌颜色更深，呈深红色而略暗的舌象。从《温热论》全篇论述舌诊的条文来看，邪在卫分、气分，多见舌苔的变化；邪在营分、血分，多见舌质的变化。温病名家赵绍琴教授认为："如只有舌苔的变化，病邪必然是在卫分或气分；如只有舌质的变化，没有舌苔，病邪必然是在营分或血分。如既有舌苔的变化，又有舌质的变化，多为卫营交炽或气血两燔。"叶氏指出"其热传营，舌色必绛"，热入营血，血热炽盛，气血壅滞，舌质多红绛而鲜泽，即红绛舌没有舌苔是营分证的特点。舌诊是诊断营分证的重要依据，但不是唯一的方法。一般来说，单纯营分热盛，除了舌绛，还可见到身热夜甚、夜寐不安、脉细数等，临床辨证需结合全身症状分析。此外，绛舌除可见于热入营血，亦可见于阴液大伤，如江涵暾《笔花医镜》言："若满舌红紫色而无苔者，此名绛舌，亦属肾虚……更有病后舌绛如镜，发亮而光，或舌底嗌干而不饮冷，此肾水亏极。"

【原文】 然斑属血者恒多，疹属气者不少。斑疹皆是邪气外露之象，发出之时，宜神情清爽，方为外解里和[1]；如斑疹出而昏者，此正不胜邪而内陷，或胃津内涸之候矣。（29）

【注释】

[1] 外解里和：指邪气外解，津气恢复，脏腑功能调和。

【提要】 本条论述斑疹的病机与预后。

【精解】 本条论述斑疹的病机与预后。斑与疹病机有别，所谓"斑属血者恒多，疹属气者不少"，从血络发出。此处的"气""血"均为广义词，不是单纯指气分和血分，其意是指斑为阳明热毒迫陷营血，热毒从肌肉发出；疹为肺经气分热炽波及营分。陆子贤在《六因条辨》中对斑、疹的病机进行了明确区分，即"斑为阳明热毒，疹为太阴风热。"本条前一句说："若夹斑带疹，皆是邪之不一，各随其部而泄。"即强调斑、疹发出部位的不同，斑疹同见，为热毒盛于气营血分，各由所发部位肌肉、血络外泄。

斑疹外发为邪热外达之象，透发后理应神情清爽，脉静身凉，方为邪热外解，脏腑气血渐趋平和之征，即"斑疹皆是邪气外露之象，发出之时，宜神情清爽，方为外解里和"之意。这也是对前文"宜见而不宜见多"之理的进一步阐述。反之，斑疹虽已发出，却出现神昏现象者，则属正虚不能胜邪，邪热内陷，或胃中津液枯涸，水不制火，火毒太盛所致，预后多属不良。所以在临床上当斑疹外露后，应注意观察神志及热势情况以判断预后。此条内容可与前条"斑出热不解者，胃津亡"互参。

【原文】 再有一种白㾦，小粒如水晶色者，此湿热伤肺，邪虽出而气液枯也，必得甘药补之。或未至久延，伤及气液，乃湿郁卫分，汗出不彻之故，当理气分之邪。或白

如枯骨者多凶，为气液竭也。（30）

【提要】本条论述白㾦的形态、病机、治法及预后。

【精解】本条首先论述白㾦的形态、病机、治法。白㾦为皮肤上所出的白色的小颗粒，高出皮肤，内含水液，状如水晶，多见于胸腹，有时延及背部，四肢很少出现，一般数量不多，几个或几十个，偶有大片出现。白㾦溃破后有浆液渗出，愈后如常，不留瘢痕与色素沉着，常出一次汗，发一次白㾦。白㾦的病机是湿热郁于气分，由肺而外达肌肤，因汗出不彻，致湿热郁蒸肌腠而成，故白㾦多见于湿热相夹之证，在湿温、伏暑等病中常见。白㾦发生为湿热之邪外达之象，治疗方面因其属气分病变，当以清泄气分湿热为主，如薏苡竹叶散之类。正如吴鞠通《温病条辨》指出："湿郁经脉，身热身痛，汗多自利，胸腹白疹，内外合邪，纯辛走表，纯苦清热，皆在所忌，辛凉淡法，薏苡竹叶散主之。"

白㾦的预后与气液耗伤程度有关。由于白㾦每随汗而泄，若反复发出，邪气虽得以外解，气液必受耗伤。因此，当白㾦发出过数次已透解后，治疗当考虑予甘平清养之剂以增补气液。如果气液耗伤过甚以致枯竭而见白㾦不能正常而出，色如枯骨，平塌凹陷，内无浆液，称为"枯㾦"，则为正虚危候，预后不良。

湿热病篇

【原文】太阴内伤，湿饮停聚，客邪再至，内外相引，故病湿热。此皆先有内伤，再感客邪，非由腑及脏之谓。（1，自注）

【提要】本条论述湿热病的发病特点。

【精解】湿热病的发病特点是"内外合邪"，即湿热病是先由脾胃内伤而致内湿停聚，又感受外在湿热而发病。湿热病邪是湿温病发病的主要致病因素，但其发病与否还与人体脾胃功能密切相关。脾胃功能旺盛则感而不病，脾胃功能呆滞则感而发病，因此脾失健运是导致湿热病发生的内在因素。若素体脾胃虚弱，或饮食失慎、恣食生冷，则脾胃受损而运化失司，导致内湿停聚，由于"同类相召"，湿热病邪乘机侵袭，内外相合而发为湿温。因此，湿温病的发病是内因和外因两方面相互作用的结果。对此，古代温病学家的观点较为一致，如叶天士所言："里湿素盛，外邪入里，里湿为合。"吴鞠通亦曰："内不能运化水湿，外复感时令之湿。"

薛氏认为，湿热病是由于"太阴内伤，湿饮停聚，客邪再至，内外相引，故病湿热"，而伏气温病是由于"少阴不藏，木火内燔，风邪外袭，表里相应，故为温病"，二者均为先有内伤，再感受外邪而发病，而非由腑及脏之为病。

【原文】膜原者，外通肌肉，内近胃腑，即三焦之门户，实一身之半表半里也。

（1，自注）

【提要】本条论述膜原的定位。

【精解】薛氏根据湿热阻遏膜原的病理特征，提出"膜原为阳明之半表半里"之说，即"膜原者，外通肌肉，内近胃腑，即三焦之门户，实一身之半表半里也"。湿热伏于膜原证，既非阳明里证，又与伤寒之邪传里化热而在足少阳之半表半里证有所区别，根据湿遏热伏的病理特征和湿热秽浊之邪阻遏膜原的症状表现，此"膜原"多近于中焦阳明部位。

就病位而言，因其部位既不在上焦，也不在下焦；既不在肌表经络，也不在脏腑之内，故属半表半里；亦因位居中焦，为上中下三焦之必经处，故又为"三焦之门户"。正如章虚谷释："外经络，内脏腑，膜原居其中，为内外交界之地。凡口鼻肌肉所受之邪，皆归于此也，其为三焦之门户，而近胃口，故膜原之邪，必由三焦而入脾胃也。"

【原文】湿热证，三四日即口噤，四肢牵引拘急，甚则角弓反张，此湿热侵入经络脉隧中，宜鲜地龙、秦艽、威灵仙、滑石、苍耳子、丝瓜藤、海风藤、酒炒黄连等味。（4）

【提要】本条论述湿热兼夹风邪侵袭经脉而致痉的证治。

【精解】本证论湿热之邪夹风侵犯阳明、太阴经络可致发痉。阳明胃经夹口环唇，湿热夹风侵入阳明胃经则见口噤；脾主四肢，湿窜太阴，经气不利，则四肢牵引拘急；湿滞太阴经脉则拘挛，甚则角弓反张。薛氏认为此证病理为"湿热侵入经络脉隧中"，实际是指湿热夹风侵犯脾胃经脉，当属外风。薛氏用药亦从治外风着手，治宜祛风化湿，清热通络。以秦艽、威灵仙、苍耳子祛风胜湿，鲜地龙镇痉通络，丝瓜络、海风藤通络舒筋，滑石、黄连利湿清热。

又由于本条之"痉"发生在病变初期，并未见化燥化火所致的热盛动风之象，临床上虽有发痉，但热势不盛，神志清楚，形体尚实。热盛动风之痉多见于病的极期，来势急骤，抽搐频繁有力，必伴有壮热、神昏谵语、苔黄燥、脉弦数等症状。虚风内动之痉多见于病的后期，以手足蠕动或瘛疭、口角微微颤动为特点，常伴神倦、耳聋、舌绛枯痿、脉虚等肝肾阴竭的症状。临床上应认真鉴别三种痉证。

【原文】湿热证，壮热口渴，舌黄或焦红，发痉神昏，谵语或笑，邪灼心包，营血已耗，宜犀角、羚羊角、连翘、生地、元参、钩藤、银花露、鲜菖蒲、至宝丹等味。（5）

【提要】本条论述湿热病湿热化燥、深入营血、邪灼心营的证治。

【精解】薛氏在自注中指出"此条言厥"，指因热闭心包而致昏厥或热邪引动肝风致痉厥。本证见壮热口渴，舌黄或焦黄，为湿热已化燥化火，里热亢盛所致；舌焦红为邪热由气入营，劫灼营阴之征；神昏谵语或笑，系热灼心包，发痉系邪热引动肝风所致。

综观本证乃气营两燔之候。治宜清热凉血，清心开窍，凉肝息风。药用犀角、生地黄、玄参清心凉营，滋阴养液；银花露、连翘清气泄热，透热转气；羚羊角、钩藤凉肝息风；至宝丹、菖蒲芳香宣窍，辟秽化浊。若身热，渴饮较甚者，可加入石膏、知母等清热生津之品以清气分邪热。

【原文】湿热证，寒热如疟，湿热阻遏膜原[1]，宜柴胡、厚朴、槟榔、草果、藿香、苍术、半夏、干菖蒲、六一散等味。（8）

【注释】

[1] 膜原：指半表半里。本条言膜原为阳明之半表半里，实指邪伏半表半里兼阻脾胃，出现寒热如疟、脘腹痞闷、苔白厚腻如积粉等湿热秽浊郁闭之象，治宜疏利透达膜原之邪。

【提要】本条论述湿热阻遏膜原的证治。

【精解】"湿热阻遏膜原"，此乃脾湿胃热，合阻膜原所致。薛氏在第1条自注中指出膜原"实一身之半表半里"，本条自注中又言"膜原为阳明之半表半里"，意在明确此证既非阳明里证，又与少阳半表半里证不尽相同，乃属邪伏半表半里而兼阻脾胃，究其病位偏于少阳，并兼有湿热秽浊阻遏脾胃，即膜原为受病之所，脾胃为发病之源。

湿热邪伏膜原，病在半表半里，故见寒热往来如疟状，但不似疟疾之寒热发作有定期，而是寒热交替或寒热起伏，并伴见脘腹痞闷、苔白厚腻如积粉等湿热秽浊郁闭之象，治宜疏利透达膜原之邪。用药仿吴又可达原饮之例：以厚朴、槟榔、草果苦温燥湿，疏利中焦；去知母、芍药、黄芩意在专力治湿；以柴胡和解枢机，透邪外达；苍术、半夏理气燥湿；藿香、菖蒲芳化湿浊；六一散清利湿热。本方清热之力较弱而燥湿之性较强，用于寒甚热微之证较为适宜。

本证与伏暑正疟相类而有区别，正如其自注言："疟由暑热内伏，秋凉外束而成。……而寒热有定期，如疟证发作者，以膜原为阳明之半表半里，热湿阻遏，则营卫气争，证虽如疟，不得与疟同治，故仿又可达原饮之例。盖一由外凉束，一由内湿阻也。"但以"一由外凉束，一由内湿阻"来概括二者的区别似欠妥，因疟疾亦有兼内湿者，且非一概至秋凉发作，当从病因、病机、治法全面分析区别之。

【原文】湿热证，初起发热，汗出，胸痞，口渴，舌白，湿伏中焦，宜藿梗、蔻仁、杏仁、枳壳、桔梗、郁金、苍术、厚朴、草果、半夏、干菖蒲、佩兰叶、六一散等味。（10）

【提要】本条论述湿热阻于中焦，湿重于热的证治。

【精解】湿热病初起不恶寒，说明湿邪郁伏中焦，病位不在表；湿热交蒸则虽发热汗出而热不除；湿浊上犯，肺气失于宣畅，见胸痞；湿浊中阻，津液不得上承则口渴，但多渴不欲饮；湿重于热，故舌苔白。本证系湿邪偏盛，始有化热之象，治宜宣气化湿为主，少佐清热，药用杏仁、桔梗、枳壳轻宣肺气，苍术、厚朴、草果、半夏理气燥湿化浊，郁金、菖蒲、藿梗、佩兰、蔻仁芳香运脾化湿，六一散清热利湿。本方体现了薛氏宣湿、燥湿、化湿、利湿的治湿基本方法。

湿热阻于中焦，脾胃运化失常，容易导致饮食停滞，临床上可见舌根黄腻、嗳腐吞酸、便溏不爽等湿热积滞胶结于胃肠的表现，治宜加入山楂、莱菔子、瓜蒌等消食导滞之品。

【原文】湿热证，舌遍体白，口渴，湿滞阳明，宜用辛开，如厚朴、草果、半夏、干菖蒲等味。（12）

【提要】本条论述湿浊阻滞中焦脾胃的证治。

【精解】湿邪极盛而尚未化热，则舌遍体白，即舌上满布白腻之苔；湿浊阻遏，津液不升则口渴，虽口渴而不欲饮，与热盛阴伤所致的口渴不同。"湿滞阳明"指湿浊阻于中焦脾胃，且以湿在太阴脾为主，因无下利之症，与一般之湿阻脾胃证不同，故称之为"湿滞阳明"。本证尚可有脘痞、呕恶、腹胀等湿浊内阻见症。由于湿邪尚未化热，故治宜辛开理气，燥化湿浊，使上焦气机通畅，津液得以上输下布。药用厚朴、草果、半夏、干菖蒲等辛开之品。

【原文】湿热证，呕恶不止，昼夜不瘥，欲死者，肺胃不和，胃热移肺，肺不受邪也。宜用川连三四分、苏叶二三分，两味煎汤，呷[1]下即止。（17）

【注释】

[1] 呷（xiā）：小口喝。

【提要】本条论述湿热余邪在胃而致呕恶的证治。

【精解】本证所论的湿热证呕吐是由于湿热蕴阻于胃，胃失通降，胃气夹湿热逆上而致。"呕恶不止，昼夜不瘥，欲死"，是形容呕吐的剧烈，持续时间较长，并不代表病情的危重。治疗选用川连清湿热，降胃火，苏叶宽胸顺气降逆。川连苦寒恐有伤阴之弊，但药轻且与甘辛芳香之苏叶同用，以其温散节制苦寒，药仅二味配伍得当，且分量极轻，对于湿热阻胃引起胃气上逆，但病邪不重者，投之每能取得良效。

【原文】湿热证，咳嗽，昼夜不安，甚至喘不得眠者，暑邪入于肺络，宜葶苈、枇杷叶、六一散等味。（18）

【提要】本条论述湿热病暑湿犯肺而致咳喘的证治。

【精解】"暑邪入于肺络"，实质是暑湿犯于肺络之证，即在暑月因暑湿之邪郁滞肺络，肺气不得肃降，气逆而上所致。暑湿犯肺，肺失宣降，气逆于上可致咳嗽频作，昼夜不安，重者可因肺气壅塞而喘不得眠。

薛氏提出，一般人因暑邪易伤津气，所以认为暑月咳喘属肺虚者多，实际上，暑月咳喘有虚实两类病证，而本证系暑湿郁滞肺络所致，则属肺实之证。治宜泻肺清暑利湿，药用葶苈子泻肺平喘，枇杷叶肃肺止咳，佐以六一散清暑利湿，肺经暑湿得去，则病自除。

【原文】湿热证，胸痞发热，肌肉微疼，始终无汗者，腠理暑邪内闭。宜六一散一两，薄荷叶三四分，泡汤调下，即汗解。(21)

【提要】本条论述湿热病初起暑湿郁于肌表的证治。

【精解】暑湿郁于肌表而不得外泄，故发热无汗、肌肉微疼；湿热蕴结，气机不宣，故胸痞不适。治宜疏解肌表，清利湿热为主，药用薄荷、六一散。取滑石解肌清热、滑窍利湿，甘草清热和中，薄荷透解风热之用。薛氏提出泡汤调服，以取其轻清宣透之妙，达到轻可去实的目的，其原理有二：一为薄荷不宜久煎，泡汤服有利于保持药性；二为本证属病变早期，且病势较轻，治疗时药力不宜过猛，采用泡服之法，以轻宣透邪，达到轻可去实的目的。

历来医家有湿病禁汗之说，本条却又强调汗解，是因为腠理有所郁闭，必用轻宣透达之品使卫气通调，气机条畅，湿开热透，则邪随汗解。而湿病禁汗，则主要指湿热病初起禁辛温发汗，若误用则有助热伤阴之弊，治宜开泄腠理，微汗而解。故薛氏云"临证者当知所变通矣"。

温病条辨

上焦篇

【原文】风温者，初春阳气始开，厥阴行令，风夹温也。温热者，春末夏初，阳气弛张，温盛为热也。温疫者，厉气[1]流行，多兼秽浊，家家如是，若役使然也。温毒者，诸温夹毒，秽浊太甚也。暑温者，正夏之时，暑病之偏于热者也。湿温者，长夏初秋，湿中生热，即暑病之偏于湿者也。秋燥者，秋金燥烈之气也。冬温者，冬应寒而反温，阳不潜藏，民病温也。温疟者，阴气先伤，又因于暑，阳气独发也。(1，自注)

【注释】

[1] 厉气：即疫疠病邪，具有强烈传染性，并能引起播散、流行的温邪。

【提要】本条在温病概念外延的基础上对九种温病的内涵进一步论述，涉及相关的季节气候或致病特点。

【精解】吴氏提出：所谓温病，包括风温、温热、温疫、温毒、暑温、湿温、秋燥、冬温、温疟等多种疾病。以上所说九种温病的名称，有的在王叔和《伤寒例》以前就已有记载，如《难经》中提出的"伤寒有五"，即有湿温、热病、温病的名称，但其涵义因时代不同而有所变化。因此，吴氏在论述温病概念外延的基础上，对上述九种温病的内涵进行了揭示。

风温是指初春季节，自然界的阳气开始发动，主令之气为厥阴风木，这时气候已转温，所以风易夹温而形成风热病邪，往往先犯于肺卫而发病。而在《伤寒论》中所说的风温则为"若发汗已，身灼热者，名曰风温"，是指对温热病误用发汗法所引起的一种坏证。《伤寒例》中也提到风温，但其为"病中更感异气而变为风温"。显然均与本条所说的风温概念不同。

温热是在春末夏初，自然界的阳热之气已发动，气候由温转热，所以容易形成温热病邪，这种病邪常常直接犯于气分或营血分，从而引起发病。吴氏在这里所说的温热与春温类似，但是对其病因已不从"伏寒化温"立论。现代认为春温是感受春季温热病邪而发生的一种温病。

温疫的发生是由于感受疫疠之气，这种疫疠之气每兼夹有秽浊，在发病后，可以相互传染而造成流行，以致家家有人发病，户户病情相似，如同每家要分摊劳役一般，故称为温疫。

温毒是由于温邪之中夹有毒邪，且其中秽浊尤重，所以在患病后，可致头面肿大，或咽喉肿痛腐烂，或皮肤红肿发斑等局部热毒见症。

暑温是在盛夏时节，感受暑邪中热偏盛的一种病邪，即暑热病邪而发生的疾病，初起以暑热盛于阳明的证候为主要表现。

湿温是在夏末秋初的长夏季节，因天暑下迫，地湿上蒸，感受暑邪中湿偏盛的一种病邪，即湿热病邪而发生的疾病，初起以湿象偏盛为主要表现。

秋燥是在秋季天高气爽，气候干燥的情况下，感受燥邪而引起的疾病。

冬温是冬季气候应寒冷而反常地温暖，自然界的阳气不能潜藏，形成风热病邪，如感受了这种病邪，就会引起与风温表现相似的疾病。

温疟为疟疾的一种，是指人体阴气已先耗伤，在夏季又感受暑邪而发生的一种疟疾，因主要表现为阳热亢盛，所以在发病后只发热而不恶寒。

从以上所论的各种温病来看，都具有以发热为主症，病变过程中热象明显，易化燥伤阴等特点，所以都可归于温病的范围。当然，温病实际上还不止吴氏所说的九种，在本书中又述及伏暑、疟、痢、疸等，也可归属于温病的范围。

【原文】太阴温病，寸脉大，舌绛而干，法当渴，今反不渴者，热在营中也，清营汤去黄连主之。（15）

【提要】本条论述太阴温病营分证的证治。

【精解】太阴温病营分证的临床表现为"寸脉大，舌绛而干，反不渴"。其中寸脉大，是邪在太阴之象；舌绛而干，是邪入营分而营阴耗伤的表现。"反不渴"是由于邪热深入营分后，能蒸腾营气上升而滋润于口咽，所以患者没有明显的口渴症状。但不能因患者口不渴而怀疑所患的不是温病，也不能因此而认为病邪及阴伤程度较气分证阶段有所减轻。实际上，此时虽表现为不渴，但其阴液的耗伤较之气分更甚。对邪入营分的治疗用清营汤以清泄营分的邪热。文中特别提到如营分证营阴耗伤较甚，在用清营汤时要去黄连。因为黄连味苦性燥能耗伤营阴，且性质沉降，去黄连可以防止更伤营阴。

曹炳章注："热邪入营反不渴，此亦识病之要诀。温病宜清凉解肌，既云解肌，亦有得微汗而解者。盖肺主皮毛，亦可微汗。但服清凉解肌药则汗出而渴亦去，断不伤阴。若服羌、独、桂枝，则必伤太阴经，所谓诛伐无过，温病未去而阴已伤矣。"曹氏所说的清凉解肌之法，并非针对营分证而言，应指邪在表时用解肌之法，以取微汗。

【原文】太阴温病，不可发汗，发汗而汗不出者，必发斑疹，汗出过多者，必神昏谵语[1]。发斑者，化斑汤主之；发疹者，银翘散去豆豉，加细生地、丹皮、大青叶，倍元参主之。禁升麻、柴胡、当归、防风、羌活、白芷、葛根、三春柳。神昏谵语者，清宫汤主之，牛黄丸、紫雪丹、局方至宝丹亦主之。(16)

化斑汤方　石膏一两，知母四钱，生甘草三钱，元参三钱，犀角二钱，白粳米一合
水八杯，煮取三杯，日三服，渣再煮一钟，夜一服。

银翘散去豆豉加细生地丹皮大青叶倍元参方
即于前银翘散内去豆豉，加细生地四钱，大青叶三钱，丹皮三钱，元参加至一两。

清宫汤方　元参心三钱，莲子心五分，竹叶卷心二钱，连翘心二钱，犀角尖磨冲二钱，连心麦冬三钱

加减法：热痰盛加竹沥、梨汁各五匙；咯痰不清，加栝楼皮一钱五分；热毒盛加金汁、人中黄；渐欲神昏，加银花三钱、荷叶二钱、石菖蒲一钱。

【注释】

[1] 神昏谵语：神昏指神志不清或意识丧失；谵语指语无伦次。为热闭心包或其他脏腑邪热扰于心神所致。

【提要】本条论述温病忌汗之理及误汗而引起斑疹、邪闭心包等变证的治法方药。

【精解】吴氏指出，手太阴温病不能用辛温发汗的方法，如误用后就会发生一些变证。因辛温之品助热势，而患者阴液不足，又无作汗之源，汗不得出，邪热内逼血分，引起血热动血，发于皮肤则为斑疹；如卫表疏松，辛温发汗后，汗出不止，必然损伤心阳、心阴，邪热又可乘虚而入，导致邪闭心包，神明失主。对误汗后所致的上述变证，吴氏提出：发斑者，可用化斑汤凉血解毒化斑；发疹者，银翘散去豆豉，加细生地、丹皮、大青叶，倍元参以清营凉血解毒透疹，但禁用升麻、柴胡、当归、防风、羌活、白

芷、葛根、三春柳等辛温发散之品。对神昏谵语者，可用清宫汤，同时可配合牛黄丸、紫雪丹、局方至宝丹等。从吴氏列出的治疗神昏谵语的方药来看，主要是针对误汗后发生邪闭心包者，但如误汗后发生心阳、心阴外脱，或出现内闭外脱者，则不可拘于此法，当用固脱救逆之法，或固脱与开窍并用。但温病禁汗并不能理解为温病的治疗绝对不能发汗，特别是感受温邪在表，表气郁闭而恶寒较著或无汗者，当用微汗之法，甚可适当配伍少量辛温之品以增加发汗之力。正如清代医家王九峰指出"风温不可发汗，而亦宜微汗"，说明温病也并非绝对禁汗，临证时应随证变法，不可拘泥一端。

【原文】温毒[1]咽痛，喉肿，耳前耳后肿，颊肿，面正赤，或喉不痛，但外肿，甚则耳聋，俗名大头温[2]、虾蟆温者，普济消毒散去柴胡、升麻主之。初起一二日，再去芩、连，三四日加之佳。（18）

普济消毒饮去升麻柴胡黄芩黄连方　连翘一两，薄荷三钱，马勃四钱，牛蒡子六钱，芥穗三钱，僵蚕五钱，元参一两，银花一两，板蓝根五钱，苦梗一两，甘草五钱

上共为粗末，每服六钱，重者八钱。鲜苇根汤煎，去渣服，约二时一服，重者一时许一服。

【注释】

[1] 温毒：多发于冬春季节，感受时毒病邪引起的急性热病，包括大头瘟、烂喉痧等。

[2] 大头温：即大头瘟，感受风热时毒引起的以头面焮赤肿痛为特征的急性外感热病。

【提要】本条论述温毒、大头瘟的病因病机和证治。

【精解】《景岳全书·瘟疫》曰："大头瘟者，以天行邪毒客于三阳之经，所以憎寒发热，头目颈项或咽喉俱肿，甚至腮面红赤，肩背斑肿，状如虾蟆，故又名虾蟆瘟。"本病之典型病例现已不多见，但临床常见之流行性腮腺炎、头面部淋巴结肿大、颜面丹毒等，可参照本病辨治。

本条后自注云："温毒者，秽浊也。凡地气之秽，未有不因少阳之气而自能上升者，春夏地气发泄，故多有是证；秋冬地气，间有不藏之时，亦或有是证；人身之少阴素虚，不能上济少阳，少阳升腾莫制，亦多成是证；小儿纯阳火多，阴未充长，亦多有是证。咽痛者，经谓'一阴一阳结，谓之喉痹'。盖少阴、少阳之脉，皆循喉咙，少阴主君火，少阳主相火，相济为灾也。耳前耳后颊前肿者，皆少阳经脉所过之地，颊车不独为阳明经穴也。面赤者，火色也。甚则耳聋者，两少阳之脉，皆入耳中，火有余则清窍闭也。"本段论述温毒之病因病机及证候表现，说明了温毒多为感受秽浊之气而患，在少阴君火、少阳相火共同作用下，出现咽喉及耳颊红肿、面赤，伴或不伴咽痛的症状。

对于温毒、大头瘟的治疗方法，则以李东垣普济消毒饮加减运用。吴鞠通自注云："其方之妙，妙在以凉膈散为主，而加化清气之马勃、僵蚕、银花，得轻可去实之妙；再加元参、牛蒡、板蓝根，败毒而利肺气，补肾水以上济邪火。去柴胡、升麻者，以升腾飞越太过之病，不当再用升也。说者谓其引经，亦甚愚矣！凡药不能直至本经者，方用引经药作引，此方皆系轻药，总走上焦，开天气，肃肺气，岂须用升、柴直升经气耶？去黄芩、黄连者，芩、连里药也，病初起未至中焦，不得先用里药，故犯中焦也。"

【原文】脉虚夜寐不安，烦渴舌赤，时有谵语，目常开不闭，或喜闭不开，暑入手厥阴也。手厥阴暑温，清营汤主之；舌白滑者，不可与也。（30）

清营汤方（咸寒苦甘法）　犀角三钱，生地五钱，元参三钱，竹叶心一钱，麦冬三钱，丹参二钱，黄连一钱五分，银花三钱，连翘连心用二钱

水八杯，煮取三杯，日三服。

【提要】本条论述暑温病营分证治。

【精解】暑温的营分证诊断与一般温病相似，主要见症有夜寐不安，烦渴舌赤，时有谵语，目常开不闭，或喜闭不开等。此外，还当有身热夜甚，脉浮数，而其舌赤而绛。治疗用清营汤清热养阴。文中提出如舌白滑者不可用清营汤，是其湿重而不能用清营、滋柔之药故，当苦温化湿。但湿重之证一般也不会出现典型的营分证表现，若出现神志异常，当先考虑湿热酿痰蒙蔽心包之证，可结合其他全身表现进行判断。也有邪入营分而湿浊之邪未尽者，舌苔也可表现为白滑，但舌质多红绛。清营汤虽是温病营分证的代表方，但由于其具有清营凉血，养阴活血等作用，所以在临床上运用较为广泛，如用本方加减治疗急性紫癜性肾炎属血热妄行者、变应性亚败血症、急性视神经炎、视网膜静脉阻塞、外伤性脾破裂伴腹腔内感染、小儿鼻衄、急性重症肝炎、新生儿出血症、红皮症型银屑病、病毒性脑炎、血小板减少性紫癜等。

【原文】秋感燥气，右脉数大，伤手太阴气分者，桑杏汤主之（54）

桑杏汤方（辛凉法）　桑叶一钱，杏仁一钱五分，沙参二钱，象贝一钱，香豉一钱，栀皮一钱，梨皮一钱

水二杯，煮取一杯，顿服之，重者再作服。

【提要】本条论述秋燥病邪在肺卫的证治。

【精解】温燥毒邪，由鼻侵入，上受伤肺，这种病证四季都有。"秋感"是因秋凉气爽，湿度大减，气候干燥，秋季燥金当令，是燥气盛行的季节，故燥气感人致病以秋天较多见。燥邪致病随其兼邪的寒热不同，而有"温""凉"之分。今从脉象大数及用桑杏汤主治而论，当属"温燥"。秋伤温燥病邪，它的临床表现主要是干咳痰少，口鼻干燥，口渴，舌红，苔薄白微燥，脉象数而右大，或有头痛身热。这是燥邪侵袭手太阴，肺卫

受病的表现。自注中提出，燥邪致病，初起必在肺卫。其治疗与风热之邪初犯肺卫相似，但因燥邪具有干燥耗阴之性，故吴氏强调辛凉清润，用药宜轻，以轻透上焦燥热，所用的桑杏汤中除有桑叶、杏仁、淡豆豉等辛凉发散之品外，还有沙参、梨皮等甘润之品。桑杏汤有清宣兼凉润的作用，可辛凉透邪，润肺生津，是治秋燥的主方，适用于一般燥咳，有热而燥伤不重。本方是叶案"燥门"第一案原方。方中药量似嫌过轻。虽说"轻药不得重用"，但过轻也难以愈病，必须以适应病情为主。

中焦篇

【原文】阳明温病，干呕口苦而渴，尚未可下者，黄连黄芩汤主之。不渴而舌滑者属湿温。（19）

黄连黄芩汤方（苦寒微辛法） 黄连二钱，黄芩二钱，郁金一钱五分，香豆豉二钱

水五杯，煮取二杯，分二次服。

【提要】本条论述阳明温病见干呕一症的病机和证治。

【精解】原文自注指出在阳明病中发生干呕是由于在邪热中夹有秽浊之故，如热甚湿轻，则表现为口苦而渴，如湿重热轻，则不渴而苔滑。对前者的治疗用黄连黄芩汤，以芩连苦寒清热邪，配伍豆豉、郁金芳香化湿浊。对后者则按湿温病治疗。然而在临床上，由于邪热内盛而致胃气上逆干呕者并非少见，似不能见干呕皆认定是夹秽，尚须结合全身症状综合分析。

干呕一症虽与中焦胃气失和有关，但其成因不一。就阳明病而言，有因腑实壅滞的，有因邪热干扰的。今干呕而口苦且渴，并无可下之症，则提示其病机非阳明腑实所致，而系无形邪热夹秽浊之气扰乱中焦脾胃，导致胃气上逆为患。故治宜黄连黄芩汤苦寒清热，降逆化浊，而该方也可作为辛开苦降的一个代表方。若干呕而无口渴表现，且舌苔滑腻的，则系湿温之邪阻于中焦之象，自不宜采用苦寒泻火的黄连黄芩汤，而应根据湿温病的辨证施治原则进行治疗。

由于温热为纯热无湿之邪，易于化燥伤阴，所以吴氏称之为"燥病"。这是与湿热为病相对而言，非指秋燥病证。所谓"邪热夹秽"，是指热在中焦，蒸腾浊气上泛，并不是指致病因素即感热邪又夹秽浊湿邪。

【原文】阳明温病，舌黄燥，肉色绛[1]，不渴者，邪在血分，清营汤主之。若滑者，不可与也，当于湿温中求之。（20）

【注释】

[1] 肉色绛：指舌质红绛。

【提要】本条论述温病邪入营血的证治。

【精解】一般而言，热邪传里，病在阳明气分，舌苔多黄而干燥，口必大渴引饮，是胃热灼津的表现。若热邪入里后舌呈红绛之色，口渴反不甚或竟不渴的，则为邪气深入营血，"格阴于外，上潮于口"所致，这与前条自注所说"邪热入营，蒸腾营气上升"意义相同。对本证的治疗，宜用清营汤清营泄热，滋养营阴。

在温病过程中，邪热传里，口反不渴，除见于热入营血外，湿温病过程中也可见到，为湿邪蕴阻气分所致，与热在营血的病机完全不同，故其舌质并不红绛而舌苔必现滑腻。至于苔色表现，吴氏自注中说或白滑或灰滑，亦或淡黄而滑。不同的苔色，主要决定于湿与热的孰轻孰重。湿蕴气分，清营汤等清凉柔润之品自不宜用，当按湿温病辨证施治。

营为血中之气，故每以血赅营。因此吴氏在本条中所谓的邪在血分，实际包括了营分在内，而且尤其侧重在营分，所以用清营汤清营凉血泄热治之。叶霖注"须防挟湿，更恐气分之邪未尽"，在湿温病化燥入营过程中每可见到，临床应予注意。汪瑟庵对绛舌不同类型的表现、病机及治法作了注解，颇有临床参考价值。

【原文】若舌绛兼有白苔，或黄白相兼，是邪仍在气分，绛而有滑苔者，则为湿热熏蒸，误用血药滋腻，邪必难解，不可不慎也。（20，注按）

【提要】本条论述温病邪入营血的证治。

【精解】阳明温病，由于里热熏蒸，消灼津液，故舌苔黄而干燥。如果正邪交争，正不胜邪，热邪就会由气分深入营分及血分。可出现夜热甚、口不渴饮、心烦、谵语、舌红绛、脉细数、斑疹隐隐等一系列营分证候。

至于"舌绛兼有白苔，或黄白相兼"，说明气分热邪仍未尽除。"绛而有滑苔"，说明湿热为患。湿温"口不渴"，乃湿气上蒸，湿重热少，所以口亦不渴。治应化湿利湿，用药喜刚忌柔，因此不宜选用清热养阴的清营汤，用之反而湿不易化，所以说"不可不慎也"。在"上焦篇"第三十条有关清营汤条文中，也提出了"舌白滑者，不可与也"，所以在温病辨证中，辨别舌苔十分重要。舌苔由黄变淡、焦变灰、变白而滑说明热轻湿重，故清热养阴的清营汤不宜应用。

辨别热入营分和使用清营汤的主要依据应该是舌质红绛、身热夜甚、心烦谵语。至于条文中所述"不渴"一症，还应具体分析。温病之挟湿者，由于湿邪困脾，脾不运化，津液不能敷布，也可以出现口干不欲饮；瘀血证"但欲漱水不欲咽"，也可以出现口干不渴饮。因此"不渴"一症不能作为诊断热入营分和使用清营汤的主要指征。热入营分之后，如果经过清营养阴治疗，营分热邪仍可透出气分而解，叶天士称之为"透热转气"。表现为舌质由绛转红、神志转清等。如果病情恶化，舌质呈深绛，出现出血症状或斑疹密布，说明邪热由营入血，应按血分证治疗。

【原文】斑疹阳明证悉具，外出不快，内壅特甚者，调胃承气汤微和之，得通则已，不可令大泄，大泄则内陷[1]。（24）

【注释】

[1] 内陷：在温病发斑疹的过程中，过用下法导致中气不振，出现神昏谵语进而厥脱之危候。

【提要】本条论述斑疹下法的注意事项。

【精解】吴氏自注："此斑疹下法，微有不同也。斑疹虽宜宣泄，但不可太过，令其内陷。斑疹虽忌升提，亦畏内陷，方用调胃承气者，避枳、朴之温燥，取芒硝之入阴，甘草败毒缓中也。"温病发斑，一般忌用下法。如果斑疹隐隐，数日还不能畅透，且出现阳明里实潮热面赤，声重息粗，腹微满痛，大便燥结，小便赤涩，舌苔焦黄，脉象沉实而数等症状，这是有燥结在肠，热毒内壅，不能向外直达的缘故。这时应该用缓下的调胃承气汤，以通腑气，使结去里和，邪无所恋，热毒外泄，斑疹自然向外透发。

温病出现斑疹透发不畅同时伴有阳明腑实证，可用调胃承气汤微微攻下，使腑气得通，邪热得以外泄，则斑疹也每可透发。吴氏还提出温病斑疹用攻下之法应注意以下两点：一是掌握使用攻下的指证，既有阳明证，又有"外出不快，内壅特甚"；二是攻下当适可而止，根据病情偶尔用之，不能过度，除了只能用缓下之剂外，在得下之后不可再下，以免发生内陷之变。否则，正伤邪陷，斑疹不但不能透发，反而隐没，造成神昏、谵妄、腹满、气急等危象，不可不慎。

【原文】温病燥热，欲解燥者，先滋其干，不可纯用苦寒也，服之反燥甚。（31）

【提要】本条论述温病热盛伤阴者不能纯用苦寒之品。

【精解】温病燥热，指热邪化燥伤津之意。其病机特点是热邪未解而阴津已伤，以至于呈现燥热之象。燥热之治与实火不同，实火宜泻，治应苦寒之品泻火泄热；燥热宜滋，当以甘寒柔润之品滋养阴液，润燥泄热，而不可单纯用苦寒泻火之品。因苦能化燥，易于伤津劫液，所以只宜用于实火内郁而阴津未伤之证，如用于阴液耗伤而邪热犹未尽解的燥热证候，极易促使温热化燥伤阴，而阴愈伤则火愈炽。故而本条所谓苦寒之禁是指温病过程中出现燥热时，不可单用苦寒以冀解除燥热，而应投用甘寒之品"先滋其干"。但应当看到，甘寒之品虽能润燥泄热，其清热之力毕竟较弱，如邪热较甚时可适当配合苦寒之品以泄邪热，即所谓"甘苦合化"。自注中举冬地三黄汤，以甘寒养阴之生地、玄参、麦冬、芦根汁、银花露为主，配合少量苦寒的黄芩、黄连、黄柏以泻火，即"先滋其干，不可纯用苦寒"。然而，冬地三黄汤虽以甘寒之品为主，但不可用于所有的热盛阴伤证，在临床上还应根据热盛与阴伤之侧重而分别掌握清热与养阴之孰重孰轻，而不能拘定一方。

【原文】风温、温热、温疫、温毒、冬温之在中焦，阳明病居多；湿温之在中焦，太阴病居多；暑温则各半也。(37)

【提要】本条论述不同温病在中焦，有偏于阳明者，有偏于太阴者，有各半者。

【精解】本条论除秋燥、温疟外的七种温病，进入中焦后，以见阳明或太阴之证为多。根据病邪的性质不同，其主在阳明或太阴亦不同。

风温、温热、温疫、温毒，都是阳邪且热盛毒重。阳明是胃之经，胃是阳脏，两阳相合，热炽于内，是以多易进犯阳明。虽都属阳邪，但温疫、温毒多兼秽浊，风温、温热也有夹湿，特别是当其所兼的秽浊湿邪较重而郁遏中焦时，也可见脾湿不运，升降失常的一些症状，故不排除有太阴之证。

湿温之邪本是阴中有阳，即它具有湿和热两个特性。病在中焦，其从化主要决定于脾胃的强弱。胃阳脾阴，胃燥脾湿。邪入中焦，胃阳旺则从燥化而热重于湿；脾湿盛则从湿化而湿重于热。更由于湿热病邪本来就有热的一面，即湿重的郁久仍然是要化火的。在自注中所谓"以湿从湿""以阴从阴"，是单就湿邪与脾阴而论，故"太阴病居多"。

"暑温则各半"，吴氏自注中谓："暑兼湿热"。既兼湿热，当有偏于热盛和湿重的不同，热盛的多在阳明，湿重的多在太阴。但暑温本身是热盛伤阴耗气之证候，如不兼湿邪而病在中焦，则以阳明气分或营分证为多。

【原文】三焦湿郁，升降失司，脘连腹胀，大便不爽，一加减正气散主之。(58)

一加减正气散方　藿香梗二钱，厚朴二钱，杏仁二钱，茯苓皮二钱，广皮一钱，神曲一钱五分，麦芽一钱五分，绵茵陈二钱，大腹皮一钱

水五杯，煮二杯，再服。

【提要】本条论述湿热中阻脾胃的证治。

【精解】所谓"三焦湿郁"，字面之意似指湿邪郁阻三焦气机，但从主症"脘连腹胀，大便不爽"来看，病变中心实偏于中焦。其病机特点是"升降失司"，即湿邪中阻影响了脾胃升降功能，脾不升不运，胃不降不和，故以脘腹胀满，大便溏而不爽为主要临床表现。这也就是吴氏前述"湿温之在中焦，太阴病居多""伤脾胃之阳者十常八、九"。治宜一加减正气散疏化中焦湿浊，升降脾胃之气。

吴氏的一加减正气散方从《太平惠民和剂局方·治伤寒方》的藿香正气散加减化裁而来，藿香正气散是治疗感受四时不正之气、辟秽化浊的方剂，原方由藿香、陈皮、茯苓、厚朴、大腹皮、紫苏、白芷、桔梗、甘草、白术、半夏曲组成，属苦辛甘温之剂。从一加减正气散方用药的取舍看，其治疗重点在于疏化中焦湿浊。本条后方论："正气散本苦辛温兼甘法，今加减之，乃苦辛微寒法也。去原方之紫苏、白芷，无须发表也。去甘、桔，此证以中焦为扼要，不必提上焦也。只以藿香梗化浊，厚朴、广皮

（即陈皮）、茯苓皮、大腹皮泻湿满，加杏仁利肺与大肠之气，神曲、麦芽升降脾胃之气，茵陈宣湿郁而动生发之气。藿香但用梗，取其走中不走外也；茯苓但用皮，以诸皮皆凉，泄湿热独胜也"。文中虽称为"苦辛微寒法"，但该方清热之力甚微。

【原文】湿郁三焦，脘闷，便溏，身痛，舌白，脉象模糊[1]，二加减正气散主之。(59)

二加减正气散（苦辛淡法）　藿香梗三钱，广皮二钱，厚朴二钱，茯苓皮三钱，木防己三钱，大豆黄卷二钱，川通草一钱五分，薏苡仁三钱

水八杯，煮三杯，三次服。

【注释】

[1] 脉象模糊：指脉象至数来去模糊不清，乃湿热阻滞经络之象。

【提要】本条论述湿热内阻气机，外滞经络的证治。

【精解】本证的病机特点是湿热内蕴脾胃，升降失司，同时湿热阻滞经络，经气不畅。症见脘闷便溏，为湿蕴中焦脾胃，运化失职之象；身痛系湿邪留著经络的表现；苔白而脉象模糊，则为湿阻气机之象。治用二加减正气散以宣气利湿，疏通经隧。

本证与上证虽均属以湿郁中焦气分为主，但病机重点有所不同，上证病机重心在于中焦升降失司，临床以脘腹胀满、大便不爽为主要表现；本证虽亦在中焦，但病机偏于湿阻气机，肠腑泌别失职，且兼湿邪郁滞经络，故症见脘闷便溏，身痛，脉象模糊。治当宣湿渗湿，理脾通络，用二加减正气散。该方在藿香梗、广皮（即陈皮）、厚朴、茯苓皮四味药通降中焦利湿的基础上，加木防己、薏苡仁、通草，淡渗以利经络中湿，加大豆黄卷以化蕴酿之湿热。本条因湿邪偏重，用淡渗药物较多，所以属于"苦辛淡法"。

【原文】秽湿着里，舌黄，脘闷，气机不宣，久则酿热，三加减正气散主之。(60)

三加减正气散方（苦辛寒法）　藿香连梗叶三钱，茯苓皮三钱，厚朴二钱，广皮一钱五分，杏仁三钱，滑石五钱

水五杯，煮二杯，再服。

【提要】本条论述湿热郁久，即将化热的证治。

【精解】本条论述湿郁化热的证治。"秽湿着里"，说明湿浊之气不在表而留着在里，湿郁日久，渐从热化，则舌见黄苔；湿郁中阻，气机失畅故见脘闷。治用三加减正气散以宣气化湿，兼以清热。本方在藿香、广皮（即陈皮）、厚朴、茯苓皮四味药的基础上，加杏仁以配藿香宣气化浊，以滑石清利湿热从小便出。本方重用甘寒的滑石清利湿热并与苦辛通降合用，故称"苦辛寒法"。在用药上本方重视宣通肺气，其目的是通过利肺气而化湿，同时重用滑石以清湿中之热。当然，本证性质虽属湿热，但湿仍重于热，所以用药侧重于祛湿，清热之力较轻。

【原文】秽湿着里，邪阻气分，舌白滑，脉右缓，四加减正气散主之。(61)

四加减正气散方（苦辛温法）　藿香梗三钱，厚朴二钱，茯苓三钱，广皮一钱五分，草果一钱，楂肉炒五钱，神曲二钱

水五杯，煮二杯，渣再煮一杯，三次服。

【提要】本条论述湿浊内盛，气机阻滞的证治。

【精解】本证湿邪为重困扰脾阳阻滞于气分而无热象。湿邪在里，日久必然会损伤阳气，本条所述主要为湿郁日久，伤及脾阳，形成湿盛脾阳受伤之证，故见舌白而滑。"脉右缓"，缓脉为怠缓之脉，说明湿阻气机，脉道受阻，亦示湿重。文中叙证从简，只言"舌白滑，脉右缓"，目的在于突出湿浊偏重的特点，以作为辨证的关键。此外当必有脘痞、腹胀等湿阻气滞的见症。治疗用四加减正气散疏化中焦湿浊，温振脾阳。该方仍在原方藿香梗、厚朴、茯苓、广皮（即陈皮）苦辛通降的基础上加上辛温燥烈的草果以温阳燥湿，加楂肉、神曲以消食导滞。该方是在苦辛药的基础上加用了辛温药，所以属于"苦辛温法"。方中楂肉、神曲等消食导滞药物，亦可知本证为湿浊中阻而夹有食滞，似非单纯的湿浊阻气之证。

【原文】秽湿着里，脘闷便泄，五加减正气散主之。(62)

五加减正气散（苦辛温法）　藿香梗二钱，广皮一钱五分，茯苓块三钱，厚朴二钱，大腹皮一钱五分，谷芽一钱，苍术二钱

水五杯，煮二杯，日再服。

【提要】本条论述湿郁内盛之脘闷便泄的证治。

【精解】本证为湿浊偏重，阻于中焦气分之候。湿着于里，胃气受困则脘痞，脾运失健则便溏。治宜五加减正气散，重在化湿和中，健运脾胃。

上五条，病机均以秽湿着里，阻滞气机，脾胃升降失调为重点，故其均具有"脘闷"的主症。但其病变程度和兼见症状略有差异。一加减正气散证以湿阻脾胃，脘连腹胀为重点；二加减正气散证以湿滞经络，身痛较明显；三加减正气散证以湿渐化热，舌苔色黄为特征；四、五加减正气散证以湿浊内盛，舌白滑，脉右缓，脘闷便溏为辨证要点。五个加减正气散均为以宣气化湿，调畅气机为主的方剂，均以藿香梗、广皮（即陈皮）、厚朴、茯苓四味为基本药物，以芳香化浊，理气化湿，余则随证加减。一加减正气散中用神曲、麦芽苏醒脾胃之气；二加减正气散则用防己、苡仁、通草、豆卷等疏通经络之湿；三加减正气散重用滑石取其渗利湿热之功；四加减正气散用草果温运脾阳；五加减正气散赖苍术以燥脾湿。

湿为阴邪，凡秽湿着于里而不兼热邪之证，其性质与寒湿相近，所以吴氏在自注中指出"以上二条（指四、五加减正气散条）应入前寒湿类中"。但由于用药均为藿香正

气散化裁而来，为便于临床鉴别运用，故而将五个加减正气散放在一起论述。

【原文】湿聚热蒸，蕴于经络，寒战热炽，骨骱[1]烦疼，舌色灰滞，面目萎黄，病名湿痹，宣痹汤主之。（65）

宣痹汤方（苦辛通法）　防己五钱，杏仁五钱，滑石五钱，连翘三钱，山栀三钱，薏苡五钱，半夏醋炒三钱，晚蚕砂三钱，赤小豆皮三钱

（赤小豆乃五谷中之赤小豆，味酸肉赤，凉水浸取皮用，非药肆中之赤小豆。药肆中之赤豆乃广中野豆，赤皮蒂黑肉黄，不入药者也）

水八杯，煮取三杯，分温三服。痛甚加片子姜黄二钱，海桐皮三钱。

【注释】

[1] 骨骱：人体各骨关节的总称。

【提要】本条论述湿热蕴滞经络、关节的证治。

【精解】痹证是指由风、寒、湿、热等病邪引起的，以关节疼痛、酸、胀、重着等为特征的一类病证。《素问·痹论》曰："风寒湿三气杂至，合而为痹。"又指出：虽是三气杂感，但其中又各有偏盛，而以风气盛为"行痹"，寒气盛为"痛痹"，湿气盛为"着痹"。这些杂感之邪，留滞经络、关节，时久又必化热，或素蕴有热，又感风寒湿邪，热为外邪所遏，也会出现热的症状，故有"热痹"一证。

本条所谓的"湿痹"，是一种湿热并重，内而湿聚热蒸，外而蕴于经络、关节之间，以致脉络不和，气血运行失畅之证。"寒战热炽"是正邪激抗的反应。湿热蕴于经络，则关节烦痛不安，舌苔色灰而板滞不化，眼睛淡黄，暗而不荣。此为湿热并重，蕴滞经络、关节之证。治湿热的一般原则是清热利湿。本证湿热郁阻经络，治疗应以宣通经络湿热为主，方用宣痹汤。

宣痹汤方用防己清除经络间湿热，连翘清气分；赤小豆清血分；滑石利尿，清热中之湿；山栀肃肺，清湿中之热；薏苡仁淡渗而缓挛急；蚕沙搜邪而解痹痛；半夏辛平调寒热；杏仁辛润开肺气。气化湿亦化，湿去热也除。至于痛重加姜黄，海桐皮，是其有加强宣通经络，解除疼痛作用的缘故。因此，本方既能治"湿热"并发关节痹痛，也是治疗湿痹证的通用方。

【原文】湿郁经脉，身热身痛，汗多自利，胸腹白疹[1]，内外合邪，纯辛走表，纯苦清热，皆在所忌，辛凉淡法，薏苡竹叶散主之。（66）

薏苡竹叶散方（辛凉淡法，亦轻以去实法）　薏苡五钱，竹叶三钱，飞滑石五钱，白蔻仁一钱五分，连翘三钱，茯苓块五钱，白通草一钱五分

共为细末，每服五钱，日三服。

【注释】

[1] 白疹：即为白㾦，是在湿热性温病发展过程中，皮肤上出现的细小白色疱疹，由湿热郁阻气分，蕴蒸于肌表所造成。

【提要】本条论述湿热蕴阻肌表而致白㾦的证治。

【精解】本条所述之白疹，即为白㾦。白㾦的形成是湿热之邪蕴阻肌表而发，即自注中所说"风湿郁于孙络毛窍"，属"湿停热郁之证"。此证邪虽在表，但与表证不同，也与一般的肌表风湿有别，所以对本证的治疗，忌用纯辛发表，也忌用纯苦清热，原文提出用"辛凉淡法"，即清宣、疏解、淡渗并用，使郁于肌表的湿热之邪得以宣解和从小便而去，即自注中所说的"双解表里"。但这里所说的"双解表里"与一般所说的解表和清里并用的"双解表里"在内涵上并不相同。

下焦篇

【原文】风温、温热、温疫、温毒、冬温，邪在阳明久羁[1]，或已下，或未下，身热面赤，口干舌燥，甚则齿黑唇裂，脉沉实者，仍可下之。(1)

【注释】

[1] 久羁：邪气留恋日久不解。

【提要】本条论述温病后期真阴耗伤阳明腑实之证。

【精解】风温、温热、温疫、温毒、冬温等温热毒邪，本易灼津伤阴。当其传入中焦气分，邪热亢盛于阳明，会耗伤阴液；热结在胃肠稽留时间过久，则既灼胃津，又可耗竭少阴肾液，该证形成或因误用攻下而致阴伤，或因未经攻下而邪热灼伤阴液所致。所以不论是否已经用过攻下药，只要患者表现出身热、面部潮红、口舌干燥而不润，甚至出现牙齿焦黑、口唇燥裂等现象，就是阳明实热未去，热盛阴消的象征，这时关键要依脉象的情况判断其是兼实还是纯虚。如果脉象沉实有力，并见苔焦黑，腹满便闭的症状，那就说明津伤阴亏而胃肠实热仍在。是此，正气未至大虚，仍可假手于攻，治疗还可采用《伤寒论》阳明病"急下存阴"的方法。由于其阴液久耗，运用攻下法，应以增液承气或增液合调胃承气汤为宜。

有两点应予注意：其一，下焦真阴耗伤之证的原因，固然有因中焦阳明之热不解而耗及肾阴者，但并非只限于此。特别是当邪入营血，内陷厥少后，都能耗及肾阴而发生本证。其二，对肾阴耗伤证的判断，除了原文所述之外，还应参考温病的病程和全身症状作全面考虑。

【原文】温邪久羁中焦，阳明阳土[1]，未有不克少阴癸水者，或已下而阴伤，或未下而阴竭。(1，自注)

【注释】

[1] 阳明阳土：此处指阳明胃腑邪热炽盛。

【提要】本条论述邪入下焦，真阴耗伤的证治。

【精解】邪在阳明久羁，中焦温病不解，热盛必然伤阴。既可灼胃津，也可耗竭少阴肾液，"已下"固然伤阴更速，"未下"但由于热邪久羁，同样亦可伤阴。该证形成或因误用攻下而致阴伤，或因未经攻下而邪热灼伤阴液所致。"肝藏血""肾藏精"，为人体阴精的根本所在，因此，中焦温病久而不解，必然传入下焦，伤及肝肾之阴，所谓"温邪久羁中焦，阳明阳土，未有不克少阴癸水者"。身热面赤，口干舌燥，为阴虚内热之象，齿黑唇裂为阴虚已甚。温病后期出现上述症状与体征，说明温病已至下焦。温病至下焦，一般阴精已伤，必须救阴扶正，不宜再用下法。但如见脉沉实，即脉见沉大有力，说明热邪炽盛，病虽然已至下焦，但正气尚未至溃败，仍可用下法攻邪，邪去则正气自然来复。所谓"若实证居多，正气尚未致溃败，脉来沉实有力，尚可假手于一下，即《伤寒论》中急下以存津液之谓"，即属此意。如若脉象虚大无力，手足心热甚于手足背，虽然有口干舌燥、齿黑唇裂等症，此乃邪热已深入下焦，耗伤真阴所致，故应以复脉汤复其阴，而不可再用攻下之剂以更伤其阴。

【原文】湿温久羁，三焦弥漫，神昏窍阻，少腹硬满，大便不下，宣清导浊汤主之。(55)

宣清导浊汤（苦辛淡法）　猪苓五钱，茯苓五钱，寒水石六钱，晚蚕砂四钱，皂荚子去皮三钱

水五杯，煮成两杯，分二次服，以大便通快为度。

【提要】本条论述湿阻肠道，传导失司的证治。

【精解】本条论述湿温后期，湿邪无出路，以致影响全身而出现危象的证治。"神昏"即神识不清，"窍阻"指蒙蔽心窍而神昏。湿温后期临床上出现神志昏迷、大便不通，这是下焦湿温的急重危证。本证发生是由于湿热浊邪久羁，郁结下焦气分，浊气"弥漫三焦"。湿热在脾胃久留，郁蒸化热，下行而结滞于大肠，致使少腹硬满，大便不畅。大便既不能畅通排泄，湿热更无出路，其酝酿熏蒸之气，必然要蒸腾上犯心包，蒙蔽心窍，以致神志不清而形成三焦都受浊邪熏蒸的局势。病变主要由湿热郁结下焦所导致，所以治用宣清导浊汤。目的是宣上焦肺气，导下焦湿热，使其气开湿化，热随湿去，则下无浊热熏蒸，上无蒙阻之患，虽不开心窍之闭而心窍自通，神志自清。

本方是辛苦淡渗，导浊清热，宣上通下的方子。其中猪苓能升清降浊，配茯苓则更加强渗湿泄滞的作用；寒水石性寒而沉降，可宣湿清热；蚕沙能化浊升清，可直入大小肠以化湿浊，升清气；皂角味辛咸而性燥，入肺与大肠，有退火燥湿、宣上通下的作用；皂角更能直达下焦，协同各药共解郁结的湿热，以便于一起从大便排出。总之，全方是以二苓配寒水石化无形之气，蚕沙配皂角逐有形之湿为其总的功用。所以对于下焦湿温凡大小便不通者，一般情况下均可使用本方。

温疫论

【原文】伤寒与中暑，感天地之常气[1]；疫者，感天地之厉气[2]。在岁运有多寡[3]，在方隅有厚薄[4]，在四时有盛衰。此气之来，无论老少强弱，触之者即病。

【注释】

[1]天地之常气：指自然界一年四季气候的变化，包括风、寒、暑、湿、燥、火等。

[2]厉气：指自然界某些特异性的致病因素，侵犯人体后可引起具有较强传染性，并能导致流行的疫病。又称戾气、疠气、异气等。

[3]在岁运有多寡：岁即年。指疫病流行每年有程度轻重的不同。

[4]在方隅有厚薄：方隅即地区。指疫病流行因地域不同而有差异。

【提要】本条论述疫病的传染性与流行性。

【精解】疫病的病因，传统多归结于气候的异常，如王叔和在《伤寒例》中提出，"非其时而有其气，是以一岁之中，长幼之病多相似者，此则时行之气也"，"时行疫气之法，皆当按斗历占之"。固然，气候的异常变化在一定程度上会给疫病的流行造成有利条件，但这不是直接致病因素。吴氏根据自己的实践经验，明确提出"余论则不然"，温疫病的发病原因非风、寒、暑、湿等气候因素，而是感受了自然界中的一种特异性致病因素"厉气"。人群对这类"厉气"极其易感，"无论老少强弱，触之者即病"，从而容易引发温疫的流行。同时，吴氏还提出了"厉气"致病的周期性、地域性和季节性，即疫病的流行每年有程度轻重之分，不同地区发病多少亦有区别，各个季节的发病情况亦有差异，如吴氏所云："在岁运有多寡，在方隅有厚薄，在四时有盛衰。"这些观点较之前人有了很大进步，是吴氏对温疫病病因学说的重大贡献，特别是在17世纪中叶病原微生物学尚未出现之前，如此独到的见解，确实是难能可贵。

广瘟疫论

【原文】时疫下法有六：结邪在胸上，贝母下之，贝母本非下药，用至两许即解；结邪在胸及心下，小陷胸下之；结邪在胸胁连心下，大柴胡汤下之；结邪在脐上，小承气汤下之；结邪在当脐及脐下，调胃承气汤下之；痞满燥实，三焦俱结，大承气汤下之。此外又有本质素虚，或老人、久病，或屡汗、屡下后，下证虽具而不任峻攻者，则麻仁丸、蜜煎导法、猪胆导法为妙。

【提要】本条论述温疫下法的运用，重点论述了温疫病的代表攻下方药。

【精解】在攻下法的具体运用时，须视邪结部位而选择相应的攻下方药。若结邪在胸上，而见胸闷、咳嗽者，可用大剂贝母清肺化痰散结；结邪在胸及心下，症见身热面赤，渴欲凉饮，饮不解渴，得水则呕，按之胸下痛，便秘，苔黄滑，脉洪滑者，可用小陷胸清热化痰开结；结邪在胸胁连心下，症见往来寒热，胸胁苦满，呕不止，郁郁微烦，心下满痛，大便不解或下利，舌苔黄，脉弦数有力者，可用大柴胡汤和解少阳，内泻热结；若结邪在脐上，症见大便不通，谵语潮热，脘腹痞满，舌苔老黄，脉滑而疾者，用小承气汤轻下热结；结邪在当脐及脐下，症见大便不通，恶热口渴，舌苔正黄，脉滑数者，可用调胃承气汤缓下热结；若痞满燥实，三焦俱结，症见大便不通，频转矢气，脘腹痞满，腹痛拒按，按之则硬，日晡潮热，神昏谵语，舌苔黄燥起刺或焦黑燥裂，脉沉实，可用大承气汤峻下热结。

戴氏针对邪结在胸上、胸及心下、胸胁连心下、脐上、当脐及脐下等邪结部位的不同，采用不同的攻下方药，颇有临床指导意义。但其中有些方证并不属于攻下法范畴，如邪结在胸上所用的贝母，虽可清热化痰散结，即使用至一两也不是攻下之品；治邪在胸及心下所用的小陷胸汤，其作用主要为清化痰热，苦辛开降，因而列为下法似亦不妥。至于三承气汤的适应证，其病位均为热结阻于阳明肠腑，只是因痞满燥实的程度不同而异，临床运用以痞、满、实者用小承气汤，燥、实、坚者用调胃承气汤，痞、满、燥、实俱甚者用大承气汤，似更为客观、准确。此外，对于患者体质素虚，或老人，久病，或屡汗、屡下后，下证虽具而不任峻攻者，用麻仁丸、蜜煎导法、猪胆导法，实为滋阴润肠，增水行舟之法。

【原文】*凡清热之要，在视热邪之浅深。热之浅者在营卫，以石膏、黄芩为主，柴胡、葛根为辅。热之深者在胸膈，花粉、知母、蒌仁、栀子、豆豉为主。热在肠胃者，当用下法，不用清法，或下而兼清亦可。热入心包者，黄连、犀角、羚羊角为主。热直入心脏则难救矣，用牛黄犹可十中救一，须用至钱许，少则无济，非若小儿惊风诸方，每用分许即可有效。*

【提要】本条论述温疫清法的运用，重点论述清法治疗药物。

【精解】戴氏指出："凡清热之要，在视热邪之浅深。"强调温疫运用清法的关键在于辨别邪热之浅深而选用不同的清热方法。戴氏将热邪较浅，症见身热汗自出、不恶寒反恶热、身重、头面项红肿、周身红肿、斑疹、鼻孔干、唇燥、烦躁、遗尿、舌苔白者称为热在营卫证，该证特点是疫邪已由表入里，由卫及气，气分初热而热势在外，故其营卫的概念与卫气营血辨证中卫分证、营分证的概念完全不同。对于邪热表浅的热在营卫证治疗，当以石膏、黄芩等辛寒、苦寒清泄邪热，并配伍柴胡、葛根等疏透之品，以助表浅之热邪外达。此即轻清宣气之法，用轻清之品宣畅气机，透泄热邪，用药须择用轻清药味，不可滥用苦寒沉降之品，疏透之品则以性凉或性平为佳。热在胸膈，症见身热反减、渴、呕、咳、咽干、谵语、多言、胸前红肿、舌苔厚白者，为邪热郁阻于胸膈所致，病位较前证为深，治疗可用天花粉、知母、瓜蒌仁、栀子、豆豉等清宣胸膈郁热。热在肠胃者，当用攻下之法祛其有形之邪，则非清法所宜，若兼无形邪热炽盛者，亦可清下并施。热在心包及心者，则可出现狂、昏沉、多睡等一系列神志症状，当用黄连、犀角、羚羊角、牛黄等清心凉营，化痰开窍之品治疗。戴氏将温疫过程中所出现的神志症状的病机归于热入心包，较为深刻地揭示了这类证候的本质，并提出了清心开窍的治疗原则，对于后世温病开窍法的发展甚有启迪。

伤寒瘟疫条辨

【原文】凡温病脉，中诊洪长滑数者轻，重则脉沉，甚则闭绝。此辨温病与伤寒，脉浮脉沉异治之要诀也。凡温病脉，洪长滑数，兼缓者易治，兼弦者难治。凡温病脉，沉涩小急，四肢厥逆，通身如冰者危。凡温病脉，两手闭绝，或一手闭绝者危。凡温病脉，沉涩而微，状若屋漏者死。凡温病脉，浮大而散，状若釜沸者死。

【提要】本条论述通过辨温病脉象判断疾病的预后。

【精解】杨氏认为脉诊对伤寒、温病的临床辨析十分重要，若不识脉，如无目瞑行，动辄颠陨。因脉者气血之神，邪正之鉴，呼吸微芒间，死生关头，若能验证分明，指下了然，岂有差错？因此认真诊察发病初起脉象，可为辨别温病与伤寒提供可靠的临床依据。本条杨氏对温病中的危重脉象进行了系统论述。凡温病初起洪长滑数之脉，兼缓者，说明里热内郁不甚，故易治；兼弦者，里热郁闭较甚，故难治。温病脉沉涩小急，而见四肢厥逆，通身如冰者，说明伏邪之毒滞于少阴，不能发出阳分，虽大清大下之法可用，但病情甚重，故曰危。温病脉，两手闭绝，或一手闭绝者，邪毒郁伏，阳气郁闭，病势危重。温病脉，沉涩而微，状若屋漏者，为阳气衰败，神气涣散之象，已难救治，故为死脉。温病脉，浮大而散，状若釜沸者，为三阳热极，阴液枯竭之象，亦为死脉。杨氏善于辨识脉象，以指导治疗，但也并不唯脉是凭，仍强调四诊合参，如其所提出，"夫脉原不可一途而取，须以神气、形式、声音、证候彼此相参，以决死生安危，方为尽善"，确有临床指导意义。

【原文】温病亦杂气中之一也，表里三焦大热，其证治不可名状者，此方主之。

白僵蚕酒炒二钱，全蝉蜕去土一钱，广姜黄去皮三分，川大黄生四钱

称准，上为细末，合研匀。病轻者分四次服，每服重一钱八分二厘五毫，用黄酒一盏，蜂蜜五钱，调匀冷服，中病即止。病重者，分三次服，每服重二钱四分三厘三毫，黄酒盏半，蜜七钱五分，调匀冷服。最重者，分二次服，每服重三钱六分五厘，黄酒二盏，蜜一两，调匀冷服。胎产亦不忌。炼蜜丸，名太极丸，服法同前，轻重分服，用

蜜、酒调匀送下。

按：温病总计十五方。轻则清之，神解散、清化汤、芳香饮、大小清凉散、大小复苏饮、增损三黄石膏汤八方；重则泻之，增损大柴胡汤、增损双解散、加味凉膈散、加味六一顺气汤、增损普济消毒饮、解毒承气汤六方；而升降散，其总方也，轻重皆可酌用。察证切脉，斟酌得宜，病之变化，治病之随机应变，又不可执方耳。按处方必有君、臣、佐、使，而又兼引导，此良工之大法也。是方以僵蚕为君，蝉蜕为臣，姜黄为佐，大黄为使，米酒为引，蜂蜜为导，六法俱备，而方乃成。

【提要】本条论述升降散的组成、用法及配伍意义。

【精解】杨氏对于温病的治疗原则，基本上宗刘河间、喻嘉言、吴又可之说，而具体方法则有创新发展。认为"温病是杂气非六气"，杂气有清有浊，具充斥奔迫之性，从口鼻入三焦，清邪中于上焦，浊邪趋于下焦，致使三焦气机失畅，而致病证种种。并强调温病皆毒火为患，治法急以升清降浊，泻热逐秽为第一义。上焦如雾，升而逐之，兼以解毒；中焦如沤，疏而逐之，兼以解毒；下焦如渎，决而逐之，兼以解毒。恶秽既通，乘势追拔，勿使潜滋，所以温病非泻即清，非清即泻，原无多方，视其轻重缓急而救之，据此倡立了治疗温病的 15 首效方。杨氏治温 15 方大致可分清、泻两类。其中清法 8 方，主要治疗温病无形邪热内盛，充斥表里三焦之候；泻法 6 方，主要治疗温病有形实邪内结证；升降散为其总方，运用时根据病情轻重、脉证特点随机应变。杨氏认为，杂气种种不一，各有优劣，入体不为人察，各随其气而为诸病，先时蕴蓄，病初邪微病弱，顷刻便祸不旋踵而至。因此，临证必须察证切脉，斟酌得宜，病之变化，治病之随机应变，又不可执方。

升降散"君臣佐使引导"六法俱备，且以"援物比类"方法论述了六药特征，对理论及临床颇有启迪。君药僵蚕，味辛苦气薄，能胜风除湿、清热解郁、散结祛痰；臣药蝉蜕，气寒无毒，味咸且甘，功可祛风胜湿、涤热解毒；佐药姜黄，气味辛苦，性温无毒，有祛邪辟疫、行气散郁之效；使药大黄，味苦，大寒无毒，泻火逐热、上下通行；米酒性大热，味辛苦而甘为引；蜂蜜甘平无毒，其性大凉为导。六法同用，君明臣良、佐使同心、引导协力、补泻兼行、寒热并用。僵蚕配蝉蜕，升阳中之清阳；姜黄配大黄，降阴中之浊阴。一升一降，内外通和，则杂气之流毒顿消。统观杨氏治温十五方，均由升降散加减变化而成，其中僵蚕、蝉蜕为必用之药。十五方的配伍特点，主要体现了辛散透邪外达、苦寒清热解毒、攻下逐邪泄热的治法思想。

疫疹一得

【原文】清瘟败毒饮 治一切火热，表里俱盛，狂躁烦心，口干咽痛，口热干呕，错语不眠，吐血衄血，热盛发斑。不论始终，以此为主。后附加减。

生石膏大剂六两至八两，中剂二两至四两，小剂八钱至一两二钱　小生地大剂六钱至一两，中剂三钱至五钱，小剂二钱至四钱　乌犀角大剂六钱至八钱，中剂三钱至五钱，小剂二钱至四钱　真川连大剂四钱至六钱，中剂二钱至四钱，小剂一钱至一钱半　生栀子　桔梗　黄芩　知母　赤芍　玄参　连翘　竹叶　甘草　丹皮

疫证初起，恶寒发热，头痛如劈，烦躁谵妄，身热肢冷，舌刺唇焦，上呕下泄。六脉沉细而数，即用大剂；沉而数者，用中剂；浮大而数者，用小剂。如斑一出，即用大青叶，量加升麻四五分引毒外透。此内化外解、浊降清升之法，治一得一，治十得十。以视升提发表而愈剧者，何不俯取刍荛[1]之一得也。

【注释】

[1] 刍（chú）荛（ráo）：原指柴草，此处谦指自己的见解。

【提要】 本条论述治疗热疫的代表方剂清瘟败毒饮的组成及配伍意义。

【精解】 清瘟败毒饮是余氏治疗热疫及热疫发斑的主方，书中所列52证都是以该方加减进行治疗。本方系白虎汤、凉膈散、黄连解毒汤及犀角地黄汤四方组合而成，具有诸方的综合协同作用。方中石膏、知母清阳明气分热毒；犀角、生地、玄参、丹皮、赤芍清营解毒，凉血散血，养阴化斑；黄连、黄芩、栀子、连翘泻火解毒；竹茹清心除烦；甘草解毒利咽。共成一首寒凉直折、气营（血）两清的清热解毒重剂。余氏按石膏、生地、犀角、川黄连四味主药用量，分为大、中、小三个剂型，以据证的极重、重、轻而相应选用。其所列52证均用本方加味治疗，且只增不减，其中加重方中用药有12味，加重石膏用量的有43证、川黄连24证、犀角18证、生地12证、玄参16证，显示了余氏重在清解气、血热毒的立方意图。方中石膏质重味淡应先煎数十沸，犀角可减量磨汁兑入和服，或改用水牛角二两，刨丝与石膏同煎。

清瘟败毒饮是大清气血，泻火解毒的重要方剂。对于温热病极期邪深毒盛、气营或气血两燔的重证、险证，用之得当，确能力挽危局。现代临床用于治疗乙型脑炎、脑脊髓膜炎、流行性出血热等急性传染病及热毒斑疹，效果较为显著。由于该方是寒凉重剂，如邪在卫表、里热不盛者，不能妄用，妄用则有寒凉冰伏之患。

通俗伤寒论

【原文】 张凤奎《治暑全书》曰：暑病首用辛凉，继用甘寒，终用酸泄敛津。虽已得治暑之要，而暑必挟湿，名曰暑湿[1]；亦多挟秽，名曰暑秽[2]，俗曰热痧；炎风如箭，名曰暑风[3]；病多晕厥，名曰暑厥[4]；亦多咳血，名曰暑瘵[5]。

【注释】

[1] 暑湿：暑热病邪夹湿，为暑湿病邪，此处暑湿属温邪的概念；暑热夹湿为病

则形成暑湿病，此处暑湿属病名的概念。

［2］暑秽：夏季感受暑湿秽浊之气所导致的猝然烦躁、闷乱的病证。

［3］暑风：暑邪犯于肝经而引起的动风之证，以出现痉厥为主要特征。

［4］暑厥：暑邪直入心包而导致邪闭心包，出现猝然晕倒，不省人事，手足逆冷等症状。

［5］暑瘵：暑热之邪烧灼于肺而致的一种以吐血、衄血为主要特点的病证。

【提要】本条论述暑温的治疗大法及暑温的兼夹证。

【精解】张凤奎提出"暑病首用辛凉，继用甘寒，终用酸泄敛津"的治疗大法，暑病初起，暑伤气分，阳明热盛，治宜辛寒清气，涤暑除热，方可用辛凉重剂白虎汤，药重力猛功专，暑热之邪燔灼阳明，必用白虎之类方可清热保津、透热外达。若病情进一步发展，暑热之邪伤津耗气，则宜用甘寒之剂清热益气生津，方可用王氏清暑益气汤，本方祛邪而不伤正，扶正而不恋邪，为治疗暑热耗伤津气之良方。暑温后期，暑热久羁，余邪深入，劫灼阴液，此时邪势虽已不甚，但余邪不清，阴液难复，应用酸苦之品泄热生津，方可用连梅汤，既可泄热，又可化阴。若暑热之邪已退，津气大伤，方可用生脉散等酸敛之品双补气阴。暑病的变化极多，对于邪入营血、内陷厥阴等许多病证的治疗也不可拘于此条文。暑病过程中热邪耗阴而成热结之证者并不少见，在临床上用攻下法治疗暑病取效者屡见不鲜。

暑热伤津耗气，易见多种危重证候。暑热病邪易夹湿，暑热挟湿为病则形成暑湿病。暑秽是暑湿秽浊交阻，气机困滞，出现猝然闷乱，神昏耳聋等症状。暑厥是因暑邪直入心包而导致邪闭心包，出现猝然晕倒，不省人事，手足逆冷等症状。暑风是暑邪犯于肝经而引起的动风之证，以出现痉厥为主要特征。暑瘵是因暑热之邪烧灼于肺而致的一种以吐血、衄血为主要特点的病证。

三时伏气外感篇

【原文】夏暑发自阳明，古人以白虎汤为主方。

【提要】本条指出暑病初起发自阳明，可用白虎汤辛寒清气。

【精解】《素问·热论》曰："先夏至日者为病温，后夏至日者为病暑。"暑邪的形成有很严格的季节性，其致病有两个特点：一是"夏暑发自阳明"，即暑病发病之初即见阳明气分热盛的证候，这是暑热病邪由口鼻径犯阳明所致；二是暑易夹湿，由于暑热当令，天暑下逼，地湿上蒸，暑邪与湿邪混杂相合而成暑湿病邪，具有湿蕴热蒸、胶着难化的特点。暑邪为病初起即伤人气分，湿邪犯人亦多伤于气分，故不论暑热为病还是暑湿为患，起病之初均可见气分症状。

暑热病邪致病伤津耗气尤其突出，轻则暑伤津气，重则津气欲竭，其治疗原则正如张凤逵提出的"首用辛凉，继用甘寒，终用酸泄酸敛"。暑为火热之气，传变迅速，故其侵犯人体，多径入气分而无卫分过程，所以初起即见高热烦渴、汗多等热盛阳明气分证候，治宜辛寒清气，涤暑除热，方用辛凉重剂白虎汤。白虎汤中石膏辛甘大寒，入肺胃经，能大清阳明气分之热，且清中有透，甘寒相合又能生津止渴，重用为君。知母苦寒质润，清热养阴，助石膏清肺胃之热，救已伤之津液，用为臣药。君、臣相须为用，可增清热生津之力。粳米、炙甘草益胃护津，并防君臣药大寒伤中，为佐使药。四药相伍，共成清热生津，除烦止渴之功。清透、滋润、护中并用，是辛寒清气的代表方。正如清代著名温病学家吴鞠通所说："白虎慓悍，邪重非其力不举。"本方药重力猛功专，暑热之邪燔灼阳明，非辛凉轻剂、平剂所能胜任，必用白虎之类方可清热保津、透热外达。

随息居重订霍乱论

【原文】连朴饮（王氏连朴饮）治湿热蕴伏而成霍乱[1]，兼能行食涤痰。

制厚朴二钱，川连姜汁炒、石菖蒲、制半夏各一钱，香豉炒、焦栀各三钱，芦根二两水煎温服。

【注释】

[1] 霍乱：是感受时行秽浊疫疠之邪，随饮食侵入胃肠而引起的一种急性病，以起病急骤、猝然发作、上吐下泻、发热、腹痛或不痛为临床特征。

【提要】本条论述连朴饮的主治功效及组成。

【精解】霍乱是感受时行秽浊疫疠之邪，随饮食侵入胃肠而引起的一种急性病，以起病急骤、猝然发作、上吐下泻、发热、腹痛或不痛为临床特征。本病四季均有发生，但以夏秋湿邪较盛之季节尤易发病。因发病急骤、病势凶险，病变常在顷刻之间挥霍撩乱，故名霍乱，民间亦称"绞肠痧""瘪螺痧""吊脚痧"等。霍乱的病因主要责之于感受外来秽浊疫疠时邪，并与饮食不慎有关。饮食不慎，损伤脾胃，运化失司，则易感受秽浊疫疠之邪而发病；而秽浊疫疠之邪侵犯中焦脾胃，则又可进一步损伤脾胃，造成运化失常。本病的病位在脾胃、大小肠。发病急骤，来势凶猛，津液暴泻，极易损伤人体阴津和阳气。通常发病初起阶段以邪实为主，到中后期则常常呈现出邪气未去，而津液亡失、阳气虚脱的虚实夹杂的病理特点。

王氏连朴饮为湿热中阻之霍乱吐泻之良方。临床当以吐泻烦闷，小便短赤，舌苔黄腻，脉滑数为使用依据。本方主用辛开苦降，辅佐以辛宣芳化，开降气机与清热化浊并行，相得益彰。黄连清热燥湿，厚肠止泻；厚朴行气化湿，消痞除满。二药合用，苦降辛开，使气行湿化，湿去热清，升降复常，共为君药。石菖蒲芳香化浊而悦脾；半夏燥湿降逆而和胃；芦根清热止呕并生津，可防呕泻太过伤津。三药共助君药化湿和胃止呕之力，为臣药。焦山栀、炒香豉，清宣胸脘郁热，山栀并能清利三焦，助黄连苦降泻热，为佐药。诸药相合，共奏清热化湿，开郁化浊，升降气机之功。霍乱、肠伤寒、肠道沙门菌感染、肠道病毒感染可参考本方论治；胃肠道功能性疾病、慢性肾炎、肝炎等见湿热中阻表现者亦可参考辨治。

三级条文

温热论

【原文】 若其邪始终在气分流连者，可冀其战汗[1]透邪，法宜益胃[2]，令邪与汗并[3]，热达腠开，邪从汗出。解后胃气空虚，当肤冷一昼夜，待气还自温暖如常矣。盖战汗而解，邪退正虚，阳从汗泄，故渐肤冷，未必即成脱证。此时宜令病者，安舒静卧，以养阳气来复。旁人切勿惊惶，频频呼唤，扰其元神，使其烦躁。(6)

【注释】

[1] 战汗：温病过程中，突然发生的全身战栗，肢冷爪青，脉沉伏，继而全身大汗淋漓的表现，称为战汗。

[2] 益胃：此处指温邪始终流连气分的治疗大法，即以轻清之品，清气生津，宣展气机，并灌溉汤液，以振奋正气，使邪气随汗外透。

[3] 邪与汗并：指温邪入侵，阳气奋起抗邪，蒸腾汗液，使邪气随汗液一同从皮肤外泄。

【提要】 本条论述温邪流连气分的治法，重点讨论了战汗的原因、病理、临床表现、处理方法、预后等。

【精解】 叶氏提出，若温病发病已久，温邪久留，既不外解，又未传营血分，则可长期流连于气分阶段，此时邪正相持，往往能通过战汗来透达邪气，可用叶氏提出的"益胃法"。所谓"益胃"，不能简单理解为补益胃气，而是用轻清之品清气生津，宣展气机，并灌溉汤水，使能作汗，经过战汗，使气机宣通，热达于外，腠理开泄，邪气可随汗透出而病可愈。对"益胃"的理解，还可从广义方面进行理解，即包括了益胃之气阴不足和祛胃家有余之实邪（包括无形邪热与有形热结）以起到间接益胃的作用。因胃以通为补，祛邪也可起到疏通宣展气机而促使战汗的作用。

叶氏对战汗的临床表现叙述较为简单，仅提到有汗出及汗后热解，当肤冷一昼夜，后渐暖如常，其脉虚软和缓。从临床来看，在战汗时可有全身战栗，甚或肢冷脉伏，而后全身透出大汗，其后战栗自止，热势很快减退，甚至肌肤清冷欠温，患者倦卧少语，但神情安详，病痛大减，或酣然入睡。

叶氏提出发生战汗后的处理方法是"安舒静卧，以养阳气来复"，可见战汗的护理十分重要。战汗后患者往往一昼夜内肤冷、神倦，因并非气脱之证。此时要保持环境安静，令其安卧静养，以待阳气自还，最忌惊扰，频频呼唤，反扰其神，不利元气的恢复。在临床上，对战汗的处理可归纳为以下几个方面：一是加强护理，保持安静，卧床休息，及时拭干患者身上的汗，注意保暖，切勿感受风寒；二是当患者知饥索食时，可予稀粥等易消化食物以养胃气；三是如患者表现有气阴不足时，仍可按其临床表现投以清养胃阴之品以善后；四是在发生战汗时，应注意不可影响患者的休息，不可受凉，不可进食油腻黏硬不化之物，食不可过饱等。

【原文】更有邪盛正虚，不能一战而解，停一二日再战汗而愈者，不可不知。（6）

【提要】本条论述温邪流连气分及战汗的病机与治则。

【精解】发生战汗的病机为温邪感受已久，既不外解，又不深入营血，久在气分不去，此时正气尚未大衰，而处于邪正相持状态，一旦体内正气振奋，聚积了一定的力量，有驱邪外出之势，就可发生邪正的剧烈交争，此时体内正气驱邪，力透重围，从而发生战汗。战汗的作用正如叶氏所说："邪与汗并，热达腠开，邪从汗出。"温邪通过战汗可以有外达之机，故吴又可提出"凡疫邪留于气分，解以战汗""所以从战汗者，可使顿解"。

从叶氏所论，战汗的转归有三途：一是战后汗出热退，但见肢冷，倦卧不语，脉虚软和缓，标志邪退而正虚。这是由于大汗之后，卫阳外泄，肌肤一时失却温养，为暂时性的阳虚现象，待阳气回还，肌肤即能恢复常温。二是一战不解，或转而复热，需停一二日再作战汗而愈，是邪盛而正虚之象，为本条所述，其原因主要是邪甚而正气相对不足，一次战汗不足以驱逐全部病邪，往往须停一二日，待正气渐复后再作战汗而获愈。三是战汗后见脉急疾，躁扰不卧，肢冷汗出，为正随汗脱的危重之象，即所谓"气脱"之证。

【原文】其中有外邪未解，里先结者，或邪郁未伸，或素属中冷者，虽有脘中痞闷，宜从开泄[1]，宣通气滞，以达归于肺，如近俗之杏、蔻、橘、桔等，是轻苦微辛，具流动之品可耳。（11）

【注释】

[1] 开泄：是以轻苦微辛的药，宣畅气机，透邪外出，以祛湿化浊，使邪从上、从外而解，治疗湿热为患而湿尚未明显化热之证。

【提要】本条论述温邪夹痰湿致痞不同类型的证治。

【精解】本条上下文提出了治当用开泄与当用苦泄之法。所谓苦泄之法是指对湿热痰浊之邪，主用苦寒泄降之品，因其入腹已近，以泄为顺。而开泄之法是指对湿阻气滞者，当用轻苦微辛之品。

	苦泄	开泄
适应证	湿热或痰热阻于胸脘，气机郁滞（湿已化热）	中焦湿阻气滞（湿未化热）
治法	苦寒清化泄降	轻苦微辛、流气化湿
代表方	小陷胸汤、半夏泻心汤	三仁汤
药物	枳实、川连、瓜蒌、半夏	杏仁、蔻仁、橘皮、桔梗

由此可见脘痞疼痛的原因有多种，治法大体可分为苦泄与开泄两类，在运用时，对证候的辨别主要依据舌苔：若见舌苔黄浊者，为湿热痰浊互结之证，当用苦泄法，即苦寒泄降以清热化痰泄湿，如小陷胸汤或泻心汤等，一般偏于痰热者以小陷胸汤为主，偏于湿热者以泻心汤为主；若舌苔白而不燥，则为痰湿阻于胸脘，邪尚未化热；若舌苔黄白相兼，为表邪未解，邪热已内结；若舌苔灰白且不渴者，为阴邪壅滞，阳气不化，或素禀中冷。此后三类证候，虽亦见胃脘痞胀，却不可轻投苦泄，而宜用开泄，即以轻苦微辛，流通气机之品，开泄上焦，宣通中焦。因肺主一身之气，气化则湿化，肺气得宣，气机得畅，湿浊自去，药物如杏、蔻、橘、桔等。痰湿重者，可加燥湿化痰之品，如半夏、苍术等。兼表证者当佐藿梗、紫苏等以解表，阳气不化而阴邪壅滞者可酌加温通，如附子、干姜、白术等。总之，苦泄与开泄运用的要点在于：苦泄法药性偏于苦寒，适于湿已化热者；开泄法药性偏于苦温，适于湿未化热或湿重于热者。

【原文】 再前云舌黄或浊，须要有地之黄，若光滑者，乃无形湿热中有虚象，大忌前法。（12）

【提要】 本条论述痞证用苦泄法的辨舌要点。

【精解】 前条提出湿热痰浊结滞胃脘之痞症见舌苔黄浊者，方可用苦泄法；本条进一步论述此种黄浊苔"须要有地之黄"，即苔黄而腻浊有根，苔垢紧贴舌面刮之不去者，才为湿热痰浊结滞之症。若舌苔黄而光滑，松浮无根，刮之即去者，则是湿热内阻而中气已虚，治宜清热利湿、健脾益气，大忌苦泄，以免更伤中气。

【原文】 其脐以上为大腹，或满或胀或痛，此必邪已入里矣，表证必无，或十只存一。亦要验之于舌，或黄甚，或如沉香色，或如灰黄色，或老黄色，或中有断纹，皆当下之，如小承气汤，用槟榔、青皮、枳实、元明粉、生首乌等。若未见此等舌，不宜用此等法，恐其中有湿聚太阴为满，或寒湿错杂为痛，或气壅为胀，又当以别法治之。（12）

【提要】 本条论述腑实证的辨舌要点及治法。

【精解】 脐上大腹部位见胀满疼痛，是邪已入里，表证已解或仅存十之一二，此时也要依据舌苔的特点来分辨其因：若见舌苔黄甚，或如沉香色，或如灰黄色，或老黄色，或中有断纹，为里结阳明之征象，宜用小承气汤苦寒攻下，或选用槟榔、青皮、枳实、元明粉、生首乌等导滞通腑之品。若虽腹满胀痛，未见上述种种舌苔表现，则说明病变非阳明腑实证，其中可能有因太阴脾湿未化，或寒湿内阻，气机壅滞等引起，当用其他方法辨证施治。

临床可根据病机特点施治，如见脾阳不足、湿邪停聚者，可予扶脾燥湿的平胃散；若因寒湿内阻、阳气不通而痛者，可用温阳化湿的附子理中汤；肝气郁滞、横伐脾土而见腹胀者，可用疏肝理脾的柴胡疏肝散；若脾气虚弱而致虚满者，可予四君子汤健脾和中。总之，切忌妄用攻下，造成脾胃阳气大伤，反生其他变证。

【原文】纯绛鲜泽者，包络受病也，宜犀角、鲜生地、连翘、郁金、石菖蒲等。延之数日，或平素心虚有痰，外热一陷，里络就闭，非菖蒲、郁金等所能开，须用牛黄丸、至宝丹之类以开其闭，恐其昏厥为痉也。(14)

【提要】本条论述绛舌的意义及包络受邪之绛舌的辨治。

【精解】若热入心营，包络受邪，则见舌质纯绛鲜泽。而舌质纯绛鲜泽与一般的舌绛有所不同，其舌色较深而鲜明，润泽而不燥。因营气通于心，故邪在营分每易侵犯心包，如见舌质纯绛鲜泽，则示包络已经受病，包络为心之外衣，代心行令，亦主神明，邪热内陷即可出现神昏、谵语等症状。当急予清心开透之品，如犀角（水牛角代）、鲜生地、连翘、菖蒲、郁金之类。若治不及时，延之数日，或患者平素心虚有痰湿内伏，热陷心包之后必与痰浊互结而闭阻包络，则神志症状更为严重，甚至出现昏愦不语等危重证候，此时已非菖蒲、郁金等一般芳香开窍之品所能胜任，当急予安宫牛黄丸、至宝丹之类清心化痰开窍，否则可造成痉厥等险恶局面。

【原文】又不拘何色，舌上生芒刺者，皆是上焦热极也。(20)

【提要】本条论述上焦热极的舌象。

【精解】叶氏认为舌上有芒刺，无论舌苔为何色，均为上焦热极的表现。因热在上焦，故多属气分热极，也有影响到心营者。对舌上有芒刺者，局部可用青布拭冷薄荷水揩之，揩之芒刺即能除去者，说明热邪尚未痼结，病情较轻；揩后芒刺旋即复生者，为热毒极盛，病邪痼结难解，病情重险的标志。

【原文】再舌上白苔黏腻，吐出浊厚涎沫，口必甜味也，为脾瘅[1]病。(22)

【注释】

[1] 脾瘅：过食甘肥而致湿热内生，蕴结于脾的一种病证，以口甘而黏腻、吐浊厚涎沫为主症。

【提要】本条论述脾瘅病的舌象。

【精解】舌苔白而黏腻，口吐浊厚涎沫，口有甜味，此即《内经·奇病论》中所论之脾瘅病。脾主涎，开窍于口，在味为甘，湿热蕴阻脾胃，脾运失常，不能运化水谷，这种水谷不化之气称为谷气，而脾胃为湿热所困，是邪气有余，即所谓"土有余也"，湿热盈满上泛于口，故见上述诸证。即叶氏所言"乃湿热气聚与谷气相搏，土有余也，盈满则上泛"。此外，尚可见口中黏腻不爽、胸闷脘痞、不思饮食等症状。

这种病证多出现在湿热性温病过程中。叶氏将其列于舌诊部分论述，是以舌苔白而黏腻，口吐浊厚涎沫作为湿浊盛于脾之明证。治疗当用省头草之类芳香辛散以驱湿浊之邪。

【原文】若舌白如粉而滑，四边色紫绛者，温疫病初入膜原。（26）

【提要】本条论述温疫病初入膜原的舌象。

【精解】叶氏所说的温疫病实是指湿热秽毒之邪所致的湿热疫，也就是吴又可《温疫论》中所论及的温疫。在病之初，邪在膜原，舌苔白滑如积粉，舌边尖呈紫绛色，乃秽湿内阻，遏伏邪热于膜原所致。据吴又可所述，其他临床见症有先憎寒而后发热，日后但热不寒，日晡益甚，头疼身痛。其病位在半表半里之膜原，秽湿之邪尚未化热入里。

【原文】再温热之病，看舌之后亦须验齿。齿为肾之余，龈为胃之络。热邪不燥胃津必耗肾液，且二经之血皆走其地，病深动血，结瓣于上。阳血者色必紫，紫如干漆；阴血者色必黄，黄如酱瓣。阳血若见，安胃为主；阴血若见，救肾为要。然豆瓣色者多险，若证还不逆者尚可治，否则难治矣。何以故耶？盖阴下竭阳上厥也。（31）

【提要】本条论述验齿的诊断意义及齿龈结瓣的病机、治疗和预后。

【精解】验齿的诊断意义：验齿是叶氏首创的温病诊断方法。由于肾主骨，齿为骨之余，龈为阳明经脉所络，少阴与阳明两经均循行于齿龈，如《灵枢·经脉》篇中说："胃足阳明之脉……入上齿中，还出挟口，环唇，下交承浆。"又说："肾足少阴之脉……循喉咙，夹舌本。"齿与胃、肾两脉的关系较为密切，所以从齿龈的变化可推断胃与肾的病变。温病邪热伤阴，早期以耗伤胃津为主，后期以伤及肾液为主，故观察齿龈的变化可以了解热邪的浅深轻重及津液耗伤的程度，从而为辨证施治提供依据。

龈血的产生、辨治和预后：胃热和肾火均能迫血妄行而动血，血从上溢而齿龈出血，血凝结于齿龈部而形成瓣状物。胃热属气分热炽之实证，肾火属阴虚火旺之虚证，临床上应辨证分明。凡齿龈瓣色紫，甚则紫如干漆，为"阳血"，属阳明热盛动血所致，治宜清胃泄热以止血，即"安胃为主"。若瓣色发黄，或黄如酱瓣者，为"阴血"，乃肾阴亏虚，虚火上浮而动血，治宜滋养肾阴以降虚火，即"救肾为要"。龈血结瓣呈豆瓣色者，病已深入下焦，真阴耗竭而虚火上炎，证多险恶，若无衰败之象，尤可救治；若已见衰败之象，则属真阴下竭而虚阳上逆，即"阴下竭阳上厥"之逆候，为阴阳离决之兆，故难救治。

【原文】再妇人病温与男子同，但多胎前产后，以及经水适来适断。大凡胎前病，古人皆以四物加减用之，谓护胎为要，恐来害妊。如热极用井底泥，蓝布浸冷，覆盖腹上等，皆是保护之意，但亦要看其邪之可解处。用血腻之药不灵，又当省察，不可认板法。然须步步保护胎元，恐损正邪陷也。（35）

【提要】本条论述妇女胎前病温的治法。

【精解】妇女患温病的证治一般与男子相同，但在怀孕、产后、经水适来适断等特殊情况下，则须特殊处理。

妇女在妊娠期间患温病，须特别注意保护胎元。古人治疗孕妇病温，多在四物汤的基础上加减用药。热势极盛时，用井底泥或凉水浸泡蓝布覆盖腹部，局部降温，减少邪热对胎元的影响。而叶氏认为孕妇病温，在保护胎元的同时"亦要看其邪之可解处"，正所谓"邪去正自安"，即治疗以祛除邪热为主以达到保护胎元的目的。若邪热在表，治宜辛凉宣透，祛邪从表解，以免邪热内陷伤胎；若阳明热炽，治宜辛寒清气，达热出表；若阳明热结，则适时攻下，使燥热从大便而解，不可过于顾虑胎元而延误治疗时机。若一味强调护胎，滥用养血滋腻药，非但不能祛除病邪，反易恋邪滞病，病更难解，即叶氏所说"不可认板法"。但无论用何法，均须步步保护胎元，防止损正邪陷。

湿热病篇

【原文】病在二经之表者，多兼少阳三焦；病在二经之里者，每兼厥阴风木，以少阳厥阴同司相火，阳明太阴湿热内郁，郁甚则少火皆成壮火，而表里上下充斥肆逆，故是证最易耳聋干呕、发痉发厥。（1，自注）

【提要】本条论述湿热病的变局。

【精解】此处"二经"指足阳明胃经与足太阴脾经，"表里"指内外，而非表证与里证。本条论述的变证，乃是阳明太阴湿热内郁化火，弥漫三焦脏腑，充斥表里上下。此时病变不仅局限于脾胃气分，并且已涉及心、肝、肾等脏腑，或出现了营血分的病变，多归于变局。

"病在二经之表者，多兼少阳三焦"，从脏腑功能与经络走行来看，胆属少阳中清之腑，"足少阳胆经起于目外眦，过听会……入里下行至胸中，贯膈，络肝，属胆"，故湿热迫蒸胆火夹浊上蒙故耳聋，胆热挟胃气上逆故干呕；三焦也属少阳，为水谷之道路，湿热最易留恋三焦，弥漫上下内外。

"病在二经之里者，每兼厥阴风木"，肝属厥阴，主身之筋膜，足厥阴肝经从足走胸，所以无论是湿热阻滞肝经或湿热化燥化火成毒，引动肝风，均可导致四肢抽搐、角弓反张等痉证；心包亦属厥阴，护心君不受邪袭，湿热痰浊蒙扰心包，则神识不清，昏不知人，肢冷脉伏而发为厥证。

心主君火，肝胆三焦心包内藏相火，火热同气相求，则易生耳聋干呕、发痉发厥等变证。故薛氏云："病在二经之表者，多兼少阳三焦；病在二经之里者，每兼厥阴风木……最易耳聋干呕、发痉发厥。"

【原文】湿热证，舌根白，舌尖红，湿渐化热，余湿犹滞，宜辛泄[1]佐清热，如蔻仁、半夏、干菖蒲、大豆黄卷、连翘、绿豆衣、六一散等味。（13）

【注释】

[1] 辛泄：指辛散开泄化湿的治法，即湿热阻于中焦而湿重于热，宜用蔻仁、半

夏、菖蒲、大豆黄卷等辛散开泄、通达宣利之品，分利湿热，使湿热分解，湿去热退而津存。

【提要】本条论述湿渐化热、余湿犹滞的证治。

【精解】本证薛氏自注为"湿热参半"之证，但舌根白，舌尖红，为湿渐化热，而热势尚不太甚，实际上仍属湿重热轻之证。临床上还可见胸痞、恶心呕吐、身热有汗不解、脉濡数等。治宜辛泄为主，佐以清热，以半夏燥湿，蔻仁、干菖蒲芳香化湿，豆卷、绿豆衣、连翘、六一散清热利湿。湿已化热易伤津液，但余湿尚在，若妄投滋润有助湿之弊，佐以清热可以达到保津存液的目的，即所谓"燥湿之中，即佐清热者，亦所以存阳明之液也"。

薛氏认为"舌为心之外候，浊邪上熏心肺，舌苔因而转移"，因此主要通过验舌来辨证施治：原文（12）（10）（13）同属中焦湿热而湿重于热，以"舌遍体白""舌白""舌根白，舌尖红"作为判断湿热偏胜的指征，分别治宜"重用辛开""宣气化湿""辛泄为主，佐以清热"。正如薛氏谓"凭验舌以投剂，为临证时要诀"，足见验舌对于湿热病辨治的重要性。

【原文】湿热证，初起即胸闷不知人，瞀乱[1]大叫痛，湿热阻闭中上二焦。宜草果、槟榔、鲜菖蒲、芫荽、六一散各重用，或加皂角，地浆水[2]煎。（14）

【注释】

[1] 瞀乱：视物不明，心中闷乱，甚至神识昏蒙。

[2] 地浆水：把新汲水倒入约三尺深的黄土坑，俟其沉淀后，取清液用。有清暑解毒作用。

【提要】本条论述湿热秽浊，阻闭上中二焦的证治。

【精解】薛生白在本条中论述了湿热病发病之初即见胸闷，不知人事，神识昏乱而大声叫痛之症。这是湿热秽浊之邪阻闭中上二焦，引起气机壅塞而发生逆乱所致。是湿热病的一种特殊类型，发病较急而病情较重。其发病原因是夏秋间暑湿交蒸，秽浊气盛，素体虚弱不耐暑热，或素有湿热内盛，感受其气而发病，每见头胀、头重、恶心、欲呕吐不得、腹胀、苔白腻垢浊等症状。

本条所列病证，颇似痧证，俗称"发痧"，薛氏认为属于湿热俱盛之候。但从症状表现来看，胸中气闷而神识昏蒙，病邪初起即见气机闭阻，当急投以辛通开闭之品，以利气宣通、化湿泻浊为要务。方以草果、槟榔辛开理气，菖蒲、芫荽芳香辟秽，六一散清利湿热，皂角辟秽解毒。针对胸中气机受阻之症，或可用薤白易芫荽，随证加入瓜蒌、栀子、豆豉等药物。临床治此痧证多用中成药，如玉枢丹、紫金锭、藿香正气水、十滴水、行军散冲服，或以刮痧法、针刺法急救之。

【原文】湿热证，四五日，口大渴，胸闷欲绝，干呕不止，脉细数，舌光如镜，胃液受劫，胆火上冲，宜西瓜汁、金汁[1]、鲜生地汁、甘蔗汁，磨服郁金、木香、香附、乌药等味。（15）

【注释】

[1] 金汁：即粪清，又名黄龙汤。为取健康人的粪便封于缸内，埋入地下，隔 1~3 年取出其内的清汁即是。但目前临床上已不用。

【提要】本条论述湿热病湿热化燥，胃阴大伤，胃气上逆的证治。

【精解】本证属湿热化燥伤阴、胃气上逆而发干呕的一种变证。因病者素有阴虚火旺体质，湿热邪气随阳化热，耗劫胃阴，故见口大渴、舌光如镜、脉细数。液枯水亏，木乘阳明，脾气上逆，壅塞于胸则见胸闷欲绝，胆火上冲则见干呕不止。薛氏提出本证阳明与少阳同病，治宜一清阳明之热，二散少阳之邪。用药则以滋养胃阴的药物配伍疏利肝胆之品。西瓜汁、鲜生地汁、甘蔗汁均为滋养胃阴之品，金汁清热解毒，配合郁金、木香、香附、乌药疏肝理气。由于本证阴虚与气逆同时存在，滥投滋阴则有壅滞之弊，冒用辛散又难免耗液之危。所以采用诸"汁"滋胃液清热，滋而不腻，磨服诸香以散逆气，调气而不伤阴，故王孟英曰："凡治阴虚气滞者，可以仿此用药。"

薛氏自注云此证"幸无饮邪"，只见阴虚气滞，故而只应随证用药。然湿热病后亦可见湿邪未尽而阴液先伤者，亦应养阴逐湿，两擅其长。

【原文】湿热证，呕吐清水或痰多，湿热内留，木火上逆。宜温胆汤加栝楼、碧玉散等味。（16）

【提要】本条论述湿热内阻，胆火上逆的证治。

【精解】本条亦为湿热证阳明少阳同病的一种变证，患者素有痰饮内蕴。本条后自注云："此素有痰饮，而阳明少阳同病。故一以涤痰，一以降逆，与上条呕同而治异，正当合参。"上条患者素有阴亏液枯，引动肝胆之火，故见干呕。本条患者痰饮郁阻而生肝胆之火，胆胃不和而呕吐清水，胆热内郁则胸闷痰多。两条文互相参看，体现了条文之间的内在联系，只有进行综合阅读与理解，才能体会其中所蕴含的中医辨证论治的内涵。此外，本证每伴有口苦、苔垢腻、脉弦滑等症。对本证治疗宜以温胆汤化痰涤饮，和胃降逆为主，加入瓜蒌意在增加清热化痰之力，碧玉散即六一散加青黛，有清利肝胆湿热之功。诸药合用，以达"一以涤饮，一以降逆"的功效。

【原文】湿热证，上下失血或汗血，毒邪深入营分，走窜欲泄。宜大剂犀角、生地、赤芍、丹皮、连翘、紫草、茜根、银花等味。（33）

【提要】本条论述湿热化燥，深入营血，热盛动血的证治。

【精解】湿热化燥化火而热毒内陷血分，损伤血络，迫血外溢，可以出现各种见症。如阳络伤则血从上溢而为衄血、吐血；阴络伤则血从下溢而为尿血、便血；血从肌肤汗孔外溢则为汗血，又名肌衄。上述出血均属血热沸炽，迫血妄行所致，每伴有狂乱躁扰、皮肤斑疹密布，舌质深绛等症状，故曰"势极危"。原文中虽只提深入营分，实际已然盛于血分。原文指出，此时病情虽然凶险，然"犹不即坏"，因为"毒随血出，生机在是"。当以大剂清热凉血解毒之品，留存旦夕之阴液，急逐欲出之邪气，薛氏用犀角地黄汤凉血化瘀，再加银花、连翘、紫草清热解毒，茜草活血行瘀。自注最后提出方中当增入咸寒之品，是遵内经"热淫于内，治以咸寒"之旨，如玄参、知母、阿胶之类皆可运用。

对于本证的治疗，薛氏强调"邪解而血自止"，认为不可"见血止血"，这是治疗血热动血之症的要领。文中所提到血止之后要进参、芪以善后，若血止后热邪未尽或虚热内生者，不宜过早滥投参芪以防其助热伤阴。

【原文】湿热证，壮热口渴，自汗，身重，胸痞，脉洪大而长者，此太阴之湿与阳明之热相合。宜白虎加苍术汤。(37)

【提要】本条论述湿热病热重于湿的证治。

【精解】本条中症见壮热口渴、自汗而出是为阳明之热，胸痞身重，又见太阴之湿。白虎汤，是仲景用以清解阳明无形之燥热之主方，又加苍术以理太阴之湿。白虎加苍术汤出自南宋朱肱所著《类证活人书》。方中石膏气味辛寒，入手太阴、足阳明，清热解肌，达热出表，可出气分之高热；知母气味苦寒，入足阳明，可助石膏清热，兼有滋阴增液之功；甘草气味甘平，入足太阴，泻火解毒；白粳米气味甘平，入手足太阴以保胃气。甘草配粳米可以保养胃气兼以和中，扶正达邪；配石膏则又甘寒生津。苍术气味苦辛温，入足太阴，健脾燥湿。上药合用，清热燥湿，功效上佳。

【原文】湿热证，湿热伤气，四肢困倦，精神减少，身热气高，心烦溺黄，口渴自汗，脉虚者，用东垣清暑益气汤主治。(38)

【提要】本条论述暑热耗伤津气的证治。

【精解】文中所说"湿热伤气"，实质是指暑热耗伤津气。主要症状是四肢困倦、精神减少、脉虚、口渴、自汗、心烦、溺黄、身热、呼吸短促等。口渴、自汗等症状亦可见于阳明热盛证，然而本条证象脉虚神倦，故与之相别。正如自注中所说"是中气受伤而非阳明郁热"，其中"中气"主要是指元气而言，并不局限于脾胃之气。此证元气不足、津液已伤为虚，暑热邪气、湿热蕴阻为实。因而对症治宜东垣清暑益气汤，方中人参、黄芪、甘草补气，当归、麦冬、五味子养阴和营、敛液生津，升麻升清阳而发胃气，青陈二皮、神曲运脾气而和中焦，二术、泽泻、黄柏燥湿利湿。全方以补气养阴为主，清热化湿为辅。临床还应根据伤气、伤津的程度和湿热余邪的多少斟酌加减。

李东垣清暑益气汤的特点是以益气为主，佐以养阴祛湿，清暑热力弱。临床应在结合患者病证的基础上，与王氏清暑益气汤、竹叶石膏汤等相互参照使用。

温病条辨

上焦篇

【原文】太阴温病，脉浮大而芤[1]，汗大出，微喘，甚至鼻孔扇者，白虎加人参汤主之；脉若散大者，急用之，倍人参。(8)

【注释】

[1] 芤：脉象的一种，轻按脉管感觉粗大，稍用力则觉中空无力，形似葱管。

【提要】本条论述邪在气分兼津气两伤的证治。

【精解】吴鞠通于条文后自注云："浮大而芤，几乎散矣，阴虚而阳不固也。补阴药有鞭长莫及之虞，惟白虎退邪阳，人参固正阳，使阳能生阴，乃救化源欲绝之妙法也。汗涌，鼻扇，脉散，皆化源欲绝之征兆也。"手太阴气分热盛伤正，出现了阴虚阳脱的证象。所谓"化源欲绝"是指肺气阴大伤，以至于不能行使正常功能的一种状态，肺主气，气散则津脱，在脱证中尤其强调"无形之气所当急固"。吴氏以"汗涌、鼻扇、脉散"为辨证的主要特点，汗涌提示病势，气散而津液亡脱。鼻扇提示病位，鼻为肺之窍，热邪犹在肺卫气分，脉散提示病性，方用白虎加人参汤，白虎汤清肃肺金之邪热，人参固摄欲脱之元气，根据脉象散大提示病情危重，倍增人参的用量。提示在临床危重病中，药物的剂量应该加大，甚至加倍，方可起到扶正救脱之效。

【原文】形似伤寒，但右脉洪大而数，左脉反小于右，口渴甚，面赤，汗大出者，名曰暑温，在手太阴，白虎汤主之；脉芤甚者，白虎加人参汤主之。(22)

【提要】本条论述了暑温初起的证治和暑邪的致病特点。

【精解】暑温初起之时，可见发热恶寒，与伤寒相似。但伤寒发热恶寒是由于寒邪侵犯卫气，郁遏人身卫阳之气而化热，故先恶寒而后发热。暑温为阳邪，感邪则见发热，热势到了一定程度，出现火盛克金之象，才会出现恶寒。而此时暑热盛于阳明，一定会出现口渴、壮热、脉象洪大等气分热盛表现，因而与伤寒可以鉴别。

对于暑邪的致病特点，吴氏提出，暑邪既为热邪之极，又具有湿性，所以兼具热邪和湿邪的两种特点，这也就是他所说的"热极湿动，火生土也。上热下湿，人居其中而暑成矣，若纯热不兼湿者，仍归前条温热例，不得混入暑也"。这也是继承了叶氏"暑必夹湿"的观点，有的医家认为，暑为阳邪，湿为阴邪，阴阳之邪可以兼夹而感，然断不可混为一谈，不能认为暑邪之中一定有湿邪的存在，因而提出了暑多夹湿的观点，结合实际来看与临床更加符合妥帖。

对于暑温初起即投白虎汤或白虎加人参汤，是从《伤寒论》例，而且和叶天士"夏暑发自阳明"相吻合，因而吴氏云"白虎为暑温之正例也"。

【原文】大人暑痫，亦同上法。热初入营，肝风内动，手足瘛疭[1]，可于清营汤中，加勾藤、丹皮、羚羊角。（34）

【注释】

[1] 瘛疭：手脚痉挛，或抽动不止的表现。

【提要】本条论述成人暑痫的证治。

【精解】暑热邪气入侵心营，引动肝风，则会出现手脚痉挛或抽动不止的症状，这种情况往往在小儿身上更容易发生，这是因为小儿脏腑娇嫩，阴液不足，水不能涵木，则更易出现动风。长幼虽是不同，然病理则一。成人脏腑有损，津液不足时便更容易出现动风之症，诸如夏月多汗，气阴暗伤。因而施治时也应以保养人体津液元气作为首要目标。本条中治用清营汤之咸寒，佐以苦甘，清营分之热而保存津液。人体的津液润泽、阳气充和，自然汗出而解。方中犀角清解营分之热毒，故为君药。生地黄凉血滋阴，麦冬清热养阴生津，玄参滋阴降火解毒，三药共用，既清热养阴，又助清营凉血解毒，共为臣药。温邪初入营分，故用银花、连翘、竹叶清热解毒，营分之邪外达，此即"透热转气"的应用。黄连清心解毒，丹参清热凉血、活血散瘀，可治热与血结。以上五味药为佐药。

本条中佐以羚角、钩藤、丹皮以增强凉肝息风的作用，在小儿痫证的治疗中也可参考。

【原文】太阴伏暑，舌白口渴，无汗者，银翘散去牛蒡、元参加杏仁、滑石主之。（38）

【提要】本条论述伏暑邪在气分兼表实的证治。

【精解】吴氏认为，伏暑是感于长夏时节，发于秋冬的一种疾病。在实际中，不必拘泥于其伏气发病的思路。即使在秋冬季节，只要患者表现出暑邪患病的特点，即从暑邪论治，因时、因人而稍作调整。吴氏自注提到"此邪在气分而表实之证也"，是指发病初期有舌白口渴之气分热象，无汗之表实见症。所以在治疗时用银翘散加杏仁、滑石等宣肺利湿之品，而去牛蒡、玄参二味，是由于其药性偏于阴柔，有助湿之弊。此条与下条相参，吴氏以舌色为鉴别气分与血分的要点，这既体现出舌象在温病学的治疗中起到的重要地位，也体现出辨证施治的中医理论精要，应该审慎地搜集患者四诊信息，虽同病，而治法则不同，其辨证之精微若此，值得仔细学习与体会。

【原文】太阴伏暑，舌赤口渴，无汗者，银翘散加生地、丹皮、赤芍、麦冬主之。（39）

【提要】本条论述伏暑邪在血分兼表实的证治。

【精解】吴氏自注此条是针对邪在血分而表实的证候所设。所谓邪在血分而表实，是指既有舌赤、口渴等血分热盛的见证，又兼见无汗等表实的证候。所以在治疗之时选用银翘散以疏解在外之表邪。又加丹皮、赤芍凉血活血，生地、麦冬凉血滋阴。是谨遵叶天士"入血就恐耗血动血，直须凉血散血"之旨，一则釜底抽薪而不使邪热恣肆煎灼阴血，二则辛凉甘润救护患体已伤之真阴。原文中还列出了邪在气分而兼表虚、邪在血分而兼表实等证候，落旨仲景"虽未能尽愈诸病，庶可以见病知源，若能寻余所集，思过半矣"，紧扣阴阳寒热表里虚实八纲着笔，以盼读者多有裨益。

【原文】太阴湿温，气分痹郁而哕[1]者，俗名为呃，宣痹汤主之。(46)

宣痹汤方（苦辛通法）　枇杷叶二钱，郁金一钱五分，射干一钱，白通草一钱，香豆豉一钱五分

水五杯，煮取二杯，分二次服。

【注释】

[1]哕：气逆上冲发出的声音

【提要】本条论述上焦宣痹汤的证治。

【精解】上焦宣痹汤为太阴湿温，上焦气机闭阻所设。湿为阴邪，其性趋下，湿邪郁闭上焦，必然影响上焦的宣透舒达，而致气机逆乱诸象。本方运用焦苦辛通法，药味平淡，贵在轻灵平正。郁金芳香气窜，专开上焦郁滞；枇杷叶清凉甘淡，清热而不碍湿，肃肺降气以通调水道；射干性寒味苦，利水散湿，化痰利咽；通草淡渗通经，导湿下行；豆豉清香，解郁醒脾行气以利运湿。五味相佐，共达宣透上焦湿痹、清解上焦郁热之功。另外，郁金为血中之气药，兼入营血，欲行血中湿滞，非其莫属。故其与清肺利气的枇杷叶配伍，一气一血，心肺兼顾，可谓上焦湿热闭阻基础用药。该方原名宣痹汤，习称上焦宣痹汤，是为了与中焦篇所出的同名方相区别。中焦篇的宣痹汤是治疗湿聚热蒸，蕴于经络，出现寒战热炽、骨骱烦痛之方，切不可混淆。

中焦篇

【原文】阳明温病，无上焦证，数日不大便，当下之，若其人阴素虚，不可行承气者，增液汤主之。服增液汤已，周十二时观之，若大便不下者，合调胃承气汤微和之。(11)

妙在寓泻于补，以补药之体，作泻药之用，既可攻实，又可防虚。

增液汤方（咸寒苦甘法）　元参一两，麦冬连心八钱，细生地八钱

水八杯，煮取三杯，口干则与饮，令尽，不便，再作服。

【提要】本条论述热结阴亏的证治。

【精解】温病之不大便，不出热结与液干二者之外。本方是为阳明温病，阴津大

伤，大便秘结者而设。温病迁延日久，或素体阴虚，使液涸肠燥，肠失濡润，传导不利，故大便秘结，即所谓"无水行舟"；阴津亏损，津不上潮，故口渴、舌干；阴虚内热，故舌红、脉细数无力。此证乃"液干多而热结少者"，其治不可用承气汤重竭其津，当用增液润燥之法，以"增水行舟"。方中重用玄参为君药，其性咸寒润下，善滋阴降火，润燥生津。麦冬甘寒滋润，大有滋阴润燥之功；生地黄滋阴壮水，清热润燥。二药共为臣佐。三药合而用之，大补阴津，即以增水，水满则舟自行。全方药少力专，"妙在寓泻于补，以补药之体，作泻药之用，既可攻实，又可防虚"。本条提出用增液承气汤，是针对阳明温病而素体阴虚者。素体阴虚是形成热结液干证的原因之一。除此以外，更多的是阳明温病中热邪耗伤阴液，邪热聚于肠腑，或成燥屎而又进一步耗伤阴液。轻则胃阴受损，重则累及肾阴，导致温病传及下焦的恶化传变。

【原文】下后数日，热不退，或退不尽，口燥咽干，舌苔干黑，或金黄色，脉沉而有力者，护胃承气汤微和之；脉沉弱者，增液汤主之。（15）

【提要】本条论述阳明温病攻下后，邪实未尽或邪气复聚的证治。

【精解】本方为温病下后，热结未去，或去而复聚，阴津受伤之候而设，故以益阴攻下为要务。方中以苦寒之大黄为君，攻下热结，俟热邪得去，津液才有恢复之机。以元参、麦冬、生地为臣，名曰增液汤，用其甘咸寒以护胃生津，养阴润下。丹皮清血中伏热，并有透阴分之热邪外达的功能；知母滋阴润燥，清虚热。诸药相伍，虽攻下而不伤阴，养阴而不恋邪，协同促进，相得益彰。古人有"温病下不厌早"之说。若有可下之征，则应当机立断，攻逐热结，以急下存阴，绝不可应下失下，贻误时机。本证下后已经几天，身热仍不退，或者不全退，并有口燥咽下，舌苔干燥而黑，而呈老黄色，这是下后阴液被伤，余邪未尽，复聚于阳明的缘故。但此时又不可再投三承气汤，以免再度过下伤阴，而应以护胃承气汤微和之。此方只用一味大黄以攻逐热结，而不用芒硝，使攻下力缓，故称之谓"微和之"。

正如吴鞠通在本条自注中所云："温病下后，邪气已净，必然脉静身凉。邪气不净，有延至数日，邪气复聚于胃，须再通其里者，甚至屡下而后净者。"诚如吴鞠通所云："但正气日虚一日，阴津日耗一日，须却加意防护其阴，不可稍有卤莽，是在任其责者临时斟酌尽善耳。吴又可于邪气复聚之证，但主以小承气，本论于此处分别立法。"吴鞠通这段文字写得精辟透彻，力矫吴又可之弊，吴又可用小承气汤之所以欠妥，是因有枳实、厚朴燥烈伤津之药。

本证与大、小、调胃三承气汤证不同：三承气汤证是热结阳明，阴液未伤的腑实证，治用攻下之剂，以釜底抽薪为法。本证却是温病下后，气分邪热未尽，而阴津受伤之候，故其咽干口燥、舌质红等阴伤见症均较三承气汤证为重。因此，三承气汤只用攻下，不用养阴清热之药；而护胃承气汤则在攻下之中佐以甘寒生津、养阴清热之品。临床使用护胃承气汤的辨证要点，在于"脉沉而有力"。若"脉沉而弱者"，虽有便秘，亦不可用大黄，而应以增液汤滋阴润下。

【原文】暑温伏暑，三焦均受，舌灰白，胸痞[1]闷，潮热呕恶，烦渴自利，汗出溺短者，杏仁滑石汤主之。(42)

杏仁滑石汤方（苦辛寒法）　　杏仁三钱，滑石三钱，黄芩二钱，橘红一钱五分，黄连一钱，郁金二钱，通草一钱，厚朴二钱，半夏三钱

水八杯，煮取三杯，分三次服。

【注释】

[1] 痞：胸腹间气机阻塞不舒的一种自觉症状，有的仅有胀满的感觉。

【提要】本条论述暑热弥漫三焦之杏仁滑石汤的证治。

【精解】本证因湿热并重、弥漫三焦所致，上焦阻滞肺中气机运转，胸中痞闷，气机不利，在外营卫失和，自汗而出。中焦湿邪黏滞，阻碍脾阳运化水液，正常的津液不能上潮于口，痰湿弥漫，故见舌苔灰白。清阳不能上升，郁久而于中焦化热，胃气反而上逆而作呕，故上见潮热呕恶，下见热利横流。下焦膀胱州都之官，气化失司，故见溺短。热处湿中，湿蕴生热，湿热交混，非偏寒偏热可治，故以先开气机之闭结为第一要务。方中以杏仁、滑石、通草宣肺利湿，橘红、半夏、厚朴苦温燥湿，黄连、黄芩清热燥湿，郁金芳香开闭。全方用苦、辛之品，开上、畅中、渗下而达分消走泄湿热之效，用寒凉之品清湿中之热，故为"苦辛寒法"。

同为湿热弥漫三焦，本方与三仁汤又有不同。三仁汤以祛湿为主而偏温燥。本条中既见热利，又见潮热，或感受热邪偏亢，或素体从阳化热，或湿郁日久而生热更甚，故祛湿与泄热并重，故方中用芩、连、郁金之寒凉清热，以应病机。

【原文】吸受秽湿，三焦分布，热蒸头胀，身痛呕逆，小便不通，神识昏迷，舌白，渴不多饮，先宜芳香通神利窍，安宫牛黄丸；继用淡渗分消浊湿，茯苓皮汤。(56)

茯苓皮汤（淡渗兼微辛微凉法）　　茯苓皮五钱，生薏仁五钱，猪苓三钱，大腹皮三钱，白通草三钱，淡竹叶二钱

水八怀，煮取三杯，分三次服。

【提要】本条论述湿热困阻三焦而引起神昏、尿闭的证治。

【精解】本证为湿重于热，阻滞膀胱，水道不通之候，故治宜淡渗利湿。茯苓皮汤淡渗利湿，通利小便；因有湿热上蒙心包之神识昏迷，故吴氏先用安宫牛黄丸，后用本方。方中茯苓皮、猪苓淡渗利湿；生薏苡仁、通草、淡竹叶利湿兼以泄热，导致湿热从小便而出；大腹皮理气祛湿而宣畅气机，使在里的湿浊从下窍而出。诸药配合，共奏利湿清热，宣畅气机之功。使阳气宣畅，水道通调，则小便自利。

湿热秽浊之邪自口鼻吸入，遍布全身，表里经络脏腑三焦，俱为湿热所困。湿阻中

焦升降失司则呕逆；热为湿遏，蒸郁而蒙蔽于上，清阳受阻，清窍被蒙，故见热蒸头胀、神识昏迷；湿浊下注，泌别失司，则小便不通；湿浊内盛则渴不多饮，舌苔白腻。正如吴鞠通在其原注中云："此证表里经络脏腑三焦，俱为湿热所困，最畏内闭外脱，故急以牛黄丸宣窍清热而护神明，但牛黄丸不能利湿分消，故继以茯苓皮汤。"湿热秽浊之邪弥漫三焦，出现神志昏迷，与热闭心包神昏不同，故不必用安宫牛黄丸，只宜淡渗分利，理气宣化，湿去热透，神志自清醒。如防止内闭，宜用至宝丹、玉枢丹、苏合香丸之类，单用淡渗利湿的茯苓皮汤似嫌不足。曹炳章所云"全在临诊时时消息"之语十分重要。

【原文】寒痹势重而治反易，热痹势缓而治反难，实者单病躯壳易治，虚者兼病脏腑夹痰饮腹满等证，则难治矣。(65，自注)

宣痹汤方（苦辛通法）

防己五钱，苦仁五钱，滑石五钱，连翘三钱，山栀三钱，薏苡五钱，半夏醋炒三钱，晚蚕砂三钱，赤小豆皮三钱。赤小豆乃五谷中之赤小豆，味酸肉赤，凉水浸取皮用。非药肆中之赤小豆，药肆中之赤豆乃广中野豆，赤皮蒂黑肉黄，不入药者也。

水八杯，煮取三杯，分温三服。痛甚加片子姜黄二钱，海桐皮三钱。

【提要】本条论述湿热痹的证治。

【精解】《内经》云："风寒湿三气杂至合而为痹"，《金匮要略》中言："经热则痹"。补充了内经关于痹证的认识，也为吴氏从阴阳寒热表里虚实八纲入手分析痹证奠定了基础。吴氏自注云："大抵不越寒热两条，虚实异治。"湿聚热蒸，灌于经络，则寒战热盛；流注骨节，故见骨节烦疼，活动不利；面色黄滞为湿郁；小便短赤为热盛；舌红，苔黄腻或灰滞等都是湿热俱盛的征象。湿热之邪，痹阻经络，故治宜清利湿热，宣通经络。

方中防己清热利湿，通络止痛，为主药；蚕沙、薏苡仁除湿行痹，通利关节，协助防己以通络止痛，均为辅药；连翘、山栀子、滑石、赤小豆清热利湿，以增强防己清热祛湿的作用，半夏燥湿化浊，"肺主一身之气，气化则湿亦化"故又用杏仁宣肺利气，以化湿邪，均为佐使之品。各药合用，有清热利湿，宣痹止痛的功效。本方具有清热利湿，宣通经络的作用，为治疗湿热痹证之常用方。以骨节烦痛，小便短赤，舌苔黄腻为辨证要点。常用本方加减治疗风湿性关节炎，关节红肿疼痛之证。原方加减法："（骨节）痛甚加片姜黄二钱（6g）、海桐皮三钱（9g）。"若湿热较重者，可与二妙散同用。

下焦篇

【原文】下焦温病，但大便溏者，即与一甲复脉汤。(10)

【提要】本条论述下焦温病后期，热入下焦的证治。

【精解】温病深入下焦，病势已深，真阴受损，当以救阴为第一要务。然而患者大便溏稀，此时恐养阴药味阴柔而有滑利之弊。故在加减复脉汤中去麻仁，而加牡蛎一两。阴液随下利而亡，恐有劫阴危象，因而不必等到一甲煎中所言"周十二时三四行"，再投牡蛎，而直接投以一甲复脉汤，恢复阴液的同时，预防滑泻之弊。本条照应着温病学中时时顾护阴液的基本思想，尤其在热入下焦，肾阴危亡之时，"留得一分津液，便有一分生机。"同时，既病防变，既照顾到此时阴液不足的证候，又没有忽视津液欲脱的病势。《内经》云："小大不利治其标，小大利治其本。"二便能反映人体津液盛衰、脾胃强弱的情况，同时也是体内寒热温凉的外显。在治病时，注重二便的状况，是辨证论治的过程中一个很重要的抓手所在。

【原文】热邪深入下焦，脉沉数，舌干齿黑，手指但觉蠕动，急防痉厥，二甲复脉汤主之。（13）

二甲复脉汤方（咸寒甘润法）　即于加减复脉汤内，加生牡蛎五钱，生鳖甲八钱。

【提要】本条论述阴液初耗，虚风将起，仅见手足蠕动的证治。

【精解】本证因热邪深入下焦，阴虚不能潜阳，肝风内动，将发痉厥，故用加减复脉汤滋阴润燥，生牡蛎、生鳖甲育阴潜阳。本方为"急防痉厥"之剂，吴鞠通云："复脉育阴，加入介属潜阳，使阴阳交纽，庶厥可不作也。"方中炙甘草资助胃气，地黄、白芍、麦冬、阿胶滋养阴液，生牡蛎、生鳖甲介类潜阳。诸药合用，有育阴潜阳之功。所谓"上工治未病"，就是在预见疾病将要转归之时，对病情及时地控制，截断扭转病势。

仲景曰："见肝之病，知肝传脾，当先实脾。"在本条中吴氏提出只要"手指但觉蠕动"，便要立即"急防惊厥"。一则热邪深入下焦，阴虚不能潜阳，容易发生肝风内动之象。二则患者此时正气已虚，风邪善行而数变，容易使患者的情况向着不甚乐观的方向发展。因而早投二甲复脉汤，是上医之道也。

【原文】壮火尚盛者，不得用定风珠、复脉。邪少虚多者，不得用黄连阿胶汤。阴虚欲痉者，不得用青蒿鳖甲汤。（17）

【提要】本条论述下焦主要方剂的使用禁忌。

【精解】虽然条文中的方剂均是为邪热犹在而阴液已伤所设，针对的具体证型又有所区别。定风珠、复脉汤类，多是滋阴潜阳之品，而清热退邪之力稍逊。适用于热邪之势已微，而真阴大损之证。不仅要即投以滋养阴液之品，更要防止水亏不能涵木，继而生风动血。故而邪热未退之时，滥投滋腻之品没有给邪气以出路，而郁积于体内，邪热不除，则汤药犹如扬汤止沸，误病甚矣。黄连阿胶汤外泄壮火以内坚真阴，内护真阴而外捍亢阳。若邪少虚多之症，则芩连之力过强，而胶芍之力有不足也。青蒿鳖甲汤以鳖甲咸寒引青蒿入血搜邪，而青蒿芳香领鳖甲透邪热而出。若见阴虚欲痉，又以此治法生风动血，自是万万不可。

【原文】少腹坚满，小便自利，夜热昼凉，大便闭，脉沉实者，蓄血也，桃仁承气汤主之，甚则抵当汤。(21)

桃仁承气汤方（苦辛咸寒法） 大黄五钱，芒硝二钱，桃仁三钱，当归三钱，芍药三钱，丹皮三钱

水八杯，煮取三杯，先服一杯，得下止后服，不知再服。

抵当汤方（飞走攻络苦咸法） 大黄五钱，虻虫炙干为末二十枚，桃仁五钱，水蛭炙干为末五分

水八杯，煮取三杯，先服一杯，得下止后服，不知再服。

【提要】本条论述下焦蓄血的证治。

【精解】蓄血证，中医病证名。是外邪由表入里，热邪与血结于下焦，出现少腹急结、下血、神志如狂、发热等症状的病证。《伤寒论》认为蓄血证是"太阳随经，瘀热在里""热在下焦"，是外感热病，病邪入里，热邪与瘀血结于下焦所致，治当因势利导，逐瘀泻热，以祛除下焦之蓄血。

方中桃仁苦甘平，活血破瘀；大黄苦寒，下瘀泻热。二者合用，瘀热并治，共为君药。芒硝咸苦寒，泻热软坚，助大黄下瘀泻热；桂枝辛甘温，通行血脉，既助桃仁活血祛瘀，又防硝、黄寒凉凝血之弊，共为臣药。桂枝与硝、黄同用，相反相成，桂枝得硝、黄则温通而不助热；硝、黄得桂枝则寒下又不凉遏。炙甘草护胃安中，并缓诸药之峻烈，为佐使药。诸药合用，共奏破血下瘀泻热之功。服后"微利"，使蓄血除，瘀热清，而邪有出路，诸症自平。

杂说 治病法论

【原文】治外感如将（兵贵神速，机圆法活，去邪务尽，善后务细，盖早平一日，则人少受一日之害）；治内伤如相（坐镇从容，神机默运，无功可言，无德可见，而人登寿域）。

【提要】本条论述外感病与内伤病治法的区别。

【精解】外感病发病急骤，传变迅速，如若不尽早治疗，最易戕害人体正气。且"伤寒之中，最多杂病"，外感邪气也往往引动内伤或兼夹而至，若墨守成法，只知套用，常是施全力而收小用，徒用兵而莫中其肯綮矣。至若十去其七，最不可草率收兵。仲景独立篇章论述"瘥后劳复"，历代医家创制沿用竹叶石膏汤、青蒿鳖甲汤等，清理未尽之余邪。一防病情反复，二防余久而化内伤。而内伤往往虚实夹杂，寒热错混，自是不耐重药攻伐。且病情日久，患体素弱，病邪抽丝剥茧，层出不穷，病情非一日之进展，自然祛病也不能旦夕拔除。需长期调养，才能使身体恢复健康的状态。

外感温病篇

【原文】人身之中，肺主卫，又胃为卫之本。是以风温外薄，肺胃内应；风温内袭，肺胃受病。其温邪之内外有异形，而肺胃之专司无二致。故恶风为或有之证，而热、渴、咳嗽，为必有之证也。（1，自注）

【提要】本条论述风温之提纲。

【精解】外感风温，病初起以恶风、发热、口渴、咳嗽为典型症状。陈氏从卫气生成、转输、运行的角度进行说明与阐发。肺主气属卫，主皮毛，主一身之表。卫气受风温邪气侵袭，郁遏运行不畅，亦会影响肺卫功能的正常运行。《内经》云："人受气于谷，谷入于胃，以传与肺，五脏六腑，皆以受气，其清者为营，浊者为卫。营卫之气出于脾胃，卫为阳，营为阴，胃为阳，脾为阴。胃为卫气之根本，自不待多言。故卫气受损而胃气亦损矣。"因发知受是中医的理论基础之一，对于疾病发生的理论解释起到积极的影响，然而疾病与症状的相关性在先，其与脏腑关系在后。或者说脏腑的相关正是根据症状提出的一种解释，临床亦不可过分拘泥。

温疫论

【原文】邪从口鼻而入，则其所客，内不在脏腑，外不在经络，舍于夹脊之内，去表不远，附近于胃，乃表里之分界，是为半表半里，即《针经》所谓横连膜原[1]是也。

【注释】

[1] 膜原：又作募原，有指解剖部位，如肠之脂膜或胸膜与膈肌之间；王冰曰："膜，谓脯间之膜；原，谓腌肓之原。"也有指病机而言，即半表半里。此处指半表半里。

【提要】本条指出温疫之邪由口鼻而入，伏于膜原。

【精解】吴氏认为入侵人体的病气，潜伏在膜原而发病。这种邪伏膜原之说，是吴氏引申《内经》有关膜原的论述，创造性地应用于温疫病的结果。因为吴氏观察到当时流行的温疫病初起的证候，既不同于一般外感病的表证，又没有里证表现，而是出现憎寒壮热，脉不浮不沉而数等症状。为了说明与此类症状相应的病位和病机特点，吴氏提出了"邪自口鼻而入，则其所客，内不在脏腑，外不在经络，舍于夹脊之内，去表不远，附近于胃，乃表里之分界，是为半表半里，即《针经》所谓横连膜原是也。"由此可见，邪在膜原之论，是吴氏根据温疫病初起的表现，用以说明疫邪侵犯部位和病机特点的一种方法，也是他创制达原饮、三消饮等治疫方剂的理论依据。

后世薛生白《湿热病篇》中"邪由上受，直趋中道，故病多归膜原"，及吴鞠通《温病条辨》中"湿热受自口鼻，由膜原直走中道"等论述，皆导源于吴氏的邪伏膜原学说。当然，吴氏所说的邪伏膜原仅是他所观察到当时流行的那种疫病初起时的表现，并非所有疫病或温疫初起都为邪伏膜原，因而吴氏所创之达原饮也并不可能统治所有温疫病的初起证候。

【原文】 昔有三人，冒雾早行，空腹者死，饮酒者病，饱食者不病。疫邪所着，又可异耶？若其年气来盛厉，不论强弱，正气稍衰者，触之即病，则又不拘于此矣。其感之深者，中而即发，感之浅者，邪不胜正，未能顿发，或遇饥饱劳碌，忧思气怒，正气被伤，邪气始得张溢，营卫运行之机乃为之阻，吾身之阳气，因而屈曲，故为病热。

【提要】 本条论述本病有触之即病、有潜伏缓发或不病的原因。

【精解】 吴氏对温疫病的发病，既认为是因疫气感染，又不否认人体正气在发病上所起的主导作用，如"本气充满，邪不易入，本气适逢亏欠，呼吸之间，外邪因而乘之"，并以"昔有三人，冒雾早行，空腹者死，饮酒者病，饱食者不病"之例，进一步说明正气在疫病发生中的主导作用。同时，吴氏又指出在特定条件下，疫气在温疫发病中亦能起到决定性作用。即疫气"盛行"，"不论强弱，正气稍衰者，触之即病"。可见他对内因和外因与发病关系的认识，是比较正确而且深刻的。至于吴氏提到感受疫邪后，因邪中的"浅深"不同，其发病有迟早之别，也有一定道理。但其所说的邪中"浅深"似不应仅从邪中部位的浅深来理解，而应包括了邪正双方的力量强弱对比，即疫气毒力较轻，人体正气尚盛者，可能不即时发病，等到具备了一定的条件，如饮食失常、过度劳累、情绪不佳等而引起发病，此皆为"浅"者，反之则属"深"，发病较快。

【原文】 是以仲景自大柴胡以下，立三承气，多与少与，自有轻重之殊。勿拘于下不厌迟之说，应下之证，见下无结粪，以为下之早，或以为不应下之证，误投下药。殊不知承气本为逐邪而设，非专为结粪而设也。必俟其粪结，血液为热所搏，变证迭起，是犹养虎遗患，医之咎也。况多有溏粪失下，但蒸作极臭如败酱，或如藕泥，临死不结者，但得秽恶一去，邪毒从此而消，脉证从此而退，岂徒孜孜粪结而后行哉！

【提要】 本条论述下法注意逐邪勿拘结粪。

【精解】 吴氏在本篇中对治疗温疫病运用攻下法的作用机制及其目的进行了深入研究，突破了前辈医家"承气为攻下燥屎"的传统观点，大胆地提出了治疗温疫病运用下法不完全在于攻逐肠道的燥屎，其根本目的在于攻逐肠道的疫邪，提出"承气本为逐邪而设，非专为结粪而设也"，强调"注意逐邪勿拘结粪"。为了进一步讲清这个道理，吴氏还深入地分析了邪热与结粪的关系，指出"邪为本，热为标，结粪又其标也"，"因邪热致燥结，非燥结而致邪热"，提示疫邪是温疫发生的根本原因，发热是正气抗邪的表现，结粪则为邪热搏结所致，因而邪热是治疗的主要对象，而攻下法的主要作用也是祛除邪热，并非仅是排出结粪，若必待燥结形成才应用攻下法，则往往因迁延失治，使邪热深入，耗伤阴血而变证蜂起，这等于养虎遗患。

吴氏还联系临床实际，说明里有邪热，不一定都有结粪，而结粪也并非都由邪热引起。如临床上因邪热熏蒸，大便溏垢如败酱、藕泥，恶臭异常，至死而不燥结者并不少见。此时治用攻下，秽恶一去，则邪毒从而分消，脉证皆平，可见攻下法的作用绝非单纯攻逐燥粪。

总之，攻邪勿纠结燥屎，只要能早去其邪，则不致燥结。吴氏之说突破了前人定论，大大扩展了下法的运用范围，对后世产生了积极的影响。

【原文】凡疫邪留于气分，解以战汗；留于血分，解以发斑。气属阳而轻清，血属阴而重浊。是以邪在气分则易疏透，邪在血分恒多胶滞，故阳主速而阴主迟。所以从战汗者，可使顿解；从发斑者，当图渐愈。

【提要】本条论述疫邪在气分和血分的不同治法。

【精解】吴氏指出：疫邪羁留于气分，多从战汗而解；疫邪传于血分，常通过发斑而渐愈。因气属阳，轻清剽悍，故邪在气分容易透达，病情好转迅速；血属阴，重浊凝敛，故邪留血分，胶滞难解，恢复较慢。吴氏将疫病分为气分和血分两类，并揭示此二者病变性质的显著区别，这对于后世叶天士创立卫气营血辨治纲领无疑起了先导作用。至于吴氏所说邪留气分解以战汗与邪留血分解以发斑是针对某种特定的疫病而言的，对于多数温病来说未必如此。

【原文】夫疫乃热病也，邪气内郁，阳气不得宣布，积阳为火，阴血每为热搏。暴解之后，余焰尚在，阴血未复，大忌参、芪、白术，得之反助其壅郁，余邪留伏，不惟目下淹缠，日后必变生异证，或周身痛痹，或四肢挛急，或流火结痰[1]，或遍身疮疡，或两腿钻痛，或劳嗽涌痰，或气毒流注[2]，或痰核穿漏[3]，皆骤补之为害也。凡有阴枯血燥者，宜清燥养荣汤。若素多痰，及少年平时肥盛者，投之恐有腻膈[4]之弊，亦宜斟酌。大抵时疫愈后，调理之剂投之不当，莫如静养节饮食为第一。

【注释】

[1] 流火结痰：流火多指发于小腿的丹毒，结痰为皮下疼痛不著的结块。

[2] 气毒流注：毒邪流走不定，注无定处而发于肢体深部组织的化脓性疾病。

[3] 痰核穿漏：痰核，指痰湿流聚，结为痰块，皮下肿起如核状，不红肿，不疼痛，若化脓破溃，常成漏管，日久不愈，则称痰核穿漏。

[4] 腻膈：因食甘肥黏滞之物而影响运化。

【提要】本条论述疫病解后注意养阴。

【精解】本篇论述了温疫后期应注重养阴的治疗原则，对于后世温病养阴学说的形成与发展具有重大启迪作用。吴氏认为，温疫属热性病，由于阳气为疫邪所郁，敷布失司，化为火毒，与血相搏，耗损阴血，故温疫后期或邪解之后每表现为阴伤。而阴伤的程度常直接关系到预后，吴鞠通所说"留得一分津液，便有一分生机"，正是说明了阴液与疫病预后之间的密切关系，因而顾护阴液确为温疫病后期的基本治疗原则，吴氏在本篇着力强调养阴之重要，正为温病养阴一法开了先河，对于温病的治疗具有重要意义。

吴氏认为，温疫后期，疫邪骤解，余热尚存，阴血未复，因此治疗必须大忌人参、黄芪、白术等温补之品。否则温补助邪，不但使现证缠绵难愈，而且日后必变生他证，诸如疮疡、劳嗽、流火结痰、气毒流注、痰核穿漏、周身疼痛、四肢拘急、两腿钻痛等变证，皆系骤补所致。诚然，温疫后期以阴伤多见，但并非意味决无阳气虚衰之证，戴天章在《广瘟疫论》中提出："疫邪为热症，伤阴者多，然亦有用药太过反伤阳者。"吴鞠通于《温病条辨》中也说："至调理大要，温病后一以养阴为主……间有阳气素虚之体质，热病一退，即露旧亏，又不可固执养阴之说而灭其阳火。"以上诸家之说足以补吴氏所论之不足，说明温疫后既多见阴虚，又可能见阳虚，自然并非皆宜养阴。若确为阳虚、气虚之候，则参、芪、术等温补之品为必用之品。尤其是湿热类温病，至后期热去而湿邪伤阳，阳气不足之证常可见到，温补之法每属常用。至于吴氏列举误用补气之法而产生的诸多病证，其中多数并非误补而致，故吴氏此说似有偏颇。

【原文】继而邪气一离膜原，察其传变，众人不同者，以其表里各异耳。有但表而不里者，有但里而不表者，有表而再表者，有里而再里者，有表里分传者，有表里分传而再分传者，有表胜于里者，有里胜于表者，有先表而后里者，有先里而后表者，凡此九传，其去病则一也。医者不知九传之法，不知邪之所在，如盲者之不任杖，聋者之听宫商[1]，无音可求，无路可适，未免当汗不汗，当下不下，或颠倒误用，或寻枝摘叶，但治其证，不治其邪，同归于误一也。

【注释】

[1] 宫商：即五音中的两个音节，这里指声音。

【提要】本条论述疫病的表里九传。

【精解】吴氏以戾气说作为突破口，比较全面地阐述了疫邪从膜原溃散后的九种传变。其所创制的温疫九传之说，看似繁杂，但不出表里两个部位，即吴氏所说："夫疫之传有九，然亦不出乎表里之间而已矣。"且九传亦并非每种疫病都要经过九传，而是各有其一。故所谓九传乃是以临床症状为依据，表明疫病传变的大体趋势，治疗则根据疫邪所在部位，随证施治，在外者使之汗解，在里者宜用吐法或导下，表里俱病者则治其里而表证自解。温疫九种传变，并非吴氏臆断，乃阅历有得之见。膜原伏邪很难能一时全部透尽，膜原伏邪不尽，必致变证迭起，层出不穷，反复难愈，这正是温疫有九种传变的病理基础。至于吴氏所列九传证治，应根据临床灵活运用，不可固执刻板。

广瘟疫论

【原文】瘟疫主蒸散，散则缓，面色多松缓而垢晦。人受蒸气，则津液上溢于面，头目之间多垢滞，或如油腻，或如烟熏，望之可憎者，皆瘟疫之色也。一见此色，虽头痛、发热，不宜轻用辛热发散；一见舌黄、烦、渴诸里症，即宜攻下，不可拘于下不厌迟之说。

【提要】本条论疫病色诊的特点。

【精解】望面色是中医望诊的重要内容之一。辨面色可以区别风寒与瘟疫感受风寒者，由于寒主收敛，故发病之初面色多绷急而光洁；瘟疫病患者，由于邪热郁蒸于里，津液上溢于面，故面色多较污垢晦滞，或如有油腻涂面，或如烟熏之状。因而从面色的不同也可以分辨风寒与瘟疫。本节面部望诊主要是观察颜面皮肤的急缓和洁垢。风寒初犯于人，每热势不甚而无汗，故面色多绷急而光洁。瘟疫病初发，每里热较甚而汗出黏腻，因而面色多松缓而垢晦，尤其是夹湿热秽浊之气者尤为明显。在这一章中，戴氏还从气味、舌象、神态、脉象四个方面分析了温病与伤寒之异。提示在临床中要谨慎详细，结合多种诊察手段，对病情详细分析，综合辨证论治。

【原文】汗法：时疫贵解其邪热，而邪热必有着落。方着落在肌表时，非汗则邪无出路，故汗法为治时疫之一大法也。但风寒汗不厌早，时疫汗不厌迟。风寒发汗，必兼辛温、辛热以宣阳；时疫发汗，必兼辛凉、辛寒以救阴。风寒发汗，治表不犯里；时疫发汗，治表必通里。

【提要】本条论风寒与疫病汗法的区别。

【精解】温疫邪郁肌表与伤寒寒邪客表的病邪均客于肌表，欲祛除肌表之邪，均当使用汗法，使邪随汗出，从表而解。但二者在具体运用方面却有显著的不同，戴氏主要从以下几方面揭示其差别：

其一，在汗法运用的时机方面，"风寒汗不厌早，时疫汗不厌迟"。风寒之邪初犯肌表，郁闭卫阳，病邪表浅，若不及时解表祛邪，则表邪易传里化热，而致病情加剧，故治疗风寒在表必须尽早投用发汗之品，使邪从表解。温疫邪热内伏，病发于里，必待伏热由里外发、表里气机通畅，正气奋起驱邪外达，方可由战汗、狂汗而解，而战汗、狂汗的出现往往需经较长时间的酝酿，故治疗温疫汗不厌迟。当然，这只是指伏气温病而言，若初起病发于表的新感温病，或由新感引动伏邪者，均有表邪在外，亦应尽早发汗解表，又不可拘泥于"汗不厌迟"之说。

其二，在汗法的药味选择与治疗目的方面，"风寒发汗，必兼辛温、辛热以宣阳；

时疫发汗，必兼辛凉、辛寒以救阴"。温疫与风寒病邪性质不同，治疗方药自当有所区别。风寒在表，所用解表药物当选辛温或辛热之品，以宣通阳气，发汗散邪；温疫之表邪属温热性质，故当用辛凉或辛寒性质的解表剂，以透表清热，救阴护液。

其三，在汗法配伍运用方面，"风寒发汗，治表不犯里；时疫发汗，治表必通里"。风寒初犯，病邪在表，未化热内传则里无邪气，故治疗只须解除表邪，一般不必兼治其里；温疫之表证多由里热怫郁于表而成，故在解表同时必须兼通其在里之郁热，当然这也是针对伏气温病而言。

从临床而言，温疫与风寒在治疗方面的差别主要表现在初起汗法的运用上，戴氏所列的上述三个方面的差别也只是相对而言，不可视为绝对之辞。

【原文】伤寒上焦有邪不可下，必待结在中、下二焦方可下；时疫上焦有邪亦可下，若必待结至中、下二焦始下，则有下之不通而死者。伤寒一下即已，仲景承气诸方多不过三剂，时疫用下药至少三剂，多则有一二十剂者。

【提要】本条再论伤寒与疫病下法的不同。

【精解】本节再论述温疫下法的运用，重点论述了温疫与伤寒在下法运用上的区别。

第一，下法运用与邪结部位的关系上，"伤寒上焦有邪不可下，必待结在中、下二焦方可下，时疫上焦有邪亦可下，若必待结至中、下二焦始下，则有下之不通而死者"。伤寒邪在上焦时不可攻下，否则引邪深入，必待邪结于中、下焦时才能使用攻下。温疫则上焦有邪时即可及早攻下，若延至邪结中、下焦，邪势鸱张，热毒痼结，往往下之不通而死。对此，吴鞠通在《温病条辨》中提出相应治法，指出："阳明温病，下之不通，其证有五：应下失下，正虚不能运药，不运药者死，新加黄龙汤主之。喘促不宁，痰涎壅滞，右寸实大，肺气不降者，宣白承气汤主之。邪闭心包，神昏舌短，内窍不通，饮不解渴者，牛黄承气汤主之。津液不足，无水舟停者，间服增液，再不下者，增液承气汤主之。"则是对戴氏下之不通险证治疗的补充，颇有参考价值。

第二，下法使用的剂量，"伤寒一下即已，仲景承气诸方多不过三剂，时疫用下药至少三剂，多则有一二十剂者"。伤寒阳明腑实证攻下，使用承气汤往往一剂燥屎得下，腑气得通，用药不过三剂则病情即可向愈。温疫用下法则每须反复投用，少则三剂，多则一二十剂。这主要是因为戴氏所说的温疫当属湿热性疫病，系湿热积滞胶结肠腑，其大便多溏而不爽，色黄如酱，故治疗须用通导积滞，泻下郁热之剂，反复攻下其邪方可净，即后世所谓的"轻法频下"之法。戴氏从以上两个方面比较了温疫与伤寒在下法运用上的区别，在学术思想方面显然是继承和发挥了吴又可《温疫论》的内容。但也要看到，这些区别是相对而言的，不可偏执。

伤寒瘟疫条辨

【原文】凡温病脉，怫热在中，多见于肌肉之分而不甚浮，若热郁少阴，则脉沉伏欲绝，非阴脉也，阳邪闭脉也。

【提要】本条论述温病热郁于中及热郁少阴的脉象特点。

【精解】脉象是辨证中重要的一环。热邪郁闭在中，病邪位于肌肉。此时已不是外感温病，初犯卫气的脉浮之象了。浮脉"指轻取即得，重按稍减而不空，举之泛泛而有余，如水上漂木"。而阳明主肌肉，此时将会伴随口渴、汗出，甚至壮热等症状。而到温病入于少阴则见伏脉，所谓伏脉，乃脉位极深，至于推筋着骨乃可触及。常医见此，以为阴脉，若用四逆辈，则延误病机。一则辨脉要精，察脉需细，此时脉位虽低，可脉象必然有力，而阴证则如伤寒论所言"少阴病，脉微细，但欲寐也"。二要结合其他诊察信息，如患者是否神情躁烦抑或无力，观察患者舌象。所谓司外揣内，患者的疾病发展"有诸内"必然"形诸外"。辨证论治始终是中医的根源所在。

【原文】凡伤寒自外之内，从气分入，始病发热恶寒，一二日不作烦渴，脉多浮紧，不传三阴，脉不见沉；温病由内达外，从血分出，始病不恶寒而发热，一热即口燥咽干而渴，脉多洪滑，甚则沉伏。此发表清里之所以异也。

【提要】本条论述伤寒与温病的脉证与治法。

【精解】杨氏指出：伤寒自外而来，首先侵袭气分，"一二日不作烦渴"指的是太阳证时还未出现阳明大热，因此不见口渴症状。风寒束表，因而脉象浮紧，直到寒邪已传三阴，阳气受损，出现里虚寒证，脉象才会转入沉脉。而杨氏认为温病由内起病，初起就出现口燥咽干、口渴；里热炽盛，故见脉象洪滑有力；若怫热在里，甚至出现发病初期即见脉象沉伏的现象。本段主要从发病部位着手分析，因而提出伤寒温病治法迥异，一则发表，一则清里。杨氏所言温病，针对的是伏气温病，即一开始就出现比较明显的里热炽盛的状况。温病本身传变亦有从口鼻而入，经卫气营血的传变顺序而来。杨氏自创升降散、双解散等剂，也并未固定对于温病病位的观点。杨氏以此为例说明伤寒与温病的区别，而临床不应拘泥于此。

【原文】温病得于天地之杂气，怫热[1]在里，由内而达于外，故不恶寒而作渴，此内之郁热为重，外感为轻，兼有无外感，而内之郁热自发者，又多发在春夏，若用辛温解表，是为抱薪投火，轻者必重，重者必死。惟用辛凉苦寒，如升降、双解之剂，以开导其里热，里热除而表证自解矣。亦有先见表证而后见里证者，盖怫热自内达外，热郁腠理之时，若不用辛凉解散，则热邪不得外泄，遂还里而成可攻之证，非如伤寒从表而传里也。病之轻者，神解散、清化汤之类；病之重者，芳香饮、加味凉膈散之类，如升降散、增损双解散，尤为对证之药。

【注释】

[1] 怫热：指郁热。

【提要】 本条论述温病的病因病机特点及其治疗大法。

【精解】 温病多发于春夏季节，为感受四时疫疠之杂气引起，怫热在里，里热外浮于经，故初起多见壮热头痛，四肢无力，遍身酸痛，口苦咽干，胸腹满闷等里热郁表之象，治疗必须用辛凉苦寒，以开泄其内在郁热，里热解则表热自可消除，可用升降散、双解散等方剂。对于怫热自内达外，热郁腠理之证，若不用辛凉解散，热邪不得外泄，则邪热深入肠腑，与燥屎搏结而成可下之证。若误用辛温解表，则犹抱薪投火，助热化燥，促邪深入，变证丛生。对于温病的治疗，杨氏根据自己多年的临证经验，创立了治温十五方，对于病之轻者，可用神解散、清化汤之类；病之重者，用芳香饮、加味凉膈散之类，而升降散、增损双解散则为通治温病的对证之药。杨氏对温病初起的治疗强调辛凉治则，对后世影响甚大，吴鞠通的银翘散、桑菊饮等辛凉名方，即是对杨氏学术思想的继承和发扬。

【原文】 温病初觉，憎寒体重，壮热头痛，四肢无力，遍身酸痛，口苦咽干，胸腹满闷者，此方主之。

白僵蚕酒炒一钱，蝉蜕五个，神曲三钱，金银花二钱，生地二钱，木通、车前子炒研、黄芩酒炒、黄连、黄檗盐水炒、桔梗各一钱

水煎去渣，入冷黄酒半小杯，蜜三匙，和匀冷服。

此方之妙，不可殚[1]述。温病初觉，但服此药，俱有奇验。外无表药而汗液流通，里无攻药而热毒自解，有斑疹者即现，而内邪悉除，此其所以为神解也。

【注释】

[1] 殚：尽。

【提要】 本条论述神解散的组成、用法及配伍意义。

【精解】 神解散能够清热解毒，透散郁热，治疗温病初起，邪热内郁，外达肌表，症见憎寒体重，壮热头痛，四肢无力，遍身酸痛，口苦咽干，胸腹满闷者。

方中僵蚕、蝉蜕透表清热，黄芩、黄连、黄柏清热解毒，桔梗载药上行，药达病所，木通、车前子导邪下行。方中虽无解表发汗之药，但可使郁热达表清除，营卫调和而汗出退热；虽无攻里通下之味，但能导邪下行，热毒自解；若郁热内迫营血而斑发不透者，用之斑疹即现而热毒自清，故名之神解散。

通俗伤寒论

【原文】 外风宜散，内风宜熄。表寒宜汗，里寒宜温。伤暑宜清，中暑宜开，伏暑

宜下。风湿寒湿，宜汗宜温。暑湿芳淡，湿火苦泄。寒燥温润，热燥凉润。上燥救津，中燥增液，下燥滋血，久必增精。郁火宜发，实火宜泻，暑火宜补，阴火[1]宜引。

【注释】

[1] 阴火：指因饮食劳倦、喜怒忧思等所生之火。

【提要】 本条论述四时六淫邪气的治疗基本原则。

【精解】 本条简明扼要地指出风、寒、湿、燥、火等常见类型及治疗原则。临证应注意区别病邪的不同类型和性质，及时采取正确的治疗措施。

风无定性，常兼夹寒热燥湿，临床应辨证施治：风寒温散，风热凉散，风燥辛润，风湿辛燥。

寒与暑相对，燥与湿相对，各宜对证用药。

对于火证，可分为郁火、实火、暑火、阴火。风寒湿闭郁表气，郁而化火者，治宜辛温发散；内伤饮食生冷，遏而化火者，治宜辛热消导；此二者皆为郁火，"郁火宜发"，即《内经》所谓"火郁发之"也。外感温暑燥热，增助内热成火者，治宜辛凉甘润；内伤饮食辛热，致火得热愈炽者，治宜苦寒消导；此二者皆为实火，"实火宜泻"，即《内经》所谓"实者泻之"是也。气不足，导致脾阳郁而成火，即李东垣所谓阳虚发热，治宜甘温以补中气，少佐甘凉以泻浮火；肾水虚，导致肝火冲而上炎，即朱丹溪所谓阴虚发热，治宜甘平以滋真水，少佐酸辛以泄相火；此二者皆为虚火，亦暑火，"暑火宜补"，即《内经》所谓"精气夺则虚""虚者补之"是也。

除郁火、实火、虚火之外，别有一种阴火，即阴盛格阳之火。其症虽见火象，如面赤戴阳，除中能食，手足躁扰，欲入泥水中坐，而用药宜大辛大热，直破其阴以回阳，少佐甘咸，以引火归元。需要注意的是，温热伏邪多见假阴火之证，如热壅于上，气不下行，而见热深厥深，两足如冰，或两手亦冷，似下寒上热之证，切不可误认为阴火而用桂、附之品，以致煎熬胃液，烁涸肾阴，故在临床上应审慎用之。

【原文】 蒿芩清胆汤　和解胆经法　俞氏经验方

青蒿脑钱半至二钱，淡竹茹三钱，仙半夏钱半，赤茯苓三钱，青子芩钱半至三钱，生枳壳钱半，陈广皮钱半，碧玉散（滑石、甘草、青黛）包三钱

【提要】 本条介绍俞氏和解胆经法及蒿芩清胆汤的组成。

【精解】 何秀山认为：足少阳胆经与手少阳三焦经为同名的少阳经，其气化一寄于胆中以化水谷，一发于三焦以行腠理。故和解胆经需同治手足少阳二经。若湿遏热郁，则三焦之气机不畅，胆中之相火乃炽，故以青蒿、黄芩、竹茹为君，以清泄胆火；胆火炽，必犯胃，则煎熬津液，郁而为痰，故臣以枳壳、二陈，和胃化痰。又需保持下焦气机通畅，胆中之相火方能清和，故佐以碧玉散，引相火下泄。使以赤苓导湿热下行，从膀胱而去。此为和解胆经之良方。

温病学篇

429

从组方角度看，蒿芩清胆汤的组成有三个方子的影子。一是小柴胡汤，它利用了柴胡、黄芩、半夏这个基本结构。但值得注意的是，此方未用柴胡而用青蒿脑。柴胡和青蒿均是少阳肝胆经的要药，味苦而辛寒，但同中有异：柴胡性微寒，善于疏散少阳半表半里之邪热，但无化湿之功效；而青蒿脑清芳透络，可从少阳胆经领邪外出，虽疏达腠理之力较柴胡缓，但辟秽宣络之功较柴胡为胜，其寒凉之性、清透之力较柴胡要好，且具有芳香化湿之特性，对于少阳的湿热痰浊更为适宜。二是温胆汤，此方中半夏、陈皮、赤茯苓、竹茹、枳壳、甘草，可看作温胆汤的一个基本结构。三是碧玉散，其组成有滑石、甘草跟青黛，是清理湿热的一个常用方。此三方合为蒿芩清胆汤，功用清胆，利湿，和胃化痰，主治少阳湿热痰浊证，正如何秀山云："凡胸痞作呕，寒热如疟者，投无不效。"

【原文】 羚角钩藤汤　凉熄肝风法　俞氏经验方

羚角片钱半先煎，霜桑叶二钱，京川贝四钱去心，鲜生地五钱，双钩藤三钱后入，滁菊花三钱，茯神木三钱，生白芍三钱，生甘草八分，淡竹茹五钱鲜刮，与羚角先煎代水

【提要】 本条介绍俞氏"凉熄肝风法"及经验方羚角钩藤汤的组成。

【精解】 本方后有何秀山注："肝藏血而主筋。凡肝风上翔，症必头晕胀痛，耳鸣心悸，手足躁扰，甚则瘛疭，狂乱痉厥，与夫孕妇子痫，产后惊风，病皆危险。故以羚、藤、桑、菊熄风定痉为君，臣以川贝善治风痉，茯神木专平肝风。但火旺生风，风助火势，最易劫伤血液，尤必佐以芍、甘、鲜地酸甘化阴，滋血液以缓肝急。使以竹茹，不过以竹之脉络通人之脉络耳。此为凉肝熄风，增液舒筋之良方。然惟便通者，但用甘咸静镇，酸泄清通始能奏效；若便闭者，必须犀连承气急泻肝火以熄风，庶可救危于俄顷。"清代名医王旭高"治肝三十法"中有"熄风和阳法"，亦可与本方参看："如肝风初起，头目昏眩，用熄风和阳法，用羚羊、丹皮、甘菊、钩藤、决明、白蒺藜等药，即凉肝是也。"

本方是平肝息风的代表方剂，配伍特点是以凉肝息风药为主，兼用滋阴、化痰、安神之品，其中最具特色的是佐以芍药、甘草、鲜地黄以养营血、护胃阴，体现了俞根初重视阳明之治的学术思想。他在"六经治法"中谈到"厥阴以清为主，救胃阴也"，"由厥阴风胜而伤及肾阴者，救胃阴以滋肾阴，皆不离阳明治也"，为后人所推崇。

本方用于治疗热邪传入厥阴之肝热生风证，为肝经热盛，热极动风所致。临床表现可见高热不退，躁扰烦懑，手足抽搐，发为痉厥，甚则神昏，舌绛而干，或舌焦起刺，脉弦而数。临床使用时，若遇热邪内闭，甚至昏迷者，应配合紫雪、安宫牛黄丸等清热开窍剂同用。还需注意大便是否通畅。便通者，只用甘咸静镇、酸泄清通便能奏效；若便闭者，须用犀连承气，急泻肝火以息风，方能救此急证。此外，本方应注意与治疗热病后期虚风内动的加减复脉汤类方相鉴别。

【原文】邪传少阳腑证：寒轻热重，口苦膈闷，吐酸苦水，或呕黄涎而黏，甚则干呕呃逆，胸胁胀疼，舌红苔白，间现杂色，或尖白中红，或边白中红，或尖红中白，或尖白根灰，或根黄中带黑，脉右弦滑，左弦数。此相火上逆，少阳腑病偏于半里证也。法当和解兼清，蒿芩清胆汤主之。

【提要】本条论蒿芩清胆汤的证治。

【精解】俞氏论述伤寒传变证，补足仲景之缺略，发明火化、水化、水火合化三端。此为伤寒邪从火化之邪传少阳腑证。其病机为湿热邪气瘀滞少阳胆经，正邪纷争，导致少阳气机不畅，胆中相火炙热，则出现寒热如疟，寒轻热重，口苦膈闷的表现；胆热犯胃，烁津为痰，湿热痰浊中阻，胃失和降，则见干呕、呃逆。少阳湿热痰浊为患，则见舌红苔白，或兼有杂色。邪传少阳腑，少阳气机不利，故脉弦；右脉滑，应以关位明显，提示胃有痰浊；左脉数，提示肝胆火炽。综合舌、脉、症之象，此为少阳湿热痰浊证，治宜和解少阳，兼清湿热，方用蒿芩清胆汤，使少阳枢机得运，脾胃气机得和，则诸症自除。

三时伏气外感篇

【原文】盖足经顺传，如太阳传阳明，人皆知之；肺病失治，逆传心胞络，幼科多不知者。俗医见身热咳喘，不知肺病在上之旨，妄投荆、防、柴、葛，加入枳、朴、杏、苏、卜子、楂、麦、广皮之属，辄云解肌消食。有见痰喘便用大黄礞石滚痰丸，大便数行，上热愈结。幼稚谷少胃薄，表里苦辛化燥，胃汁已伤，复用大黄大苦沉降丸药，致脾胃阳和伤极，陡变惊痫，莫救者多矣。

【提要】本条论述风温的治疗禁忌。

【精解】风温的传变特点有三：一是初犯于肺，先见肺经气分病变；二是如肺病失治可能引起逆传心包；三是热变最速，易伤阴液。

风温的治疗原则按其不同阶段大体如下：初起"治在上焦"，即"辛凉清肃上焦"，以宣泄肺卫为主，用药如薄荷、连翘、象贝、牛蒡、花粉、桔梗、沙参、木通、枳壳、橘红、桑皮、甘草、山栀、苏子；如邪热入里，主以清泄里热，用药如黄芩、连翘、桑皮、花粉、地骨皮、川贝、知母、栀子。逆传心包者，主用牛黄丸、至宝丹以清心开窍，深入营血则用清营凉血，后期见肺胃阴伤则滋养肺胃，所谓"甘寒清养胃阴"。

风温的治疗禁忌如下：在初起之时不能滥用辛温发汗和消导攻下之品，以免耗伤津液和助长邪热；在痰喘之时，只宜用肺药辛解，不宜过于苦寒沉降；对于兼有食滞者，消导之法并非绝对不能用，只是应慎用。

温热经纬

【原文】甘露消毒丹（一名普济解毒丹）　飞滑石十五两，绵茵陈十一两，淡黄芩十两，石菖蒲六两，川贝母、木通各五两，藿香、射干、连翘、薄荷、白豆蔻各四两

各药晒燥，生研细末，见火则药性变热。每服三钱，开水调服，日二次。或以神曲糊丸，如弹子大，开水化服，亦可。

雄按：此治湿温时疫之主方也。六元正纪，五运分步，每年春分后十三日交二运。徵，火旺，天乃渐温。芒种后十日交三运。宫，土旺，地乃渐湿。温湿蒸腾，更加烈日之暑，烁石流金，人在气交之中，口鼻吸受其气，留而不去，乃成湿温疫疠之病。而为发热倦怠，胸闷腹胀，肢酸咽肿，斑疹身黄，颐肿口渴，溺赤便闭，吐泻疟痢，淋浊疮疡等证。但看病患舌苔淡白，或厚腻，或干黄者，是暑湿热疫之邪尚在气分。悉以此丹治之立效。并主水土不服诸病。

【提要】本条论述甘露消毒丹的组方及其主治病证。

【精解】甘露消毒丹，又名普济解毒丹，首载于叶天士所著的《医效秘传》，用于治疗湿温时疫。王氏极为推崇该方，将其称为"治湿温时疫之主方"。

方中重用滑石、茵陈、黄芩。其中滑石既可清热，又可淡渗利湿；茵陈既可清热，又可芳香化湿，还可醒脾和中；黄芩既可清热，又可苦寒燥湿。三药相合，清热利湿，共为君药。石菖蒲、藿香、白豆蔻助茵陈芳香化湿、醒脾和中，木通助滑石、黄芩清热利湿、苦寒燥湿，上述四药，共为臣药。连翘、射干、贝母、薄荷清热解毒、散结消肿、利咽止痛，共为佐药。全方共奏清透火热、清热解毒、芳香化湿、醒脾和中、淡渗除湿、苦寒燥湿、散结消肿、利咽止痛之功。

甘露消毒丹适用于湿热并重之湿温时疫。湿热交蒸，则发热、肢酸、倦怠；湿邪中阻，则胸闷腹胀；湿热熏蒸肝胆，则身目发黄；湿热下注，故小便短赤或淋沥不通、大便清泻黏腻、淋浊；热毒上壅，故口干口渴、咽喉肿痛、面颊肿痛；舌红苔白厚而干或舌红苔黄厚而干、脉濡数，为湿热稽留气分之证。此外，还可治疗水土不服诸病。

时病论

【原文】芳香化浊法：治五月霉湿，并治秽浊之气。

藿香叶一钱，佩兰叶一钱，陈广皮一钱五分，制半夏一钱五分，大腹皮一钱_{酒洗}，厚朴八分_{姜汁炒}，加鲜荷叶三钱为引。

【提要】本条介绍雷氏芳香化浊法的组方。

【精解】此方针对秽浊、霉湿而立，是一首有代表性的芳香化湿的方剂，适合用于夏天不慎感受暑温邪气之病证，初起可见胸脘痞闷、身热有汗、偶感恶心、自觉口甜黏腻、舌苔白滑等。现代常用于发生于夏季的急性胃肠炎。

全方以藿香、佩兰为君药，藿香辛温芳香，轻宣透泄，使上焦湿热秽浊之邪外达；佩兰芳香化浊，和中解暑。湿邪属阴，需温药以化之，陈皮、半夏辛温，二者相配共为臣药，具燥湿之效；大腹皮、厚朴苦温，二者共为佐药，通畅胸腹与脾胃气机。四药相配，辛开苦降，燥湿化浊，宣通气机。使药荷叶具有清暑利湿、升发清阳的功效，清气得升，浊气得降，气机运转得以恢复正常。上述诸药合用以芳香化浊，即雷氏所言："非香燥之剂不能破也。"

整方性质偏温，更适用于暑秽湿浊比较重的情况。若暑热偏盛者，可加入薄荷、黄芩、鲜芦根等。

【原文】宣透膜原法：治湿疟寒甚热微，身痛有汗，肢重脘懑。

厚朴一钱_{姜制}，槟榔一钱五分，草果仁八分_煨，黄芩一钱_{酒炒}，粉甘草五分，藿香叶一钱，半夏一钱五分_{姜制}，加生姜三片为引。

【提要】本条介绍雷氏宣透膜原法的组方。

【精解】雷氏承叶、薛之说，力主疫疟伏邪，不离暑湿秽浊之气，故提出当于开达膜原之中，更合芳香宣透之法。

此方为雷氏为湿疟而设，症见寒甚热微，身痛有汗，肢重脘懑等，乃邪伏膜原兼太阴、湿浊偏重而寒重热微者，故以吴又可之达原饮方去芍药之酸敛及知母之苦寒，配藿香、半夏、生姜、黄芩之类。方中厚朴、槟榔、草果辛烈温燥，直达膜原，破戾气所结，开泄透达膜原湿浊，除盘踞膜原之邪，为诸开达膜原剂中必备之药。藿香善行胃气，调中止呕，除秽散痞；半夏燥湿化痰，降逆止呕，消痞散结；两药共奏调气畅脾之功为臣药。生姜破阴化湿，以消膜原之湿秽；湿邪久滞，易化火伤阴，故佐以黄芩。又以甘草为使，既助清热解毒，又可调和诸药。此方是宣透膜原法之代表方，燥湿化浊之力较达原饮犹胜。

温热逢源

【原文】若夫温病，乃冬时寒邪，伏于少阴。迨春夏阳气内动，伏邪化而为热，由少阴而外出。如邪出太阳，亦见太阳经证，其头项强痛等象，亦与伤寒同。但伤寒里无郁热，故恶寒不渴，溲清无内热。温邪则标见于外，而热郁于内，虽外有表证，而里热先盛；口渴溲黄、尺肤热、骨节疼，种种内热之象，皆非伤寒所有。其见阳明、少阳，见证亦然。初起治法，即以清泄里热，导邪外达为主。与伤寒用药，一温一凉，却为对待。盖感寒随时即发，则为伤寒，其病由表而渐传入里；寒邪郁久，化热而发，则为温病，其病由里而郁蒸外达。伤寒初起，决无里热见证；温邪初起，无不见里热之证。此伤寒、温病分证用药之大关键。临证时能从此推想，自然头头是道矣。

【提要】本条论述温病与伤寒病情不同，治法各异。

【精解】本条论述了伤寒与温病在发生原因、症状、治法等方面的不同。

伤寒与温病发生原因的不同：伤寒是感受冬月寒邪，邪从皮毛而入，按六经传变而病情逐步发展。至于温病，柳氏提出"冬时寒邪，伏于少阴。迨春夏阳气内动，伏邪化而为热，由少阴而外出"。由此可见，这里所说的温病实际上是指伏气温病而言，其发生的原始病因仍是寒邪，但与伤寒不同之处是寒邪已化热，从少阴外发。柳氏提出邪伏在少阴，是根据《内经》所说的"藏于精者，春不病温"，认为少阴肾不能藏精，寒邪即易伏，即"至虚之地，即是容邪之处"。现在一般认为，温病（包括伏气温病与新感温病）与伤寒在发生原因上的根本区别在于感邪不同：伤寒感受的是寒邪，温病感受的是温邪。

伤寒与温病症状表现的不同：柳氏强调，伤寒初起"悉系寒邪见象"，即不是见表寒证，便是因直中三阴而见里寒证，其后逐渐化热内传，出现里热表现。而温病（伏气温病）初起时，虽也可见表证，但因内有郁热，所以必定还有里热表现，如口渴、溲黄、尺肤热、骨节痛等。柳氏在原文中提出"温邪初起，无不见里热之证"，这对部分温病，主要是伏气温病是适用的，但有部分温病，特别是新感温病，初起时并不一定要见里热证。

伤寒与温病治法的不同：基于对伤寒和温病发生原因和临床表现不同的认识，柳氏明确提出了二者治法，特别是初起治法的不同。"伤寒初起，决无里热见证"，故治法主以"通阳祛寒"，寒邪入里化热之后才用泄热之法。而"温邪初起，无不见里热之证"，故治法"以清泄里热，导邪外达为主"，其根本的区别在于"一温一凉"。而伤寒与温病分证用药的关键也在于初起是否见里热证。